WEISHENG XINXIXUE JIAOCHENG

卫生信息学教程

主　编◎刘智勇

副主编◎马敬东

编　委（以姓氏笔画为序）

马敬东　华中科技大学医药卫生管理学院

向　菲　华中科技大学医药卫生管理学院

刘智勇　华中科技大学医药卫生管理学院

李　力　华中科技大学同济医学院附属同济医院

杨国平　杭州市肿瘤医院

沈丽宁　华中科技大学医药卫生管理学院

胡　磊　重庆医科大学附属第一医院

徐　蓉　华中科技大学同济医学院附属同济医院

華中科技大學出版社

http://www.hustp.com

中国·武汉

内 容 简 介

本书根据卫生(医学)信息学学科发展及实际应用情况而编写。

本书分为13章，内容包括卫生信息学概述、健康医疗信息与卫生信息技术、卫生信息标准、医疗卫生机构信息管理、医学影像信息学、电子病历、临床决策支持系统、护理信息学、公共卫生信息学、远程医疗与远程医疗系统、用户健康信息学与移动健康、卫生信息技术应用评价、卫生信息学的政策与法律法规。

本书可以满足培养具有医学和信息学双重背景的复合型人才和服务于技术、应用的实用型专门人才的需求。

图书在版编目(CIP)数据

卫生信息学教程/刘智勇主编. —武汉：华中科技大学出版社，2021.12
ISBN 978-7-5680-5672-4

Ⅰ. ①卫…　Ⅱ. ①刘…　Ⅲ. ①医药卫生管理-信息管理-教材　Ⅳ. ①R19

中国版本图书馆CIP数据核字(2021)第262253号

卫生信息学教程　　　刘智勇　主编
Weisheng Xinxixue Jiaocheng

策划编辑：余　雯
责任编辑：张　琳
封面设计：原色设计
责任校对：刘　竣
责任监印：周治超
出版发行：华中科技大学出版社(中国·武汉)　　电话：(027)81321913
　　　　　武汉市东湖新技术开发区华工科技园　　邮编：430223
录　　排：华中科技大学惠友文印中心
印　　刷：武汉开心印印刷有限公司
开　　本：889mm×1194mm　1/16
印　　张：23.5
字　　数：725千字
版　　次：2021年12月第1版第1次印刷
定　　价：88.00元

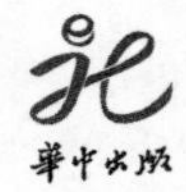

本书若有印装质量问题，请向出版社营销中心调换
全国免费服务热线：400-6679-118　竭诚为您服务

Foreword 前言

随着社会整体信息化程度的不断加深，现代信息技术深刻改变着人们的思维、生产、生活、学习方式，对健康医疗事业的影响也日趋明显。2017 年 10 月 18 日，习近平总书记在十九大报告中指出实施“健康中国”战略。在我国健康服务模式的改革和发展中，健康信息化逐渐受到人们的重视，以大数据、云计算、移动互联网等新兴信息技术为核心的新一轮科技革命，推动着人口健康信息化和健康医疗大数据应用的发展。在医疗卫生领域，深度应用与卫生系统内各级各类机构业务的融合，持续推动并实现医疗机构的信息化、数字化、智慧化转型及医疗卫生服务模式的创新，加速了健康医疗领域新模式、新业态、新技术的发展，为人口健康信息化创造了广阔的空间，也为卫生健康行业推进职能转变、创新服务模式、提升治理能力提供了机遇。

《基于电子病历的医院信息平台建设技术解决方案(1.0 版)》《基于健康档案的区域卫生信息平台建设技术解决方案(试行)》《国务院办公厅关于促进和规范健康医疗大数据应用发展的指导意见》《“十三五”全国人口健康信息化发展规划》和《国务院办公厅关于促进“互联网＋医疗健康”发展的意见》《智慧健康养老产业发展行动计划(2021—2025 年)》的发布，对提升医疗卫生现代化管理水平，优化资源配置，在创新服务模式上明确全卫生健康体系互联网信息技术的地位、作用及建设发展目标起到了积极的促进作用。上述相关文件的出台，进一步推动国内医疗信息化建设从医院单一科室的业务系统发展到多系统互联覆盖全院的医院信息平台，以及以临床信息共享、区域医疗协同、电子健康档案为应用的区域健康信息平台，促进以移动互联网、物联网、云计算、大数据、人工智能等为代表的新兴信息技术与医疗卫生行业的深度融合。

卫生信息学是大健康时代医学信息学学科发展的广义称谓。在一定时期与阶段，卫生信息学与医学信息学是等意互称。卫生(医学)信息学是医学与健康科学和信息科学形成的一门新兴的交叉学科，对于卫生(医学)信息学学科专业的发展及人才培养、对于我国医疗卫生信息资源开发及利用、对于推动“互联网＋”健康医疗发展起着至关重要的作用。针对培养具有医学和信息学双重背景的复合型人才和服务于技术、应用的实用型专门人才需求，本书根据卫生(医学)信息学学科发展及实际应用情况而编写。本书立足于卫生信息学各个应用领域的理论、方法及应用，内容涵盖甚广。本书第一章为卫生信息学概述；第二章为健康医疗信息与卫生信息技术；第三章为卫生信息标准；第四章至第九章介绍了卫生(医学)信息学的若干子学科及其应用，包括医疗卫生机构信息管理、医学影像信息学、电子病历、临床决策支持系统、护理信息学、公共卫生信息学，在公共卫生信息学中介绍了公共卫生信息学基本概念、公共卫生信息系统架构、基于电子健康档案的区域卫生信息平台及消费者健康信息学等内容；第十章至第十三章介绍远程医疗与远程医疗系统、用户健康信息学与移动健康、卫生信息技术应用的评价、卫生信息学的政策与法律法规。本书各章节依据相应主题展开相关知识点内容，同时每章最后提供了相应案例，以适应卫生信息学学科的实践特性。另外每章还附有思考题，促进学生思考，以巩固和强化所学内容。

本书主要面向高等医药院校计算机科学与技术、信息管理与信息系统、医学信息工程、卫生事业管理等本科专业，也可以作为临床医学、预防医学、护理学和医学影像学等医学类相关专业的教材，还可以作为医疗机构医护人员、医疗卫生管理人员、医疗卫生信息技术人员及医药企业从事信息技术工作的人员参加继续教育、业务培训或自学的参考书。

本书得到了华中科技大学教材立项基金资助。本书编委全部是长期执教于卫生信息管理本科及硕士研究生课程一线的教师和具有医院信息管理实践经验的管理者。在本书的编写过程中，我的研究生春兰、李雨晨、袁玉堂、李疆、李炳辉、纪磊、刘小君、李国瑜、刘雨鑫等在文字编撰和文档排版方面承担了大量工作。在本书编写过程中编者参考了同类教材、著作、期刊文献及国家相关政策文件等，限于篇幅，不能全部列出，特作说明并致谢。同时，鉴于卫生信息技术发展的日新月异，加上编者水平有限，本书难免存在疏漏与不足，恳请同行专家和广大师生给予指正。

刘智勇

Contents 目录

第一章　卫生信息学概述

卫生信息学是大健康时代医学信息学学科发展的广义称谓。在一定时期与阶段，卫生信息学与医学信息学等意互称。本章从信息与信息学的基本概念及定义入手，系统全面地介绍卫生（医学）信息学的概念、学科结构、研究方向、领域及研究热点，以及国内外卫生（医学）信息学教育与研究的学术资源情况。

第一节　信息及信息学基础理论与概念

一、信息及其基本概念

迄今为止，关于信息的定义有40余种，这些定义从不同侧面反映了信息的某些特征，只是尚无一种定义因其内涵的全面性和科学性而被社会各界一致接受。

不同的事物有不同的本质、特征和运动规律，人们通过信息来认识事物，或区别于其他事物。不同领域对信息有不同的定义。在经济学视角，信息是与物质、能量相并列的客观世界的三大要素之一，是为管理和决策提供依据的有效数据。在新闻传播视角，信息被认为是对事物运动状态的陈述，是物与物、物与人、人与人之间的特征传输。而新闻则是信息的一种，是具有新闻价值的信息。哲学家从产生信息的客体来定义信息，认为事物的特征通过一定的媒介或传递形式被其他事物感知。这些能被其他事物感知的、表征该事物特征的信号内容即为该事物向其他事物传递的信息。所以，信息是事物本质、特征、运动规律的反映。

要更全面地认识信息，应该从本体论和认识论两个层面来分析：本体论信息就是某种事物所呈现出的运动状态及其变化方式。本体论信息的表述只与事物本身的因素有关，而与认识主体的因素无关。认识论信息是认识主体所表述的某种事物的运动状态及其变化方式，包括状态及其变化方式的形式、含义和效用。认识论信息的表述既与事物本身的因素有关，也与认识主体的因素有关，是主观（认识主体）与客观（事物客体）相互联系、相互作用的结果。认识论信息也称为全信息（full information），因为它同时考虑了事物的运动状态及其变化方式（称为语法信息）、含义（称为语义信息）和价值（称为语用信息），是三者的有机统一体。①语法信息：由于主体具有观察力，能够感知事物运动状态及其变化方式的外在形式，由此获得的信息可称为语法信息。②语义信息：出于主体具有理解力，能够领悟事物运动状态及其变化方式的逻辑含义，由此获得的信息可称为语义信息。③语用信息：由于主体具有明确的目的性，能够判断事物运动状态及其变化的信息可称为语用信息。语法信息、语义信息和语用信息三者综合在一起构成认识论层次上的全部信息，即全信息。

信息概念的说法较多，但综合起来，从不同角度解释信息的主要观点以及权威工具书上的概念是为人们所普遍接受的。如《辞海》中所说的狭义概念：信息是指音讯、消息，以及通信系统传输和处理的对象。

控制论创造者维纳认为，信息就是信息，既不是物质也不是能量。

信息论创造者香农认为，信息用于消除随机不确定性的东西。在香农的信息理论中，不确定性是用熵来表示和计量的。因此，香农的信息定义也可表述为信息是用以减少熵的东西。

信息的广义概念是指对各种事物的存在方式、运动状态和相互联系特征的一种表达和陈述，是自然界、人类社会和人类思维活动普遍存在的一切物质和事物的属性。信息的表示形式可以是数值、文字、图形、声音、图像以及动画等。信息所包含的基本特征有以下几点。

1. 客观性

信息反映的是客观事物的属性。信息必须真实、准确，必须如实地反映客观实际。

2. 抽象性

抽象性是指信息对客观事物的抽象表示，信息通常需要通过一定的物质载体来呈现。信息的内容与作为其载体的实体有本质的区别。

3. 整体性

整体性即系统性。信息是表达客观事物(或系统)的完整描述中的一环，脱离了全局，零碎的信息将毫无意义。

4. 时效性

客观事物(或系统)都是在不断发展变化的，信息只有及时、新颖，才能发挥巨大的作用，才有价值。

5. 层次性

信息及其处理与客观事物(或系统)的层次密切相关，只有合理地确定层次，才能正确地确定信息需求的范围和信息的价值，并有效地进行信息处理。

6. 不完全性

信息与不确定性是对立统一的整体，客观事物的无限复杂与动态变化，决定了信息的无限性。故信息的完全性只能是相对的，而其不完全性则是绝对的。这种观点也符合辩证法的思想。

二、信息学

信息学是以信息为研究对象、以全部信息运动过程的规律为研究内容、以信息科学方法论为主要研究方法、以扩展人的信息功能(全部信息功能形成的有机整体就是智力功能)为研究目标的一门科学。信息学以信息作为主要研究对象，这是信息学区别于其他科学的根本特点之一，也是信息学之所以具有独立的立足点且能够成为一门独立学科的根本前提。

(一) 信息链及其相关概念

信息链(information chain)由事实、数据、信息、知识、情报五个链环组成。在信息链中，信息的下游是面向物理属性的，上游是面向认知属性的。作为中心链环的信息既有物理属性也有认知属性，因此成为信息链的代表称谓。信息链理论构成了现代信息学研究的基本概念与理论范式。

1. 事实(fact)

作为整个信息链的起点，事实是事物在人类视野(感观/逻辑)中的原始映像。事实是事情的真实情况，包括事物、事件、事态，即客观存在的一切物体与现象、社会上发生的不平常事情和局势及情况的变异态势。事实也是人类知识的起源，人类全部知识的最初信息基础就是事实。

2. 数据(data)

通常认为，数据是对事物纯粹的、客观的记录，是原始的未经解读的数字、文字、图像、符号、声音、计算机代码等。数据本身缺乏关联性和目的性，但当数据结合一定的背景、规则、意义之后，就会形成信息。

3. 信息(information)

信息作为整个信息链中的中心链环，其下游面向物理属性，上游面向认知属性。信息既有物理属性也有认知属性，因此成为信息链的代表称谓。

4. 知识(knowledge)

知识来自信息，信息只有与接收者的个人经验、信息与知识准备结合，也就是与接收者的个人背景融合才能转化为知识，它比数据或信息更接近行动。知识必须经过学习或研究以及将信息去粗取精、去伪存真等加工才能够获得。

5. 智能(intelligence)

智能是能迅速、灵活、正确地理解和解决事物的能力。这种能力来源于人类基于已有的知识，针对物质世界运动过程中产生的问题，根据获得的信息进行分析、对比、演绎，找出解决方案的能力。从严格意义上来讲，智能是属于知识层面的，是人类大脑运用知识活动的产物，即运作和应用知识的知识。有知识不一定有智能，但有智能一定有知识。知识只有转化为智能，才能显示出其真正的价值。

事实、数据、信息、知识、智能之间的关系如下。

数据是客观事实的记录，信息是有意义的事实和数据，知识是系统化的信息，智能是运用信息和知识解决问题的能力。事实、数据、信息、知识、智能层层递进，构成了一条完整的信息链(图 1-1)。信息学研究的核心是数据、信息、知识及智能之间的关系与演化。

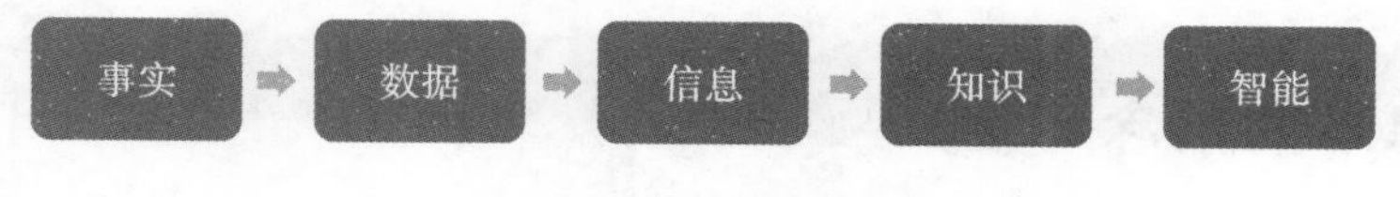

图 1-1 信息链

(二) 信息科学

信息的概念及其相关问题的研究是信息科学(information science)研究的理论基础，围绕信息及其认识与管理研究，形成了信息科学群。实际上，信息科学群的研究范围十分广泛，概括来说，主要包括以下方面：哲学中有关信息范畴的研究；控制论和系统论中有关信息一般功能的研究；认识论、认知科学、脑科学中有关人类精神信息的研究；探索信息本质特性的信息论、符号学、语义学；以信息交流与管理为对象的图书馆学、文献学、档案学、博物馆学、传播学、新闻学、教育学、情报学等；与社会各分支的交叉学科，如信息社会学、信息经济学、信息心理学、信息政治学、信息法学等；自然科学和工程技术诸领域中有关各物理信息、生物信息、生理信息、遗传信息、工程信息、机器信息、天体信息的研究等。综合起来看，20 世纪中叶发展起来的信息科学群主要在工程技术信息学、领域或部门信息学、一般信息理论和信息哲学 4 个研究层面上展开，并形成了一系列完整的信息科学方法论，这成为信息科学及相关学科发展的理论基础。

第一个层面的研究起始于香农与维纳的理论，他们对信息通信和信息控制的研究奠定了信息论(information theory)与控制论(cybernetics)的基础，已发展出微电子学、计算机工程、通信工程、自动化及网络化系统工程、数据库理论、供计算机使用的各类符号系统设计工程、生物工程、纳米技术、虚拟现实以及各类直接面向对象处理的信息工具设备的制作和使用方法的学科，并形成了信息科学方法论。

第二个层面的研究首先包括自然信息学、社会信息学、智能信息学三大并列学科领域，进而又展开为物理信息学(包括其多级分支上的量子信息学)、化学信息学、生命信息学、天体信息学、地质信息学、经济信息学、信息经济学、博弈理论、政治信息学、文化信息学、人本信息学、信息社会论、信息管理学、情报学、图书馆学语言信息学、认知信息学、人机信息学、决策信息学、价值信息学，在此基础上形成了信息认识论方法(包括信息进化论方法、信息决策方法、信息管理方法、信息分析方法、博弈论方法等)。

第三个层面的研究包括已有的学者所构建的一般信息科学的理论，如雷斯尼科夫、德夫林、钟义信等人分别所做的工作，以及关于创立一般信息论的某些设想，如马克卢普、斯托尼尔等人所提的建议和预言，并形成了广义信息论方法。

第四个层面的研究从控制论创始人维纳当年关于“信息既不是物质，也不是能量”的论点开始，到 20 世纪六七十年代(我国则是 80 年代)以来关于信息的哲学及相关哲学问题的广泛争论，如克劳斯提出，在意识和物质之间存在一个“客观而不实在”的信息领域，邬焜提出的“信息是标志间接存在的哲学范畴”，再到近年来关于虚拟实在是否实在的讨论，直到相关信息哲学体系较为系统地建立，并在此基础上形成了信息本体方法。

如果说，前三个层面的研究为第四个层面的研究奠定了坚实基础和开辟了广阔前景的话，那么，第四个层面的研究则是前三个层面的研究所展示出的信息问题的更为深入和理性化的认识。信息哲学揭示了一个与物质世界完全不同的新领域信息世界，并把信息本体提升到与物质和能源本体同等的高度加以认识和研究，形成了一个庞大的信息科学群体。信息科学不仅内部各学科之间相互交叉、渗透、融合、碰撞，产生出一系列新的学科和研究领域，而且信息科学群的范围正在不断扩大，同时还在不断地向许多学科领域渗透，出现了大量值得关注和研究的交叉学科和研究领域。因此，21 世纪被人类称为信息时代。

第二节　卫生信息学学科体系结构

一、卫生信息学的概念与定义

国际学术界迄今还没有一个统一的医学信息学（medical informatics）、卫生信息学（health informatics）、生物医学信息学（biomedical informatics）或卫生保健信息学（healthcare informatics）的定义，但大多数都将数据、信息和知识（data，information，knowledge，DIK）作为研究的中心任务。DIK 是构建信息学知识框架的关键途径，是信息学课程设计的基础。信息学教育的目标就是培养学生的信息（数据及其含义）综合处理与应用能力。从学术意义上说，医学信息学研究和开发理论、模型和工具，用于解决医学信息领域的问题，其特征包括：第一，医学信息学开发、研究、应用理论、方法和程序，用于生物医学数据、信息和知识的产生、存储、提取、使用和共享；第二，构建于计算机处理、通信和信息科学技术之上；第三，医学信息学探索和支持从分子到人群水平的推理、建模、模拟、实验和转化，涉及各类生物系统，使基础、临床研究和医学实践以及整个医疗保健行业实现对接和联通；第四，因为医学信息的最终用户是人，医学信息学将社会和行为科学应用于技术和方案的设计、评估以及错综复杂的经济、伦理、社会、教育及组织管理的演进当中。以上四个方面构成了医学信息学的基本知识框架。2012 年，美国医学信息学会协会（AMIA）发布了《医学信息学定义及其核心竞争力规范》，定义了医学信息学研究的六个方向：生物信息学（bioinformatics）、影像信息学（imaging informatics）、转化生物信息学（translational bioinformatics，TBI）、临床研究信息学（clinical research informatics）、临床信息学（clinical informatics）和公共卫生信息学（public health informatics）。生物医学信息学（biomedical informatics）的名称反映了该学科的核心内容，其理论方法和技术覆盖了上述六个研究方向。卫生信息学通常指临床和公共卫生领域生物医学信息学的应用和实践，而临床信息学通常作为医学信息学的一个分支，与护理信息学、牙科信息学等平行。

卫生（医学）信息学的学科结构（图 1-2）可以从以计算机科学为核心的多学科与生物医学相关学科的交叉融合形成来解析。美国医学信息学会前主席 Edward H. Shortliff 深入阐释了卫生（医学）信息学的学科架构的形成：生物医学科学按照人体从微观到宏观的不同层次，即分子、基因、蛋白质、亚细胞、细胞、组织、器官、个体和人群层层递进，与计算机科学、临床医学（以个体为对象）、基础医学（以分子、基因、蛋白质、亚细胞、细胞、组织、器官为对象）、生物工程（图像学，以组织、器官为对象）、认知科学、流行病与统计和管理科学等学科相结合构成了卫生（生物医学）信息学的学科体系。

在医学信息学数十年的发展历程中，也涌现出了许多关于学科的定义。如美国医学信息学会教育委员会认为，医学信息学是研究信息管理和信息科学在生物医学和医疗保健中应用的学科。

英国医学信息学会指出，医学信息学研究通过对概念的理解，运用一定的技能和方法促进信息的使用和共享，提高卫生保健服务，改善人们的健康水平。

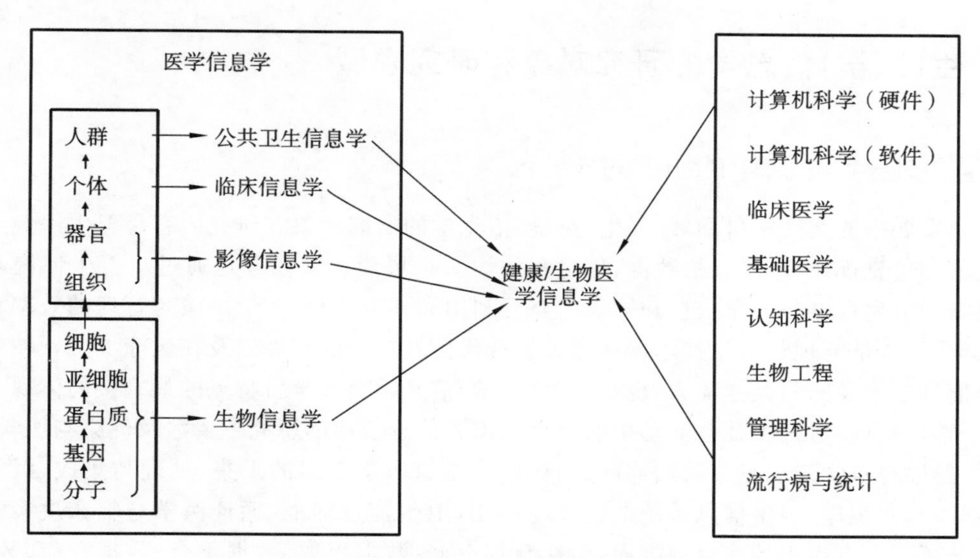

图 1-2　卫生（医学）信息学的学科结构

德国医学信息学、生物计量和流行病协会认为，医学信息学利用现代信息技术服务于卫生保健的各个方面。

国际信息处理协会举办的第三次国际医学信息大会将医学信息学定义为“计算机技术在所有医疗领域中的应用，包括医疗保健、医学教学以及医学研究”。

综合上述定义，我们可以认为医学信息学是一门研究如何通过现代信息技术来有效地收集、存储、检索、分析和更好地利用生物医学数据、患者的医疗信息、临床研究信息和医学教育信息，从而提高医疗卫生机构的管理与决策水平、医疗质量和医学教育效果的学科。它是临床医学与现代信息学、计算机信息技术、现代医院管理学和行为科学等多种学科相融合而产生的，是以提高医疗效果和效率、降低医疗支出、合理配置医疗资源为目的的新兴交叉学科，也有学者将其命名为健康信息学。目前，国内外学者一致认为在对医学信息学定义的理解上应强调信息的管理而非技术本身。医学信息学包括生物医学信息学、临床医学信息学、消费者健康信息学、公共卫生信息学等亚学科。

在学科知识结构上，临床医学、基础医学、计算机科学、生物工程、流行病学、卫生统计学、管理科学等多学科知识交汇，形成了卫生信息学的知识体系（图 1-3）。

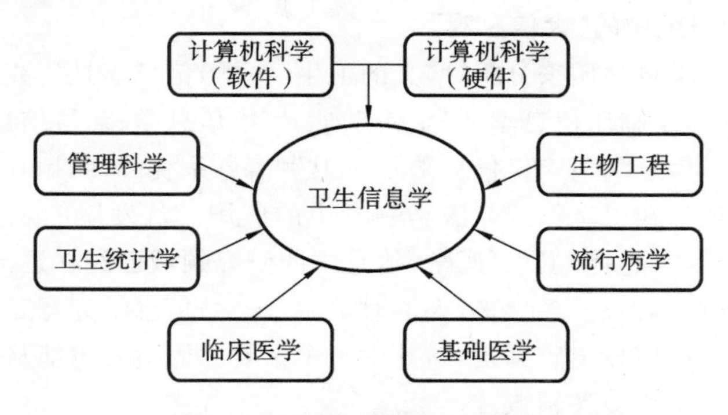

图 1-3　卫生信息学学科知识结构

本书编者基于医学信息学的概念、定义与学科分支领域的现实分析，鉴于不涉及生物信息学和转化生物信息学的事实，将本书命名为《卫生信息学教程》，既覆盖了以卫生保健服务为主题的医学信息学学科内容，又兼顾现代医学信息学向卫生信息学广义扩展的现实，且并不改变学科本身的概念内涵与学科结构。

二、卫生(医学)信息学的研究对象和研究领域

(一) 卫生(医学)信息学的研究对象

作为一个发展中的交叉学科领域,卫生(医学)信息学的研究对象和研究内容是卫生保健与医学领域中的信息现象和信息规律,应当包括数据、信息和知识三个层面。其任务是通过对卫生保健和医学信息的有效管理实现卫生保健与医学信息和知识的充分利用和共享,提高医学决策与管理的效率和质量。同时,卫生(医学)信息学与现代信息技术密切相关。现代信息技术的发展以及在医疗卫生领域中的应用是卫生(医学)信息学发展的强大推动力,也是卫生(医学)信息学交叉学科特点的最直接的体现。

卫生(医学)信息学对人类社会活动中的信息现象和信息规律的研究主要涉及健康与医学数据、健康与医学信息、健康与医学知识三个层面的问题,如原始健康医学数据的采集、处理与集成,医学信息的挖掘,医学数据库与知识库、卫生信息系统的建设与应用,卫生信息标准,循证医学与临床决策等。从原始健康数据中分析形成有组织的综合数据库,包括数据存储、数据提取、数据整合、数据仓库、数据模型、语义网络、数据可视化等偏向于数据层面的研究;从数据库中抽象出来的知识库,包括自然语言处理、信息抽取、数据挖掘、文本产生、统计处理、自动学习等;从知识库中验证出来的可直接应用的知识结晶和理论,包括知识管理、知识表达、知识模型、知识获取、机器学习、知识过程、决策理论等。

从医学信息活动的过程上看,卫生(医学)信息学的研究贯穿医学信息活动的始终,包括医学信息活动中所涉及的各个关键环节的研究;从医学信息活动的范围来看,卫生(医学)信息学的研究覆盖医学各个分支学科领域,具有普遍性;从卫生(医学)信息学研究对象上看,存在对医学数据、医学信息和医学知识三个不同层面的理论与技术的研究。由此构成卫生(医学)信息学三维立体的学科体系和基本框架。在这个框架内,医学、信息学、信息管理和信息技术是支撑这个框架的学科基础。卫生(医学)信息学具有广阔的研究空间和非常诱人的发展前景。

(二) 卫生(医学)信息学主要研究方向与领域

卫生(医学)信息学服务于卫生保健与医学实践发展,是两者应用领域所驱动的交叉学科,具有本学科的专业研究领域。下面从卫生(医学)信息学研究中的“大信息观”的角度论证卫生信息学的研究领域,从国际卫生(医学)信息学研究中“实践观”的角度映射当前国际卫生(医学)信息学的研究方向。

1. 卫生(医学)信息学研究中的“大信息观”

从卫生(医学)信息学的学科性质来分析,广义的卫生(医学)信息学是研究医学各学科信息现象以及信息运动规律的科学,它涵盖了临床信息学、卫生信息学、生物信息学、牙科信息学、护理信息学等分支学科或研究领域。卫生(医学)信息学不应仅仅局限于对卫生信息系统(health information system)的研究,也不应仅仅限定于计算机技术在卫生保健与医学领域中的应用。从发展的观点来考察卫生信息学的学科走向,不难看出这样一个基本趋势:卫生(医学)信息学的研究领域已经在逐渐扩大,其研究范围几乎覆盖了医药卫生信息领域的所有对象。多年来,人们对卫生(医学)信息学究竟是什么以及卫生(医学)信息学与相关学科之间关系应该如何界定感到困惑,其中一个重要原因就是没能从“大信息观”的高度审视卫生(医学)信息学这样一个多学科交叉领域。

2. 实践需求驱动卫生(医学)信息学研究

实践需求驱动卫生(医学)信息学的发展,临床、公共卫生及个人健康管理等领域的多样化需求,持续推动学科的研究与发展。

(1) 在临床信息化方面:各类电子病历、医学影像、实验室检查数据类型多样,数据量大,对健康医疗数据处理技术提出新要求;互联网技术驱动互联网医疗健康与数字化医院的落地。

(2) 公共卫生方面:疾病监测、妇幼保健、食品安全、血液管理、综合监督等数据飞速增长,公共卫生

事件监控急需快速反应机制，以及有效的数据整合与监测技术。

(3) 在政府卫生决策方面：发现疾病危险因素，制定医疗资源配置与卫生事业发展规划、人口宏观决策等重大人口健康领域政策都需要有数据支撑的科学依据。

(4) 在个人健康管理方面：公众对自我健康管理的需求更加迫切，可穿戴设备、移动通信技术为个人健康管理的实现提供了技术保障。

(5) 卫生与医学科学研究方面：优化临床试验、辅助新药研发、基础医学领域成果应用需要应用大数据技术提供支撑，数据驱动的医学科学计划与科学数据共享成为当前的关键领域。

(三) 卫生(医学)信息学研究方向与领域

卫生(医学)信息学既有明显的应用性，又有其基础理论性。其科学研究具有多学科性质是因为它所面临的医学科学和医疗卫生具有整体性，涉及不同科学领域和背景。卫生(医学)信息学研究不仅面对各种自然科学的知识综合，而且包括专门知识或临床经验，因此还包括知识的规范化。国际医学信息学会(IMIA)主席 Reinhold Haux 指出，卫生(医学)信息学研究主要致力于三个目标：更好的个体医疗和保健、更好的医疗和保健知识、更好的医疗和保健管理。

从 IMIA 的特别兴趣小组(special interest group，SIG)和专业工作组(working group，WG)设置情况可以看出目前卫生(医学)信息学的主要研究方向和领域(表 1-1)。

表 1-1　IMIA 的特别兴趣小组与专业工作组设置情况

序号	SIG and WG of IMIA	IMIA 的特别兴趣小组与专业工作组
1	biomedical pattern recognition	生物医学模式识别
2	consumer health informatics	消费者卫生信息学
3	critical care informatics	重症监护信息学
4	data mining and big data analytics	数据挖掘和大数据分析
5	dental informatics	牙科信息学
6	francophone special interest group	法语特殊兴趣小组
7	health and medical informatics education	卫生和医学信息学教育
8	health geographical information systems	卫生地理信息系统
9	health informatics for development	卫生信息学的发展
10	health informatics for patient safety	患者安全健康信息学
11	health information systems	卫生信息系统
12	health record bank	健康记录银行
13	history of biomedical and health informatics	生物医学与卫生信息学的历史
14	human factors engineering for healthcare informatics	卫生保健信息学中的人类因素工程
15	informatics in genomic medicine	基因组医学信息学
16	intelligent data analysis and data mining	智能数据分析和数据挖掘
17	language and meaning in biomedicine	生物医学中的语言和意义
18	medical concept representation	医学概念表达
19	mental health informatics	精神卫生信息学
20	open source health informatics	开放资源卫生信息学
21	organizational and social issues	组织和社会问题

续表

序号	SIG and WG of IMIA	IMIA 的特别兴趣小组与专业工作组
22	primary health care informatics	初级卫生保健信息学
23	security in health information systems	卫生信息系统安全
24	nursing informatics(SIG)	护理信息学(特别兴趣小组)
25	smart homes and ambient assisted living	智能家居和辅助生活环境
26	social media	社会媒体
27	standards in health care informatics	医疗卫生信息学标准
28	technology assessment & quality improvement in health informatics	卫生信息学技术评估与质量改进
29	telemedicine	远程医疗
30	wearable sensors in healthcare	医疗保健领域的可穿戴传感设备

从国际医学信息协会分支领域的发展结合信息技术在医药卫生领域应用渗透的实践，可以把卫生(医学)信息学的主要研究方向与热点概括为以下几点。

1. 卫生(医学)信息学基础研究

卫生(医学)信息学基础研究包括两个方面的内容：一是对构成卫生(医学)信息学的基础理论和支撑条件各学科的研究，如卫生与临床医学、信息科学、管理学和信息管理等。卫生(医学)信息学对这些学科的研究是为了借助这些学科的一些理论和方法来揭示医学领域中的规律，这也是医学信息学与其他相关学科相互交叉的体现。二是医学本体研究，统一受控词汇库是医学信息学研究领域的基础，决定了医学信息能否由计算机进行自动处理，以及医学信息能否进行跨系统之间的交互。当前发展的趋势是构建生物医学本体，使统一受控词汇库概念化与体系化，其包括：对生物医学领域知识进行精确描述的概念系统；对现有的生物医学知识建立起丰富的概念语义关联网络。创建统一受控医学词汇库的难点在于生物医学新命名实体的发现，不同实体间语义类型及语义关系的自动构建，本体的重用及协作等。创建生物医学本体需要生物医学专家参与，除了支持输入较浅层次本体的实例，本体的所有方面都必须是可被证实的，知识和知识元之间关系的建立是必需的。为适应医学信息领域的不断变化，本体维护不可缺少。在注重本体开发与维护的前提下，注重人机交互、支持协同操作、提高本体效用的研究已成为关键问题。

2. 卫生信息标准与互联互通互操作的研究

信息标准化的问题是互联互通的，是卫生保健领域业务协同的关键制约因素。信息标准化建设是医疗卫生信息化建设中的一项基础性工作，它至少应包括三个方面的内容：一是信息表达的标准化，即信息内容的标准化、符号化，表达方式常常用数字、字符等抽象符号；二是信息交换的标准化，即解决不同系统之间或不同部门、不同企业之间的信息共享问题，随着远程医疗和区域卫生信息系统的日益流行，信息交换标准也变得越来越重要；三是信息处理与流程的标准化，这一类标准的制定常常对信息系统的开发与推广有着十分重要的意义。卫生信息标准化可以通过医学信息的分类与编码、医学术语和医学专业词汇的规范以及医学信息系统的标准化实施来实现。

3. 健康和医疗数据与信息获取方法的研究

信息活动中的一个重要过程是信息的获取。信息获取的含义是多层次的，可以指为了建立数据库而在社会上广泛进行的收集，也可以指为了特定课题的需要而在已经有的文献信息集合或数据库中进行的收集，还可以指信息需求者带着一定的问题并为解决这一问题而进行的收集等。卫生(医学)信息学把信息获取作为研究内容之一是因为从信息传播链上看，获取信息是科学创造的第一步，也是临床决策的重要环节。卫生(医学)信息学对医学信息获取的研究一般包括对医学信息源的研究、对医学信息选择理论的研究、对医学信息获取方法的研究、对医学信息获取技术的研究，以及对用户信息意识和信息能力的培养与教育等。

4. 卫生信息关键技术研究

生物医学和临床医学数据整合、人工智能、知识表达和处理、远程控制、信息检索、决策系统、机器人、信息标识、分布式计算和并行处理、远程医疗、移动医疗、无线医疗等关键技术研究是当前医学信息学的热点。

5. 医学图像分析与处理技术的研究

医学图像的计算机处理与分析是在生物医学工程研究与应用中较为活跃的一个领域。医学图像分析涉及许多技术环节，包括图像获取、图像编码与重建、图像增强、图像压缩与存储、图像分析和图像可视化等内容。例如建立在断层扫描技术基础之上的可视人（visible human）或虚拟人（virtual human）图像技术、数字人体技术等都包含了多种信息的数据挖掘与知识发现。对这些问题的研究是一项多学科交叉的系统工程。将信息技术与生物技术相结合，可以实现人体从微观到宏观，从结构到机能的数字化、可视化、虚拟化，因此医学图像分析与处理一直是卫生（医学）信息学的一个重要研究方向。随着近年来人工智能的发展，医学影像分析的智能化成为医疗人工智能应用中最活跃、最成熟的应用场景。

6. 卫生信息系统的研究

卫生信息系统种类繁多，如医院信息系统、临床信息系统、医疗保险信息系统、卫生管理信息系统、公共卫生信息系统、初级卫生保健信息系统、决策支持系统等。对医学信息系统的研究和实践是伴随着计算机等信息技术的发展以及医疗卫生领域信息化建设的需要而迅速发展起来的研究领域，这实际上包括了卫生信息系统的开发、构建、集成与应用一系列环节的问题。

7. 医学决策支持系统的研究

经典的临床决策支持系统的研究将医学知识概念化的建模方法与其他系统整合，获取当前病例的信息，产生自动建议和评估意见，涉及医学知识的模块化以及把这些模块应用于不同的环境中，重点是医学知识的模块化，包括医学研究成果的模块化，临床医生之间知识传输的模块化。新一代医学决策支持系统的发展方向是智能化的医学决策信息系统依靠医学信息资源（如循证医学数据库等）和临床数据（电子病历），辅助决策的环境和工具为医疗卫生人员和管理人员提供所需信息。计算机决策支持系统通常是建立在计算机信息系统基础之上的，信息系统为决策支持提供充分的数据。目前基于深度学习的智能化决策支持系统已经成为医学决策支持研究的主流。

8. 认知科学与理论在信息学开发中的应用

卫生（医学）信息学并非医学和计算机学科的简单交叉。随着社会科学的作用不断增加以及卫生信息技术（health information technology）的革新带来的文化和认知上的巨大变化，对于个人和组织来说，采用新技术都是不可避免的。从卫生（医学）信息学的应用角度来说，需要认知科学提供一个框架，以技术为中介对复杂的人类表现进行分析和建模。目前存在的困难与问题是系统的低效率和不理想造成不良的影响，误导医疗护理，造成不必要的医疗护理服务，提供的延迟，甚至是不良事件，因此临床医生可能抵制、医院可能延迟或拒绝应用新的技术。认知科学需要研究怎样管理这些变化，怎样引入信息系统设计，使其易于接受并符合日常实践。在卫生（医学）信息学的应用中，认知学理论获取、塑造、设计、开发和评估医学信息系统集中在医学信息系统的可用性和学习性中。认知学的理论和方法可以为卫生信息技术的设计和应用提供新的途径，在理解和促进医生、用户表现中起到积极的作用，这也是医学信息学未来发展所必须解决的问题。

9. 卫生（医学）信息学效果评估

卫生（医学）信息学效果评估是指对患者资料管理、临床知识、基础医学、人口资料等相关信息的组织管理方法进行研究和应用的过程中，对医学信息学/计算机在临床实践中应用的效果进行评价分析。

10. 卫生（医学）信息学教育

在卫生（医学）信息学的教育方面，为了提高医学信息工作者的专业素质，国内一些大学已开始设立医学信息学专业，专门针对交叉学科的特点来培养相关人才。

第三节　卫生信息学教育

一、全球卫生(医学)信息学教育基本状况

20 世纪 80 年代，美国国家医学图书馆(NLM)就开始探索引导、支持医学信息学的研究，资助建立学院式的医学信息学/卫生信息管理方面的研究和培训；到 20 世纪末，斯坦福大学、哥伦比亚大学、杜克大学、哈佛大学、耶鲁大学等 20 多所大学或成立了生物医学信息系，或开始专门的医学信息学硕士和博士学位教育，或设置医学信息学奖学金，鼓励医学信息学研究。卫生(医学)信息学是研究信息技术在医学领域中应用的科学。国外医学信息学专业多设在医学院系，培养层次以硕士研究、博士研究为主。本科阶段的学习目的是使学生具有较全面的医学专业知识，熟悉医疗领域的 IT 工作，了解该领域的信息需求。北美也有一些高校开展了卫生(医学)信息学/医学图书馆学的教学计划和教学课程，培养卫生信息服务人才、卫生信息技术人才和信息工程人才。根据 2018 年美国图书馆协会(ALA)公布的 61 所通过认证的学院的专业统计，有 30 所学院具有“健康信息学/健康图书馆学”研究方向。

二、美国卫生(医学)信息学教育情况

美国的卫生(医学)信息学是伴随着计算机技术在医学领域的应用而产生和发展起来的，它起步于 20 世纪中叶，一些大学或图书馆学院借鉴了 20 世纪 70 年代起源于荷兰和德国的医学信息学教育计划，尝试推行医学信息学的博士教育，或者通过开设诸如人工智能、药物信息、病案管理、卫生管理和医学技术等课程朝着医学信息学的方向发展。1980 年，斯坦福大学开设了医学信息学专业。1990 年，为了推动医药信息学教育的开展，美国专门建立了世界范围的卫生/医药信息学教学计划数据库。在美国，由于申请医学信息学的学生类型众多，许多医学信息学教学计划为在校生和已毕业学生设置，为准备选择医疗卫生行业的学生、医务人员、医学图书管理员和医学行政管理人员提供培训，一些学科组还为希望学习新理论、新技术的医学信息专家提供高级课程。专门的医学信息学哲学博士课程在美国的一些大学已经开设，例如斯坦福大学设置医学信息学的医学博士学位和哲学博士学位。在美国，还有少量的医学信息学学位课程，供那些已获得计算机专业或生物医学工程学等文凭且对医学信息学应用感兴趣的学生选择。在成人教育方面，美国除了大学提供的课程外，医学信息学术会议的培训课程也起了重要的作用。根据美国医学信息学学会的网站统计，提供医学信息学本科学位、硕士学位、博士学位、博士后学习、短期培训、专业证书培训、远程教育的大学目前已经超过了 70 个。美国国家医学图书馆(NLM)也提供了相应的培训课程，并为其他大学的培训提供资助。由此可见，美国医学信息学教育的特点是灵活性和多层次，学生可以有很大的选择空间，选择课程时有明确的目标，这有利于学生的专业发展，更利于培养高层次专业人才。以 2015—2016 年度为例，美国 4 所高校的硕士和博士培养的课程体系及学分要求如下。

(一) 斯坦福大学

核心生物医学信息学共 17 学分。

(1) 生物医学信息学研究方法概论(3 学分)。

(2) 以下任选 4 门：①模拟生物医学系统：本体、术语、问题解决(3 学分)。②计算分子生物学表示和算法＋讲座(3～4 学分)；③数据驱动医学(3 学分)；④转化生物信息学(4 学分)；⑤生物医学图像分析和解释的计算方法(3～4 学分)。

(3) 剩余学分必须选自以下课程，至学分修满为止：基因组学，药物基因组学原理，卫生医疗保健经

济学，通过数字医学的智能健康，分子生物学表示和算法，数学模型和医疗决策，中级生物统计学，结果分析，基因组学、生物信息学和医学，计算基因组学，计算分子生物学，算法在生物学中的应用，生物医学信息学，行业信息学，生物医学信息学教学方法，直接阅读和研究，医学学术研究，课程实践培训，卫生保健的成本、风险和收益分析，TGR 硕士项目，TGR 博士论文。

(4) 计算机科学、统计学、数学和工程学(18 学分)。机器学习、人工智能、数据挖掘、图像分析、人机互动、系统工程、科学和数值计算或图形等。

(5) 社会和道德问题(4 学分)。任选生物医学信息学技术对社会影响的伦理、法律、社会、组织和行为方面的课程。必修：研究的责任行为。

(6) 无限制的选修课(6 学分)。任何满足核心课程的预备课程。

(7) 仅对博士生(生物/医学、教育学领域选修课)(9 学分)。生物学或医学(6 学分)、生物医学信息学教学方法(2 学分)、无限制选修课(1 学分)。

(二) 哥伦比亚大学

1. 核心课程(3 门)

计算机在医疗保健和生物医学中的应用概论、计算方法、生物医学信息学专题(符号学方法)。

为完成核心课程，选择一个附加课程：①计算生物学：蛋白质、网络和函数(实验法)；②研究方法。

2. 教育任选课

(1) 生物医学：①真核生物的生物化学和分子生物学；② 医学文化，流行病学。

(2) 计算：①计算生物学：蛋白质、网络和功能；② 计算病毒学；③ 数据库系统 ；④机器学习；⑤自然语言处理。

(3) 数学：①生物统计学方法概论；②人类群体遗传学统计；③应用统计。

3. 任选课(2 门)

应用临床信息系统、复杂组织的流程重组、临床医生信息需求的探索、公共卫生信息学、生物序列分析、基因组信息科学与技术概论、阅读。

4. 博士、博士后

研究的责任行为和相关政策问题。

(三) 华盛顿大学

1. 核心课程(要求 27 学分必选)

生物医学与卫生信息学概论(3 学分)、公共卫生和信息学(3 学分)、生物学和信息学(3 学分)、信息学临床专题(3 学分)、生物医学信息学研究方法(4 学分)、生物医学信息学教学和沟通(4 学分)、知识表示和应用(3 学分)、生物医学信息交互和设计(4 学分)。

2. 研讨会(硕士生要求 6 学分，博士生要求 12 学分)

卫生信息学的选定专题(每次 1～3 学分)、生物医学和卫生信息学研究讨论会(1 学分)。

3. 选修课(硕士生要求 27 学分，博士生要求 51 学分)

(1) 专业选修课：①生物学、医学和健康转换技术(3 学分)；②生命和死亡计算(3 学分)；③医学信息学计算概念Ⅱ(3 学分)；④生物信息学和基因序列分析(3 学分)；⑤卫生保健中的批判性评价和运用证据(3 学分)；⑥证据的系统评价和 Mata 分析概论(2 学分)；⑦健康科学信息需求、资源和环境(3 学分)；⑧卫生提供者的计算基础(3 学分)；⑨生物医学和卫生信息学中的特殊专题(每次 1～4 学分)；⑩独立学习或研究(0～12 学分)；⑪硕士论文(12～15 学分)；⑫博士论文(1～10 学分)。

(2) 外系选修课：①人机交互的高级专题；②计算生物学；③人工智能；④计算分子生物学概论；⑤研究设计；⑥自然语言处理的浅加工技术；⑦生态信息系统；⑧生物信息学和基因序列分析；⑨现代医学史；⑩ 病理生物学前沿；⑪健康与医疗经济评估；⑫医学和公共卫生中的基因发现；⑬随机建模；⑭统计遗传

学系列等。

(四) 新泽西医科和牙科大学

1. 硕士

(1) 核心课程(18 学分):①卫生保健信息系统(3 学分);②生物医学建模、决策系统(3 学分);③生物信息学在临床试验管理中的应用(3 学分);④生物医学信息学概论(3 学分);⑤受控医学术语(3 学分);⑥SAS 在生物医学和临床研究中的应用(3 学分)。

(2) 选修相应课程(6 学分):以下选择一个方向。

①生物信息学:a. 药物信息发现与药物设计(3 学分);b. 转化生物信息学:生物标志物的发现和个性化医疗保健(3 学分)。

②纳米医学和临床信息学:a. 生物医学科学的可视化 (3 学分);b. 临床问题解决和决策(3 学分)。

③消费者/患者护理信息学:a. 电子健康记录概论(3 学分);b. 应用 XML 处理医疗保健信息(3 学分)。

④医院/医疗管理信息学:a. 医疗数据管理(3 学分);b. 卫生保健财政系统(3 学分)。

(3) 论文:定向研究/项目(6 学分)。

2. 博士

(1) 核心课程(12 学分):6 门课程(同硕士),从中选 4 门。

(2) 选修相应课程(6 学分)。

(3) 以下选择一个方向(6 学分):

①生物信息学:a. 人类基因组:映射,测序和技术(3 学分);b. 计算机辅助药物设计和定量构效关系(3 学分)。

②纳米医学和临床信息学:a. 临床决策和决策分析(3 学分);b. 医学图像处理和可视化(3 学分)。

③公共卫生信息学:a. 临床决策和决策分析(3 学分);b. 卫生信息系统集成(3 学分)。

④医院/医疗管理信息学:a. 卫生保健数据库管理系统(3 学分);b. 医疗结果的测量和研究(3 学分)。

⑤其他:a. 医学信息学研究和发展:讨论会(1 学分);b. 博士论文、文献综述(9 学分);c. 计划书阶段(9 学分);d. 结果阶段(9 学分);e. 论文阶段(9 学分)。

三、欧洲卫生(医学)信息学的发展情况

欧洲的卫生(医学)信息学在过去几十年中发展迅速,很多高校开设了卫生(医学)信息学专业。20 世纪 60 年代,德国、法国、荷兰以及比利时等国家在一些高校开设了专门的医学信息学的培训课程,如 1988 年法国雷恩大学开设了医学信息学培训课程,旨在提高在校学生的医学信息素养水平。英国政府非常关注和重视医疗健康和知识转移,并且着力于推动交叉学科的发展和建设。德国更加注重医学信息学的发展,1955 年,德国医学信息学、生物测量和流行病学协会(GMDS)成立,总部设在波恩市,是国际医学信息协会(IMIA)和欧洲医学信息学联盟(EFMI)的主要官方国家成员。在荷兰,阿姆斯特丹大学为在校学生提供 4 年的医学信息学课程,伊拉斯姆斯大学则设有医学信息学的医学博士课程和哲学博士课程。欧洲的医学信息学课程设置,根据 EFMI 对医学信息学课程设置的建议,其课程所涵盖的学科主要涉及临床与卫生科学、计算机科学、信息科学、统计学、生物测定学、商务管理和组织、数学等。课程一般分为选修课程、专业课程和核心课程。课程设置上尽管不同学校有所差异但可以归为以下 5 个领域:①生物医学知识;②医学数据与信息处理(影像、电子健康记录);③计算机科学;④概率、统计和决策科学;⑤伦理、社会政策和组织行为学。

四、亚洲部分国家和地区卫生(医学)信息学的发展情况

1999 年韩国庆北大学医学院开设了该国第一个医学信息学教研室。2006 年，11 所大学招收医学信息学及相关专业的硕士、博士研究生(招收专业包括医学信息学、保健信息学、护理信息学、牙科信息学、生物信息学、医学影像信息学等)。

1986 年日本大坂大学医学院的医学信息科学系建立，承担医学信息的研究、实现、运作及管理医院的信息系统的职责。20 世纪 80 年代，日本的部分医科大学开设了医学信息学的硕士、博士课程。

2001 年新加坡国立大学设立生物医学信息学研究所(BI)，并开设医学信息学的博士课程。

五、我国卫生(医学)信息学教育现状

(一) 卫生(医学)信息学本科生教育情况

我国的卫生(医学)信息学教育始于对医学图书馆员开展的图书情报教育。1984 年中国中医科学院中医信息研究所最早开始医学图书情报专业硕士教育，在国内开设第一个医学信息专业，后原同济医科大学、湖南医科大学、中国医科大学和白求恩大学设医学图书情报专业，这是高校开设医学信息专业的开始。2003 年医学信息学专业正式列入教育部高等教育专业目录，至 2015 年，有十多所医学信息研究所和医学院在图书情报与档案管理一级学科下开设了医学信息方向的研究生教育。

目前我国还没有综合性高校的图书情报学学院开展健康信息学教育，相关的专业教学主要在医药类高校和医药类研究所开展，这些相关专业教学可以分为两类：一是医学信息学；二是医学信息管理(或卫生信息管理)。目前国内约有 60 所院校开办了此类专业，但专业方向差异较大，有的侧重于图书情报，有的侧重于医院信息管理，有的侧重于软件和信息技术。从部分已开设医学信息学教育的高校或研究所的课程结构来看，我国的医学信息学教育基本上是以情报学、管理学为基本理论与方法，以医学专业知识为背景和前提，以计算机和数理统计为基本知识与技能。同时各类高校也呈现出不同的教学特色，以吉林大学、华中科技大学、中南大学等为代表，较早开设医学信息学专业的高校，对医学基础知识的学习要求较系统，专业课方面以图书情报课程为主。2000 年之后开设此专业的院校，如南通大学医学院、温州医科大学等，其课程重点开始逐渐转向计算机和医院信息系统，医学基础知识多以概论形式出现。这些医学信息学专业教育主要培养在医疗机构服务的信息技术人才，或者为医疗卫生专业人士服务的医学图书馆员，不是针对大众健康服务的信息人才。“医学信息管理”重点研究医疗卫生系统中信息的收集、管理和利用问题。我国一些医药学院校的“信息管理与信息系统”专业中有医学信息管理的相关课程，主要培养在医院或医疗机构信息部门从事信息技术或信息系统相关工作的人才，培养层次大多为本科，也有少量专科、硕士或博士层次的教育。总体来看，目前我国医学信息学的概念和范围还比较模糊，其中包括了部分健康信息的内容，而医学信息人才培养存在培养目标不够明确、课程设置不够标准、学科融合不够深入、培养规模偏小等问题。而国际上医学信息学的学科发展和培养方向的共识程度相对较高，主要有临床信息学、生物信息学、医学图像信息学、公共卫生信息学等几个领域。

在 2012 年 IMIA 提出的关于医学信息学教育的指导建议中，将针对医学信息学专业人员的医学信息学课程知识结构分为四个模块。我国现有 112 门医学信息学本科专业必修课：涵盖了第一模块(医学信息学核心知识和技能)的大部分内容，仅少部分内容未涉及，如生物医学建模与模拟、支持教育的信息学工具、信息处理工具支持医疗决策等；几乎涵盖了第二模块(医学、健康和生物科学、卫生系统组织)的全部内容，充分体现了我国医学信息学教育以医学专业知识为背景这特点；涵盖了第三模块(信息学/计算机科学、数学、生物统计学)80%的内容，充分说明了我国医学信息学教育以计算机和数理统计类课程为基本知识与技能的特点；第四模块(医学信息学领域及相关领域的选修模块)涉及很少，仅极个别学校

开设了与之相关的生物信息学、医学图像处理相关课程。

由此可见，我国医学信息学课程结构总体符合 IMIA 推荐的标准，与 IMIA 标准的一致性较好，但不同学校之间仍存在差异。我国的医学信息学教育经历了多年的发展与改革，目前已具备较完善的教学体系和明确的培养目标。各院校开设的课程既具有共性，体现医学教育的核心课程，同时又设置了相应的特色课程，形成了自己的办学特色。

（二）卫生(医学)信息学研究生教育情况

目前开办医学信息专业方向研究生教育的高校和科研机构有以下 26 所：①中国中医科学院；②中国人民解放军军事医学科学院；③中国医学科学院；④南京大学；⑤东南大学；⑥南通大学；⑦潍坊医学院；⑧山东省医药卫生科技信息研究所；⑨滨州医学院；⑩华中科技大学同济医学院；⑪武汉大学；⑫复旦大学；⑬中国人民解放军海军军医大学(原第二军医大学)；⑭中国医科大学；⑮东北大学；⑯华北理工大学；⑰河北北方学院；⑱吉林大学；⑲中南大学；⑳新乡医学院；㉑温州医科大学；㉒陆军军医大学(原第四军医大学)；㉓新疆医科大学；㉔四川大学；㉕重庆医科大学；㉖山西医科大学。

其中，华中科技大学同济医学院、中南大学、中国医科大学、重庆医科大学、新乡医学院、山西医科大学等几所院校既有医学信息学本科专业教育，也开设了该专业(方向)硕士研究生教育。华中科技大学同济医学院、吉林大学和中南大学设有卫生信息(向)博士点和博士后流动站。

第四节　卫生(医学)信息学研究的相关资源

一、国际重要的卫生(医学)信息学交流组织

1. 国际医学信息学协会

国际医学信息学协会(International Medical Informatics Association，IMIA)是 1978 年在瑞士成立的一个独立的学术组织，是世界上最有影响力的医学信息学国际化机构，也是被 WHO 认可的非政府组织。IMIA 每 3 年召开一次世界医学信息学大会，每月出版医学信息学期刊，每年出版《国际医学信息协会年鉴》。IMIA 通过组织国际性学术活动和出版刊物，极大地推动了世界医学信息学的发展，同时也是我们了解国际医学信息学最新发展动态的一条重要途径。

(1) IMIA 的组织机构：作为一个社会团体的协会，IMIA 拥有 45 个以上的国家级和相当于国家级的社团成员，每个下属协会都有 IMIA 总会正式指定的代理人。IMIA 也认可三个地区性联合会：欧洲医学信息学联合会(EFMI)，拉丁美洲和加勒比海的拉丁美洲医学信息协会(IMIA-LAC)，亚太医学信息学会(APAMI)。这些协会和地区性联合会的宗旨是加强跨越国界的医学信息学交流，这也是 IMIA 发展策略的核心。IMIA 也鼓励非洲成立地区性联合会，帮助组织和筹备非洲的学术大会。

(2) IMIA 的任务：IMIA 作为一个桥梁性组织，其任务如下。①通过加强医务人员、医生、供应商及供应商支持的研究与学院和信息学研究人员之间的联系，把理论转化为实践。②引导国际医学和卫生信息学会各学术团体的研究迈上新台阶。③跨越地理和职业界限，促进卫生信息学的相互交流。④作为世界范围内的医疗卫生信息基本构架的孵化器。

(3) IMIA 的活动：IMIA 通过一系列的努力来实现其目标，包括资助三年一度的世界医学信息学大会。这一国际会议开始于 1974 年，吸引了来自全球的参加者。自 2013 年以来两年一次。大会出版的会议论文集已成为医学信息学的重要参考文献。IMIA 也支持一个关于护理信息学的特别兴趣小组(SIC)和大量的专业工作组(WG)。WG 一直很活跃，组织专业会议和出版论文集。IMIA 的各种活动的宗旨是帮助 IMIA 及其成员继续发展医学信息学。它通过以下途径实现这一目标：①督导一系列特别兴趣领

域的研究和集中支持新研究；②发挥和体现 IMIA 各团体和成员的协同效应和集体价值；③缩小科学性和操作性医学信息学者之间的距离；④协调从事医学信息学问题研究的各个竞争机构；⑤成功地适应医学信息学工作环境和工作原理的发展；⑥为 IMIA 组织内外提供医学信息学发展信息并提醒注意有关问题；⑦公正地支持 IMIA 的新、老成员；⑧充当医学信息学问题的“把关”机构。

IMIA 拥有由专门领域的专家组成的 24 个专业工作组和 6 个特别兴趣组，见表 1-1，这些专业工作组的设立可以反映医学信息学涉及的研究领域和学科范围。

此外，追踪国际医学信息学学术会议主题，可以发现当前卫生（医学）信息学的研究热点。其中，世界医学信息学大会（Medinfo）的学术讨论主题很有参考价值。2017 年 8 月 21 至 25 日，IMIA 在我国杭州召开了第 16 届世界医学信息学大会（Medinfo 2017）。会议与第 15 届全国医药信息学大会（CMIA2017）联合召开，以“信息学促进精准医疗”为核心主题，包括：互联与数字健康，健康数据科学，健康信息学的人、组织和社会方面，知识管理，质量和安全，以及患者临床结果等五大方向的专题。有关详细内容，可以登录 IMIA 网站查看。

2. 美国医学信息学协会

美国医学信息学协会（American Medical Informatics Association，AMIA）成立于 1990 年，由美国医学系统和信息学协会（American Association of Medical Systems Informatics，AAMSI）、美国医学信息学学会（American College of Medical Informatics，ACMI）以及卫生保健中计算机应用会议（The Symposium and Computer Applications in Medical Care，SCAMC）常务理事会合并而成。其目标是成为医学信息学在美国支持患者维护、教学、研究和卫生保健的发展和应用的主要学会，其使命是“通过可靠的科学、教育和信息学实践来引领医疗卫生改革”。AMIA 包括从基础和应用研究到消费者和公共卫生领域研究，建立了一个连续体的知识和协作的桥梁。AMIA 积极支持五个领域的研究：转化生物信息学、临床研究信息学、临床信息学、公共卫生信息学和消费者健康信息学。AMIA 作为美国医药信息学领域的权威社团，在医药系统和信息学的国际舞台和论坛上代表美国。AMIA 的会员有 4100 人，包括医生、护士、教师、计算机和信息科学家、生物医学工程师、医学图书馆工作人员以及学术研究人员。目前 AMIA 的顾问委员会由 9 个永久性委员会和 6 个特别委员会组成。AMIA 目前拥有以下 26 个工作组（相当于 CMIA 的专业委员会）：生物医学图像信息学、临床决策支持、临床信息系统、临床研究信息学、消费者健康信息学、牙科信息学、教育、伦理、法律和社会问题、基因组学和转化生物信息学、全球卫生信息学、重症监护信息学、知识发现和数据挖掘、知识表示与语义、心理健康信息学、自然语言处理、领导力、护理信息学、开源、人员和组织问题、药物信息学、初级保健信息学、公共卫生信息学、区域信息学行动、学生、可视化分析。

3. 其他医学信息学国际组织

（1）CMIA：China Medical Informatics Association。

（2）MLA：Medical Library Association。

（3）NLM：National Library of Medicine。

（4）HIMSS：Health Information and Management Systems Society。

（5）AMA：American Medical Association。

（6）ACP：American College of Physicians。

（7）AAMC：Association of American Medical Colleges。

二、国内外学术期刊

（一）国际医学信息学领域高影响力期刊

国际医学信息学领域高影响力期刊见表 1-2。

表 1-2 医学信息学 10 种高影响力国际期刊

序号	刊　名	ISSN	出　版　国	IF 值(2019 年)
1	*Journal of Medical Internet Research*	143—8871	加拿大	5.03
2	*JMIR Mhealth and Uhealth*	229—5222	加拿大	4.31
3	*Journal of the American Medical Informatics Association*	106—5027	美国	4.112
4	*IEEE Journal of Biomedical and Health Informatics*	216—2194	美国	5.223
5	*International Journal of Medical Informatics*	138—5056	爱尔兰	3.025
6	*Health Informatics Journal*	146—4582	英国	2.932
7	*Journal of Biomedical Informatics*	153—0464	美国	3.526
8	*Computer Methods and Programs in Biomedicine*	016—2607	荷兰	3.632
9	*Journal of Medical Systems*	014—5598	美国	2.456
10	*Medical Decision Making*	027—989X	美国	2.309

随着国际医学信息学的发展，相关期刊的数量增长迅速。下面简要介绍医学信息学排名靠前期刊的相关信息。

1.《医学互联网研究杂志》(*Journal of Medical Internet Research*)

该刊是医学互联网学会和互联网医疗卫生联合会的官方杂志，1999 年 8 月创刊，属季刊。该刊是第一份无须订购即可网上免费阅读所有论文全文的卫生信息学期刊，还是国际上第一份全方位报道 Internet and Intranet 相关技术在医疗卫生领域中应用情况的学术杂志，为纯网络电子版，从投稿到发表均在网上进行，因而稿件发表周期短，仅为 4 周。论文经过同行评议、复制、编辑后就在线连续发表。该刊将这些论文整理成文档式的期(一年 4 期)和卷(一年 1 卷)，ISSN 143—8871。该刊自创刊以来 SCI 影响因子持续攀升，2017 年已达 5.175。还有该刊旗下的 JMIR Mhealth and Uhealth，以移动健康和远程健康为主要专题，2017 年 SCI 影响因子也达到 4.36。

2.《国际医学信息学杂志》(*International Journal of Medical Informatics*)

该刊是国际医学信息学协会(IMIA)和欧洲医学信息学联盟(EFMI)的官方杂志。1997 年 3 月改为现刊名，属月刊，ISSN 138—5056。网上免费提供一期样刊的全文以及免费的目录和摘要。2017 年该刊的 SCI 影响因子为 3.21，在医学信息学类杂志中排名第 8 位。该刊收录的范围甚广，包括信息系统、医院信息系统、科室与(或)医生办公室系统、文件处理系统、电子健康记录系统等。

3.《美国医学信息协会杂志》(*Journal of the American Medical Informatics Association*，JAMIA)

该刊是著名的图书馆选购外文医学专业书刊的指南——Brandon/Hill 书目推荐的医学信息学期刊，2017 年的 SCI 影响因子为 3.69。1994 年初创刊，为双月刊，由美国医学信息学协会(AMIA)主办，ISSN(印刷版)106—5027；ISSN(电子版)1527—974X。网站上只能免费浏览题目和摘要(无须注册)，要获取全文需订购。

(二) 中文期刊

我国医学信息学领域期刊主要有《医学信息学杂志》《中国数字医学》《中国卫生信息管理杂志》《中华医学图书情报杂志》，另有卫生事业管理类期刊，如《中华医院管理杂志》《中国医院管理》《中国卫生事业管理》《中国卫生质量管理》等杂志也会刊载卫生信息管理和医院信息化方面的文章。

三、学术交流会议

目前，国内外与卫生(医学)信息学有关的主要大型会议如表 1-3 所示。

表 1-3　卫生(医学)信息学有关的大型会议

卫生(医学)信息学会议名称	组织机构
全国医药信息学大会	中国医药信息学会
亚太医药信息学大会	亚太医药信息学会
中国卫生信息技术交流大会	中国卫生信息与健康医疗大数据学会
中华医院信息网络大会	中国医院协会信息管理专业委员会
中华医学会医学信息学学术会议	中华医学会医学信息学分会
Medinfo	International Medical Informatics Association
Medical Informatics Europe Congress	European Federation of Medical Informatics
AMIA Annual Symposium	American Medical Informatics Organization
Artificial Intelligence in Medicine	Europe Congress European Society for Artificial Intelligence in Medicine
HIMSS Annual Conference	Healthcare Information and Management Systems Society

国际知名的三年一度的世界医学信息学大会(Medinfo)由 IMIA 及其全球会员协会共同主办。该活动既提供了当前健康与生物医学信息学高质量的科学交流机会,也为 IMIA 成员的正式会议和非正式交流提供了机会。

另外,美国 HIMMS 年会也是规模庞大、影响范围甚广的医疗卫生信息化领域的盛会,参加人员主要为 IT 厂商和医疗机构 IT 管理人员及该领域的专家学者。

国内目前规模和影响力较大的主要有中国卫生信息与健康医疗大数据学会主办的中国卫生信息技术/健康医疗大数据应用交流大会,该会议自 2004 年首度举办以来,成为卫生信息技术应用学界、医疗机构与政商界年度盛会。2019 年第 14 届大会在西安召开,以“数据引航、信息赋能、追梦健康”为主题,全国连同医疗信息产品参展商在内近万人参加,规模盛大。中华医院信息网络大会(CHINC)亦是规模庞大的医疗信息化年度盛会,由中国医院协会信息专业委员会(CHIMA)组织,是以设备产品参展商和医院计算机(网络)中心、信息中心从业人员为主要参与人员的大会,偏向于医院信息化建设。目前会议探讨的学术问题与论坛主题与中国卫生信息技术/健康医疗大数据应用交流大会较为类似与重叠。2019 年 CHINC 在重庆召开,会议主题为“共建智慧医院,共享智能医疗”。

中华医学会医学信息学学术会议是中华医学会一类学术年会,参会者以高等学校学者为主,还包括医疗机构信息管理者、医学图书馆和信息研究所的相关从业者。2019 年会议在四川成都召开,主题为“变革中的医学信息学:医学人工智能与智慧健康”。会议围绕健康医疗大数据与人工智能、智慧医疗与智慧健康、医疗卫生信息化、“互联网+”健康医疗、医学信息标准、网络信息安全与伦理、医学科技情报与医学创新、医学数字图书馆与知识服务、医学信息教育与人才培养等方面进行学术研讨与交流。

章后案例

有学者对医学信息学 2013—2017 年的 ESI(科学评价关键指标)高被引论文及其施引文献绘制科学知识图谱,精准揭示了该学科的前沿研究领域及研究趋势。

该学者将医学信息学属于 ESI 的 158 篇被引论文及其 1152 篇文献(合计 1310 篇文献)采用 Citespace V,节点类型设置为 Cited References,阈值为 Top 50,时间段(Slice)设置为 1 年,进行文献共被引分析(见彩图),形成了 5 个明显的文献聚类,每个聚类的标签都用“#”号和阿拉伯数字进行编号,分别代表医学信息学领域的 5 个前沿研究领域。聚类标签来源选择为施引文献的标题,签抽词算法设置为 LSI。根据聚类标签和重要节点文献的内容分析,这 5 个前沿领域分别是电子健康记录、移动 APP、患者门户系统、临床决策支持、社交媒体。

电子健康记录(含电子病历)这一前沿领域的研究内容主要包括电子健康记录的数据共享与交互,机器学习与数据挖掘两个方面;移动 APP 的研究内容主要包括四个方面,分别为移动 APP 的应用研究、移动 APP 对健康的影响研究、移动 APP 的评估量表研究和隐私问题研究；支持患者与医生在线交流的患者门户系统可以降低成本，改善患者的医疗服务质量，与电子病历集成并支持双向通信是患者门户系统未来的主要发展方向。当前国外对患者门户系统的研究主要集中于系统的效用及影响因素上；临床决策支持这一前沿领域的研究内容主要包括医患共同决策模式和电子处方应用两个方面；社交媒体这一前沿领域的主要研究内容包括社交网络对健康行为的影响及社交媒体在医疗服务中的应用两个方面。

扫码看彩图

学者通过对这 5 个前沿领域的进一步分析，总结出以下医学信息学研究的 3 个趋势。

(1) 重视信息行为对健康产出的影响。移动 APP 对健康的影响、患者门户系统对健康的影响和社交网络对健康的影响是各个前沿领域的重要研究内容。

(2) 密切关注新兴技术在医疗领域的应用。移动 APP 在医疗中的应用研究、应用患者门户系统的影响因素研究、电子处方应用研究等新兴技术在医疗服务中的应用研究成效显著。

(3) 数据科学对医学信息学研究的影响日益明显。无论是对电子健康记录(含电子病历)进行机器学习与数据挖掘，还是在社交媒体研究中引入自然语言处理技术进行公共卫生预测，都是数据科学在医学信息学研究中的具体应用。

本章关键词中英文对照

1. 数据　data
2. 信息　information
3. 知识　knowledge
4. 智能　intelligence
5. 信息科学　information science
6. 信息论　information theory
7. 控制论　cybernetics
8. 信息链　information chain
9. 全信息　full information
10. 卫生信息学 health informatics
11. 医学信息学　medical informatics
12. 卫生保健信息学　healthcare informatics
13. 生物医学信息学　biomedical informatics
14. 公共卫生信息学　public health informatics
15. 临床信息学　clinical informatics
16. 卫生信息系统　health information system
17. 卫生信息技术　health information technology

思　考　题

1. 从信息价值链的角度谈谈数据、信息、知识与智能的关系。
2. 结合医学学科的层次谈谈卫生(医学)信息学学科结构。
3. 卫生(医学)信息学研究内容与方向有哪些?
4. 国际著名的卫生(医学)信息学组织有哪些?
5. 举例分析美国医学信息学课程体系。
6. 国内卫生(医学)信息学发展历程如何?

(刘智勇)

第二章　健康医疗信息与卫生信息技术

随着健康医疗服务领域各类业务应用数据的不断积累,如何加强数据建设和数据管理,确保数据的安全性、准确性、完整性和规范性显得尤为重要。此外,无论是医院管理决策、临床诊疗决策,还是数字化运营管理和质量监管等,都需要深入分析数据所蕴含的规律,深刻掌握数据的特性,充分挖掘数据的价值,灵活运用先进的工具,合理采用分析的方法,科学作出恰当的判断。

在医疗机构信息化建设发展进程中,信息技术起到基础和关键作用。与此同时,国家的相关政策以及卫生信息化标准的颁布,对信息化发展起到重要推进作用。推进医疗卫生信息化是多层面、全方位的,涉及技术、政策、社会等诸多因素。在技术方面,新技术的发展和应用给医疗卫生行业信息化的进步带来了最直接和显著的促进作用。

本章介绍了医学信息的概念与特征,卫生信息技术的概念与主要应用,健康医疗大数据的概念、特征、分类、发展现状、驱动力、应用场景和未来的趋势展望。最后介绍了健康大数据应用场景的实例,以帮助理解医疗卫生领域对海量医疗数据利用的流程。

第一节　医学信息的概念与特征

第一章已经阐述了信息科学中数据、信息与知识等信息学核心概念及其关系。国际标准化组织(international standards organization,ISO)将信息定义为对人有用的数据,这些数据将可能影响人们的行为与决策,将数据定义为对事实、概念或指令的一种特殊的表达形式,这种特殊的表达形式可以用人工的方式或者用自动化的装置进行通信、翻译或转化进行加工处理。按照ISO的定义,数据是客观存在的事实,是概念或指令的一种可供加工处理的特殊的表达形式,即数据是信息的素材,对计算机信息处理来讲,通常意义的符号、图画、声音、动画等都是数据,它们均可以运用计算机进行处理。而信息是人们对数据进行加工处理后所获得的对人有用的数据。临床医生选用现有的各种载体,以便获取尽可能多的与诊断疾病相关的数据,可以采用中医的望、闻、问、切的传统方法,也可以通过测量体温、血压及影像学检查等多种手段来获取与患者疾病相关的数据。一般情况下,临床医生不会漫无边际地收集数据,而是根据经验和知识,选择性地收集需要的数据,然后加工处理,最后获得与患者诊断结果相关的信息,以信息为判断依据作出医疗决策,这本身是信息转化为知识的过程。

一、医学信息的类型

医学信息是指一切与生命健康科学有关的信息,源于人类对生命科学的研究和理论创见,涵盖的范围非常广泛,从分子到基因、蛋白质、细胞、组织、器官、个体,再上升到公共卫生和人群健康,其应用覆盖医疗卫生的不同领域。

医学信息涉及医学科学的所有领域,内容广泛而复杂。可以根据不同的划分原则,从不同的角度对医学信息进行如下分类。

1. 根据医学信息的存在方式划分

(1) 人体内信息:与生命现象有关的,在人体内不同层次(基因、核酸、蛋白质、细胞、器官、系统、整体等)发生、传递、接收并执行生命系统功能的各种信息。人体内信息是生物信息学的主要研究领域。人体内信息主要包括与生命遗传有关的信息、与生命活动的调控有关的信息、与生物电磁和电磁生物有关的信息、与脑神经系统有关的信息、与视觉和光处理有关的信息、与生物体结构和微光机电系统有关的信息以及与基因芯片和蛋白质芯片有关的信息等。对基因层次的信息研究是生物信息学研究的重点,由此衍生了新的分支学科——医学基因组学,包括基因组信息的获取、处理、存储、分配和解释,解释是指解释基因组信息结构的复杂性及遗传信息的根本规律。

(2) 人体外信息:与医学研究、医疗活动、医院管理以及药学研究,药物生产、流通和使用等有关的各种信息。人体外信息是医学信息学研究的对象,也是医学信息管理的主要研究内容。人体外信息主要包括以下内容:与临床观察、疾病诊断和治疗有关的信息,与计算机医学应用系统有关的信息,与医学和药学研究开发有关的信息,与医学信息处理有关的信息,与医学数据库的开发、管理以及利用有关的信息,与社区医疗和共享医疗有关的信息,与临床护理有关的信息,与公共卫生和卫生保健有关的信息,与医学教育和管理有关的信息等。

2. 根据医学信息与系统的关系划分

(1) 系统内部的信息:主要来自医学领域各业务部门,医疗卫生活动过程中医学科学和技术的发展以及医学卫生行政管理等,以报表、分析、总结、资金、供应、库存、设备、药品、床位、人员、病案、标准等形式表现出来,多属于一次信息。系统内部的信息既是医学信息的重要来源,也是获取医学信息的重要渠道。

(2) 系统外部的信息:反映医学卫生系统外部环境变化的信息。这类信息包括各种类型的相关学科文献,以及各级政府和相关部门、社会组织和学术团体及普通公民都可能提供、传递和使用的医学信息。医学模式的转变,要求医学信息更加普遍、大众化和公开化,"全民健康"观念的普及和世界卫生组织提出和倡导的"人人享有卫生保健"的目标使得社会对医学信息的需求不断扩大,形成"产生信息、获取信息、使用信息和传递信息"的良性循环。

3. 根据医学信息的应用领域划分

(1) 医学研究信息:与医学和药学研究有关的信息。这类信息主要包括与医学和药学各学科的科研现状和研究进展有关的信息、与临床药学研究和医学产品开发有关的信息。医学研究信息是医学信息服务管理的核心。

(2) 临床医疗信息:与疾病诊治有关的信息。这类信息主要包括诊断信息、治疗信息、医学影像检查信息、护理信息、营养信息、病案信息、药物监测信息、重症监护信息、临床用药信息、药品质量信息等。临床医疗信息内容庞杂,数量巨大,且大多以非文献载体形态出现,在非正式信息渠道传递和交流,是医学信息的重要来源。

(3) 医学市场信息:与医学产品的生产、经营、销售、反馈等环节有关的信息。这类信息主要包括医学产品生产、销售与经营信息以及药物专利信息等。

(4) 医学管理信息:与卫生事业管理有关的一类信息。这类信息主要包括医院管理与决策信息、医学教育信息、科研信息、医院运行日常信息等。

4. 根据医学信息的数据来源划分

根据医学信息的数据来源可将医学信息分为临床信息、一般健康信息、生物健康信息、管理运营信息四类,如表 2-1 所示。

表 2-1　医学信息的数据来源分类

类　别	描　述	数据来源
临床信息	电子病历数据,医学影像数据,患者就医、住院、用药记录数据,标准化临床路径数据等	医院,基层医疗机构,第三方医学诊断中心,药企,药店

续表

类　别	描　述	数据来源
一般健康信息	电子健康档案数据，监测个人体征数据，个人偏好数据，康复医疗数据，健康知识数据等	基层医疗机构，体检康复机构
生物健康信息	各类组学数据，如基因组学、转录组学、蛋白组学、代谢组学等	医院或者第三方检测机构
管理运营信息	成本核算数据，医药耗材、器械采购与管理数据，不同病种治疗成本与报销数据，药物研发数据，消费者购买行为数据，产品流通数据，第三方支付数据等	医院，基层医疗机构，社保中心，商业保险机构，药企，药店，物流配送公司，第三方支付机构

二、医学信息的特征

1. 基本特征

医学信息作为信息的一种类型，首先具备以下信息的基本特征。

(1) 客观性：信息是事物变化和状态的反映。由于事物及其状态特征和变化不以人的意志为转移，因此反映这种客观存在的信息也同样具有客观性，即信息内容的客观性和信息本身的客观实在性。

(2) 普遍性：信息普遍存在于自然界、人类社会和人类的思维或精神领域之中。只要有事物的运动，就会有事物的运动状态和方式，因此也就存在着信息。信息无处不在。

(3) 传递性：信息传递是指信息从时间或者空间上某一点向其他点移动的过程。信息可以通过多种渠道采用多种方式进行传递。信息的传递是通过信道并借助于一定的物质载体来实现。信息、信源、信道和信宿是信息传递的四个要素。信息的传递可以是单向的过程，也可以是双向的过程。

(4) 时效性：信息的时效性是指信息从产生、传递、接收，直至被利用的时间间隔及其效率。信息本身的内容以及信息是否能够被人们及时获得决定了信息的价值和作用。信息的效用性在很大程度上是通过信息的时效性实现的。信息的使用价值与信息被利用的时间间隔成反比。

(5) 依附性：信息本身是无形的，信息的传递交流和信息价值的实现要求信息必须依附于一定的物质形式——信息载体(information carrier)。人们通过语言、文字、符号、图像等物质载体存储和传播信息。信息依附于一定的物质载体，但信息的语义性并不因信息记录手段或物质载体的改变而发生变化。信息对于其载体来说，既具有不可分割性，又具有相对独立性。

(6) 有序性：信息是可以进行加工、组织和处理的。经过一定的原则和方法可以使信息从无序状态转变成便于人们利用的有序状态。通过选择、分类、标引、概括、归纳、总结、分析、浓缩和综合等方法可以排除信息冗余(information redundancy)，从而提高信息利用的针对性以及使用效率和信息的效用。

(7) 累积性：信息的累积性是由信息的可存储性所决定的。人类知识体系的建立、丰富和完善就是信息经过系统化、抽象化和规律化而形成的知识长期积累的过程。信息累积的结果使得信息量增加，信息载体增多。一方面为人们探索世界，从事科学研究，进行生产活动和日常生活提供了知识源泉；另一方面，盲目的信息积累也会产生一系列负面作用。控制和有序化是信息累积的必要前提。

(8) 价值性：信息具有满足人类生存和发展需求的客观属性，一旦这种属性同人的主体需求发生联系，信息即具有了价值。信息的价值具有多维性，即一条信息可以具有多方面的满足人的生存和发展需求的客观属性。信息的价值又具有间接性，也就是说，信息在某一方面的价值实现需要通过信息在其他方面的价值实现后才能体现出来。此外，信息的价值还具有累积性，同一条信息使用范围的扩大和使用频次的增加使得信息价值递增。从理论上讲，信息的累积过程是永无止境的。

(9) 转换性：信息的转换性有两个含义。一是变换，信息可以从一种形式转换成另外一种形态，即信息的符号系统和物质载体之间可以互相转换。信息的这种转换只是形式上的变化，信息的内容并不会随着其形态的变化而发生变化。二是转化,即信息在一定条件下可以转化成物质、能量、时间、资金、效益等其他物质并体现信息的价值。信息的转换性使得信息的传播更加广泛,传播信息的载体更加多样化,信息的价值得到更充分的体现。

(10) 共享性:信息的交流与实物的交流有着本质上的区别。信息的共享性主要表现在同一内容的信息可以在同一时间由两个或两个以上的使用者使用。信息共享(information sharing)表现为信息的提供者并不会因信息的提供而失去对信息的效用和信息量。信息交流更多的是体现多主体对同一信息内容的分享。信息的依附性保证了同一信息内容可以采用多种相同或不同的物质载体完成。信息这一特点是同传统的资源(物质、能量)相区别的关键。简单地说,信息资源利用范围的扩大,不仅表现在信息内容的深化和扩展,而且还表现在固定信息内容的共享范围的实现和扩大。

除此之外,信息还具有层次性、相对性、知识性、可识别性、可扩散性、可再现性、可延续性、可继承性、异步性和不完全性等特征。

2. 自身特征

除了上面提到的信息所具有的基本特征外,医学信息还具有自身的特征。

(1) 实践性:医学和药学的产生和发展均来自社会实践。在原始社会,我们的祖先在觅食过程中,接触并逐渐了解某些植物和动物及其对人体的影响,学会了利用动植物的某种药效治疗疾病。人们也逐渐掌握了在觅食时对食物进行辨别和选择的方法。我国古籍中记述的"神农尝百草之滋味……一日而遇七十毒"的传说生动而形象地概括了药物知识萌芽的实践过程。古人经过无数次有意识地试验、观察,逐步形成了最初的药物知识。可见,医学信息是人类社会实践的产物。医学信息来自实践,又服务于实践。

(2) 多样性:医学信息在信息来源、信息内容、信息载体和信息利用等方面表现出多样性的特征。以药物信息为例:药学研究、药物利用、药品经营等是药物信息的主要来源;药物信息的内容包括了与临床药学有关的一切研究、生产、流通、使用和管理的信息,如新药研究信息、药剂生产信息、药物经济信息以及药物中毒、食品保健、药事法规、药品价格信息等;药物信息的载体形态多样,如药学图书、期刊,药典,以及药品专利文献等;对药物信息的需求和利用涉及临床医生、护理人员、临床药师、药品管理与监督、药物研制和开发、药物市场经营以及公众健康与保健。

(3) 针对性:医学和药学与人类疾病、健康、卫生保健密切相关。医学的这种特殊性决定了医学信息必须紧密结合医学科研、生产、教学、管理和社会的信息需求。医学信息的针对性主要表现在信息内容的针对性,信息服务的针对性,信息宣传的针对性,信息产品的针对性以及信息系统和信息管理的针对性等几个方面。近年来循证医学(evidence-based medicine,EBM)的出现说明了建立在信息筛选和信息综合基础上的科学性,有可靠证据的查询与利用是有针对性地解决临床疑难问题的有效途径。

(4) 时效性:医学信息的时效性有着特殊的意义,贯穿于医学信息管理的全过程,主要包括信息收集、信息处理、信息传递、信息利用和信息反馈等环节。在某些疾病的诊治和决策过程中,信息提供是否及时,直接关系到患者的生命和健康;在医学科研领域,及时、有效的信息是缩短科研周期、加速科研进程、抢占科学前沿的关键;在药物研制、专利申请等方面,信息的时效性是企业生存和发展的重要保障;在公共卫生领域,建立和健全信息管理体制和机制是发现疾病、采取措施、反馈信息、科学决策、消除恐慌、稳定社会秩序的重要内容。

(5) 知识性:从学科性质上讲,医学信息既属于科学信息,又属于社会信息。知识是科学结构的基础。医学信息的科学性不论是在医学系统内部还是在社会各个领域,不论是科研、生产、医疗、管理,还是社会性医学卫生知识的普及、宣传以及大众健康与保健,其本身的知识性都不会改变。医学信息的内核是科学知识。医学信息交流实际上就是知识的交流,医学信息服务实际上是知识的共享,医学信息管理实际上是对知识的管理。

(6) 公开性:现代社会中,信息已经成为重要的社会资源。中国古代传统的"各承家技,真传不穿"的信息传递方式已经不能适应现代医学科学的发展。在学术研究、临床实践、医学教育、公共卫生、大众健康、政府政务等方面有针对性地满足用户对信息的合理需求是信息传递的根本目的。

第二节　卫生信息技术

一、信息技术概述

信息技术(information technology,IT)是指数据与信息的采集、传输、存储、处理、展现、管理和安全等各种技术的总称。信息技术的应用包括计算机硬件和软件,网络和通信技术,信息开发和利用等。信息技术的应用和发展已经成为世界经济发展的强劲动力。

信息技术也符合一般新产品的发展规律,有萌芽、增长、回落的变化规律,一般使用技术成熟度曲线进行描述。Gartner 公司是全球知名的 IT 研究与顾问咨询公司之一,每年会根据分析预测把各种新科技的发展阶段及要达到成熟所需的时间绘制在一条曲线上,这条曲线被称为 Gartner 新兴技术成熟度曲线(the Gartner hype cycle for emerging technologies),有助于了解当下快速发展的热点及未来趋势。Gartner 公司自 1995 年起每年推出 Gartner 新兴技术成熟度曲线,描述创新的典型发展过程(图 2-1)。成熟度曲线的横轴表示"时间",表示一项技术随时间发展经历的各个阶段;曲线的纵轴表示"预期"。

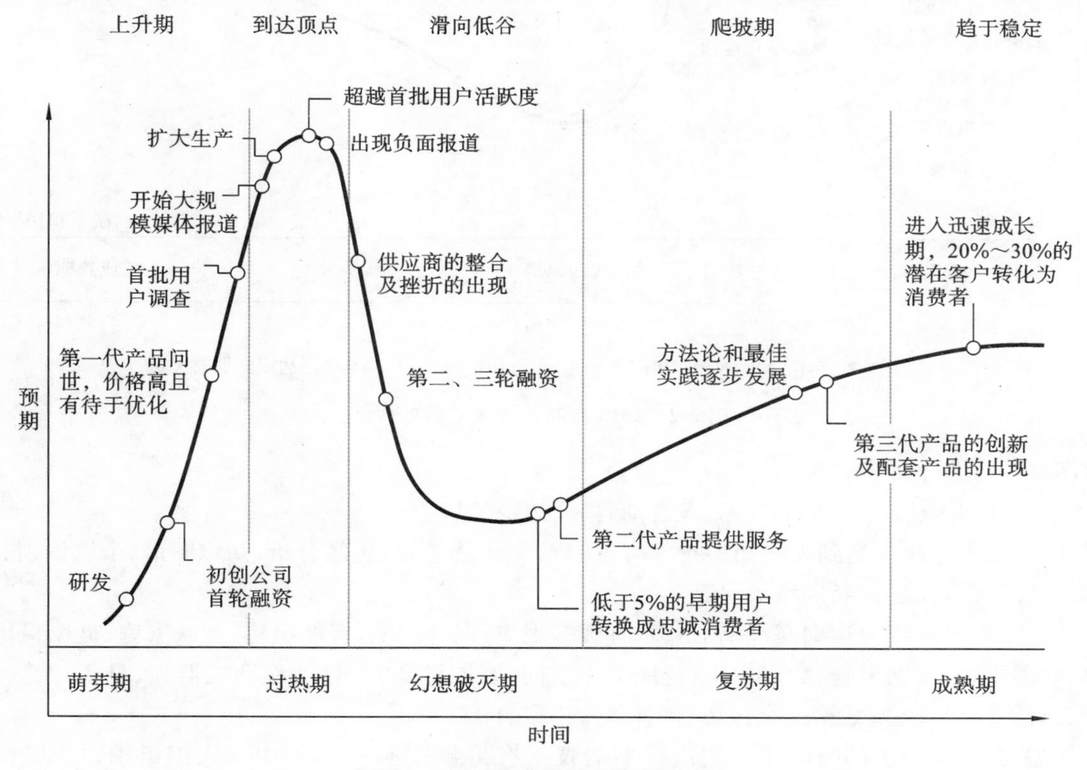

图 2-1　新兴技术成熟度曲线原理图

成熟度曲线展示的新兴技术会经历的五个关键阶段,分别是萌芽期、过热期、幻想破灭期、复苏期和成熟期。

(1) 萌芽期:技术刚刚诞生,还只是一个概念,不具有可用性,无法评估技术发展潜力。媒体对此有所报道,引起了外界的兴趣。

(2) 过热期:技术逐步成型,一些先进的公司开始跟进。媒体开始大肆报道,产品的知名度达到高峰。

(3) 幻想破灭期:技术的局限和缺点逐步暴露,大众对它的兴趣开始减弱,大部分被市场淘汰或者失败，只有那些找到早期用户的公司艰难存活。媒体报道逐步减少。

(4) 复苏期：优缺点越来越明显，细节逐渐清晰，越来越多的人开始理解它。基于第二代和第三代产品出现，更多的企业开始尝试，可复制的成功使用模式出现。

(5) 成熟期：经过不断发展，技术标准得到了清晰定义，使用起来越来越方便好用，市场占有率越来越高，进入稳定应用阶段。业界有了公认的一致的评价。

Gartner 公司每年都针对各种技术、应用和信息创建 90 多类技术成熟度曲线，用来帮助客户跟踪技术的成熟度和未来潜力，其中最知名的就是新兴技术成熟度曲线。图 2-2 为 2019 年新兴技术成熟度曲线。

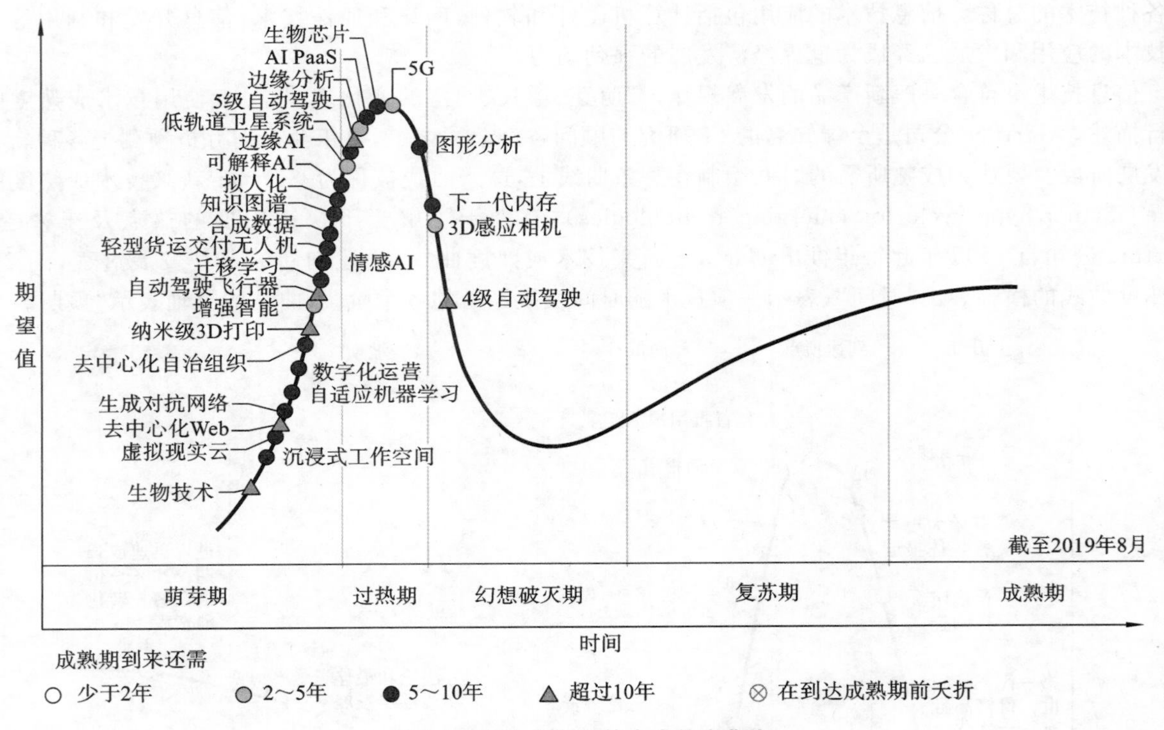

图 2-2　2019 年新兴技术成熟度曲线

对图 2-2 可进行如下解读。

2 年内达到高峰期的技术有 5G、5 级自动驾驶、边缘 AI。

预计将在 2～5 年内达到高峰期的技术有 AI PaaS、生物芯片、边缘分析、知识图谱、个人识别、虚拟助手、深度神经网络、深度神经网络 ASIC。

预计将在 5～10 年内达到高峰期的技术有虚拟现实、混合现实、智能织物、互联家庭、硅阳极电池、区块链、物联网平台、碳纳米管、数字孪生、智能工作空间、智能机器人、自动移动机器人、量子计算、自愈系统技术、对话式 AI 平台、数据安全区块链、神经形态硬件。

预计需要 10 年以上的时间才达到高峰期的技术有生物技术-培养组织或人工组织、自动驾驶飞行器、智能微尘、通用 AI、4D 打印、外骨骼、立体面显示、脑机接口、自动驾驶。

Gartner 公司将这些新兴技术归类成 5 大明显趋势：大众化的人工智能、数字化生态系统、DIY 式的生物破解、透明的沉浸式体验、无处不在的基础设施。

卫生信息技术(health information technology)就是在医疗卫生服务中利用电子信息和通信技术为人们提供医疗卫生服务，或支持患者进行自我健康管理。卫生信息技术相关的活动包括医嘱录入、结果报告、诊疗计划制订、医疗文档形成等。卫生信息技术的应用与新兴技术的发展密不可分，新兴技术的普及也会带动卫生信息技术的进步。卫生信息技术应用系统可以基于桌面电脑、平板电脑、智能手机、触摸屏信息亭等平台使用。其应用程序或系统包括电子健康档案、电子病历、远程医疗、移动医疗、医疗大数据挖掘，可穿戴医疗设备技术，电子医嘱、计算机临床决策支持系统、消费者健康资讯应用程序（包括个人健康记录）和健康信息电子交换等。卫生信息技术的发展趋同于新兴技术的进步，包括医学人工智能、医疗信息系统开发、医用可穿戴设备的普及运用都与2018年新兴技术成熟度发展曲线趋势相似。

卫生信息技术目前被视为提高医疗卫生服务系统整体质量、安全和效率最有价值的工具。卫生信息技术的广泛持续使用将会改善医疗卫生服务的质量和效率，减少医疗差错的发生，增强医疗卫生服务的透明度和程序正确性，降低医疗卫生服务的成本，提高行政管理效率和优化医疗工作流程，减少文书工作量和非生产性或空闲工作时间，加强医疗卫生专业人员之间卫生信息的实时沟通，以及扩大可负担医疗的可及性。另外，彼此协作的卫生信息技术不但会改善个体患者的诊疗，而且会带来许多公共卫生利益，比如早期发现传染病疫情，改进对慢性病的跟踪管理，通过收集可比较的价格和质量信息来评价医疗卫生服务的价值。卫生信息技术的应用可以极大地促进医疗卫生服务系统的效率和效益，提高医疗质量。

二、医疗机构信息技术应用

（一）集成技术

随着医疗机构信息化应用广度的扩大和深度的增加，医院信息系统种类和数量的不断增多，业务关系越来越复杂，大型医疗机构的信息系统数量可以达到上百个之多，数据量十分庞大，而且运行、开发和数据库环境也各不相同。如此大量且异构的信息系统，需要集成技术来帮助运行。

系统集成涉及用户界面、业务和数据三个层面。界面集成指采用单点登录技术，将各个业务系统的登录界面整合在一起，用户只需要输出一次登录口令即可以在一个界面上展示所有功能，并在进入相应功能区后进行操作。界面集成没有改变原有业务系统的工作模式，只是将各个系统的登录界面统一。业务集成则实现了业务系统之间的实时或者异步信息交换，功能调用和流程调度。业务集成包括应用程序接口（API）调用，业务组件调用和基于服务功能调用三种方法。API是一组定义，为程序和协议的集合，可通过调用API接口实现业务系统之间的信息通信和共享。数据集成是指在数据库系统之间的数据交换和共享，以及数据之间的映射变换。数据集成通过业务系统间的数据交换达到集成，解决数据的分布性和异构性问题。

系统集成可以分为点对点模式、集线器模式和SOA（service-oriented architecture）模式。点对点模式是业务集成的最初形式，一个业务系统与另一个系统直接通话，采用接口开发的方式，通过标准协议紧密集成在一起。点对点模式一般实现简单，可用于基本的信息交互和传递，但问题是系统紧密结合，缺乏弹性，当系统数量增加时部署模型复杂。集线器模式引入了中间件技术，将集成逻辑与业务逻辑分离，增强了系统部署的弹性，并且简化了接口开发工作量，将网状连接结构变成了简单的星型结构，易于大量系统和连接的管理。SOA模式是面向服务架构的新型集成体系，其将软件的功能设计成一个个独立封装的服务，并通过信息交换协议进行发布，达到无界限的联通和软件复用。在SOA模式下，医疗机构信息系统的各种功能被设计为独立的服务，运行时系统根据用户业务需求组合调用。

（二）无线通信技术

无线通信技术是信息技术中发展较快的领域之一，WiFi、射频识别（RFID）、蓝牙、ZigBee、NFC、4G（5G）、全球定位系统（GPS）、卫星通信等无线通信技术已经用于医疗卫生信息化领域，形成了移动医疗分支。在上述无线技术的医疗应用中，WiFi主要用于数据传输，它是医疗机构局域网的扩展，将信息系统的操作从医生办、护士站和诊疗室扩大到患者床边。RFID则主要用于医疗物品、设备和患者定位示踪和追溯，将医疗信息监控从计算机扩展到物体和患者，实现物联网功能。蓝牙主要应用于近距离的数据传输，其抗干扰性强、功耗低。NFC是一种极短距离的数据传输方式，通信距离在20 cm之内，能够实现设备间快速传输。4G或者5G网络具有覆盖面大、传输距离远并且传输速度极快的特点，可以实现诊疗数据的远距离实时传输。GPS 主要功能是定位，通过电子地图实现人员、物体的准确定位，以及辅助医疗救治的快速定位。根据医疗业务特征，无线通信技术医疗应用主要分为三类(图 2-3)。

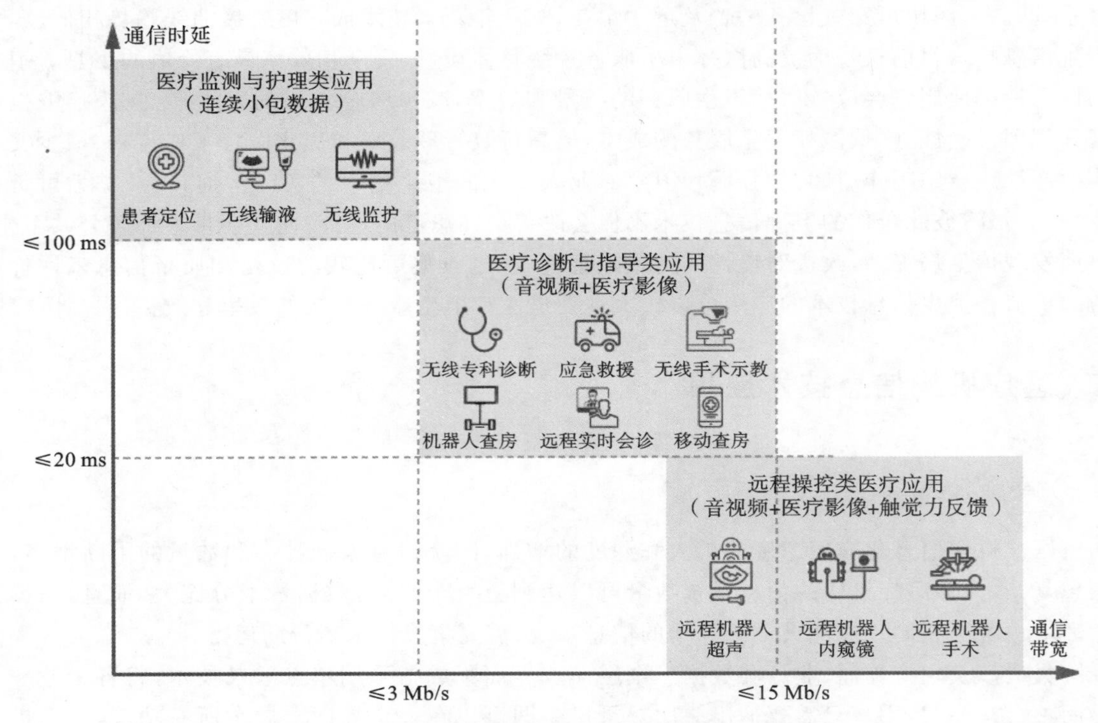

图 2-3　无线通信技术医疗应用场景分类

第一类：基于医疗设备数据无线采集的医疗监测与护理类应用，如无线监护、无线输液、患者定位等。

无线监护是利用无线通信技术辅助医疗监护的简称，是对患者生命体征进行实时、连续和长时间的监测，并将获取的生命体征数据和危急报警信息以无线通信方式传送给医护人员的一种患者监护形式。无线监护使医护人员实时获悉患者当前状态，并进行及时的病情判断和处理。

患者走失属于重大护理不良事件，一方面患者离开病区可能造成治疗延误致使病情加重，还可能造成疾病传播，甚至遇到意外危险危及生命；另一方面医院需花费大量的时间和人力搜寻患者，增加额外的工作量，甚至承担赔偿责任。日常工作中，医护人员需要定期巡视病房查看患者住院情况，当发现患者未经批准离开病区时，应启动应急程序，立即联系家属，查看监控，请求安保人员在全院区范围搜寻，如果确认患者走失应报警，请求警方帮助。随着无线定位技术在医疗中的应用，通过患者的可穿戴设备，实现医护人员对患者实时位置的远程查看，减少定期巡视的工作量。患者位置定位信息数据量很小，传输数据为坐标信息(十几个字节大小)，每 1～2 s 传输一次，可在电子地图上实时显示患者位置。

第二类：基于视频与图像交互的医疗诊断与指导类应用，如实时调阅患者影像诊断信息的移动查房、机器人查房、远程实时会诊、应急救援、无线手术示教和无线专科诊断等。

移动查房是指医生在查房过程中使用手持移动终端，通过无线网络连接医疗信息系统，实现电子病历的实时输入、查询或修改，以及医疗检查报告快速调阅的一种查房形式。医疗检查报告文件的大小不一，CT 影像文件大小约 0.5 MB，超声影像文件大小约 2 MB，X 光影像文件大小约 10 MB，CR 和 DR 影像文件较大。移动查房设备商一般按照 5 MB 医疗影像下载时间作为产品性能指标，典型下载时间为 3 s，平均通信速率约为 13 Mb/s。

机器人查房是指在远端医生的操控下，通过机器人和患者远程视频交互实现查房的一种医疗形式。远端医生可以采用操纵杆或者 APP 控制软件，控制机器人移动到指定病床，然后调整机器人头部的屏幕和摄像机角度，与患者进行高清的视频交互。通过机器人，医生可实现远程查房，提升工作效率。医疗联合体内大型医院医疗专家可以对基层小型医院收治的患者进行远程查房，实现优质医疗资源下沉，提高医疗服务水平。当前主流医疗查房机器人和医生端都配备了1080p的高清摄像头，通信速率为5 Mb/s。远程控制命令包括前进、后退、转向和停止等，所需通信数据量很小，通信速率约100 kb/s。

远程实时会诊是指由远端医疗专家通过视频实时指导基层医生对患者开展检查和诊断的一种医疗咨询服务。远程实时会诊通常发生在医疗联合体的医院之间，或者医院总院和分院之间，随着医疗设备朝小型化和移动化发展，出现了手持超声和移动数字X光摄影系统等移动式无线医疗设备，越来越多的医疗检查开始从检查室延伸到病房，从而推动了远程实时会诊延伸到患者床旁。远程实时会诊需要多路高清视频传输，以远程实时超声会诊为例，医生不仅要看到超声图像，还需要知道对应的超声探头在人体的位置和方向，因此远端专家将同时看到双路高清视频，即超声影像视频和探头操作视频，当扫查到病灶，远端专家可同时抓取探头和超声图像，进行疾病诊断。

应急救援是指急救人员、救护车、应急指挥中心和医院之间通过相互沟通协作开展的医疗急救服务。在疾病急救和自然灾害救援现场，医疗人员需要对患者伤情进行紧急检查，并将检查结果传输到应急指挥中心和医院，同时针对疑难病情患者，通过移动终端由医院进行远程救治指导。在急救车转运途中，医疗人员可通过移动终端调阅患者电子病历信息，通过车载移动医疗装备持续监护患者生命体征，并通过车载摄像头与远端专家会诊病情协同诊断治疗。

无线手术示教是通过摄像机对手术创口、手术台画面和医疗仪器（如内窥镜和监护仪等）画面进行在线实时采编录像和无线直播，实现手术音像资料存档、远程观摩教学和专家指导的一种医疗业务形式。无线手术示教可以帮助提升偏远区域医院医生的医疗技术水平。手术现场医生可以通过高清视讯设备和远端会诊专家或学员进行视频实时交流，远端医疗专家或学员可以同步看到手术环境和患者实时的医疗信息。

第三类：基于视频与力反馈的远程操控类应用，如远程机器人超声检查、远程机器人内窥镜检查和远程机器人手术。

远程机器人超声是基于通信、传感器和机器人技术，由医疗专家根据患者端的视频和力反馈信息，远程操控机器人开展的超声检查医疗服务。其中，视频交流通过医生端和患者端的摄像头完成，力反馈信息通过患者端机器人机械手传感器的采集和反馈来完成，远程操控通过操作摇杆完成。

（三）物联网技术

物联网最初的含义是把所有物品通过射频识别（radio frequency identification，RFID）等信息传感设备与互联网连接起来，实现智能化的识别和管理。它是在互联网基础上延伸和扩展的网络。物联网是各种信息感知技术、网络技术、人工智能与自动化技术的聚合和集成应用。

物联网结构主要包括以下几部分。

（1）感知层：主要用于采集物理世界中发生的物理事件和数据，包括各类物理量、标识、音频、视频数据。物联网的数据采集涉及传感器、RFID、多媒体信息采集、二维码和实时定位等技术。如温度感应器、声音感应器、图像采集卡、震动感应器、压力感应器、RFID读写器、二维码识读器等，都是用于完成物联网应用的数据采集和设备控制。

（2）传输层：传输层的主要功能是直接通过现有互联网（IPv4/IPv6网络）、移动通信网（如GSM、TD-SCDMA、WCDMA、CDMA、无线接入网、无线局域网等）、卫星通信网等基础网络设施，对来自感知层的信息进行接入和传输。网络层主要利用了现有的各种网络通信技术，实现对信息的传输功能。

（3）支撑层：支撑层主要是在高性能网络计算环境下，将网络内海量信息资源通过计算整合成一个可互联互通的大型智能网络，为上层的服务管理和大规模行业应用建立一个高效、可靠和可信的网络计算超级平台。支撑层利用了各种智能处理技术、高性能分布式并行计算技术、海量存储与数据挖掘技术、数据管理与控制技术等多种现代计算机技术。

（4）应用层：应用层包括各类用户界面显示设备以及其他管理设备等，是物联网系统结构的最高层。应用层根据用户的需求可以面向各类行业实际应用的管理平台和运行平台，并根据各种应用的特点集成相关的内容服务，如智能交通系统、环境监测系统、远程医疗系统、智能工业系统、智能农业系统、智能校园等。

（四）虚拟化

（1）虚拟化：虚拟化（virtualization）是将计算机资源进行抽象的一种方法。通过对计算机物理资源的虚拟化，用户可以像使用计算机物理资源那样使用虚拟化资源。虚拟化是物理资源的逻辑表示，不受物理限制的约束。虚拟化可以使用计算机 CPU、存储、网络等各类资源。虚拟化技术能够通过区分资源的优先次序，随时随地将系统资源分配给最需要的工作集成，从而简化管理、提高效率，提高资源的利用效果。虚拟化是一个广义的术语，对于不同的人来说意义不同，这取决于所处的环境。在计算机科学领域中，虚拟化代表着对计算资源的抽象，而不仅仅局限于虚拟机的概念。例如对物理内存的抽象，产生了虚拟内存技术，使得应用程序认为其自身拥有连续可用的地址空间，而实际上，应用程序的代码和数据可能是被分隔成多个的碎片页或段，甚至被交换到磁盘、闪存等外部存储器上，即使物理内存不足，应用程序也能顺利执行。

（2）虚拟化技术：虚拟化技术起源于 20 世纪 60 年代末，美国 IBM 公司当时开发了一套被称作虚拟机监视器的软件，该软件作为计算机硬件层上面的一层软件抽象层，将计算机硬件虚拟分区成一个或多个虚拟机，并提供给多用户对大型计算机的同时交互访问。

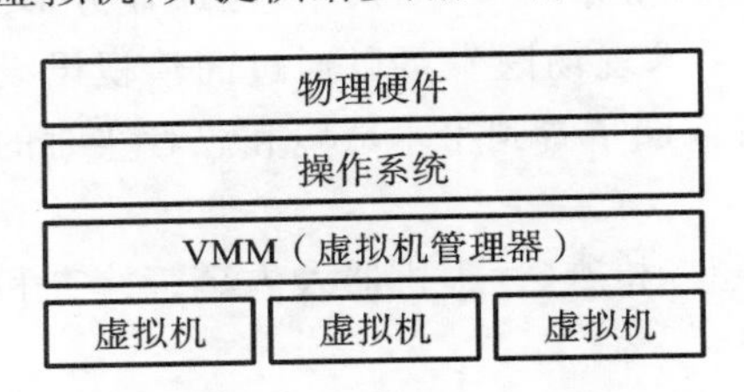

图 2-4　平台虚拟化图

虚拟化技术主要分为以下几个大类。

①平台虚拟化（platform virtualization）：针对计算机和操作系统的虚拟化（图 2-4）。

②资源虚拟化（resource virtualization）：针对特定的系统资源的虚拟化，比如内存、存储、网络资源等。

③应用程序虚拟化（application virtualization）：包括仿真、模拟、解释技术等。

通常所说的虚拟化主要是指平台虚拟化技术，通过使用控制程序隐藏特定计算平台的实际物理特性，为用户提供抽象的、统一的、模拟的计算环境（称为虚拟机）。虚拟机中运行的操作系统被称为客户机操作系统（Guest OS），运行虚拟机监控器的操作系统被称为主机操作系统（Host OS）。当然，某些虚拟机监控器可以脱离操作系统直接运行在硬件之上（如 VMWARE 的 ESX 产品）。运行虚拟机的真实系统称为主机系统。

之前的虚拟化技术包括全虚拟化和半虚拟化，因为早期的 CPU 硬件不支持虚拟化，虚拟机上的操作系统（Guest OS）要想使用 CPU 资源，需要通过 VMM 来翻译指令，这个过程比较耗费资源，这种虚拟化技术称为全虚拟化。半虚拟化技术通过修改 Guest OS 内核，让 Guest OS 可以直接使用 CPU 资源，而不需要翻译指令了，从而节省了资源，但修改内核作用不大，因为有些操作系统的内核是不开源的。后续 CPU 厂商直接支持虚拟化，不需要通过 VMM 翻译指令，就无所谓半虚拟化和全虚拟化了。

（3）虚拟化的意义。

①虚拟化可以提高 IT 资源利用率。传统 IT 用户需要为每一项业务应用部署一台独立的服务器，实际上服务器大部分时间处于空闲状态，资源得不到最大利用。虚拟化硬件是由多个个体组成的一组硬件资源池，系统根据业务的需要动态分配资源给不同的业务应用，提高其资源利用效率。

②提高运行环境安全性。虚拟系统下的各个子系统相互独立，即使一个子系统遭受攻击或者故障，也不会对其他系统造成影响。通过虚拟机的备份机制，发生故障的子系统也可以快速恢复。

③便于管理和升级。传统的 IT 服务器资源是硬件独立的个体，对资源进行维护和升级会耗费大量的人力和物力。虚拟化将资源进行整合后，方便管理并且维护升级成本相对较低。

④节约投资和能耗。采用硬件虚拟化可以最大限度地节约硬件投资，降低能耗，缩小数据中心占用的空间，提高维护人员的工作效率。

虚拟化的这些特点对医疗机构信息系统建设具有以下重要意义：利用优化的系统和网络、虚拟化整合 IT 系统内的所有资源，降低硬件、软件和设施的资本支出，从而显著提高投入资金的利用率；虚拟化提供了整合 IT 资源的能力，打破数据中心、服务器、存储、网络、数据和应用中的物理设备障碍，使客户降低动态基础架构的总体拥有成本，提高弹性和灵活性；降低成本，消除空间、电能和冷却资源的限制，实现绿色战略目标。

（五）云计算

1. 云计算的概念

云计算(cloud computing)是由分布式计算(distributed computing)、并行处理(parallel processing)、网格计算(grid computing)发展来的，是一种新兴的商业计算模型。目前，人们对云计算的认识在不断地发展变化，云计算仍没有普遍一致的定义。

狭义的云计算指的是厂商通过分布式计算和虚拟化技术搭建数据中心或超级计算机，以免费或按需租用方式向技术开发者或者企业客户提供数据存储、分析以及科学计算等服务，比如亚马逊数据仓库出租生意。

广义的云计算指厂商通过建立网络服务器集群，向各种不同类型客户提供在线软件服务、硬件租借、数据存储、计算分析等不同类型的服务。广义的云计算包括了更多的厂商和服务类型，例如国内用友、金蝶等管理软件厂商推出的在线财务软件等。通俗的理解是，云计算的"云"就是存在于互联网上的服务器集群上的资源，它包括硬件资源(如服务器、存储器、CPU 等)和软件资源(如应用软件、集成开发环境等)，本地计算机只需要通过互联网发送一个需求信息，远端就会有成千上万的计算机为其提供需要的资源并将结果返回到本地计算机。这样，本地计算机几乎不需要做什么，所有的处理都在云计算提供商所提供的计算机群完成(图 2-5)。

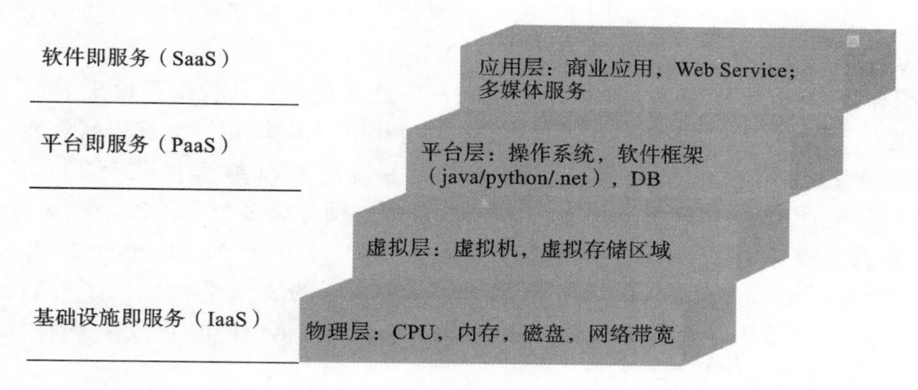

图 2-5　云计算原理

2. 云计算主要服务类型

从具体的技术划分来说，云计算 IaaS 服务是一种把 IT 资源、数据、应用作为服务，通过网络提供给用户的技术方式，它把大量高度虚拟化的资源管理起来，组成一个大的资源池，统一用来提供服务。云计算以公开的标准与服务为基础，以互联网为中心，提供安全、快速、便捷的数据存储和网络计算服务，其技术主要体现在三个层面(图 2-6)。

(1) 分布式技术：分布式并行计算、分布式缓存、一致性、消息队列、分布式文件系统为大型互联网云计算应用背后的核心技术，广泛应用于搜索、云计算平台、大数据等领域。目前主要的分布式技术有 Hadoop 分布式系统基础架、HDFS 分布式文件系统、ZooKeeper 分布式应用程序协调服务以及 HBase 分布式开源数据库等。在分布式计算方面，国内企业取得了较大的进展，比如国内的淘宝的 Fourinone 分布式计算框架、华为的基于分布式存储的 FusionCloud 云计算解决方案架构以及七牛自行研发的全分布式架构等。国内厂商的云生态战略对于部署分布式计算提出了更高的要求，厂商需要对各种基础设施

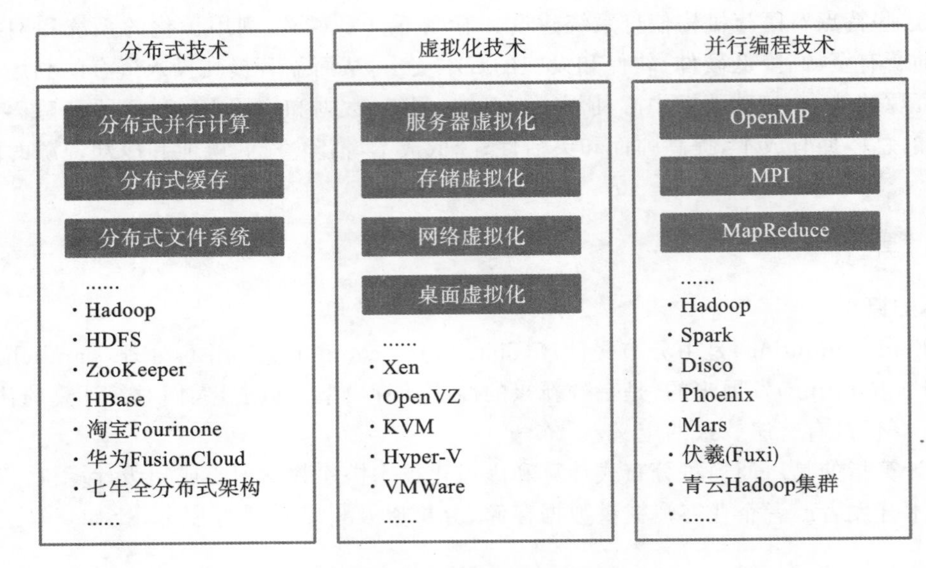

图 2-6　云计算主要技术

进行集成整合，同时要为合作伙伴和用户提供标准的开发接口。

(2) 虚拟化技术(资源隔离和管理技术)：主要包括服务器虚拟化、存储虚拟化、网络虚拟化和桌面虚拟化。虚拟化技术将计算机物理资源如服务器、网络、内存及存储等映射为虚拟资源，并可安装和部署多个虚拟机，实现多用户共享物理资源的目的。这些资源的新虚拟部分不受现有资源的架设方式、地域或物理组态所限制。从技术层面上看，关键的虚拟化内核技术国外品牌处于领先地位，主要有 Xen、OpenVZ、KVM、Hyper-V、VMWare 等，而中国的云计算厂商往往通过购买和二次开发的方式来使用和完善自身的技术。在近几年的探索中，中国与国外虚拟化技术的差距在逐渐缩小，而中国互联网环境和应用场景的复杂性使得中国的云计算技术必须进行自主创新。

(3) 并行编程技术：云计算项目中并行编程模式被广泛采用。在并行编程模式下，后台复杂的任务处理和资源调度对于用户来说是透明的，这样能够大大提升用户体验，用户能够更高效地利用软、硬件资源，更快速、更简单地使用应用或服务。目前云计算主流的并行编程模式有 OpenMP、MPI 以及 MapReduce 等。其中，广为熟悉的 MapReduce 模式将任务自动分成多个子任务，通过 Map 和 Reduce 两个步骤实现任务在大规模计算节点中的高度分配。目前国外基于 MapReduce 的并行计算框架有 Hadoop、Spark、Disco、Phoenix 和 Mars 等。反观国内，阿里云的飞天平台研发了并行计算框架伏羲(Fuxi)，青云 QingCloud 推出了集成 MapReduce 的 Hadoop 大数据集群服务，并行编程技术使云计算厂商能够应对大规模计算类型的复杂应用。

消费者不对云计算基础设施进行管理或控制，但能控制操作系统的选择、存储空间、部署的应用，也有可能获得有限制的网络组件(如路由器、防火墙、负载均衡器等)的部分控制权。

互联网发展已经成为拉动中国经济的新引擎，而云计算作为互联网发展的新技术，已经成为中国经济发展的新风口，云计算技术的应用为中国互联网的发展带来了更多机遇，“互联网＋”概念的提出以及加快推进云计算和大数据的政策，为中国云计算的发展提供了政策支持，而国内复杂的运营商环境以及国家相关政策法规，使得国外云计算公司短期内无法大规模地进入中国市场，但是国外 AWS、微软等 IaaS 厂商的商业模式已经获得了市场的认可，为 IaaS 产业提供了明确的发展路径。

移动终端的迅速普及改变了公众的工作和生活方式，众多基于移动互联网的创业公司如雨后春笋般出现，基于用户生活服务、游戏、视频、拼车等众多的 APP 以及企业级的 SaaS 服务在国内高速发展，基于互联网以及移动互联网的软件运营与服务产生的海量数据，传统企业向云上的转化以及企业混合云的需要，产生了海量对于云计算能力和云存储能力等基础设施的需求，由此为提供基础建设及服务的 IaaS 厂商提供了一个高速发展的机遇。在这样的背景下，国内企业与投资机构纷纷下注布局云计算 IaaS 产业，望能够在未来的 IaaS 市场中获得一席之地。

三、医疗卫生信息化发展方向与趋势

1998 年，国务院决定建立城镇职工基本医疗保险制度，医保结算促使医院信息化迎来了第一次较快发展的重大机遇，以费用管理为中心的医院信息系统在大部分医院很快得到普及应用。自 20 世纪 90 年代我国医院开始采用计算机进行管理以来，医院信息化经历了计算机化、数字化阶段，目前正朝着智能化和智慧化方向发展。2009 年，我国政府开始深入推进医药卫生体制改革，信息化成为医改“四梁八柱”中唯一的技术支柱，临床路径和医院信息化成为公立医院改革的重要抓手。公立医院改革促使医院信息化迎来了第二次重大机遇，以互联互通、信息共享、业务协同为核心，以电子病历、临床信息系统为重点的区域医疗信息化得到全面、快速发展。随着大数据、云计算、物联网、视联网、移动互联网、智能卡等新技术的迅速发展和广泛应用，基于移动的数据消费、基于物联网的数据收集、基于大数据的数据分析、基于云计算的数据分享正在逐步成为现实，标准化、集成化、智能化、移动化、区域化正成为我国医疗卫生信息化建设的具体发展方向。

（一）标准化

1. 医疗信息标准化发展阶段

医疗信息标准是专门为医学信息产生、医学信息处理及医学信息管理等信息工作制定的各类规范和行动准则，其涉及医疗信息采集、传输、交换和处理等整个医学事务处理过程。医院信息标准化是实现医院不同系统间兼容和信息交换共享的重要基础和前提条件，对内关系到医疗信息的集成和有效利用，对外关系到互联互通、信息共享、业务协同。

我国医院信息标准化建设经历了探索研究（2001—2005 年）、重点突破（2006—2010 年）和快速发展（2011—2015 年）3 个阶段。第一阶段主要是学习和借鉴国外先进经验，并结合我国实际情况开展标准研究；第二阶段是在确立了卫生信息标准工作重点方向和体系框架的基础上，围绕卫生改革需求，制定了一批高质量、高水平的医院信息标准和规范；第三阶段是进一步健全完善医院信息标准体系，巩固创新快速发展阶段。目前，我国已制定出一批高质量、高水平的信息标准和规范，如《电子病历基本数据集》《电子病历系统功能规范（试行）》《基于电子病历的医院信息平台技术规范》《基于电子病历的医院信息平台建设技术解决方案（1.0 版）》《电子病历与医院信息平台标准符合性测试规范》《中国医疗服务操作项目分类及编码》《人口健康信息管理办法（试行）》，以及卫生系统电子认证服务体系的 5 个系列规范等。经过 10 多年的不懈努力，我国人口健康信息标准体系正在逐步完善，截至 2015 年，已制定或修订基础类、数据类、技术类、管理类人口健康信息标准 240 多项，其中正式发布的有 150 余项。这些标准和规范为医院信息化的规范化、标准化建设奠定了基础。

2. 卫生信息标准符合性测试

卫生信息标准符合性测试包括医院信息互联互通标准化成熟度测评和区域信息互联互通标准化成熟度测评，具体测试内容包括数据资源标准化建设、互联互通标准化建设、基础设施建设、互联互通应用效果 4 个方面。为推动医院信息标准化建设，自 2012 年 6 月国家卫生部开始推进医院标准符合性测试以来，测评分为五级七等，截至 2016 年 2 月，已有 23 家医院通过三级以上测评。其中，2014 年首批通过医院互联互通标准化成熟度等级测评的有中国医科大学附属盛京医院、四川大学华西医院、浙江大学医学院附属第一医院、无锡市中医院 4 家，2015 年第二批通过测评的有北京协和医院、北京大学人民医院等 9 家。医院标准符合性测试工作的导向作用，将会积极引导医院，尤其是大型综合医院信息的标准化建设，促进医院信息标准的落地应用，助力医院信息化朝着标准化方向健康发展。

（二）集成化

标准化是医院信息集成的基础，而医院信息平台（hospital information platform，HIP）作为医院信息集成的利器，正在成为大型综合医院信息化建设的热点和重要工程。医院信息平台是以患者电子病历的信息采集、存储和集中管理为基础，连接临床信息系统和管理信息系统的医疗信息共享和业务协作平台，同时也是区域范围内跨机构医疗信息共享和业务协同服务的重要载体。

医院信息平台以临床文档信息库(clinical data repository，CDR)为核心，通常具有基础服务、电子病历整合服务、电子病历档案服务、区域信息平台交互服务、信息安全及隐私服务等功能。医院信息平台一般基于Ensemble、Orion Rhapsody等中间件开发，平台的核心要求是基于企业服务总线(ESB)面向服务的体系结构(SOA)服务，包括数据、用户、应用3个方面的集成和平台应用。未来医院信息平台将朝着私有云和采用第三方资源与服务的方向发展，采用虚拟化技术构建医疗数据中心，将服务器、网络和存储资源形成统一的资源池，由2个数据中心组成双活数据中心，利用分布式计算和分布式存储实现业务连续性和高可靠性。

(三)智能化

无纸化、无胶片化、无线网络化并不是数字化医院的最终目标。随着“互联网+”的推出，智慧医疗成为最终归宿。截至2017年底，全国已有超过500个城市提出建设智慧城市。智慧医疗作为智慧城市建设的一个重要领域，正在受到社会的广泛关注。2014年8月，国家发展改革委等八部委联合发出《关于促进智慧城市健康发展的指导意见》，明确提出推动构建普惠化公共服务体系，加快实施信息惠民工程，推进智慧医院建设。

1. 临床业务智能化

临床业务智能化的核心是电子病历、临床知识库和临床决策支持系统，通过完善的临床信息系统及其信息融合，包括电子健康档案信息、个人基因信息、先进药物信息及治疗方案信息的融合，提供人性化的临床数据展示，支持个性化的最优临床诊治及患者安全。

2. 管理决策智能化

管理决策智能化包括医疗管理决策智能化和医院运营管理决策智能化。其中，医院运营管理系统建设是实现管理决策智能化的重要基础，已成为未来大型综合医院信息化建设的热点。通过建立强大的管理数据仓库，以及成本核算、综合绩效评价和辅助决策支持等系统，支持医院实现精细化管理和管理决策科学化。

3. 患者服务智能化

患者服务智能化是提升服务质量、改善就医体验和满意度、缓解“看病难”的有效途径。利用居民健康卡、移动互联网、智能手机等先进信息技术，实现挂号/预约、信息查询、提醒服务、咨询和投诉管理、先诊疗后付费等。其中，居民健康卡对于优化诊疗流程、实现健康档案动态实时更新等具有重要意义。相关数据显示，使用居民健康卡后患者平均排队次数由4.3次降为1.4次，平均候诊时间减少23分钟。《全国医疗卫生服务体系规划纲要(2015—2020年)》指出，要普及应用居民健康卡，积极推进居民健康卡与社会保障卡、金融IC卡、市民服务卡等公共服务卡的应用集成，实现就医“一卡通”。2014年10月，国内首家互联网医院——广东省网络医院正式上线，互联网医院将传统诊疗模式变为线上线下的O2O服务模式，患者通过手机、平板电脑、计算机即可实现分诊咨询、远程门诊、线上付费、检查预约、住院床位预约、药物配送、慢性病随访等功能。2019年，国家卫健委办公厅发布了《医院智慧服务分级评估标准体系(试行)》，为各地区建立互联网医院提供了官方的指导与参考。

4. 资源管理智能化

资源管理智能化主要采用物联网(internet of things，IOT)技术，将信息传感设备，如RFID装置、生命体征监测设备、红外感应器、温湿度传感器等，嵌入和装备到医院的各种物体、设备、设施和环境中(包括人体内)，与医院局域网、互联网等结合，应用于医院患者/员工管理、设备管理、环境管理等领域，实现资源交互和智能化。

5. 医院物流智能化

医院物流智能化是通过现代物流系统确保医院物资流动和供应的智能化，减少人为传递物资引起的差错，以实现最优化物流与人力资源流。例如，采用机器人等物流系统自动传输样本、药品、物资、食品等，以提高医疗质量，降低医疗成本。

6. 楼宇智能化

主要采用楼宇自动化、通信自动化、安保自动化、消防自动化和智能楼宇管理系统等技术手段，提供舒适与安全的医疗环境，包括所有的报警、电梯、采暖/制冷/新风系统、供水、医用液体/气体系统、安保系统的整合及自动化。

在未来医院智能化方面，大数据和商业智能（business intelligence，BI）技术的应用将促使医院智能化的飞跃式发展，这已成为医院信息化的一个热点。大数据技术在国外已有一些成功应用，例如疾病预测、个性化精准医疗、个性化药物、医疗图谱、医学影像分析、比较效果研究、就诊行为分析、基于治疗效果的药品定价、医疗保险欺诈行为检测等。大数据是基于数据本身的研究，但目前我国医院信息化发展所积累的标准化、规范化数据并不成熟。2018 年北京大学人民医院顺利通过了 HIMSS 7 级评审，很重要的一点就是其数据的标准化和规范性。从有数据到数据的规范化再到大数据分析、知识转化，是一个循序渐进的过程。

（四）移动化

移动医疗是通过掌上电脑（PDA）、移动电话、卫星通信等移动通信技术提供医疗信息和医疗服务，在移动设备中进行健康管理和健康分析的一种医疗模式。移动医疗主要包括院内移动医疗和基于互联网的移动医疗两种形式。2011 年召开的“2011 中国移动医疗产业大会”，标志着我国移动医疗建设进入了一个新的阶段。2014 年，基于互联网的移动医疗发展迅速，如阿里巴巴推出“未来医院”计划，将支付宝的移动支付和云数据系统引入医院的预约挂号、候诊、缴费等程序；以远程问诊起家的春雨医生宣布完成 5000 万美元融资，功能涉及健康咨询、家庭医生、预约挂号、健康资讯等，逐步成为一个在线医疗大平台，互联网医疗产业近年来正在持续快速发展，已成为医疗信息化发展的新兴热点。

基于互联网的移动医疗实现了个人健康管理、医疗服务机构、健康服务机构以及监管保障机构的闭环健康生态。用户借助手机、计算机等互联网终端就可预约挂号、查询电子病历和检验结果；通过可穿戴设备就能检测血压、血脂、血糖等生命参数，随时获取健康指导，享受实时动态的医疗服务及健康管理。移动医疗促进了以患者为中心理念的实现，并将朝着个性化设置、家庭健康监测、慢性病管理方向发展，同时其与电子病历的结合将更加紧密。

（五）区域化

区域化是医疗信息化的高级阶段。随着区域人口健康信息化建设和医疗联合体热潮的兴起，以及远程医疗的逐步发展与普及，医疗信息化正朝着区域化方向发展。区域医疗信息化建设成为医院信息化继管理信息化、临床信息化之后的又一个热点。在区域人口健康信息平台建设方面，截至 2015 年 10 月，全国已有 14 个省份、107 个地级市建立了省级、地级市卫生信息平台。在远程医疗方面，充分利用云技术、物联网、视联网等新技术的远程会诊、远程专科诊断（影像、心电、病理等）、远程中医诊断、远程手术指导、远程监护、远程查房、远程门诊、远程手术示教、远程医学教育等，可有效缓解边远地区和基层群众“看病难、看病贵”问题，降低就医成本，缓解医疗资源分布不均衡问题，促进优质医疗资源纵向流动和分级诊疗工作的开展。

未来通过医院信息平台与区域卫生信息平台的对接和互联互通，依托区域影像、区域心电、区域临床检验、区域病理以及区域医院信息系统中心等，可实现两级平台和跨医院之间的诊疗信息共享，实现包括居民健康卡、电子健康档案、预约挂号、双向转诊、检查检验结果互认、医疗联合体、远程医疗、公众医疗信息服务等应用的业务协同。

第三节　健康医疗大数据及其应用

一、健康医疗大数据概述

（一）概念及特征

健康医疗大数据(healthcare big data)是指与健康和生命有关的所有数据，数据内容可以是身高、体重、血型、基因，也可以是临床上的数据，包括电子病历、电子处方、药物服用数据等，还可以是生活中的饮食、运动、睡眠等数据。健康医疗大数据将医疗领域数据资源(电子病历数据、医学影像数据、临床检验数据、患者行为数据等)与行业数据资源(基本医保、医学文献、新药研发等)以及互联网数据资源(线上挂号、线上求医)等相结合。健康医疗大数据对改进健康医疗服务模式、促进社会发展有着重要的作用，是国家重要的基础性战略资源。

健康医疗大数据的发展与应用将带来健康医疗模式的深刻变革，有利于提升健康医疗服务效率与质量，不断满足人民群众多层次、多样化的健康需求，为打造健康中国提供有力支撑。

健康医疗大数据除了具备大数据的4V特点，即海量(volume)、多样(variety)、高速(velocity)、价值(value)外，还具备真实(veracity)、实时(real time)、冗余(redundancy)、隐私(privacy)、长期保存(long-term preservation)等特点。

(1) 真实：健康医疗大数据在生活中具有真实性高而密度较低的特点。如新药研发或医学试验会产生海量数据，但经过无数次尝试所产生的如此海量的数据中真正有价值的信息仅部分而已。

(2) 实时：健康医疗大数据的实时性反映在数据的快速产生及数据的变更频率上。

(3) 冗余：冗余性指的是健康医疗大数据中包含了大量相同或相似的重复记录的数据，如某种疾病的检查诊断、疾病症状描述及无关的其他信息。

(4) 隐私：信息时代数据泄露已经屡见不鲜，健康医疗大数据中包含了大量需要保密的临床试验数据以及患者的个人隐私内容，因此健康医疗大数据的分析需要确保数据的隐私性与安全性。

(5) 长期保存：按照有关规定，门诊患者的数据保存不得少于15年，住院患者的数据需保存30年，影像数据无限期保存。

（二）分类

健康医疗大数据可以从不同维度进行分类。

按照数据结构的不同，健康医疗大数据可以分为结构化数据、半结构化数据和非结构化数据。结构化数据就是数字和符号；非结构化数据包括图片、声音、视频等；半结构化数据介于两者之间，通常指结构变化很大的结构化数据，如患者病例数据。结构化和半结构化数据比较容易存储和分析，但是基因序列、医疗影像等非结构化数据，无法像结构化数据那样容易存储和分析，目前各类应用都在尝试对这些数据进行分析，挖掘其潜在的价值。

按照来源不同，健康医疗大数据可以分成医院医疗大数据、区域信息服务平台健康医疗大数据、疾病监测大数据、自我健康管理大数据、网络健康大数据和生物信息大数据等。

1. 医院医疗大数据

通常所说的医疗大数据指的就是医院医疗大数据。医院医疗大数据是最主要的健康医疗大数据，产生于医院常规临床诊治、科研和管理过程，包括各种门急诊记录、住院记录、影像记录、实验室记录、用药记录、手术记录、随访记录和医保数据等。这些医疗数据中的大多数都是用医学专业方式记录下来的，以临床实践自然随机形式存在，是最原始的临床记录。从临床管理或研究角度看，这些数据是关于患者就医过程的真实记录，或者也可以说是临床医疗行为留存的痕迹，每一个数据都是有价值的，包括记录不完善或错误的数据，都可能隐藏了有待发掘和利用的重要医学信息。

与其他行业数据比较，医疗行业数据既重要又特殊，不仅与人的健康、疾病和生命息息相关，而且具有复杂性和多样性，需要研究探讨。医疗数据的复杂性体现在：一方面包含了大量的专业医学用语，仅疾病名称就有3万多种，另外还有数以万计的诊断、手术和药物名称，以及大量影像、医嘱等非结构化数据；另一方面，由于医疗数据是不同临床诊疗服务过程中的产物，所以数据之间关系复杂，并且容易受到各种因素的影响，致使某些数据带有偏倚性。这些特征促使医疗行业拥有了一大批医学研究专家和统计学家，并由此建立了一系列的数据统计分析方法，开展了各种各样的医学研究。

2. 区域信息服务平台健康医疗大数据

依托于区域信息服务平台的大数据是重要的健康医疗大数据，是未来健康医疗大数据的发展方向。一方面，信息服务平台汇集整合了区域内很多家医院和相关基层医疗机构的健康医疗数据，致使数据量大幅度地增加；另一方面，信息服务平台数据的收集事先都经过充分的科学论证和规划，比原先的医院数据更为规范。

3. 疾病监测大数据

一些医疗健康大数据来自专门设计的基于大量人群的医学研究或疾病监测。例如国家卫健委近年开展的脑卒中筛查与防治项目，计划在全国各地筛检100万脑卒中高危人群，随后对筛检出的高危人群的疾病及其治疗情况进行长期追踪。专项设计的大数据还包括各种全国性抽样调查和疾病监测数据，比如全国营养和健康调查、出生缺陷监测研究、传染病及肿瘤登记报告等数据，因为这些研究或监测都是经过仔细的专业设计，所以数据内容较多，数据质量也较高，能够分析出较为理想的研究结果。这些专项大数据与医疗过程数据相互融合后，可在疾病治疗和预防中发挥更大的作用，但是这些大数据只限于局部人群，无法对全国范围人群或整个地区人群的疾病进行个性化诊疗和防控。

4. 自我健康管理大数据

基于移动物联网的个人身体体征和活动的自我量化数据是一种新型的医疗健康大数据。自我量化数据包含了血压、心跳、血糖、呼吸、睡眠、体育锻炼等信息，除了有利于了解自身健康状况以外，经过一定时期的累积，自我量化数据不仅有助于识别疾病病因或防控疾病，而且也有助于个性化临床诊疗，塑造全新的医疗或健康管理模式。

5. 网络健康大数据

网络健康大数据指的是互联网上与医学相关的各种数据。网络健康大数据经常被与其他各类健康医疗大数据混为一谈，造成了人们对大数据效用的误解。网络大数据产生于社交互联网中关于疾病、健康或寻医的话题，如互联网上购药行为、健康网站访问行为等。网络健康大数据杂乱无章，同一主题的数据既可来自同一网站众多不同的网络用户，也可来自大量不同的网站，而且包含大量语音、视频、图片、文本等异构性数据。与自我量化数据相比较，网络健康大数据是被动性存在，随机性很大，数据中蕴含的信息缺乏稳定性。由于信息噪声很高，缺乏医学专业规律，所以大部分数据都不会有医学价值。即使少部分可被用于挖掘分析，但也必须要清楚，除非经过专业设计，一般来说，上传信息的网络使用者只代表了全部人群中一小部分特殊人群，比如只代表了部分年轻人、疾病焦虑者、久病不治者或特别关注健康者等。

6. 生物信息大数据

生物信息大数据是一类比较特殊的医疗健康大数据。这类数据具有很强的生物专业性，主要是关于生物标本和基因测序的信息。虽然在信息内容表达方式上，生物信息大数据与上述所有大数据大不相同，但它直接关系到临床的个性化诊疗及精准医疗，所以可归入健康医疗大数据一类。生物信息数量巨大，据估计，人类基因测序一次，产生的数据量可高达100～600 G。生物信息大数据目前面临的最大难题是如何能使标本及数据标准化、测定结果实用化，以及实现测定结果与患者临床数据无缝连接等。

二、健康医疗大数据主要应用技术

（一）多源异构数据挖掘技术

我国医疗卫生信息化建设起步较晚，信息标准体系近几年才开始得到重视和发展，各级各类信息系统繁多。大数据应用系统在访问分布式的、异构的和自治的数据资源时，由于数据模型、查询语言、系统结构等方面的差异，用户不能以统一的模式和查询语言访问，因而面临解决不同种类的数据管理系统之间的信息标准问题和互操作问题，信息融合技术在其中扮演着十分重要的角色。

不同于传统数据采集、数据交换和数据整合技术，需要积极应用效率更高、整合更加容易的大数据通用技术，例如面向大数据的 ETL、分布式文件系统、分布式计算框架 MapReduce 和面向分布式数据库的 NoSQL 查询等技术和功能的组合，才能更好地支持多元异构信息融合。人工智能企业与医院合作无需和原系统对接，利用大数据技术完成多源、结构和非结构数据的清洗、脱敏、结构化、标准化，医院能够统一原先分裂的医疗数据，形成互联互通的医疗大数据平台，为实现大数据处理和分析奠定数据基础。

（二）机器学习技术

机器学习技术是一种多领域交叉的学科技术，如设计概率论、统计学、逼近论、凸分析、算法复杂度理论等。该技术专门研究计算机怎样模拟或实现人类的学习行为，以获取新的知识或技能，重新组织已有的知识结构，使之不断改善自身的能力。它是人工智能的核心，是使计算机具有智能的根本途径。

学习能力是智能行为的一个非常重要的特征，但其学习的机制尚不清楚。人们曾对机器学习给出过各种定义：H. A. Simon 认为，学习是系统所做的适应性变化，使系统在下一次完成同样或类似的任务时更为有效；R. S. Michalski 认为，学习是构造或修改所经历事物的表示；从事系统研制的专家则认为学习是知识的获取。

知识库是影响学习系统设计的重要因素。知识的表示有多种形式，比如特征向量、一阶逻辑语句、产生式规则、语义网络和框架等。这些表示方式各有其特点，在选择表示方式时要兼顾四个方面：表达能力强、易于推理、容易修改知识库、知识表示易于扩展。

不能在全然没有任何知识的情况下凭空获取知识，每一个学习系统都要求具有某些知识来理解环境所提供的信息并分析比较，作出假设，检验并修改这些假设。

综合考虑各种学习方法出现的历史渊源、知识表示、推理策略、结果评估的相似性、研究人员交流的相对集中性以及应用领域等诸因素，将机器学习技术区分为以下六类。

1. 经验性归纳学习

经验性归纳学习采用一些数据密集的经验方法（如版本空间法、ID3 法、定律发现方法）对例子进行归纳学习。其例子和学习结果一般都采用属性、谓词、关系等符号表示。它相当于基于学习策略分类的归纳学习，但除开联结学习、遗传算法、强化学习的部分。

2. 分析学习

分析学习是从一个或少数几个实例出发，运用领域知识进行分析。其主要特征包括以下几点。

（1）推理策略主要是演绎，而非归纳。

（2）使用过去的问题求解经验（实例）指导新的问题求解，或产生可以更有效地运用领域知识的搜索控制规则。

（3）分析学习的目标是改善系统的性能，而不是描述新的概念。分析学习包括应用解释学习、演绎学习及宏操作学习等技术。

3. 类比学习

类比学习相当于基于学习策略分类的学习。在这一类型的学习中，比较突出的研究是通过与过去经历的具体事例进行类比来学习，称为基于范例的学习，或简称为范例学习。

4. 遗传算法

遗传算法模拟生物繁殖的突变、交换和达尔文的自然选择（在每一生态环境中适者生存）。它把问题可能的解编码为一个向量，称为个体，向量的每一个元素称为基因，并利用目标函数（相应于自然选择标准）对群体（个体的集合）中的每一个个体进行评价，根据评价值（适应度）对个体进行选择、交换、变异等遗传操作，从而得到新的群体。遗传算法适用于非常复杂和困难的环境，比如带有大量噪声和无关数据、事物不断更新、问题目标不能明显和精确地被定义，以及通过很长的执行过程才能确定当前行为的价值等。同神经网络一样，遗传算法的研究已经发展为人工智能的一个独立分支。

5. 连接学习

典型的连接学习模型为人工神经网络，其由称为神经元的一些简单计算单元以及单元间的加权连接组成。

6. 增强学习

增强学习的特点是通过与环境的试探性交互来确定和优化动作的选择，以实现所谓的序列决策任务。在这种任务中，学习机制通过选择并执行动作，导致系统状态的变化，并有可能得到某种强化信号（立即回报），从而实现与环境的交互。强化信号就是对系统行为的一种标量化的奖惩。系统学习的目标是寻找一个合适的动作选择策略，即在任意给定的状态下选择哪种动作可以使产生的动作序列获得某种最优的结果（如累计立即回报最大）。

在综合分类中，经验性归纳学习、遗传算法、连接学习和增强学习均属于归纳学习。其中：经验性归纳学习采用符号表示方式；遗传算法、连接学习和增强学习则采用亚符号表示方式；分析学习属于演绎学习。

实际上，类比策略可看成是归纳和演绎策略的综合，因而最基本的学习策略只有归纳和演绎。

从学习内容的角度看，采用归纳策略的学习，由于是对输入进行归纳，所学习的知识显然超过原有系统知识库的范围，所学结果改变了系统的知识演绎闭包，因而这种类型的学习又可称为知识级学习；而采用演绎策略的学习，尽管所学的知识能提高系统的效率，但仍未超过原有系统知识库的范围，即所学的知识未能改变系统的演绎闭包，因而这种类型的学习又被称为符号级学习。

（三）区块链技术

区块链本质上是一种分布式记账技术，能够确保数据不被篡改、损毁，适用于各种医疗场景。通过区块链技术，建立互信共享机制，规范医疗行为，提升健康医疗服务效率和质量，推动健康医疗大数据应用的新发展，更能利用匿名性、去中心化等保护患者隐私。区块链智能合约在医疗行为的监管中也有着重大价值，出现非合规事件时，智能合约会自主跟踪合规情况，实时向相关方发送通知，有效简化执行流程，降低监管成本。

目前，许多国内外医疗保健组织已采用区块链技术，其应用程度领先于金融行业。随着区块链在医疗领域的不断发展，区块链技术将会在临床试验记录、监管合规性、医疗和健康监控记录领域发挥出巨大的价值，以及在健康管理、医疗设备数据记录、药物治疗、计费和理赔、不良事件安全性、医疗资产管理、医疗合同管理等方面发挥强大的作用。

（四）医疗大数据隐私保护技术

在健康医疗相关领域内，患者信息、医生信息、医疗机构信息属于隐私信息，在非授权的情况下不允许其他使用者识别出来，如何保证这些隐私信息的安全是医疗大数据应用重点关注的内容，目前世界上的主流方法是采用匿名的方式来实现。常用的匿名技术如下。

1. 差分隐私

如果只是做一些前期探索性研究，那研究者并不需要原始数据，只需要跟原始数据很相像的数据信息即可。具体做法：在原始的数据上添加噪音，或者先在原始数据上拟合出一个分布来，然后在这个分布的空间里面再抽象出数据来。这些数据会跟原始数据很相像，但是没有任何点能够对应到原始数据上。这样，就可以使用这种数据做研究，但是无从得知数据本来属于谁。

2. 同态加密

如果是基于公有云进行数据运算，为提高安全等级可以选择同态加密。同态加密是一项级别非常高的加密手段，通过同态加密可以在加密数据上做加密运算，得到的结果也是加密的，只有授权的用户才能拿到加密的结果。这样就能既能让用户放心使用公有云资源，又能保护数据安全。

3. 硬件加密

硬件加密是利用 Intel 第六代之后的 CPU 芯片的一个加密区域，有授权的用户方可访问。所有数据在硬件外都是加密的，非授权用户看不到。目前，在川崎病研究项目中，由于三个国家对于基因数据隐私保护的要求不同，项目数据传输、分析是通过硬件加密的方式来实现的。基于 Intel 芯片进行硬件加密能满足不同机构和国家对于基因数据隐私保护的要求。

（五）大数据复杂分析技术

1. 大数据复杂分析查询

在智慧医疗中，有很多复杂的数据分析查询。

（1）医疗数据统计，如统计历年慢性病比例变化和各地区心脑血管疾病分布等。

（2）相似连接查询，如根据 CT 成像图片寻找相似的病例与诊断或寻找骨髓移植匹配等。

（3）医疗数据挖掘与预测，如寻找亚健康状况与职业、性别、年龄等因素的联系或预测下个月各类药品的需求等。

这些复杂分析查询的主要特点如下。

（1）需要读取大量数据，所需计算时间长。

（2）查询灵活多变，难以预测。

（3）涉及多学科交叉，需要医疗、统计、计算机等各领域的专业人士协作完成。

传统关系数据库与 NoSQL 数据库难以胜任复杂的数据分析，其原因主要有两个。第一，在维护这些数据库的一致性、分离性和持久性等方面开销巨大，而在进行复杂的数据分析时，数据往往是静态的，因此这些开销是不必要的。第二，这些数据库的存储与索引结构是为数据的随机读写与频繁更新而设计的，没有为大量数据的读取进行专门优化。

2. 大数据复杂分析工具

目前，对大数据进行复杂分析的工具主要有两大类：一类是并行分析型数据库，另一类是基于 MapReduce 的数据分析工具。

并行分析型数据库是基于关系数据模型，与传统关系数据库相比，其存储结构与查询算法为数据读取进行了专门优化，如用列式存储（column-store）替代行式存储（row-store）。目前主流的并行分析型数据库有 Vertica 和 Greenplum 等。这些数据库提供的用户接口是与传统关系数据库相同的结构化查询语言（SQL）。这种实现方式虽降低了用户的学习成本，但也带来了两个问题：第一，虽然关系数据模型能够进行扩展以表示非结构化数据，但由于数据种类繁多，目前缺少足够有效的理论与工具将非结构化数据转化为结构化数据；第二，一些复杂的数据分析难以直接用 SQL 进行描述，即使能够用 SQL 描述，其执行效率也比专门编写的过程化分析程序要低得多。

MapReduce 基于无共享架构的并行计算范式，与传统并行计算范式（如 MPI）相比，MapReduce 简化了并行数据处理算法的设计与实现，使用者根据查询需要定义 map 和 reduce 两个函数，无需关心并行执行过程中的任务调度、资源管理以及出错处理等问题。MapReduce 最初是为处理海量文本数据的简单分析算法而设计。随着 Apache Hadoop 项目提供的 MapReduce 开源实现在学术界与工业界被广泛使用，MapReduce 编程模型被证明十分灵活。不仅可以在此基础上构建分析型数据库（如 Hadoop Hive），而且能够实现常用的数据挖掘与机器学习算法程序库(如 Apache Mahout)。

从大数据分析性能的角度看,数据库专家们对并行分析型数据库与 MapReduce 的优劣曾经有过长达数年的争论。随着对两者研究的深入,目前已取得的主要共识有以下几点。

(1) 对于简单的结构化查询,当计算节点较少时(100 台或以下),并行分析型数据库由于采取了更优化的存储结构与查询算法,性能明显优于 MapReduce;当计算节点较多时,此时计算节点出错的概率很高,并行分析型数据库在出错时往往需要重新执行整个查询,性能会受到较大影响,而 MapReduce 的设计从一开始就将常态化的出错问题纳入考虑,因此能够轻松扩展到数千台节点。

(2) 并行分析型数据库必须预先加载数据,而数据加载的时间通常十分漫长,因此对于日志分析等仅需读取一次数据的任务并不合适。

(3) MapReduce 比并行分析型数据库的应用更广泛,如能够处理非结构化查询,实现复杂的数据挖掘算法。

(4) 尽管编程模型简单,但 MapReduce 仍需要专业人员进行编程工作,并行分析型数据库的使用成本比 MapReduce 低。

从严格意义上看,并行分析型数据库与 MapReduce 之间不具备直接可比性。前者包含查询语言、逻辑数据模型、并行执行引擎、物理存储结构等一整套机制的实现,而后者仅与前者中的并行执行引擎的角色类似。整合二者的优点,可以构建出更为强大的数据分析工具,这也是数据库领域一个活跃的研究方向。例如,为了保证高容错性,MapReduce 将计算的中间结果保存在磁盘上,这样做带来了巨大的开销,影响了查询的执行效率。并行分析型数据库为了保证高效,采用 pipeline 机制,即上一步的结果在内存中产生后直接通过网络推送到下一步的计算单元,由此可以得出一个构建高效可扩展的分析型数据库的思路,即在 pipeline 机制的基础上,同时将中间结果写入磁盘。事实上,二者的融合已经在目前最新的数据分析工具(如 Google Tenzing)中得到体现。

无论是并行分析型数据库还是 MapReduce,都致力于解决机器的执行效率问题。在对医疗大数据进行复杂分析时,医疗专家的知识与智能在整个分析过程中起着至关重要的作用。但是,要求医疗专家同时精通并行分析型数据库的使用甚至编写 MapReduce 程序是不现实的。因此,如何在这些复杂的数据分析系统之上,提供一个具备良好可视化与互动功能的交互界面,是帮助医疗专家发掘医疗大数据价值的关键。

(六) 面向医疗电子病历的结构化抽取技术

电子病历(electronic medical record,EMR)是指医务人员在医疗活动过程中,利用电子设备生成的文字、符号、图表、图形、影像等不同种类的数字化医疗信息,实现存储、管理、传输和重现的医疗记录。电子病历蕴含着富有价值的信息。自由文本形式是电子病历数据的主要格式,电子病历没有严格的语法和句法结构,包含大量名词缩写和名词短语,甚至还存在医生书写记录时的拼写错误,是典型的非(半)结构化数据。面向电子病历的结构化信息抽取,主要涉及医疗命名实体及其属性识别、医疗知识图谱构建和医疗知识图谱应用等几个方面。

医疗命名实体识别的主要任务包括以下几方面。

(1) 疾病、症状、手术、医疗检查等医疗命名实体的识别。

(2) 相关命名实体的属性识别,核心在于否定触发词的探测与识别,例如某疾病史的有无、某症状的程度等。

(3) 命名实体之间的关联分析,利用不同命名实体或概念之间的共现关系,建立命名实体之间的联系。目前,医疗命名实体识别主要是利用自然语言处理、信息抽取等技术对电子病历文本进行分析,命名实体抽取一般采用的是基于词典和规则的方法以及基于隐马尔可夫模型、SVM 等机器学习方法。

三、健康医疗大数据应用发展现状

（一）国外发展状况

1. 美国

美国作为大数据发展的先行者，把推动健康医疗大数据向社会开放和共享作为核心，聚集社会力量挖掘健康医疗大数据的价值。2012 年 3 月 29 日，白宫宣布启动大数据研究与开发计划。2013 年 1 月，美国国家标准与技术局（研究院）（NIST）联合各行业专业人士召开了"云和大数据论坛"，会上 NIST 决定创建一个公共工作组，开发大数据互操作性框架。该框架应当定义并区分大数据技术需要满足的需求，包括互操作性、可移植性、可重用性、可扩展性、数据使用、分析及技术架构。2013 年 6 月 19 日，NIST 大数据公共工作组成立，旨在对大数据的定义、分类、安全参考架构、安全隐私需求和技术路线图达成共识，最终形成一个中立于供应商并在技术和基础设施方面独立的框架，即《NIST 大数据互操作性框架草案》，该草案明确了大数据的安全、隐私、架构、标准等内容。

2014 年 12 月，美国国家卫生信息技术协调办公室发布了《美国联邦政府医疗信息化战略规划（2015-2020）》，其总体目标是提高健康信息的安全可及性和使用率，让公众在医疗服务提供者的帮助下有能力进行健康管理，提高生命和健康质量。随后，美国大数据厂商积极开展健康医疗行业大数据的建设布局。IBM 公司组织医生和研究人员收集了数千份患者的病历、近 500 份医学期刊和教科书、1500 万页的医学文献，训练出 IBM Watson 系统。IBM Watson 系统可通过认知计算为人们创造一种全新方式，挖掘出隐藏于大量数据中的知识和模式。IBM Watson 系统可分析医疗记录（结构化的数据和非结构化的数据），通过分析各种医疗数据，为患者提供建议治疗方案，并给建议治疗方案排序，注明其医疗证据，医生可以根据患者病情选择合适的治疗方案。

Dignity Health 是美国大型医疗健康系统之一，致力于开发基于"云"的大数据平台，带有临床数据库、社交和行为分析等功能。该平台将连接系统中 39 家医院和超过 9000 家相关机构并共享数据，通过其大数据应用方向可以看到未来发展的机遇，如个人和群体医疗规划，包括预防性疾病管理，定义和应用最佳病例，减少再入院率；预测败血症或肾衰竭风险，提早进行干预减少负面结果；更好地管理医药成本；创建工具来改善患者的就医体验。

2. 欧盟

欧盟作为世界最大的经济体之一，其大数据研究计划的导向性对欧洲整体的未来发展以及我国大数据相关领域的发展具有重要指导性。2011 年欧盟正式发布《开放数据：创新、增长和透明治理的引擎》报告，其围绕开放数据这一主题内容，致力于调整法律框架以适用数据、动员融资工具支持开放数据以及促进成员国之间的协作和经验分享，此后发布了《数据价值链战略计划》《释放欧洲云计算服务潜力》《迈向繁荣的数据驱动经济》《大数据价值战略研究和创新议程》以及《欧盟资助的健康、福利和老龄信息与通信技术领域的研究与创新》等。2012 年欧盟发布的《数据价值链战略计划》围绕 3 个价值主张：首先是培育一个协调一致的欧洲数据生态系统；其次是促进跨部门、跨语言和跨国界的数据服务和产品开发；最后是改善从数据中提取价值的框架条件，包括基础设施、标准以及有利的政策和法律环境。2014 年欧盟发布的《迈向繁荣的数据驱动经济》概述了未来数据驱动经济发展的特点，其中提到"灯塔数据倡议"个性化医疗，其目的是建立欧洲范围的个性化医疗数据生态系统，致力于实现提供癌症基因组，建立激励数据贡献者的机制；提供先进的生物信息学工具，同时优化基因组管道的性能和准确性，为基因组学的临床部署提供环境；为公共卫生基因组学基础设施提供平台，同时满足系统、数据格式和互操作性的多样性；通过使用数据相关技术在家中"治疗"和监测患者等。此外还提出基于个性化医疗的数据生态系统结构需要实现数据收集、管理集成、共享、分析、可视化以及决策支持的功能，以包括软件、网络、存储、高性能计算以及云计算在内的技术设施建设为基础，收集包括患者/公民数据（如移动医疗、营养数据等）、科学数据

（如生物库、OMIC数据库、临床试验、文献等）、医学数据（如基因组学、影像学等）、公共健康数据以及医保数据这5大类数据。同年4月发布的《大数据价值战略研究和创新议程》总结实施数据驱动经济的I-Space、灯塔项目、技术项目以及合作与协调项目4项战略。2017年10月更新的议程中提到未来发展的5个优先技术领域：通过数据分析提高对数据的理解；优化用于分析静态和动态数据的架构；确保数据保护和匿名化的机制；高级可视化和用户体验；数据管理工程。

2018年6月欧盟更新《欧盟资助的健康、福利和老龄信息与通信技术领域的研究与创新》报告，提出资助4类项目：帮助患者和医疗保健专业人员预防性地帮助人们保持健康；创新医疗保健系统及其工作方式，提高组织协同工作能力；健康老龄化的ICT解决方案；由中小企业资助项目以加速健康、福利和老龄化ICT解决方案的市场引进。“地平线2020”计划列出6项目标：将个性化医疗方法有效整合到医疗保健服务和系统中；对抗传染病和抗微生物耐药性日益增长的威胁；满足最弱势群体的需求和控制慢性病；探索环境（包括气候变化和空气质量）对健康的作用，制定缓解措施；探索健康创新和医疗保健的数字化潜力，包括建立欧洲健康研究和创新云；通过探索先进技术的应用，促进欧洲医疗领域和行业的创新，改善劳动力健康，促进监管科学发展。

3. 英国

2013年5月牛津大学建立了首个综合运用大数据技术的医药卫生科研中心。该中心总投资9000万英镑，机构包括靶标发现研究所和大数据研究所。中心通过收集、存储和分析大量医疗信息，确定新药物的研发方向，从而减少药物开发成本，同时为发现新的治疗手段提供线索，探索特定疾病的新疗法。该中心的成立将促进医疗数据分析方面的新进展，帮助科学家更好地理解人类疾病及其治疗方法。

2016年DeepMind与帝国理工学院医院达成了一项为时5年的合作，这项合作涉及其旗下圣玛丽医院、哈默史密斯医院等在内的5家医院。DeepMind将通过其开发的移动APP——Streams获取这5家医院的100万患者的医疗数据，这些医院的医生也将使用Streams监测患者的健康。同时，DeepMind获取的所有数据也将会同步给信托医院。

Streams监控患者的关键生理指标，可在患者病情突然恶化的情况下发出警报，医生能在其智能手机端接收通知。同时，医生可以使用Streams分配和协调临床任务，获得临床诊断和治疗所需要的数据，这些数据均被安全保护。

2013年，英国为癌症患者建立了世界上最大的单一数据库，通过对数据进行有效管理来彻底改变癌症的治疗。5000万英格兰人口中每年约有3.5万癌症确诊病例。这个数据库将保存和整理英国每年35万新确诊肿瘤病例的全部数据。建立这个数据库的目的是推动“个人化医疗”，针对每位患者的癌症类别和具体情况对症下药。数据来自英国各地医疗机构的病例和1100万份历史档案记录，并与威尔士、苏格兰和北爱尔兰的医疗保健数据库共享信息。英国医疗保健局整理、分析和更新这些数据，可揭示各种癌症患者对治疗方法的反应，供医生参考，有助于诊治癌症。

（二）我国发展概况

1. 国家重点成立各类研究中心

2015年3月依托华大基因研究院组建的国家基因库旨在提高我国生命科学研究水平和国际影响力，增强我国主动抢占生物基础领域战略制高点的能力。同年5月，国家医疗数据中心在北京大学医学部成立，中心将通过规范指导医院基础数据，提升数据质量，逐步将临床数据和基础标本资源库有效衔接，最终实现精准医疗。

2016年10月国家卫计委健康医疗大数据应用及产业园建设试点工程启动，首批试点城市为福州、厦门、南京、常州，建设内容主要有建立健康医疗大数据中心、制定相关方案和配套政策、探索健康医疗大数据应用、发展相关产业、给全国其他省市创造可借鉴的经验。

2. 企业与医院合作开展医疗大数据研究

企业与医院开展战略合作，建立医疗大数据研究中心或大数据研究院，共同开展医疗大数据在医疗行业各领域的技术开发和应用研究。北京首都医科大学附属北京安贞医院通过与辉瑞投资合作，启动国内首个心血管大数据中心的战略合作项目，建立新型科研合作和交流平台，探索并逐步完善中国心血管疾病领域的大数据应用模式。郑州大学第一附属医院与华为技术有限公司、东华软件共同设立互联网医疗及医疗大数据协同创新中心，在互联网医疗、大数据、远程医学监测设备等领域开展合作。中南大学湘雅医院通过建立大数据电子平台，实现医生诊疗全过程的电子化、数据化，强化临床数据与教学、科研的有机结合，深度挖掘医疗大数据价值。

3. 企业建立健康医疗大数据平台

目前，阿里健康开展的业务主要集中在产品追溯、医药电商、医疗服务网络和健康管理等领域。阿里健康平台已有多家药店进驻，用户可查询药店地址、电话、营业时间以及是否支持医保报销等信息，用户可拍处方上传，咨询药品信息，由用户附近多家正规大型连锁药店进行响应，为用户提供安全便捷的药品服务；用户也可寻找覆盖所有科室的专家名医，实现线上线下相结合，获得更好的医疗服务体验。

百度健康平台手机端与电脑端内容同步，分为“百度医聊”（包括医生端、患者端，有助于医患沟通）、“疾病预测”（以大数据为疾病预测基础，以地域差异作为重要变量，针对每个城市进行建模，参考中国疾病预防控制中心的流感监测结果提供全国的疾病态势信息）和“医疗大脑”（通过人工智能等方向对数据进行挖掘）三个部分。百度健康平台已成为一个综合的健康应用和管理平台，通过终端智能设备，如手环、手表、血压计等，将用户的数据传输到健康云平台上，由社区医生、健康教练等对用户提出健康指导。

有医疗信息企业通过建立 O2O 云医院医疗协同服务平台，打造上下协同的医疗生态系统和产业链闭环。通过积累的数据为重构医疗健康服务体系提供支撑，提供健康管理、慢性病管理、院后康复、远程会诊、双向转诊、科学决策等服务。万达信息通过与上海市卫生健康委合作，共同推出上海健康云，通过整合现有系统，实现健康档案、电子病历等数据的互联互通互认，使医疗资源可以得到更加有效的配置，并能够获得实时可视化数据等服务。

四、健康医疗大数据应用需求与场景

（一）健康医疗大数据发展的推动力

国家政策推动、行业需求、技术进步、市场增长等合力促使健康医疗大数据产业迎来一个重要的发展机遇期。

从行业需求来看，老龄人群、慢性病人群、健康管理人群等持续攀升，医疗需求迅速增长；过度医疗、医疗资源配置不合理造成医疗资源浪费，医疗效率有待提升，商业保险发展缓慢，支付方控费需求强烈；医疗数据加速积累，对存储、管理提出新要求；地域、行业割裂严重，医疗融合势在必行。

从技术进步来看，人工智能、云计算、智能硬件、生物检测等技术的成熟及医院数字化转型，加速了健康医疗大数据存储、分析和运用。数据挖掘算法、机器学习、自然语言处理、数据可视化等技术的不断进步，也有利于健康医疗大数据的利用。各类可穿戴设备的普及让实时监控数据成为可能，大规模、实时、持续性的各类人群的健康数据的收集有助于健康医疗大数据的积累。

从国家政策来看，当前国家对信息惠民、大数据战略、“健康中国”战略等作出了一系列部署，健康医疗大数据的应用发展得到快速推进。国家“十三五”规划中提出：实施国家大数据战略，推进数据资源开放共享。大数据已经上升为国家战略，健康医疗大数据也备受关注。从 2015 年起，国家密集出台了一系列政策文件，如《国务院关于积极推进“互联网＋”行动的指导意见》《全国医疗卫生服务体系规划纲要（2015—2020 年）》《促进大数据发展行动纲要》等，推动我国健康医疗大数据的发展。

2016 年 6 月发布的《国务院办公厅关于促进和规范健康医疗大数据应用发展的指导意见》明确指出，到 2017 年底，实现国家和省级人口健康信息平台以及全国药品招标采购业务应用平台互联互通，基本形成跨部门健康医疗数据资源共享共用格局，到 2020 年，建成国家医疗卫生信息分级开放应用平台，依托现有资源建成100个区域临床医学数据示范中心，健康医疗大数据产业体系初步形成。

2016年10月，国务院印发的《"健康中国2030"规划纲要》提出，加强健康医疗大数据应用体系建设，推进基于区域人口健康信息平台的医疗健康大数据开放共享、深度挖掘和广泛应用。

2017年，国家卫计委牵头成立中国健康医疗大数据股份有限公司、中国健康医疗大数据产业发展有限公司、中国健康医疗大数据科技发展集团公司三大以国投资本为主体的集团，全面推进国家战略目标实现。国家规划"1+7+X"的发展格局，即1个国家数据中心、7个区域数据中心、X个应用发展中心，首批建设试点单位为福建省、江苏省2个省及福州、南京、厦门、常州4个市。

2017年国家卫计委印发了《"十三五"全国人口健康信息化发展规划》，提出以保障全体人民健康为出发点，以提高人民群众获得感、增强经济发展新动能为目标，大力加强人口健康信息化和健康医疗大数据服务体系建设，推动政府健康医疗信息系统和公众健康医疗数据互联融合、开放共享，消除信息壁垒和孤岛，着力提升人口健康信息化治理能力和水平，大力促进健康医疗大数据应用发展，探索创新"互联网+健康医疗"服务新模式、新业态。

（二）健康医疗大数据的主要应用场景

健康医疗大数据作为国家重要的战略资源，可广泛应用于临床诊疗管理与决策、药物研发、公共卫生监测、公众健康管理、医药卫生政策制定和执行监管等领域（表2-2），其海量性、多样性的特点与大数据分析、人工智能等技术的结合可为健康医疗产业带来创造性变化，全面提升健康医疗领域的管理能力和水平。

表2-2　健康医疗大数据应用领域

应用领域	具体说明
临床诊疗管理与决策	通过效果比较研究，精准分析包括患者体征、费用和疗效等数据在内的大型数据集，可帮助医生确定最有效和最具有成本效益的治疗方法。利用临床决策支持系统可有效拓宽临床医生的知识，减少人为疏忽，帮助医生提高工作效率和诊疗质量。通过集成分析诊疗操作与绩效数据集，创建可视化流程图和绩效图，识别医疗过程中的异常，为业务流程优化提供依据
药物研发	通过分析临床试验注册数据与电子健康档案，优化临床试验设计，招募适宜的临床试验参与者。通过分析临床试验数据和电子病历，辅助药物效用分析与合理用药，降低耐药性、药物相互作用等带来的影响。通过及时收集药物不良反应报告数据，加强药物不良反应监测、评价与预防。通过分析患病率与发展趋势，模拟市场需求与费用，预测新药研发的临床结果，帮助确定新药研发投资策略和资源配置
公共卫生监测	大数据相关技术的应用可扩大卫生监测的范围，从以部分案例为对象的抽样方式扩大到全样本数据，从而提高对疾病传播形势判断的及时性和准确性。将人口统计学信息、各种来源的疾病与危险因素数据整合起来，进行实时分析，提高对公共卫生事件的辨别、处理和反应速度，并能够实现全过程跟踪和处理，有效调度各种资源，对危机事件做出快速反应和有效决策
公众健康管理	通过可穿戴医疗设备等收集个人健康数据，辅助健康管理，提高健康水平。为医患沟通提供有效途径，医生可根据患者发送的健康数据，及时采取干预措施或提出诊疗建议。集成分析个体的体征、诊疗、行为等数据，预测个体的疾病易感性、药物敏感性等，进而实现对个体疾病的早发现、早治疗、个性化用药和个性化护理等

续表

应用领域	具体说明
医药卫生政策制定和执行监管	整合与挖掘不同层级、不同业务领域的健康医疗数据以及网络舆情信息，有助于综合分析医疗服务供需双方特点，服务提供与利用情况及其影响因素、人群和个体健康状况及其影响因素，预测未来需求与供方发展趋势，发现疾病危险因素，为医疗资源配置、医疗保障制度设计、人群和个体健康促进、人口宏观决策等提供科学依据。通过集成各级人口健康部门与医疗服务机构数据，识别并对比分析关键绩效指标，快速了解各地政策执行情况，及时发现问题，防范风险

在产业发展方面，随着国家层面越来越重视大数据，大数据技术在健康医疗领域的应用前景相当广阔，这将对传统健康医疗领域产生巨大冲击，同时也会带来新的商业模式。在医疗健康服务行业，越来越多的移动传感装置将被应用，这些移动传感装置可以是可穿戴的医疗终端，如“智能手环”，也可以是一些安全的可以植入体内的设备，如“神经灰尘”，可以实时监测人们身体的健康情况；出现健康医疗网络平台和社区，通过这些平台，可以产生大量有价值的数据，如患者可以在平台分享治疗经验，医生可以在平台上分享医疗见解，促进患者进行有效治疗。另外，人们可以用微信平台进行医院预约挂号，可以具体到挂号科室、专家或医生、就诊时间等。今后，大数据将在个人健康管理和医保监管等领域发挥重要作用。

五、健康医疗大数据未来应用展望

未来，健康医疗大数据将不断从概念走向价值，为“智慧健康”“智慧医疗”奠定基础。随着物联网、云计算、人工智能和虚拟现实技术的不断成熟，以及生命体征监测技术的创新和突破，这些技术之间的相互结合必将有助于医学的发展。

在数据采集端，随着以可穿戴设备为代表的医疗物联网体系不断发展，我们将有望构建覆盖人体全生命周期的健康医疗大数据。在数据应用层面，随着基因测序技术的持续发展和成本的不断降低，以生物大数据为基础的精准化医疗和个性化医疗时代将会到来。伴随着科技的不断进步，大数据和人工智能的融合将会越来越深入，人工智能发现和学习知识的效率将会远远超过人类。人工智能将会帮助患者预约医生，在家实现康复治疗；医生借助人工智能，可以更高效地处理工作，获得推荐的诊疗方案。而虚拟现实、裸眼3D、虚拟个人助理、家庭生命检测等技术的结合，将会带来健康医疗服务模式和产业链的创新和颠覆。

章后案例

卫生体制改革评估监测——四川省对分级诊疗实施效果进行科学监测评估

2015年9月，国务院办公厅发布的《关于推进分级诊疗制度建设的指导意见》中明确提出，发展基于互联网的医疗卫生服务，充分发挥互联网、大数据等信息技术手段在分级诊疗中的作用。为了分析解决影响分级诊疗制度推进的核心因素，优化全省的医疗资源配置，更加合理地开展分级诊疗工作，2015年6月，四川省卫生和计划生育信息中心（现更名为四川省卫生健康信息中心）与电子科技大学大数据研究中心启动了“四川省分级诊疗大数据监测评估平台”建设工作。通过此次合作，不仅极大地推动了四川省医疗大数据应用研究的发展，同时也为国内医疗大数据实践提供了良好的研究案例。

1. 项目背景

2015年初制定的四川省分级诊疗监测评价方案，主要采用了基本信息评价与现场检查评价相结合的方式。这种评价方式的优点在于能从整体上掌握各级医疗机构及区域分级诊疗制度实施进展情况，然而也存在一些缺陷，主要体现在供分析的数据维度有限，难以揭示数据背后所隐藏的问题以及影响制度推进的核心因素。如果能够利用大数据方法进行分析，则可以通过数据的关联性，使整体数据流动起来，让数据背后的信息清晰地呈现出来。

基于上述原因，2015年6月，四川省卫生和计划生育信息中心与电子科技大学大数据研究中心启动了“四川省分级诊疗大数据监测评估平台”建设工作。双方通过运用大数据技术辅助分级诊疗监测评估，由“经验即决策”过渡到“数据辅助决策”，最终实现“数据即决策”，让数据说话，以实现为医疗资源配置、分级诊疗的监测和评价与评估提供科学依据，从而为政府主管部门掌控全局提供重要的支撑。

2. 数据源

(1) 医疗数据：健康档案、电子病历、检查与体检数据。

(2) 其他数据：医疗数据、政策标准、地理区域生活条件等。

3. 实现路径

四川省卫生和计划生育信息中心是四川省卫生和计划生育委员会（现更名为四川省卫生健康委员会）下属机构，主要负责承担卫生健康信息化建设工作，参与人口基础信息库建设，推动建立卫生健康信息资源综合开发和共享机制；承担卫生健康统计调查与分析等统计管理工作，提出、发布卫生健康安全预警预报建议。

电子科技大学大数据研究中心下设健康大数据、安全大数据、教育大数据等六个研究所。健康大数据研究所主要围绕医疗健康数据的采集、处理、存储、分析、呈现及应用服务全过程，着力开展医疗数据异常检测、健康舆情分析与监控、疾病大数据辅助诊断、医疗保险大数据监管等健康大数据相关基础理论研究、关键技术攻关及应用推广工作。

4. 工作场景

四川省分级诊疗效果评估结构示意图如图2-7所示。

医疗数据
病案数据
医保数据
政策标准
多源数据整合
关联分析
时间序列
医疗服务供需双方特点，
服务提供与利用情况，
患者疾病、特征分析，
影响医疗服务的因素
……
大数据分析
决策支持
监督评估
医疗控费
疾病防控
应用场景
流向图
全省患者就诊分布图
全省患者就诊热力图
新农合基金走势预测
可视化展现

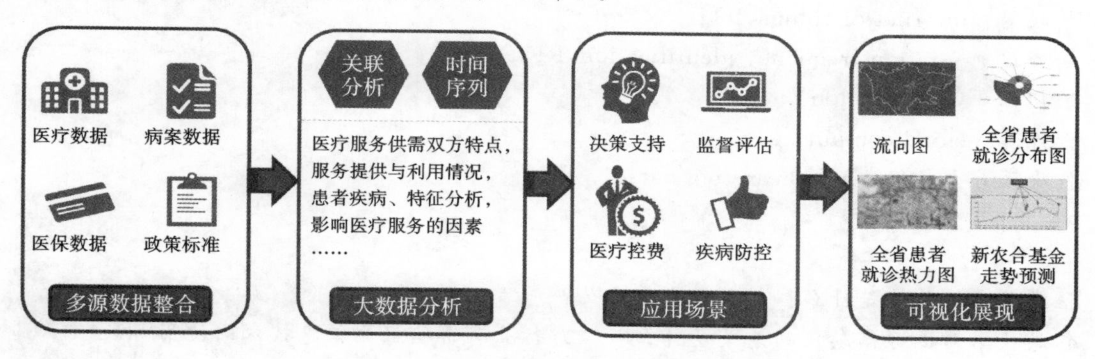

图2-7　四川省分级诊疗效果评估结构示意图

5. 应用效果

从2015年5月合作至今，通过实际应用“四川省分级诊疗大数据监测评估平台”，帮助四川省卫生和计划生育委员会更好地了解患者流向；通过对患者、疾病、医疗机构的全面分析，让医疗卫生主管部门清晰地了解了患者转院或跨级就诊的原因，立体精准地得到患者画像；通过对常见病、多发病、慢性病的县域内就诊率情况进行分析，帮助主管部门全面把控基层的服务能力。

四川省多措并举，利用信息化和大数据手段辅助分级诊疗制度的实施，制度推进初见成效。截至2015年底，四川省县、乡级医疗机构门（急）诊疗量同比增长5.4%，县域内就诊率达到88.37%；省市级大型医疗机构门（急）诊量、出院人次增长率与前三年平均水平比分别降低了4.68%和4.38%。

6. 未来重心

(1) 预测手段：运用更多的数据挖掘技术手段，如运用时间序列分析，对患者流向和流量进行预测（图2-8）。

(2) 关联分析：通过大数据关联分析算法，找出疾病之间的关联关系，为医生诊断提供依据，为推行按疾病诊断相关组（DRGs）付费方式提供支持，最终达到辅助诊断和医疗控费的目的。

(3) 服务延伸：数据分析结果不仅仅局限于决策者或统计人员，还可将其中挖掘出的有用信息开放给患者。如通过常见病县域外就诊与县域内就诊的费用和治疗效果对比，引导患者在县域内就诊。

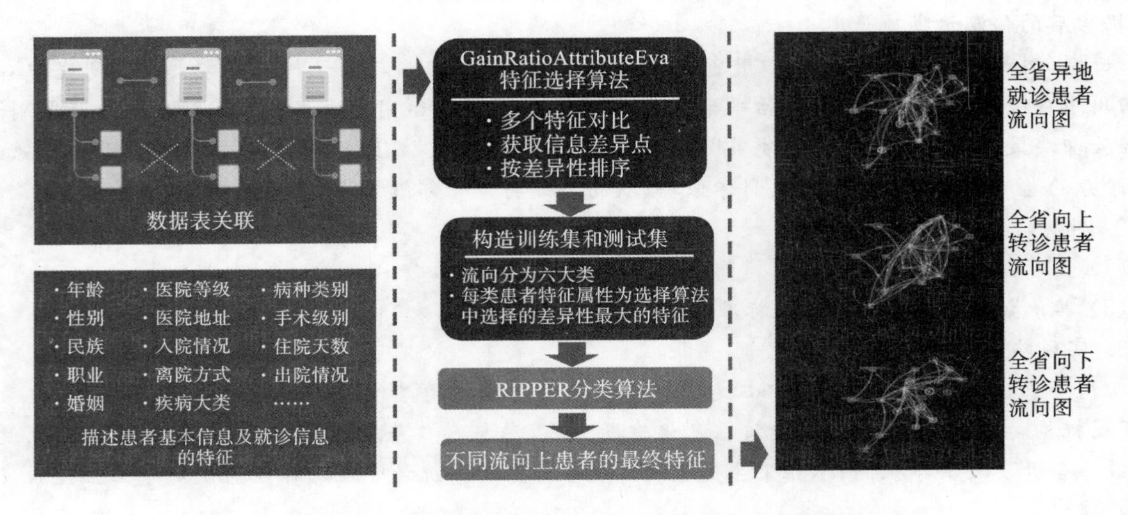

图 2-8　基于数据建立模型与算法，实现不同流向的患者分析

本章关键词中英文对照

1. 信息共享　information sharing
2. 信息技术　information technology，IT
3. 卫生信息技术　health information technology
4. 物联网　internet of things，IOT
5. 射频识别　ration frequency identification，RFID
6. 虚拟化　virtualization
7. 云计算　cloud computing
8. 健康医疗大数据　healthcare big data

思　考　题

1. 医学信息的价值是什么？对居民有何意义？
2. 信息技术对医疗信息化的意义是什么？医疗行业有哪些卫生信息技术的使用？
3. 卫生信息技术如何分类？以 Gartner 的 hype cycle 为例说明其特征。
4. 新兴信息技术对医疗卫生服务的影响有哪些？
5. 大数据的含义是什么？健康医疗大数据对医疗卫生事业的发展有哪些促进作用？
6. 健康医疗大数据在医疗的应用有哪些场景？未来医疗行业哪一领域会成为应用重点？

（刘智勇　李力）

第三章 卫生信息标准

卫生信息标准化是国家卫生标准化的重要组成部分，是实现卫生信息共享和有效利用的基础。卫生信息标准包括医学术语、代码、数据源、数据字典、数据模型等信息表达标准及消息、文档等信息传输与集成标准。标准的开发、维护和应用需要科学有效的方法和机制。本章主要介绍卫生信息标准与标准化的概念、内涵及构成体系，简要介绍几种国内外常用的卫生信息标准的内容及标准的管理与应用。

第一节 卫生信息标准概述

标准和标准化的概念，是标准化科学特有的、最基本的概念，既是人们从事标准化活动经验的理论总结，也是对标准化的本质特征的概括，更是理解标准化科学概念的基础。与此同时，标准和标准化的概念是研究卫生信息标准化问题的重要前提，尤其是对卫生信息标准化的建立和发展，以及开展卫生信息标准化活动具有重要指导意义。

一、标准的定义及特征

标准(standard)是标准化概念中最基本的概念。标准是对重复性事物和概念所做的统一规定。它以科学、技术和实践经验的综合成果为基础，经有关方面协商一致，由国家批准，以特定形式发布，作为共同遵守的准则和依据。

标准的概念完整而又系统地揭示了标准的基本特性，列举如下。

（一）标准对象的特定性

标准对象的特定性是指对制定标准的领域和对象所做的特殊规定性。标准对象的特定性是认识标准特性、理解标准概念、统一标准认识的基础。制定标准的领域，从广义上说，应当包括人类生产和生活的一切领域；而从狭义上说，则仅指经济和技术活动范围。

制定标准对象的特定性常表现在它仅对经济技术领域中具有多样性和相关性特征的重复性事物制定相应的标准。因而，标准对象的特定性就是指对具有多样性、相关性特征的重复性事物，通过制定标准，对多样性做出合理的规定，对相关性做出统一而协调的配合，从而把重复性的经验选择为通用最佳方案，指导经济技术实践，以消除混乱，建立正常秩序，协调、优化、统一、配套，最大限度减少不必要的消耗，促进经济技术的发展。

（二）标准制定依据的科学性

标准是在综合分析、比较、选择科学研究的新成果、技术进步的新成就以及在长期实践中总结出来的先进经验的基础上产生的，是对科学、技术和实践经验的提炼和概括。这保证了标准的科学性和先进性以及实践的可靠性。

标准的科学性还表现在把某一段时间的社会所积累的科学、技术和实践经验的综合成果上升为标准，并以此来指导和推动社会经济技术的发展。但是在现代科学技术飞速发展的今天，新的科学技术成果和新的经验不断涌现，并且很快取代已经过时或即将过时的旧成果。这就提出了一个严峻的问题，即如何使标准不断适应科学技术发展的新形势，适时制定新标准，修订原有标准，及时将先进的科学技术新成果和实践新经验纳入标准之中，使标准的科学发展具有时效性和动态性。随着科学技术的发展，某一项技术成果会进入普遍应用的稳定时期，此时正是制定标准的恰当时期，并且会使标准进一步促进技术水平的提高。如果制定标准所采用的科技成果已处于发展水平稳定期的后期，或者已经实施的标准经过一阶段稳定发展以后，那就应被新的科技成果和新标准所取代，否则该项标准就会落后或阻碍生产的发展。当然，不同的标准、不同类型的科技成果稳定的期限也不尽相同，基础性标准的稳定期限稍长，技术方法标准一般适中，产品标准稳定期限则较短。为此，近年来世界各国的国家标准复审和修订期限不断缩短，标准更新系数不断提高，标准运用的有效期限不断缩短，这已成为一种普遍趋势。

关于标准科学发展的动态性和时效性特点，主要表现为标准的复审和修订期限在各国在标准化法规中都有明确规定。国际标准化组织规定的期限为五年。我国的《标准化法实施条例》规定标准复审周期一般不超过五年，这正是这一特点的体现。近年来，许多国家注意到标准的更新工作，有效期在五年以上的标准在标准总数中的比重，一般不超过 50%，且有逐年减少的趋势，而采用新科技成果制（修）订的新标准比例逐年上升。

（三）标准的本质特征是统一性

标准的本质特征，或者说标准的作用和社会功能，最重要的特点就是统一性。不同级别的标准在不同范围、不同角度或不同侧面进行统一。

统一是标准的基本原理之一。统一是在一定时期、一定条件下，对具有多样性、相关性特征的重复性事物做出科学的、合理的、必要的和有效的统一，使标准化对象的形式、功能或其他技术特性具有一致性。这种一致性就是各种同类对象归纳合并中的共同点，亦是从各种具有多样性、相关性和重复性事物的个性中提炼出来的共性。这种共性正是人们应当遵循的共同准则，从而发挥标准的作用和社会功能。

（四）标准的法规特性

从一定意义上来说，标准就是技术经济领域的技术法规，国家强制性标准尤其如此。虽然标准并非由国家立法机关颁布的严格意义上的法律或法规，但是可以认为它在技术经济领域里具有法规特性。

1. 标准产生的程序

标准产生的程序是经有关方面协商一致、由主管机构批准的，协商体现了标准的科学性、民主性和可行性，而由主管部门批准则体现了标准的权威性。

2. 标准的形式

标准本身有一定的特定格式，其编写、印刷、幅面、格式等都有明确的规定。标准以特定形式发布充分体现了标准的严肃性和统一性。

3. 标准的作用

标准一经批准发布，就作为共同遵守的准则和依据。因此，标准既是生产、建设、质量评定、认证和社会管理的技术依据，也是经济技术立法的技术依据。

上述三点充分体现了标准具有法规特性，或者也可以认为，标准就是经济技术领域里关于技术问题的“法规”，尤其是强制性标准。

当然，这里所说的标准具有法规特性，并不等于说标准本身就是严格意义上的法律法规。标准的法规特点，体现了标准的科学性、严肃性、政策性和统一性；标准的产生、发布及其作用，反映标准的客观规律性。然而，标准的实施并取得相应的社会效益，还要有相应法律法规的保证。《中华人民共和国标准化法》对标准的制定、实施和管理，以及违反标准化法的法律责任做了明确规定，从而使标准的法规特性有了相应的法律保证。

卫生标准按实施性质可分为强制性标准和推荐性标准。保障人体健康、安全的标准和法律。行政法规规定强制执行的标准是强制性标准，其他标准是推荐性标准。我国现行的标准分类方法是按照适用领域进行分类的。卫生标准又可分为环境、食品、卫生信息等20类；按照标准化对象的特征，标准又可以分为术语标准、图形符号标准、产品及其包装标准、职业安全卫生标准、食品标准，信息分类编码标准、抽样检验标准及化学分析方法标准等。一般意义上的卫生标准是从“生产”的角度来定义的，而卫生信息标准是从“流通”的角度来定义的，二者概念上互相交叉，内容上互相包含。两者的主要区别：卫生标准是“产品”标准，卫生信息标准是“数据”标准，前者包括后者。可见，卫生标准的称谓是从标准的适用领域来定义的，而卫生信息标准是针对标准化的对象而言的。

卫生信息标准的定义是指在医学事务处理过程中，对其信息采集、传输、交换和利用时所采用的统一的规则、概念、名词、术语、代码和技术。狭义的卫生信息标准即卫生信息表达的标准，如卫生信息概念、名词、术语、代码等的标准。广义的卫生信息标准包括处理卫生信息的各种标准，如卫生信息表达标准、卫生信息交换标准、卫生信息硬件与软件标准。这里软件的标准大致包括软件产品的标准、生产和管理软件工程的标准、软件开发环境的标准。卫生信息硬件标准与一般信息硬件相同，是医疗卫生信息系统建设的基础保障。

二、标准化的定义及特征

标准化(standardization)是指以制定标准和贯彻实施标准为主要内容的全部活动过程，所以标准化是个动态的过程概念。标准化是在经济、技术、科学和管理等社会实践中，对重复性事物和概念，通过制定、发布和实施标准，达到统一，以获得最佳秩序和社会效益。标准化的这个概念，准确地揭示了标准化活动的基本特征。

（一）标准化活动领域的广泛性特征

经济、技术、科学及管理等社会实践即是标准化活动的领域。这个领域具有非常广泛性特点，它几乎包括了人类生活和生产活动的所有范围。如《中华人民共和国标准化法实施条例》《国家标准管理办法》《行业标准管理办法》《企业标准化管理办法》《地方标准管理办法》等一系列行政法规和部门规章，都对制定各级各类标准的范围做了具体的规定，涉及的领域十分广泛。

（二）标准化活动的动态性和过程性特征

标准化概念中“对重复性事物和概念，通过制定、发布和实施标准，达到统一”，表达了标准化活动的动态性和过程性特征。标准化的核心是标准，制定、修订、发布和实施标准是标准化的主要内容与基本任务，也是达到统一的前提条件。《中华人民共和国标准化法》第三条规定，标准化工作的任务是制定标准、组织实施标准以及对标准的制定、实施进行监督。它表明标准化过程，实质上是执法监督过程，并且规定了相应的法律责任。对国家标准化行政主管部门来说，它主管全国标准化工作；国务院有关行政主管部门分工管理本部门、本行业的标准化工作。同样，省、市、县各级标准化行政主管部门统一管理本行政区域的标准化工作；有关行政主管部门根据其职责，分工管理本部门、本行业的标准化工作。

所以，可以认为，标准化活动的动态性、过程性特点是通过制定、发布和实施标准来实现的，并且具有管理性和行政执法监督性特征。

（三）标准化活动的目的性和效益性特征

标准化概念中“获得最佳秩序和社会效益”是标准化活动的基本出发点。它集中概括地阐明了标准化的目的和作用，同时也是衡量和评价标准化活动的依据，更是标准化活动的直接成果。因此，标准化是国民经济中一项综合性技术经济基础工作，是促进科学技术进步、提高产品或工程质量、实现现代化和社会化大生产、实现四个现代化的重要手段，同时它还以达到“获得最佳秩序和社会效益”为目的。

应当指出，上述标准化的概念与特征，表明了标准化活动是一个循序渐进、螺旋式上升的运动过程。标准化作为一项工作，就是根据客观情况的变化不断地促进这个循环过程的进行和发展。标准化又是个不断的社会实践过程，标准化活动的深度和广度都是没有止境的，需要全社会、各级政府和各行各业共同完成。从这个意义上说，标准化活动又是一个涉及全社会的系统工程。标准化的过程，就是这个复杂而庞大的社会系统工程建立和发展的过程。每个行业都应当在全社会标准化活动中占有重要位置，起到重要作用。

三、标准的分类和代号

标准的分类分级和它的代号与编号是标准化实践中通用的，具有普遍性意义。

我国的标准，根据标准化的对象不同及其适用的专业领域不同，可以分为若干类别，称为标准的分类。根据标准协调统一的范围及其适用的范围不同，又可以分为不同的级别，称为标准的分级。

在标准化的实践中，为了便于标准的使用、整理、存储、检索和管理，需要对标准设置一定的代号和编号。

标准的分类与分级，以及它的代号和编号，都是识别不同标准、判定它们的性质和作用的重要标志，是标准的基础常识。

（一）标准的分级

根据标准协调统一的范围及其适用的范围的不同，可将标准分为不同的级别，即标准的分级。

根据不同的分类原则和方法，可以将标准区分为多种类型。

1. 根据标准的适用范围不同

根据标准的适用范围不同可以将标准分为国际标准、地区标准、国家标准、地方标准、部门标准和企业标准。

（1）国际标准：由国际标准化组织（ISO）、国际电工委员会（IEC）等国际组织制定、颁布的标准，适用于世界上各个国家的有关领域。

（2）地区标准：为了地区利益而制定并被地区组织所采用的标准，例如由欧洲标准化委员会（CEN）所建立的欧洲标准（EN）。

（3）国家标准：为了实现本国范围内的技术统一而制定的，并为国家标准化机构正式批准的标准。如中国国家标准（GB）、日本工业标准（JIS）、德国国家标准（DIN）等。

（4）地方标准：在一些联邦制国家中，为地方的需要而制定和批准的标准。

（5）部门标准：针对国内各个行业部门的需要而制定的标准，如我国农业农村部、林业部等制定的各部门标准。

（6）企业标准：一些企业根据生产、销售的需要制定的单位标准，只限定在企业内部统一使用。

2. 根据标准的主题不同

根据标准的主题不同可以将标准分为基础标准、产品标准和方法标准。

（1）基础标准：技术活动中最基本、具有广泛指导意义的标准，如名词术语的定义和概念、确定规则、度量单位、转换数值等。

（2）产品标准：某一类产品的定型、性能、质量指标、使用及维修等方面所作的规定，它是提高产品质量，实现产品标准化、系列化、通用化，提高生产效益的重要保证。

（3）方法标准：所有通用性的加工方法、工艺程序及各种操作和测量规程的技术标准。

3. 根据标准履行的职责不同

根据标准履行的职责不同可以将标准分为强制性标准和推荐使用标准。

（1）强制性标准：一经批准发布，各有关单位都必须严格贯彻执行的标准。国家标准大多是这类强制性标准。

(2) 推荐使用标准:非强制性标准。由于事物的多样性、复杂性,标准化机构将制定公布后的标准,推荐给有关单位参照实行或暂行,为将来的进一步规范化打下基础。

4. 根据标准对象所属专业不同

根据标准对象所属专业不同可以将标准进行学科分类。

这种分类有利于在专业范围内对标准进行全面的协调和整理,有利于标准化工作的深入开展。各国在对标准进行分类时,使用最普遍的分类法是《国际十进分类法》(UDC)。《中国标准文献分类法》将标准划分为二十四个大类。

A. 综合
B. 农业、林业
C. 医药、卫生、劳动保护
D. 矿业
E. 石油
F. 能源、核技术
G. 化工
H. 冶金
J. 机械
K. 电工
L. 电子元器件与信息技术
M. 通信、广播
N. 仪器、仪表
P. 工程建设
Q. 建材
R. 公路、水路运输
S. 铁路
T. 车辆
U. 船舶
V. 航空、航天
W. 纺织
X. 食品
Y. 轻工、文化和生活用品
Z. 环境保护

(二) 标准代号

1. UDC

UDC 是国际十进分类法(universal decimal classification,UDC)的英文缩写。它后面的数字符号是该标准采用国际十进分类法分类的标识类号。这一类号是由国家标准局在审批标准时参照 UDC 类表的有关规定确定的。我国 1996 年底前出版的标准均标有 UDC 类号。

2. ICS

ICS 是国际标准分类法(international classification of standards,ICS)的英文缩写,是 1991 年由国际标准化组织(ISO)组织编制的新的标准文献分类法,即新的《国际标准分类法》。为实现我国标准文献分类与国际接轨,国家技术监督局于 1996 年底决定,自 1997 年 1 月 1 日起,在我国国家标准、行业标准和地方标准上标注国际标准分类法(ICS)类号,以取代"国际十进分类法"(UDC)类号。各部门上报的国家标准报批稿封面上必须正确标明 ICS 分类号。

3. GB

《国家标准管理办法》规定,国家标准的代号由大写汉语拼音字母构成。强制性国家标准的代号为"GB",推荐性国家标准的代号为"GB/T"。

国家标准的编号由国家标准的代号、国家标准发布的顺序号和国家标准发布的年号(即发布年份的后两位数字)构成。示例:

GB ×××××—××

GB/T ×××××—××

在已经颁布的国家标准中,曾使用过的代号示例:

GBN 国家内部标准

GBJ 国家标准(工程建设方面)

GSB 国家实物标准

国家标准发布的顺序号是国家标准化主管部门对国家标准按顺序登记发布的流水号，不按专业或部门分类。

4. 行业标准的代号和编号

《行业标准管理办法》规定，行业标准代号由国务院标准化行政主管部门规定，一般为该行业的汉语拼音的大写字母，如卫生行业(WS)、医药行业(YY)、轻工行业(QB)等。

强制性行业标准编号由强制性行业标准代号、标准顺序号、标准批准年号组成，如 WS 1234—98、QB 1234—98 等。

推荐性行业标准编号由推荐性行业标准代号、标准批准年号、标准顺序号组成，如 WS/T 1234—98。

5. 地方标准的代号和编号

《地方标准管理办法》规定，地方标准的代号为汉语拼音字母"DB"加上省、自治区、直辖市行政区划代码前两位数再加斜线，组成强制性地方标准代号。再加"T"组成推荐性地方标准代号。

如江苏省的地方代号为 32，则江苏省的地方标准为 DB 32/1234—98，推荐性地方标准代号为 DB 32/T 1234—98。

6. 企业标准代号与编号

企业产品标准的代号与编号方法由企业标准代号、企业代号、年号组成。如 Q/12 3456—98，其中 12 为企业代号(可为字母或数字，由相关行政主管部门规定)，3456 为标准编号，98 为年份。

四、卫生信息标准体系与构成

卫生信息标准化内容很多，涉及患者信息、卫生统计信息、诊疗项目、术语等方面的内容。各国在此方面做了大量的研究与标准制定工作，甚至还成立相应的标准化组织来负责相关标准的制定、研究、执行。建立卫生信息标准体系是卫生信息化建设的重要内容。在卫生信息标准化建设中坚持引用和开发相结合，关注国际信息化标准化的发展，等同等效应用国际标准，宣传贯彻国家标准，开发和研制行业标准，推广和普及现有各项标准。卫生信息标准既有利于卫生信息的共享和交流，又有利于卫生信息工作的组织实施和管理，所以要大力加强各类卫生信息表达、处理与交换标准的制定与推广应用。力争在较短的时间内制定出一批体现科学性、先进性、完整性、实用性的卫生信息标准，并做好推广工作，从而有计划、有步骤地确立国家卫生信息化的标准化体系。

卫生信息标准化的对象和应用领域非常广泛，卫生信息标准的组成也非常复杂。为了满足各种卫生信息标准需求，科学地规划卫生信息标准研发工作，并促进各类卫生信息标准的协调、统一和衔接。同时，帮助用户正确地选择适宜的卫生信息标准，有时需要对庞杂的卫生信息标准进行系统的分类和整理，即建立卫生信息标准体系。

标准体系是一定范围内的标准按其内在联系形成的科学有机整体。国家、行业标准都存在着客观的内在联系，相互制约、相互补充，构成一个有机整体。标准体系具有目的性和协调性，即一个标准体系围绕某一特定的标准化目的，标准之间在相关的质的规定方面互相一致、互相衔接、互为条件、协调发展。

基于不同的分类概念和应用目的，可对卫生信息标准提出不同的分类方案，从而形成不同的标准体系。从卫生信息标准和标准化的定义可见，卫生信息标准大致涉及以下三类：信息表达标准是信息标准化的基础，包括命名、分类编码等，如 SNOMED、LCD；信息交换标准解决信息传输与共享问题，往往比信息的表达更加复杂，信息交换标准更注重信息的格式，其语义和内容依赖于表达标准，如 H7、XML、DICOM 等，随着区域医疗的开展，卫生信息交换标准变得越来越重要；信息处理与流程标准是指信息技术方面的标准，用来规范信息处理流程，与具体的领域业务规范相关联，对信息系统的开发与推广具有十分重要的意义。

ISO 卫生信息技术委员会专门从事卫生信息方面国际标准与规范的研发和国际协作，工作范围涵盖卫生信息标准的各个方面。ISO/TC 215 内部按照关注标准的类型划分为若干工作组(WG)。工作组的划分实际上体现了卫生信息标准分类体系的框架(表 3-1),其中专项标准是基础标准在某一方面的应用。标准协调指 ISO 与主要国际卫生信息标准研发组织(standard development organization,SDO)所开展的标准化协作和协同。

表 3-1 ISO/TC 215 卫生信息标准体系框架

工作组类型	工作组及其名称	内 容
基础	WG1:数据结构	定义,框架,模型,模板及数据集
	WG2:数据交换	临床及管理方面消息(报文)的协同与配合
	WG3:语义内容	术语和知识表达
	WG4:信息安全	信息的机密性、完整性和可利用性,隐私安全管理,信息系统安全
专项标准	WG5:健康卡	定义患者持有的健康卡中数据的结构,包含 8 个部分
	WG6:药品与用药	
	WG7:设备	
	WG8:电子病历需求	
标准协调	HL7 IHTSDO CEN/TC 251 DICOM CDISC ⋮	从事卫生信息标准研发的组织,如 ISO、CEN 的工作组与 HL7(传输标准)、IHTSDO(术语标准)、DICOM(影像传输标准)等在内容、范围上的协作和协调

美国医疗卫生信息技术标准委员会(HITSP)于 2006 年提出了一个医疗信息技术标准分类,将现有的标准分为数据标准、信息内容标准、信息交换标准、标识标准、隐私与安全标准、功能标准与其他标准,如表 3-2 所示。

表 3-2 HITSP 医疗信息技术标准类别

序 号	类 别	主 要 标 准
1	数据标准	ICD、SNOMED、LOINC、UMLS
2	信息内容标准	HL7 CDA、CCD
3	信息交换标准	HL7 V2、HL7 V3、DICOM 3.0
4	标识标准	HIPAA、CMS
5	隐私与安全标准	HIPAA
6	功能标准	HER-S FM
7	其他标准	IHE、HIE、HTML、ActiveMQ、XML

综合分析国际上解决互操作问题的方案,卫生信息标准大致可归纳为以下八类,构成了卫生信息标准体系的基本内容。

(1) 医学术语:医学概念命名与标识,如 SNOMED CT、LOINC、UMLS、UCUM 及各种词汇、值集等。

(2) 分类代码标准:较粗颗粒度的术语,如 ICD、CPT、DRGs,用药途径编码,常用操作代码 HCPCS。

(3) 标识标准:与医疗活动有关的各类对象的标识符,如邮政编码、地区、机构、个人、设备、器械、药品等标识。

(4) 文档和消息规范：信息单元的交换规范，如 CDA、CCD、CCR、Message、DICOM。

(5) 卫生信息集成规范：基于单个标准的信息技术集成规范，如 IHE 技术架构 ITI-TF、PCC、Implementation Guide for CDA。

(6) 通用信息技术标准：医疗信息交换共享所需的通用技术规范，如 HTTP、ebXML、OASIS、XSPA、EDXL、SOAP 等，独立于医疗卫生业务。

(7) 业务应用规范：如 EHR 系统功能模型，医疗保险信息交换操作规范 CORE、账单 UB、电子处方 NCPDP、各种互操作规范。

(8) 安全隐私保护：如美国的 HIPAA、ASTM 访问控制、认证等，与通用信息技术标准存在部分重叠。

近年来，我国积极探索并解决卫生信息资源开发与整合问题，基本建立了卫生信息标准的业务体系和组织管理体系。我国卫生信息标准体系主要分为基础类标准、数据类标准、技术类标准和管理类标准四大类。其中，基础类标准是其他各类标准的上位标准，具有指导性和全局性，涉及卫生信息标准的体系框架、理论与方法、术语及高层信息模型等；数据类标准指卫生信息采集、表达、处理与传输交换过程中涉及的相关数据标准，是保证语义层无歧义的重要基础；技术类标准对业务应用系统设计、开发、实施、运行等各建设环节的技术要求、系统架构、技术实现方式及信息网络安全和隐私保护等予以规范约束；管理类标准用于指导业务应用系统合理应用相关标准及对标准应用实施水平的评价与监督管理。

我国卫生信息标准体系基本框架如图 3-1 所示。

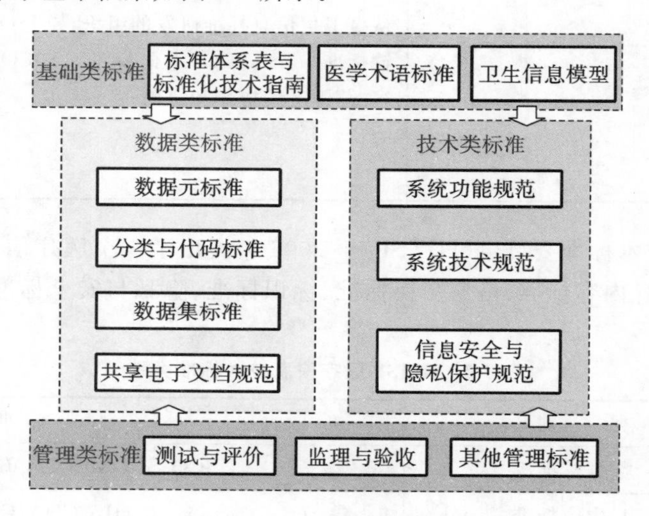

图 3-1 我国卫生信息标准体系基本框架

五、卫生信息标准的需求与发展现状

基于标准的卫生信息交换和共享是提高卫生服务质量和效率、优化医疗服务过程及促进医疗卫生业务协同和一体化的重要保证。随着医药卫生体制改革不断深入，卫生信息标准的需求也在不断增强。

（一）医疗服务的优化与卫生信息标准

传统的医疗服务领域由一组松散关联的、组织上相互独立的单元组成。患者从基层医疗卫生机构、二级及三级医疗机构获得医疗服务，这些服务之间很少发生双向的沟通和协调。患者在不同时间接受多个互不相关的医务人员的服务，门诊和住院之间也很少有协调和数据共享。在住院部内，临床环境被划分为若干专科，医生对患者实施治疗时往往较少考虑其他专科实施过的治疗措施。辅助科室作为独立单元独立完成自身的任务，只报告检查结果，不跟踪结果的使用情况，甚至不关心医生是否看了结果。费用支付所需的信息通常通过完全分割的、以特定结算为目的的提取过程得到，基于患者临床记录中收集的数据片段，结果中的诊断和操作编码经常不能和患者的原始信息关联。最初主要用于费用结算的医院管理信息系统，到以满足专业需求的检验系统、影像系统、药房系统等，都只关注本部门的业务流程和操作，临床专科系统无法让医生用统一的视角完整地了解患者的病情。

医疗服务提供方式的优化和转变需要协调的、完整的、统一的患者信息。如全面质量管理（total quality management，TQM）、支付方式改革等需要提取及时的、准确的患者数据；临床科学研究需要完整的患者群体信息；一些先进的工作模式和技术，如临床工作站、临床路径及决策支持系统需要将患者数据转换为一般的通用格式，既适用于汇总报告这样的简单任务，又能满足人工智能、自动诊断这样的复杂要求。以上需求都必须通过目前已经存在的互不相同又互相连接的信息系统实现。信息标准化是实现这个目标的必经之路。

信息标准化的首要需求是卫生服务相关个体和机构的标识。标识符的标准化要保证人工录入系统时的准确性，还要确定向个人和机构发布标准标识符、维护标识符数据库以及授权用户访问该数据的机制。分配和使用该标识符可能侵犯个人隐私，因为此标识符很容易和其他数据库关联。因此，需要制定配套的国家法律法规和行业规则。

患者的临床数据需要编码，因为这些数据往往产生于一个系统但要被其他系统使用。如入院系统记录了一个患者以糖尿病诊断住院，药房系统记录了给该患者发了头孢氨苄，检验系统记录了该患者的肾功能检查结果，影像系统记录了医生的医嘱，要求给该患者进行静脉碘造影的 X 线检查，而其他系统则需要有存储这些信息、向有关用户展示这些信息、发出可能的药物配伍警告、建议药物剂量调整、跟踪治疗效果等的方法和途径。因此，患者数据的编码非常重要，要考虑公认的定义、限定词的使用、数据颗粒度的变化、同义词等，还有此类标准需要的广度和深度等问题。

临床信息系统中包含的医学知识变得越来越重要和普遍。有时，知识是单一的，如某药物的最大剂量、某检查结果的正常参考值范围，但绝大多数医学知识是非常复杂的。要将这些知识以计算机可使用的形式进行编码非常具有挑战性，尤其是在需要避免歧义、一致地表达逻辑关系时。用大家接受的标准将临床知识进行编码，可有助于医务人员和医疗机构共享工作成果。

信息共享需要多个系统之间的协调和在系统之间传递信息的恰当方法。传统上这种传递通过客户定制的点对点的接口来实现。但是，随着系统及其相互之间连接数量的增长，这种方式难以满足需求。开发消息标准是解决多接口之间传输问题的方法之一，但这种消息标准依赖于患者标识及临床数据的编码标准。

以上所描述的正确识别患者、将患者数据编码并使其能够在系统之间准确地传递和共享的方法，还不是信息标准的全部。开发实际应用系统还必须关注安全问题。信息系统的安全问题也需要标准。

（二）卫生服务一体化与卫生信息标准

具有互操作性的卫生信息技术的应用将使个人和卫生保健系统全面获益。在医疗卫生服务过程中，大家迫切希望通过建立可共享的卫生信息系统，使医务人员在任何时间、任何地点都能及时获取必要的信息，以支持高质量的医疗服务；使公共卫生工作者能全面掌握人群健康信息，做好疾病预防、控制和健康促进工作；使居民能掌握和获取自己完整的健康资料，参与健康管理，享受持续、跨地区、跨机构的医疗卫生服务；使卫生健康行政管理者能动态掌握卫生服务资源和利用信息，实现科学管理和决策，从而达到有效地控制医疗费用的不合理增长、减少医疗差错、提高医疗与服务质量的目的。为实现这些目标，需要以居民电子健康记录（EHR）为核心的区域信息共享平台作为支撑。通过该平台，将分散在不同机构的健康数据整合为一个逻辑完整的信息整体，满足与其相关的各种机构和人员的需要。这是一种全新的卫生信息化建设模式，许多发达国家已将这种模式作为卫生信息化发展的重要战略方向。为实现区域卫生信息化建设的规范、科学推进，有效应对长期困扰卫生信息化领域的“烟囱”和“孤岛”问题，即解决面向单一业务的垂直系统重复建设问题，必须建立健全卫生信息标准体系，发挥标准和规范的引领与指导作用。

国际电信联盟(ITU)和世界卫生组织(WHO)提出的国家卫生信息基础建设(national health information infrastructure,NHII)及其技术实现的宏观方式:国家卫生信息网络(national health information network,NHIN)是具有互操作性的卫生信息技术应用的里程碑,能够通过信息网络连接所有卫生服务对象、卫生机构以及其他与健康相关的个人和组织,同时保证信息的安全性。NHII 是一个包括技术、标准、应用系统架构、价值观念和法律法规的集合体,能够利用通信和信息技术,全方位地支持医疗服务、预防保健、公共卫生监测和健康教育,还可指导临床实践、患者和慢性病管理、卫生监督、药物不良反应监测、生物恐怖预警、公共卫生突发事件的应急指挥决策、临床试验、科学研究等。NHII 的最终目标是任何需要信息的人,在任何时间、任何地点都能获取相关信息,以便在知情的情况下做出正确的决策。实现 NHII 需要众多信息标准,使组成 NHII 的系统能够实现互操作性,保证 NHII 上的信息能够顺利传递并被正确获取、理解和利用。

卫生信息标准是卫生信息系统的基石,也是公共卫生和医疗信息传输系统的核心。卫生数据标准是实现信息在整个医疗卫生体系中流动的关键,包括分类、术语系统,唯一的标识符,数据收集和报告方法,数据的存取和访问,以及数据交换等。标准的制定需要卫生信息提供者和使用者之间的密切协作,通过协商建立共识。相关领域的机构和专家团体应该提出一套完整的业务工作建议,并体现在标准的研发过程中。

(三) 国内外卫生信息标准化的现状与趋势

1. 国外卫生信息标准化的现状与趋势

国际标准化组织在 1998 年设立了健康信息学技术委员会(TC215),其工作范围是健康信息及通信技术领域的标准化,促进相关健康信息系统、设施和健康信息共享技术手段的互相兼容和互操作,使健康信息或数据达到兼容和一致,尽力减少冗余,减少重复建设,以推动健康信息的数字化、网络化和全球共享。健康信息与通信技术范围包括医疗服务,疾病预防和健康促进,公共卫生和监测以及与健康服务有关的临床研究。截止到 2018 年底,ISO/TC 215 已公布的标准有 189 个,正在制定的标准有 54 个。2019 年 6 月,WHO 针对传统医学的信息标准纳入了 ICD 标准体系。ISO/TC 215 内部设立了若干工作组和任务组,工作组的划分已在上文中介绍,目前的五个任务组分别为医疗过程中的电子交易、多学科临床医生、设备联合工作组、传统医学(目前仅局限于远东地区传统医学)、健康卡、患者安全和质量。其中,传统医学(traditional medicine,TM)任务组是 2009 年 4 月正式设立的,其主要工作任务如下:①确定 TM 的标准需求;②提出新的 TM 工作提案;③审阅 TC 215 新的工作提案以判断哪部分内容可以融入 TM 的需求。

ISO/TC 215 目前发布和正在研制的所有标准项目,是按照 ISO/TC 215 的工作组织框架——数据结构、数据交换、语义内容、信息安全、健康卡、药房与医药电子商务、设备、电子健康档案业务需求进行归类。

(1) 数据结构类:①服务架构——第 1 部分:企业观点;②服务架构——第 2 部分:信息观点;③服务架构——第 3 部分:计算的观点;④功能和结构任务模型;⑤供应商的识别;⑥临床数据仓库良好的原则和实践规范;⑦临床数据仓库的部署;⑧HL7 3 版——参考信息模型——发布;⑨新兴与发展中国家电子健康事业架构——第 1 部分:环境总览*(*表示正在研制中,下同)。

(2) 数据交换类:①医疗波形格式——第 92001 部分:编码规则;②工作流程和数据管理的医学数字成像和通信;③远程医疗系统和网络的互操作性——第 1 部分:简介及定义;④远程医疗系统和网络的互操作性——第 2 部分:实时系统;⑤远程教育系统的互操作性;⑥信息和通信——基于 DICOM(医疗数字影像和通信标准)不变对象的网上存取;⑦信息和通信——全球唯一字符串标识符长度限制的格式;⑧信息和通信标准的互操作性和兼容性——主要特性;⑨可信端到端信息流;⑩信息交换的统一数据类型;⑪基因组序列变异标记语言;⑫文件注册框架;⑬数据交换标准——临床文件架构;⑭数据交换标准——第 7 标准 2.5 版本——在医疗环境下电子数据交换的应用协议;⑮网络登录参考表示;⑯表示医疗保健

分类系统内容的语法——分类标记语言(ClaML);⑰临床文档登记联盟;⑱OID登记的交换模型和XML界面规范;⑲细节临床模型(DcM)的质量要求和方法学;⑳促进HER交互性的标准集。

(3) 语义内容类:①术语发展组织指导方针;②术语系统词汇;③规范的医疗术语——结构和高层指标;④健康信息描述框架;⑤护理用参考术语模型集合;⑥健康指标的概念框架(通用的词表和概念上的定义);⑦术语中患者发现和问题的概念框架;⑧通用术语服务;⑨外科手术分类与编码系统的分类结构;⑩术语系统与分类的映射;⑪临床知识资源——元数据;⑫传统医学临床发现的表示结构——第1部分:传统东亚医学;⑬医疗产品国际编码系统的业务需求;⑭国际医用产品标识的机读编码要求。

(4) 信息安全类:①医疗设备和医疗信息系统远程维护的信息安全管理——第1部分:需求和风险分析;②医疗设备和医疗信息系统远程维护的信息安全管理——第2部分:信息安全管理系统的实施;③健康信息基础设施的动态请求虚拟专用网络;④公钥基础设施——第1部分:数字证书服务综述;⑤公钥基础设施——第2部分:证书属性;⑥公钥基础设施——第3部分:认证机构的策略管理;⑦安全目录服务,专业人员和患者的通信及识别;⑧权限管理和访问控制——第1部分:概述和政策管理;⑨权限管理和访问控制——第2部分:形式化模型;⑩权限管理和访问控制——第3部分:实施;⑪数据保护以利于个人健康信息的国际流动用指南;⑫假名化是所有与人相关的数据在数据记录之内被替换为标识符的做法;⑬健康软件安全风险的分类;⑭使用ISO/IEC 27002的医疗信息安全管理;⑮健康软件确保患者安全用措施;⑯IT网络合并医疗设备用风险管理应用程序——第1部分:角色,职责和行为;⑰HER系统一致性测试的安全和隐私要求——第1部分:基础※;⑱HER系统一致性测试的安全和隐私要求——第2部分:小规模患者健康记录系统的保护概况※。

(5) 健康卡类:①医疗卡——通用特征;②医疗卡-发行识别卡编码系统和注册程序;③患者健康卡数据——第1部分:一般结构;④患者健康卡数据——第2部分:通用对象;⑤患者健康卡数据——第3部分:受限的临床数据;⑥患者健康卡数据——第4部分:扩展的临床数据;⑦患者健康卡数据——第5部分:标识数据;⑧患者健康卡数据——第6部分:管理数据;⑨患者健康卡数据——第7部分:药物治疗数据;⑩患者健康卡数据——第8部分。

(6) 药房与医药电子商务类:①诊断辅助系统的功能特点(关于开药品处方、订购药品流程的一个信息管理通用的概念模型);②药剂师报表的业务需求※;③用于物质常规信息唯一标识和交换的数据元与结构※;④用于药物剂型、表示单位以及给药途径常规信息的唯一标识和交换的数据元和结构※;⑤对测量单位进行唯一标识和交换的数据元和结构※;⑥用于常规医用产品信息的唯一标识和交换的数据元和结构※;⑦用于常规药品的唯一标识和交换的数据元和结构※;⑧药物警戒中的个案安全报告(ICSRs)——第1部分:副反应事件报告框架※;⑨药物警戒中的个案安全报告(ICSRs)——第2部分:人类药物报告要求※;⑩药物不良反应的电子报告※。

(7) 设备类:①床旁检测医疗设备通信/定点护理医用设备通信——第10101部分:术语;②床旁检测医疗设备通信/定点护理医用设备通信——第10201部分:域信息模型;③个人健康设备通信——第10404部分:专业化设备——脉搏血氧仪;④个人健康设备通信——第10407部分:专业化设备——血压计;⑤个人健康设备通信——第10408部分:专业化设备——温度计;⑥个人健康设备通信——第10415部分:专业化设备——体重计;⑦个人健康设备通信——第10417部分:专业化设备——血糖仪;⑧个人健康设备通信——第10471部分:专业化设备——独立生活活动中心;⑨床旁检测医疗设备通信/定点护理医用设备通信——第20101部分:应用概况——基本标准;⑩个人健康设备通信——第20601部分:应用概况——优化的交换协议;⑪床旁检测医疗设备通信/定点护理医用设备通信——第30200部分:传输轮廓-电缆连接;⑫床旁检测医疗设备通信/定点护理医用设备通信——第30300部分:传输轮廓-红外无线;⑬床旁检测医疗设备通信/定点护理医用设备通信——第90101部分:分析仪器——床旁监护试验;⑭标准通信协议——第91064部分:计算机辅助心电图仪;⑮医用分析仪与实验室信息系统的接口——使用说明文件;⑯在医疗保健设施领域移动无线通信和计算机技术的应用——关于医疗设备电磁兼容性(被动电磁干扰管理)的建议;⑰医疗保健主题的识别(医疗设备数据元素)。

(8) 电子健康档案业务需求类:①电子病历系统功能模型,版本 1.1;②电子病历通信——第 1 部分:参考模型;③电子病历通信——第 2 部分:原型交换规范;④电子病历通信——第 3 部分:参考原型和术语表;⑤电子病历通信——第 4 部分:安全;⑥电子病历通信——第 5 部分:接口规范;⑦健康摘要记录的业务需求——第 1 部分:需求;⑧健康摘要记录的业务需求——第 2 部分:环境扫描。

英国的卫生信息标准化系统是一个较为完整的体系,是政府集权管理模式的代表。这是由于英国实施的国家医疗服务体系(NHS),属典型的全民医疗制度,而且其卫生资源的配置历来重视计划手段,因而更需要进行信息的标准化以便于相互交流和统一管理规划。英国卫生部于 1999 年 4 月成立了卫生信息管理机构,专门负责制定有关临床数据标准、技术标准及管理信息标准。2001 年 10 月出版了《NHS 数据字典 & 数据手册 1.2》合印本,代替了原有的《数据字典 3.3》和《数据手册 5.3》。从而保证了在 NHS 内实现信息的共享、交换和有效利用。近年来,NHS 进行持续改革,提出了一系列新的举措,使得卫生信息标准化工作不断拓展到新的领域,解决新的问题。可以预见,将来英国卫生信息标准化的发展必将和 NHS 的不断发展和变化息息相关。

美国国家标准局(NBS)是美国唯一的一个全国性官方标准化机构,它作为美国标准的重要技术后盾发挥作用。而美国国家标准学会(ANSI)实际上已经成为美国的国家标准化中心,美国各界的标准化活动都围绕它进行。美国国家标准学会是一个非营利性的民间标准化团体,通过它使政府有关部门和民间的标准化组织相互配合,起到了联邦政府和民间标准化系统之间的桥梁作用。它协调并指导美国全国的标准化活动,给予标准制定、研究和使用单位帮助,提供国内外标准化情报,并起着行政管理机关的作用。同时美国国家标准学会又是 ISO 在美国的注册机构,并且和 ISO 有着千丝万缕的联系。ANSI 是 ISO 的创办成员之一,在 ISO 管理委员会和技术管理委员会占有永久的席位。但在实际工作中,ANSI 本身很少制定标准,其 ANSI 标准的编制,主要采取以下三种方式:①投票调查法:由有关单位负责草拟,邀请专家或专业团体投票,将结果报给 ANSI 设立的标准评审会审议批准;②委员会法:由 ANSI 技术委员会和其他机构组织的委员会的代表拟定标准草案,全体委员投票表态,最后由标准评审会审核批准;③优选法:从美国各专业学会、协会等社会团体制定的标准中,选择优秀标准,提升为国家标准,并冠以 ANSI 标准称号及分类号,但同时又保留原专业标准代号。美国国家标准学会的卫生信息标准委员会(ANSI HISB)负责卫生信息的收集、制定和推广工作。ANSI HISB 有 25 个具有投票权的成员和 100 多个一般成员,它所经营的标准主要是 ISO 的标准。但也有一些 HISB 成员的标准和自己制定的或自己制定获 ISO 认可的标准。这些标准都是根据美国自己的实际需要或各行业的特点制定并推行使用的,如美国材料试验学会、美国牙医学会等机构制定的标准。ANSI HISB 的业务范围包括:卫生保健模型和电子版的卫生保健记录,卫生保健数据、图像、声音和信号的相互交换,卫生保健代码和术语,诊断仪器和卫生保健设施的交流,卫生保健协议、知识和统计数据库的交流,卫生保健信息的相关领域。对于卫生信息的标准化体系而言,由于美国社会的多元性和自由化状态,形成了美国独特的分散化标准体系。美国官方(包括联邦政府和州政府)制定和发布标准,而且学术组织、团体及企业也制定和发布标准。其中某些具有权威性的学术团体也成为国际标准化组织的成员。近年来,由于计算机网络的发展,美国国内各个医疗行业和相关系统都拥有了各自的卫生信息系统,这些部门对卫生信息的交换、共享和信息系统的互联提出要求。另外,医院集团化和医疗保险以及商业保险的发展,使这些异构信息系统间的互联成为重要课题。在这种情况下,HL7 应运而生。

总之,各国的标准体系形式不一,各有特点,但都是各国根据国情出发,有明显的地域政策影响和一定的历史渊源。但就所采用的标准本身来讲,标准趋同是一种世界趋势。

2. 国内卫生信息标准化的现状与趋势

2003 年 SARS 疫情之后,我国卫生信息标准化建设进入了一个相对快速的发展时期。国家相继启动了一批卫生信息标准研究项目,在跟踪和学习国际卫生信息标准、探索卫生信息标准化理论方法、解决目前急需的卫生信息标准问题方面取得了长足进展。一批国际标准,如 SNOMED CT、HL7、LOINC、DICOM、IHE 等逐步被国内业界人士认识、采用或借鉴。2010 年以来,国家依据相应政策和需求,相继出台了一系列卫生信息标准和规范。随着卫生信息化建设的不断深入，卫生信息标准化的策略和方法也正在调整和优化，标准化步伐也在不断加快。

（1）基本数据集标准：《城乡居民健康档案基本数据集》（WS 365—2011）以 2009 年 5 月卫生部已发布的《健康档案基本架构与数据标准（试行）》为基础，遵照《国家基本公共卫生服务规范（2011 年版）》中提出的 11 个服务规范所涉及的信息内容而制定。其中的数据元按业务领域共分为个人基本信息、儿童保健、妇女保健、疾病控制、疾病管理和医疗服务 6 大类。

除了《城乡居民健康档案基本数据集》，国家还陆续颁布了包括儿童保健、妇女保健、疾病控制、疾病管理、医疗服务、健康卡等领域的 60 多个卫生信息基本数据集标准。这些数据集分别规范了各专业领域数据采集的基本内容，规定了本领域使用的数据元的名称、定义、格式等属性。

（2）卫生信息数据元及数据元值域代码标准：《卫生信息数据元目录》（WS 363—2011）标准于 2011 年发布。该标准与基本数据集标准同步制定，规定了数据元的定义、表示格式、数据元值域代码及约束条件等。除了规定数据元标准化原则（总则），具体内容包含卫生服务对象信息（人口学及社会经济学特征、健康史）、健康危险因素（职业危险因素、行为危险因素、环境及其他危险因素）、医学观察信息（主诉与症状、体格检查、临床辅助检查、实验室检查）、诊断与评估信息（医学诊断、医学评估）、计划与干预信息（计划与干预）、卫生经济信息（卫生费用）、卫生资源信息（卫生机构，卫生人员，药品、设备与材料）、卫生管理信息（卫生管理）等。与数据元目录对应，《卫生信息数据元值域代码》（WS 364—2011），提出了值域代码标准的制定原则（总则），规范了上述代码型数据元的允许值。

（3）居民健康档案医学检验记录的常用 LOINC 代码：为了促进我国居民健康档案中常见医学检验信息的交换和共享，2014 年国家卫计委颁布了《居民健康档案医学检验项目常用代码》（WS 446—2014）。LOINC 是一个著名的国际卫生信息标准，包含庞大的医学观察项目数据库。根据中国医疗保健行业开展医学检验的现状和需求，参照《医疗机构临床检验项目目录》，同时考虑现行检验项目与 LOINC 体系映射的可行性，本标准确定了需要编制 LOINC 代码的常用检验检查项目列表，共包含医学检验项目 720 条，推荐用于卫生领域实验室检查项目信息的表示、交换、识别和处理。

（4）健康档案共享文档规范：2016 年，国家卫计委颁布了《健康档案共享文档规范》（WS/T 483—2016）系列标准。该标准包含个人基本健康信息登记、出生医学证明、新生儿家庭访视、儿童健康体检、首次产前随访服务、产前随访服务、产后访视、预防接种报告等 20 个部分，规定了健康档案 20 个部分内容的文档模板、文档架构的要求以及对文档头和文档体的一系列约束，希望全国各级各类提供医疗卫生服务的医疗卫生机构、从事卫生信息化服务的信息技术厂商以及相关的行政管理部门采用该标准传输和交换卫生信息。

（5）医院信息系统和电子病历系统功能规范：为了保证医院信息系统的质量，减少不必要的重复研制和资源浪费，2002 年卫生部印发了《医院信息系统基本功能规范》，目的是为医院信息系统评审提供一个基本依据。另外，为了规范医疗机构电子病历管理，明确电子病历系统应当具有的功能，更好地发挥电子病历在医疗工作中的支持作用，2010 年卫生部发布了《电子病历系统功能规范（试行）》。该规范适用于医疗机构电子病历系统的建立、使用、数据保存、共享和管理，是医疗机构建立和完善电子病历的功能评价标准，侧重于提高与医疗质量、保障医疗安全、提高医疗效率相关的重要功能，不涉及实现各项功能的技术和方式。

第二节　常用卫生信息标准与规范

卫生信息标准包括卫生信息表达标准、卫生信息交换与传输标准和卫生信息技术标准，其中卫生信息表达标准是关注的重点。卫生信息本身的标准化和规范化表达是卫生信息标准的重要组成部分，是实现信息语义互操作的基础。此类标准的研发需要以医疗卫生领域的专业人员为主要力量。以下简要介绍其中几种广泛应用的国际标准。

一、系统医学命名法——临床术语

系统医学命名法——临床术语(systematized nomenclature of medicine—clinical terms,SNOMED CT)是国际著名的医学术语标准。SNOMED CT 采用多轴编码的命名方法,精确表达医学领域大量的、复杂的概念,是迄今为止最为完整的医学术语系统,可用来编码、提取和分析临床数据,支持医学数据的一致性索引、存储、调用和跨专业、跨机构集成,促进 EHR 系统的语义互操作。

(一) SNOMED CT 的基本内容

1. 概念

SNOMED CT 中的每个概念都有一个完整、清晰的描述(人读)和唯一的标识符(机读)。概念标识符为数字形式的字符串,共 6～18 位,一般为 8～9 位,其结构见图 3-2。截至 2018 年,SNOMED CT 包含大约 3219000 条概念,超过 80 万条临床概念相关的描述和超过 700 万条进一步描述概念的关系。

SNOMED CT 的所有概念按照颗粒度由“粗”到“细”形成层级结构,其层次示意图如图 3-3 所示。

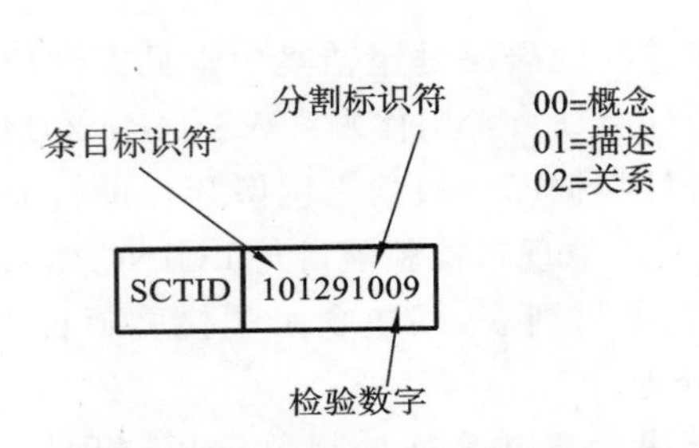

图 3-2　SNOMED CT 概念标识符的结构

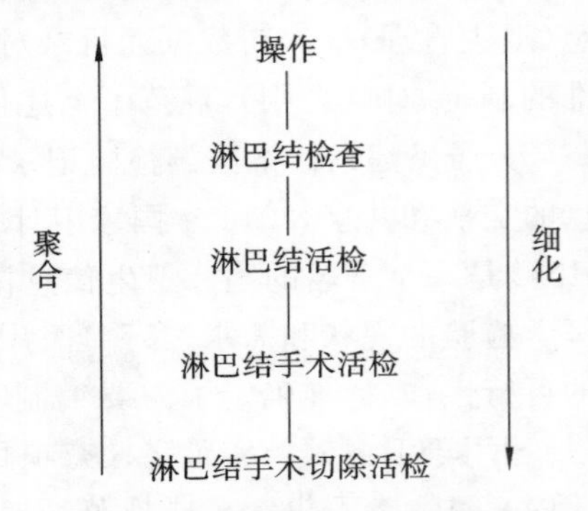

图 3-3　SNOMED CT 概念的层次示意图

SNOMED CT 所包含的 19 类顶层概念如下。

- 临床发现 clinical finding
- 体力 physical force
- 操作 procedure
- 事件 event
- 观察实体 observable entity
- 环境/地理位置 environment/geographical location
- 身体结构 body structure
- 社会背景 social context
- 生物体 organism
- 显性情境 situation with explicit context
- 物质 substance
- 分期和等级 staging and scales
- 药物/生物制品 pharmaceutical/biologic product
- 物理对象 physical object
- 标本 specimen
- 限定值 qualifier value
- 特殊概念 special concept

· 记录工件 record artifact
· 关联概念 linkage concept

2. 描述

描述指赋予 SNOMED CT 概念的名称或术语。SNOMED CT 包含将近 100 万个描述，包括在概念之间相互参照的同义词。

下面以描述心肌梗死的概念（concept ID：22298006）为例。

（1）规范化全称（normalized full name，必需的，没有歧义的）：myocardial infarction（disorder），description ID 751689013。

（2）首选术语（preferred term，临床常用的词或词组）：myocardial infarction，description ID 37436014。

（3）同义词：cardiac infarction，description ID 37442013。

（4）同义词：heart attack，description ID 37443015。

（5）同义词：infarction of heart，description ID 374410。

以上所有描述都有自己的唯一标识符，且都与概念 22298006 相关联。

3. 关系

关系定义概念之间的关联。关系类型包括定义、限定、历史的和附加的。每一个概念都通过规定与其他概念的关系而获得逻辑上的含义，但是每种关系都必须是一个事实，不能是错误的逻辑，并且对每个概念关系的描述必须完整。例如跖骨骨折是脚部的骨折，部位是跖骨，形态上表现为骨折。常见的关系是通过“XX”是一个（is a）“XX”定义某概念在一个层级关系结构中的位置，例如，糖尿病是一种糖代谢紊乱。SNOMED CT 有 140 多万个概念之间的关联或语义关系。

随着版本的升级，SNOMED CT 的内容也不断更新，包括概念、描述及关系。

（二）SNOMED CT 的属性

SNOMED CT 的属性是除了“是一个（is a）”外另一种重要的概念关系描述，目前有 50 多个属性。其中：临床发现的属性包括发现的部位、相关的形态学、与其他（如原因）的关系、严重度、临床进程等；手术或操作的属性包括手术部位、手术目标部位、手术方法、手术路径、手术用药、优先度等。

（三）SNOMED CT 的管理与应用

SNOMED 最初由美国病理学家协会（college of American pathologists，CAP）提出。1999 年，CAP 和英国 NHS 联合，将 SNOMED 参考术语 SNOMED RT 和临床术语（曾称为 Read Codes）V3 结合，形成了 SNOMED CT。为了将 SNOMED CT 发展成为世界性的医学术语标准，2005 年 11 月 SNOMED 国际和英国 NHS 宣布将成立一个中立的国际标准开发组织，并将 SNOMED CT 的所有权从 CAP 转移到这个新的组织，以便其他国家有机会共同拥有、开发、维护和促进 SNOMED CT 及相关产品，包括 SNOMED CT 的技术设计、核心内容及相关技术文档。2006 年经过美国、英国、加拿大、丹麦、澳大利亚、立陶宛六国讨论，决定成立一个新的机构——国际卫生术语标准开发组织（international health terminology standards development organization，IHTSDO）。IHTSDO 于 2007 年 3 月在丹麦作为非营利性组织注册，以 780 万美元获得 SNOMED CT 和其前期产品（如 SNOMED 3.4，RT）等的知识产权。IHTSDO 现有 27 个成员国，包括澳大利亚、加拿大、丹麦、立陶宛、美国、新西兰、荷兰、瑞典、英国等，目前仍有许多国家希望加入。2007 年 7 月 31 日，IHTSDO 首次发布了 SNOMED CT 2007 年 7 月版。SNOMED CT 的管理和应用如图 3-4 所示。

在临床上，SNOMED CT 作为电子病历结构中最底层的概念标识定义临床相关数据的语义，使有关的术语或者临床概念具有准确的语义。电子病历结构中的概念连接或者绑定除到 SNOMED CT 外，还有很多其他适用的术语和词汇系统，例如 ICD、LOINC 等。

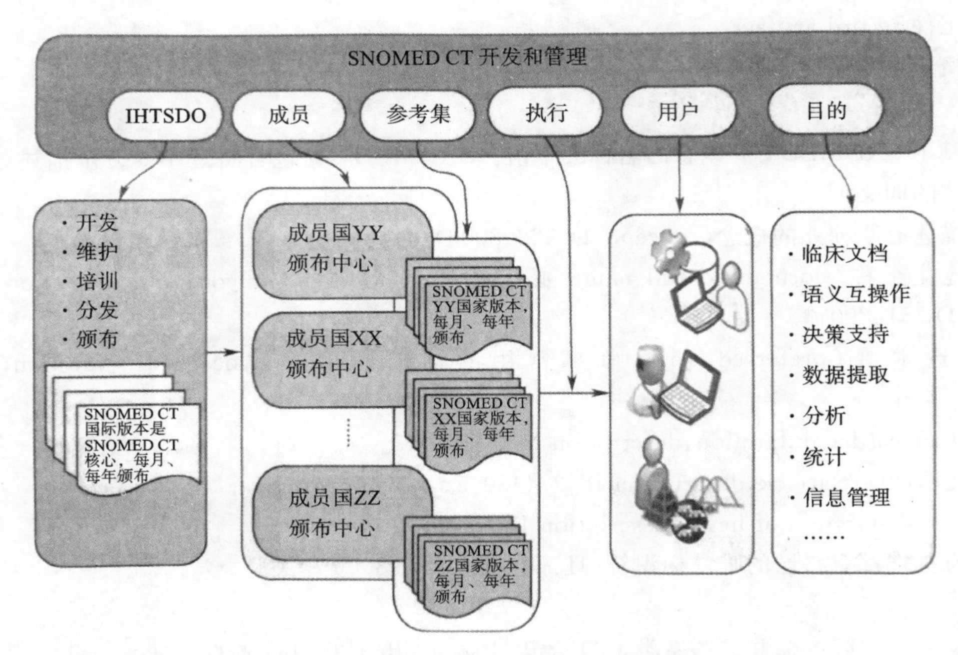

图 3-4　SNOMED CT 的管理与应用

二、逻辑观察标识符命名和编码

逻辑观察标识符命名和编码(logical observation identifiers names and codes，LOINC)为实验室和临床检查提供了一套统一的名称和标识码，从语义和逻辑上支持医学检验、检查结果的交换。LOINC 分为四个部分，分别为实验室 LOINC(laboratory LOINC)、临床 LOINC(clinical LOINC，负责非实验室诊断检查、重症医学、医疗护理指征、病史及体格检查方面的内容)、调查问卷和信息附件，其中实验室 LOINC 所占比例最高。

LOINC 数据库内容覆盖面广，尤其是实验室部分，专业领域广泛，包括临床实验室所报告的几乎所有观测指标，专业领域包括化学、血液学、血清学、血库、微生物学、细胞学、手术病理学及生殖医学。同时，LOINC 备有与国际上许多专业标准之间丰富的对照(映射)关系，如 SNOMED、IUPAC、CPT 等。UMLS 知识源服务器上发布了 LOINC 与 CPT 之间的对照关系。

(一) LOINC 的命名规则

1. LOINC 的语义模型

LOINC 概念的核心部分包括一条代码、六个概念定义轴和简称。每个 LOINC 概念均由若干条基本概念及组合概念组合而成。其中，每个基本概念又具有相应的概念层次结构及首选术语、同义词和相关名称。每条 LOINC 记录都与唯一一种试验结果或套组(panel)相对应。LOINC 的六个概念定义轴如下。

(1) 成分(component)：一般指分析物，如钾、血红蛋白、丙型肝炎抗原等。

(2) 受检属性(property)：如质量浓度、酶的催化活性等。

(3) 时间设置(timing)：表示观测指标是某个时刻或短时间的观测结果，还是在更长时间段内的观测结果，如 24 h 尿标本。

(4) 标本类型(sample)或系统(system)：如尿、静脉血。

(5) 标尺类型(scale)：观测结果属于定量型、等级型、名义型或者叙述型(如显微镜检查的诊断意见)。

(6) 方法(method):在获得试验结果时所采用的方法。

LOINC 命名采用基于上述六个定义轴的面分类方法，其命名原则详细而明确，包括对基本概念和组合概念的命名。基本概念的命名遵循国际上公认的专业命名方法和原则，如各种生物（细菌、真菌、病毒和动植物）和有机化合物的命名。LOINC 备有多个语种的用户手册。

LOINC 具有明确无歧义的编码方案。代码采用没有任何含义的数字型顺序码，并备有一位校验码（如 10008-8），易于输入和校验。每个 LOINC 概念都分别具有唯一性的代码，且恒久不变。一条 LOINC 代码从其创建直至废弃，具有完整的生命周期，决不物理删除或复用废弃代码，只是赋以废弃标志“DEL”，保证了概念标识的唯一性以及概念含义的持久性。对于组成最终 LOINC 概念定义的基本概念和组合概念及其相关术语，也做了编码，且这些概念的编码也恒定不变，有助于建立起其他相关术语系统与 LOINC 概念之间的对照关系，便于不同术语系统之间的整合与协同。

（二）LOINC 编码系统的应用和管理

以血浆纤维蛋白原测量为例，LOINC 代码为 3255-7，六个概念轴的具体定义如下。成分（component）为纤维蛋白原，受检属性（property）为质量浓度，时间设置（timing）是一次测量，标本类型（sample）为血浆，标尺类型（scale）为定量型，方法（method）为凝血功能分析。因此，LOINC 代码为 3255-7 的检测项目可完整地表达为采用凝血功能测量方法、一次性随机测量血浆纤维蛋白原的质量浓度。如此标识所有医学检验和检查项目，可保证患者信息在不同机构和信息系统之间交换时被有关各方准确理解，避免歧义和误解。当然，每个医疗机构或独立检验机构可能会使用自己习惯的内部命名和编码，但是，如果信息要跨机构共享，就需要将内部编码映射至标准的编码体系。所以，本地编码与 LOINC 编码的映射或对照是 LOINC 应用工作中最重要的环节。为了在项目编码之间建立准确的对应关系，本地编码也必须有清晰的定义，否则，无法为本地项目编码找到对应的 LOINC 编码，或者出现一个本地编码对应若干个 LOINC 编码的情况。这种一对多的映射结果会损害信息交换的语义一致性。

目前，LOINC 的观测指标概念已收录 46000 条以上，注册用户可免费使用。由于 LOINC 数据库所收录的术语数量已经超出了手工查找方法的能力范围，因此，LOINC 提供了配套的软件工具——RELMA，用于 LOINC 数据库的浏览、查询、对照，本地术语的整理、编辑和预处理，以及新 LOINC 术语的创建、编辑与提交。

LOINC 自发布以来，在美国及全世界得到广泛应用。LOINC 已被美国国家医学图书馆（NLM）的统一医学语言系统（UMLS）收录。越来越多的美国大学、医院和医院集团、健康维护组织（HMO）的实验室信息系统都采用 LOINC 代码处理和传送实验室报告。美国健康与人类服务部（HHS）、国防部与退伍军人事务部（VA）也联合宣布采用 LOINC 的实验室部分实现临床实验室结果电子信息交换的标准化。同样，LOINC 在加拿大、澳大利亚及欧洲也得到了认可和采纳。

三、国际疾病分类及国际分类家族

国际疾病分类（international classification of disease，ICD）是世界卫生组织（WHO）在欧洲早期制定的死因分类标准基础上拓展细化补充修订而形成的国际标准统计分类体系，至今已有一百多年，其间经历了 11 次修订，从最初仅用于死因统计发展到涉及所有疾病和死亡原因，包括损伤和中毒及其外部原因的统计分类，具有权威性、科学性以及能宏观反映居民健康状况的特征。WHO 推行 ICD 的目的是对不同国家和地区在不同时间收集的死亡和疾病数据进行系统的记录、分析、解释和比较。经过 2002 年的第十次修订，ICD 进一步扩展为疾病和有关健康问题的国际统计分类（ICD -10），应用范围除了死因、疾病、损伤等统计外，还涉及流行病学调查（现场、临床、公卫、环境）及健康预测、卫生经济、医疗保险等。2018 年 6 月 18 日，WHO 发布了 ICD -11 作为健康与医疗服务信息最新国际标准，并要求成员国自 2022 年 1 月起正式使用 ICD -11 报告。ICD -11 的章节结构反映了疾病与健康多个方面，包括疾病、障碍、综合征、症状、体征、发现、损伤、影响健康状况的因素以及传统医学等。ICD-11 补充了解剖学、化学制品和药剂、诊断时间、功能评价等。2018 年 12 月 21 日，我国卫生健康委员会正式发布 ICD-11 中文版，并且要求自 2019 年 3 月 1 日起，各级医疗机构应当全面使用 ICD-11 中文版进行疾病分类和编码。

(一) 国际疾病分类系统的主要内容

作为医学领域分类编码标准的典型代表，ICD 是多轴的统计分类体系。不同于疾病命名，ICD 具有明确的范围或域，体现了完整性、唯一性、科学性、权威性和实用性。

1. ICD-11 的构成

ICD-11 共包括 28 章，其内容及划分如表 3-3 所示。

表 3-3　ICD-11 的内容及划分

章	名　　称	范　围
1	某些感染性疾病或寄生虫病	1A00-1H0Z
2	肿瘤	2A00-2F9Z
3	血液或造血器官疾病	3A00-3C0Z
4	免疫系统疾病	4A00-4B4Z
5	内分泌、营养或代谢疾病	5A00-5D46
6	精神、行为或神经发育障碍	6A00-6E8Z
7	睡眠-觉醒障碍	7A00-7B2Z
8	神经系统疾病	8A00-8E7Z
9	视觉系统疾病	9A00-9E1Z
10	耳或乳突疾病	AA00-AC0Z
11	循环系统疾病	BA00-BE2Z
12	呼吸系统疾病	CA00-CB7Z
13	消化系统疾病	DA00-DE2Z
14	皮肤疾病	EA00-EM0Z
15	肌肉骨骼系统或结缔组织疾病	FA00-FC0Z
16	泌尿生殖系统疾病	GA00-GC8Z
17	性健康相关情况	HA00-HA8Z
18	妊娠、分娩或产褥期	JA00-JB6Z
19	起源于围生期的某些情况	KA00-KD5Z
20	发育异常	LA00-LD9Z
21	症状、体征或临床所见，不可归类在他处者	MA00-MH2Y
22	损伤、中毒或外因的某些其他后果	NA00-NF2Z
23	疾病或死亡的外因	PA00-PL2Z
24	影响健康状态或与保健机构接触的因素	QA00-QF4Z
25	用于特殊目的的编码	RA00-RA26
26	传统医学病证-模块 1	SA00-SJ3Z
V	功能评定补充部分	VA00-VC50
X	扩展码	XS8H-XX2QG9

2. ICD-11 的编码

ICD-11 采用字母数字混合编码形式(A00.0-Z99.9)，其三位数编码表示核心分类。

(1) 疾病编码范围 A～R，U：明确的疾病 A00～Q99；不明确的疾病 R00～R99；特殊目的的编码 U00～U99。

(2) 损伤中毒编码范围 S～T，V～Y：临床表现 S00～T98；外部原因 V01～Y98。

(3) 非疾病编码范围 Z00～Z99。

ICD 的三、四、五位数编码分别代表类目、亚目和细目。例如：

S02：颅骨和面骨骨折(类目)

S02.0：颅骨和穹隆骨折(亚目)

S02.01：颅骨穹隆开放性骨折(细目)

编码中的字母与章有对应关系(除了 D 和 H 覆盖两章，第 1 章、第 2 章、第 19 章和第 20 章占用了 2 个字母外，其余均为一个字母对应一章)，每章包含足够的三位数分类码。当前版本并非所有代码都用到，允许将来有一定的扩展空间。在编码的排列上，由于号码依次从小到大排列，往往把同类疾病中更特异的诊断排在前面(编码小)；用“残余条目”安排同类中的其他情况。采用“特指”及“未特指”确保所有需要编码的疾病、损伤或中毒以及非疾病理由都能包括在 ICD 编码体系中。

(二) ICD 与国际分类家族

虽然 ICD 具有广泛适用性，但并不能保证满足所有需求。因此，世界卫生组织还负责组织制定、实施并维护更新了一系列反映居民健康状况的国际分类标准，形成了国际分类家族(family of international classification，FIC)，主要用于对健康信息进行国际交流和比较。由于涉及面很广，又称为 WHO-FIC 网。

四、数据元与数据字典

(一) 数据元的定义及构成

数据元(data element)是数据的基本单元(unit)，是装载数据的容器(container)。类似于数据库中的字段、统计数据表中的变量。数据元的确切含义需要用一系列属性来说明，包括数据的定义、标识、表示方法、值域和管理等。数据元可以以抽象的形式存在，也可以存在于应用系统中。

(二) 数据元值域与受控词表

数据元需要从语义和表示两个方面进行描述。语义又分为语境(context)和符号(symbolic)两种类型。语境由数据元概念(data element concept，DEC)描述，说明了数据对象的种类以及可用来测量这些对象的特征。符号由概念域(conceptual domain，CD)描述，概念域是一个分类集。数据元的表示指数据元所使用的允许值，每个值对应概念域分类中的一个类。值所遵循的表示模型由数据类型(data type)提供。数据类型是一组确切的值，其特征由这些值的属性和施加于这些值上的操作来描述。允许值的集合称为值域(value domain，VD)。值域规范所有允许值，有两种类型：可枚举值域(表示为允许值列表)和不可枚举值域(表示为一个描述)。可枚举值域一般通过受控词表或者指定外部的编码系统来规范。

(三) 数据字典与元数据注册

用来说明或描述数据的数据称为元数据(metadata)，例如对数据元的描述或说明。关于一组数据的元数据汇集成册即形成数据字典。因此，数据字典可理解为关于其他数据的数据库，即用于存储元数据的数据库。元数据注册(metadata registry)指用来注册和管理元数据的信息系统。通过注册实现三个主要目的:标识、来源和质量监控。标识由赋予每个注册对象一个唯一的标识符来实现;来源指明元数据及其描述对象的来源;质量监控确保元数据完成其所被赋予的任务。另外,元数据注册提供了一个部门、机构或国家对元数据进行管理和维护的机制,使用户能够获得各类数据的元数据,通过元数据的传播促进数据的一致性和可比性。

国际标准化组织和国际电工委员会联合制定的ISO/IEC 11179——信息技术:元数据注册(information technology:metadata registry,MDR,2005)及我国等同采用该标准发布GB/T 18391—2009就是用于规范数据定义、数据表示方法和元数据注册的标准,是各类数据的通用描述框架。管理数据的语义,适用于任何类型、任何组织和任何目的的数据。ISO/IEC 11179主要规范了描述数据所必需的元数据的种类和特征,以及元数据资源库中元数据的管理,用于形成人机之间可以共享数据的表示、概念、含义及相互关系,独立于产生数据的机构,不涉及机器层面的、数据的物理表示。

ISO/IEC 11179总共包含6个部分:框架,分类,元模型与基本属性,数据定义的形成,命名和标识原则,注册。

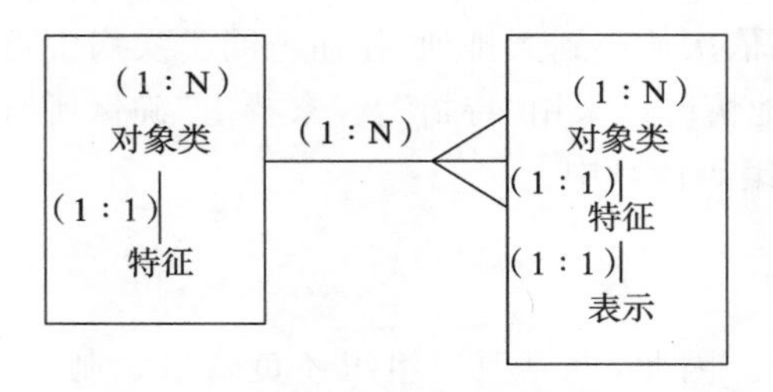

图3-5 数据元的概念模型

第一部分:框架(framework),介绍和讨论了理解该标准必需的数据元、值域、数据元概念、概念域和分类体系,提供了将该标准6个部分结合起来理解的上下文关系和语境。其中提出了一个概念模型,描述数据元的两个基本组成部分:数据元概念和表示。数据元的概念模型如图3-5所示。另外,还描述了数据元与其存在的环境,即数据元作为数据库、数据文件的一部分或作为机构之间传输数据的一个交易集的情况。

第二部分:分类(classification),描述在元数据注册中如何管理分类体系。分类体系是基于通用特征将对象划分为组群的描述性信息。这些信息包括分类体系的名称、定义、内容等。MDR中所有管理项都可分类,包括对象类、属性、表示、值域、数据元概念及数据元本身。

第三部分:元模型与基本属性(metamodel and basic attribute),该部分提出了一个注册元模型。MDR的注册元模型如图3-6所示。按照数据元的组成构件,如数据元概念、概念域、值域等,定义了十大类共45个数据元的基本属性。每个属性都有相应的约束,包括必选(M)、条件可选(C)和可选(O)。

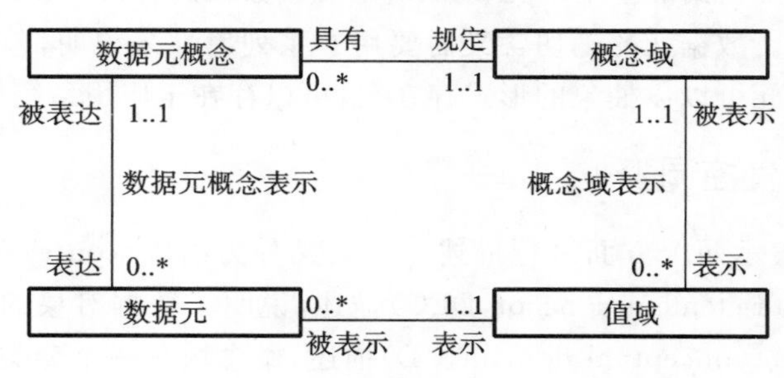

图3-6 MDR的注册元模型

第四部分:数据定义的形成(formation of data definitions),规定了构建数据和元数据定义的要求与建议,用来精确规范如何形成一个无歧义的数据定义。要求数据定义要阐述其概念是什么,而不是阐述其概念不是什么;要用描述性的短语或句子阐述;表述中不应包括其他数据或基本概念的定义。建议数据定义要阐述数据的基本含义,准确而无歧义,简练,能单独成立,避免循环定义,使用相同的术语和一致的逻辑结构等。

第五部分:命名和标识原则(naming and identification principles),为数据元概念、概念域、数据元和值域等管理项的命名和标识提供了指南。标识是指明、识别特定管理项的一个较为宽泛的术语。名称是赋予数据元的自然语言标记，常常由用户确定，且不同用户之间存在差异。命名有语义、语法和词法的规则。在一个注册机构内每一个数据元有且只能有一个标识符。只要数据元的含义和表示类保持不变，标识符就不会发生变化。

第六部分：注册（registration），规定了对不同应用领域的管理项进行注册和赋予国际唯一标识符（国际注册数据标识符，IRDI）的规程，给出了描述数据的元数据注册系统的概念模型，规定了一系列管理项和管理项的通用特性，定义了注册状态和管理状态。注册状态将管理项的生命周期分为首选、标准、合格、已记录、候选、未完成、失效、被替代等状态。另外，还规定了注册机构为元数据注册系统的活动所建立的工作流程，包括管理项的提交注册、升级、协调一致、修改、淘汰等。

五、卫生信息传输标准与集成规范

（一）Health Level 7 及其应用

卫生信息应用层（第七层）标准（Health Level 7，HL7）既指 HL7 标准，又指 HL7 国际组织。在国际标准化组织（ISO）提出的开放式系统互联模型（OSI）中，将网络通信协议的结构分为 7 层，第七层为应用层，而 HL7 符合设置在 OSI 模型第七层上的应用-应用接口的概念性定义。

HL7 产品是一个内容非常丰富的标准家族，包含一系列标准，例如概念标准、文档标准、应用标准和消息标准等，涉及知识表达的标准化（Arden 语法），XML 文档结构的标准化，HL7 数据类型及其在消息和文档中的应用等。HL7 还涉足 EHR 系统的互操作研究领域，发布了电子病历系统功能模型（HL7 EHR-S FM）和电子病历记录互操作模型草案（HL7 EHR IM DSTU）。HL7 致力于解决医疗行业的信息交换问题，陆续研究、制定和颁布了旨在实现互操作性能的各类信息传输标准和规范，其标准家族不断发展壮大，可为电子健康信息的传输、集成、共享和检索提供完整的框架和相关标准，支持临床实践和卫生服务的提供、管理和评估。HL7 组织的成员和标准用户遍布全球，代表医院及其他医疗服务提供者、政府组织、医疗保险机构、药品或医疗器械供应商、医疗信息产品提供者、咨询公司等各个行业。

1. HL7 参考信息模型

信息模型是一组具有完整语义的信息，是对现实世界的简化，也是对认知主体的抽象，建模过程就是捕捉认知对象本质的过程。模型有很多种，包括业务模型、功能模型、逻辑模型等。HL7 参考信息模型（reference information model，RIM）是医疗卫生领域内信息的结构化描述形式，比较抽象、宏观地表达了所需信息的对象类以及对象类的属性、关系及约束等。RIM 是 HL7 第 3 版（V3）标准开发方法学的核心，是产生 HL7 其他信息模型的依据，是所有 HL7 V3 规范和标准工件获取其信息内容的源头，提供多种信息结构（包括消息）可以复用的、一致的数据和概念。

HL7 RIM 包含 6 个主干类，如图 3-7 所示。活动（act）指必须记录下来的提供医疗保健时所实施和完成的活动、行为或动作；参与（participation）表示活动的语境，例如行为的实施者、实施的对象、活动发生的地点等；角色（role）表示实体参与卫生保健活动时所扮演的角色；实体（entity）指参与卫生保健活动的物体和客观存在；活动关系（act relationship）表示活动之间的相互关联，例如检查医嘱和检查事件发生之间的关系；角色关联（role link）表示个体角色之间的关系。

HL7 RIM 中的活动、实体和角色三个类被进一步表示为一组更为具体的类或子类，通过以下编码属性：类代码（活动、实体和角色）表示要表达的确切的类或概念；状态码（活动）和限定码（实体）指活动或实体的属性，以区分该类是否表示活动或实体的一种或实例。如果某类是活动类的特例，状态码进一步将此实例描述为一个事件或意愿；代码（活动、实体和角色）为一个特定的类代码值提供进一步的分类，例如临床观察类中某个特定的观察类型。RIM 中的其他三个类（参与、活动关系和角色关联）不表示为泛化-特化的层次结构，但是，这些类表示了各种各样的概念。例如参与的不同形式或活动之间关系的不同种类。这种差别由这些类的类型代码（type code）表示。

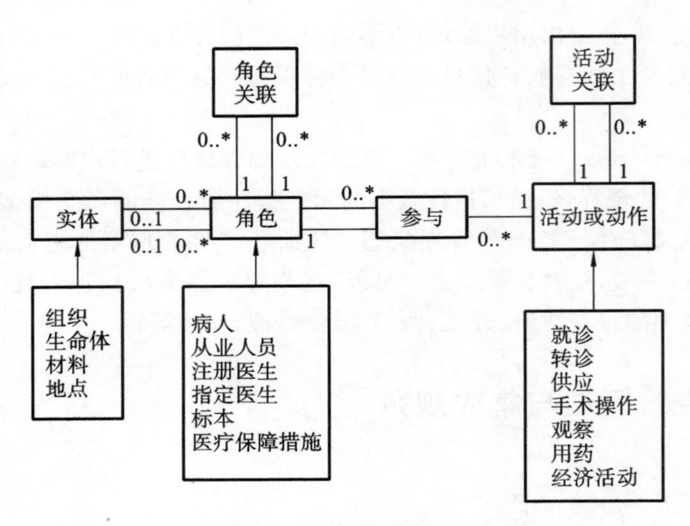

图 3-7　HL7 RIM 的主干类图

RIM 由一组 UML 类组成。每个类包含一个或多个属性，属性被赋予数据类型（data type，是 V3 标准中独立的一部分）。RIM 中的一些属性由 CS 数据类型编码，意味着这些属性所使用的值集（value set）必须从 HL7 定义的编码集中获取。每个代码集都表示为一个词汇域，由一组概念组成。

RIM 中的主题域包括基础类（活动、实体、角色）和传输基础类（核心基础、消息传输控制、结构化文档）。下面以基础类中的活动为例，说明类的层级关系及属性描述。

活动是活动类及其特化的类的集合，与卫生服务中的活动和事件相关。包含的类有以下几种：

Account
Act
ActRelationship
ControlAct
DeviceTask
DiagnosticImage
Diet
FinancialContract
FinancialTransaction
InvoiceElement
ManagedParticipation
Observation
Participation
PatientEncounter
Procedure
PublicHealthCase
SubstanceAdministration
Supply
WorkingList

活动的属性描述：活动指某件正在做的或者已经完成的、可能做、打算做或申请做的事情的记录。活动的属性及其数据类型有以下几种：

classCode::CS
moodCode::CS
id::SET<II>
code::CD
negationInd::BL
derivationExpr::ST
title::ST
text::ED
statusCode::SET<CS>
effectiveTime::GTS
activityTime::GTS
availabilityTime::TS
priorityCode::SET<CE>
confidentialityCode::SET<CE>
repeatNumber::IVL<INT>

interruptibleInd::BL

levelCode::CE

independentInd::BL

uncertaintyCode::CE

reasonCode::SET<CE>

languageCode::CE

以属性 classCode 为例。该属性属于编码的属性，其描述包括：

(1) Act. classCode::CS(I..1)：表示活动类的类代码的数据类型为 CS，每个活动都必须有，且仅有一个类代码。

(2) 词汇域：ActCode 的词汇域从一级目录到取值共有 8 级目录，543 条，其中一级目录有 14 个。

(3) 定义：规定此活动实例所表示的活动主要类型的代码。

(4) 约束：classCode 是严格控制的词汇域，不允许参照外部词汇或用户自定义。每个活动实例都必须有类代码 classCode。

RIM 中每个具有编码特征的属性(具有 CD、CE、CV 等数据类型)都应该与一个(仅仅一个)词汇域关联。词汇域表可以是 HL7 定义的表，也可能是 HL7 认定的外部编码体系(如 LOINC、SNOMED CT)，也可以包含本地定义的代码。HL7 RIM 词汇域值涉及的术语、编码系统共 200 多个。

2. 临床文档结构

HL7 临床文档架构(clinical document architecture，CDA)是 HL7 制定的以文档交换为目的的指定结构和语义的文档标记标准。CDA 文档是一个完整的信息对象，可以包括文本、图像、声音和其他多媒体内容。CDA R1 和 R2 分别于 2000 年和 2005 年成为 ANSI 批准的标准，在美国及全世界得到了广泛的认可和应用。

CDA 文档的结构示意图如图 3-8 所示。CDA 文档从 HL7 文本 RIM 和 V3 数据类型获得语义，通过文档水平(document level)段水平(section level)和条目水平(entry level)的模板用来限定通用 CDA 规范。CDA 文档可打包在 HL7 嵌套段消息中实现传输，与计算机应用技术和传输机制无关。

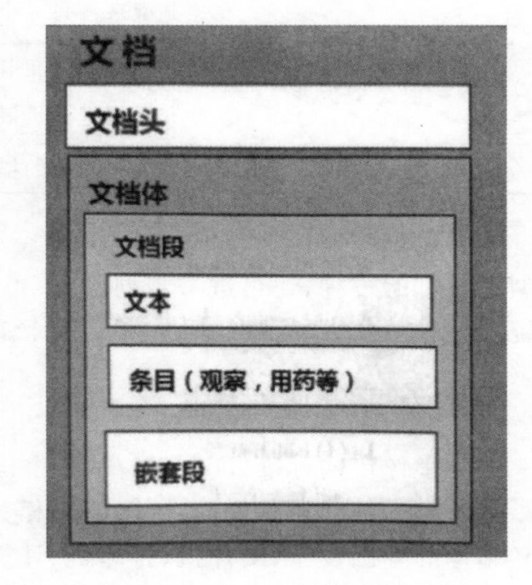

图 3-8　CDA 文档的结构示意图

CDA 文档包含文档头和文档体，由元素<ClinicalDocument>封装。

文档头包含用来管理文档的元数据，位于元素<ClinicalDocument>和元素<StructuredBody>之间描述文档本身，如文档的标识、分类，作者、患者及涉及的医疗服务提供者等信息。

文档体包含临床报告，可以是非结构化的，也可以是结构化标记。结构化文档体由元素<StructuredBody>封装，可逐步分解为嵌套的文档段(section)。CDA 文档段由元素<Section>封装，每个段可包含单个叙述性单元(block)和若干个 CDA 条目。计算机可读的内容通过 CDA 条目结构化表示，即将同一文档段中的叙述性单元中的内容代码化。CDA 条目也可以是嵌套的。条目中包含的临床内容，按照 HL7 RIM、数据类型及词汇表中的语义进行规范。CDA 条目有时引用外部参照，由元素<reference>封装。外部参照指存在于 CDA 文档以外的事物，如其他的影像、操作或医学检查。CDA 允许不同水平的结构化表示。第一级(level 1)只有结构化的文档头，没有内容模板；第二级(level 2)采用段水平的模板；第三级(level 3)采用条目水平的模板。

3. HL7 数据类型

数据类型是 HL7 V3 标准的重要组成部分，也是应用 RIM 构建消息、文档等传输对象必不可少的标准工件。

数据类型在不同的语境和应用软件中有不同的含义。多数情况下，数据类型指数据元值域的表示类型，如数值、代码、文本等。HL7 V3 的数据类型是纯语义的，独立于数据的表现形式。HL7 V3 数据类型见表 3-4。

表 3-4 HL7 V3 数据类型

分类	解释	数据类型举例
基本数据类型	描述了 HL7 定义的 42 个数据类型中的 31 个	字符型：文本标识符(II)名称(ENXP)地址(AD)； 编码值：简单编码(CS)代码(CV)同义代码(CE)概念描述(CD)； 数量值：定量表示(QTY)时间(TS)整数(INT)物理量(PQ) 货币(MO)
一般聚集型	包含若干个值，不是完整的数据类型，任何聚集都可以有一个关联的数据类型来自另一个数据类型组	并用(SET)；连用(BAG)；列表(LIST)
一般类型扩展	通过一种正式的扩展语言对现存数据类型进行扩展的能力	目前 HL7 应用技术指南(HL7 ITS)中尚未提供支持
计时规范	关于时间的描述规范	时间区间(IVL)

基本数据类型包括布尔型(BL)、非空布尔型(BN)、压缩数据(ED)、字符串(ST)等，其中编码值数据类型是常见的一种，还可进一步划分为 CS(仅仅是代码)、CV(包括代码和编码系统)、CE(包括代码、编码系统和系统间的转换)和 CD(包括代码、编码系统，系统间的转换及限定词)。

(二) 医学影像传输标准

医学影像传输标准(DICOM)是一个国际信息技术标准，用来生成、存储、展示、提取、查询和打印医学影像及派生的结构化文档，同时管理相关工作流；DICOM 的主要用户包括影像设备和信息系统的供应商和影像的外围设备(阅片机、打印机、计算机监视器和工作台，图像归档等)，目的是满足上述各种设备的影像数据传输。

DICOM 诞生于 1985 年，已成为全世界医院影像系统普遍遵循的标准。

DICOM 在放射科工作中使用举例如下：实施 CT 扫描；扫描控制台通过原始数据生成一组图像(该图像集称为一个草图)；CT 控制台将此草图发送给医院影像系统；工作台向医院影像系统查询并提取该草图；在工作台上完成重建和格式设定(从原始草图中提取图像)，提取的图像发回到档案文件，在那里完成该草图和其他草图的合成。

DICOM 文件指按照 DICOM 标准存储的医学图像文件，一般由一个 DICOM 文件头和一个 DICOM 数据集组成。DICOM 文件头是必需的，包含了标识数据集的相关信息。DICOM 数据集是 DICOM 文件的主要组成部分，不仅包括医学图像，还包括许多和医学图像有关的信息，如患者姓名、图像大小等。组成 DICOM 文件头和 DICOM 数据集的最基本结构单元是数据元素。

数据元素由标签、数据描述、数据长度和数据域等部分组成，按照逻辑关系分成不同的组并按照一定的顺序排列起来。对于 DICOM 文件，一般采用显式传输，数据元素按标签从小到大排列。

DICOM 当前版本的标准文件有以下 20 个部分。

第一部分：引言与概述，简要介绍 DICOM 的概念及其组成。

第二部分：符合性，定义 DICOM 要求制造商精确描述其产品的 DICOM 标准符合性声明，包括选择什么样的信息对象、服务类、数据编码方法等，每一个用户都可以从制造商处得到这样一份声明。

第三部分：信息对象定义，定义了两类信息对象类，即普通型、复合型。

第四部分：服务类规范，说明了许多服务类，详细论述了作用于信息对象的命令及其产生的结果。

第五部分：数据结构及编码，描述了怎样构造和编码信息对象类和服务类。

第六部分：数据字典，说明所有信息对象由数据元素组成，数据元素是对属性值的编码。

第七部分：消息交换，定义了进行消息通信的医学图像所用到的服务和协议。

第八部分：消息交换的网络通信支持，说明了在网络环境下的通信服务和支持 DICOM 应用进行消息交换的必要的上层协议。

第九部分：已停用。

第十部分：媒介存储和文件格式，说明了医学图像信息在可移动存储介质上存储的通用模型。

第十一部分：介质存储应用规范，定义了特定的 DICOM 标准应用子集，用于应用系统的符合性声明。

第十二部分：数据交换的存储功能和媒介格式，通过规定媒介存储模型和特定物理介质之间关系的描述结构和介质格式，支持医学环境中不同应用之间的信息交换。

第十三部分：点对点传输支持的打印管理。已停用。

第十四部分：灰度标准显示功能，说明了灰度图像的标准化显示功能。

第十五部分：安全和系统管理规范，用于应用系统的符合性声明。

第十六部分：内容映射资源，规定了作为 DICOM 信息对象的结构文档的模板、一组编码术语以及 DICOM 维护的词汇等。

第十七部分：说明性信息，包括资料性和规范性附录。

第十八部分：Web 服务，规定了通过 Web 提取和存储 DICOM 对象的途径。

第十九部分：应用主机，为基于 DICOM 标准的医学计算机系统定义了一个应用程序接口（API）。

第二十部分：使用 HL7 CDA 的图像报告，规定了使用 HL7 CDA 为图像报告编码的模板。

（三）医疗信息系统集成框架

医疗信息系统集成（integrating the healthcare enterprise，IHE）是由北美放射学会向美国医疗卫生信息与管理系统协会（HIMSS）发起的一个项目，目的是提出互操作框架或规范，通过采用适宜的卫生信息标准，将卫生领域内的信息化技术集成起来，促进卫生信息在系统间、机构间实现无缝传递。IHE 因为其成功的协作性工作过程及其互操作性解决方案，在制定、测试和实施基于标准的互操作性 EHR 系统方面具有不可替代的位置。

IHE 不制定新的标准，而是针对医疗领域的特定需求，通过制定 IHE 技术框架（technical framework，TF）或规范，推动标准的联合协同应用。IHE TF 是详细的、严格组织起来的规范性文档，描绘了基于标准的各个系统之间的信息交流，为形成特定的系统集成能力提供全面指导。每一个 TF 都包含一组集成规范，规定了如何采用标准满足特定需求，消除含糊和歧义，减少系统建设的成本，实现高水平的互操作性。IHE 集成规范由一组发生在行为者或角色之间的事务或交易构成。每个事务都有一个唯一的名称和编码，在行为者之间传递指定的信息。IHE TF 为供应商和用户提供了一条方便的途径，即直接参照 IHE TF 定义的功能（无需重申所有关于 IHE 角色和事务的细节），描述临床信息和工作流程，并确定能够满足这些需要的特定角色和事务。

IHE 引入了一种协作和交流过程，这个过程可以分为四个阶段：①确定问题：临床人员和 IT 专家确定信息共享的关键用例；②集成框架：技术专家为系统之间交流创建详细的规范，描述用例，选择和优化已经建立的标准；③应用：厂商在卫生信息技术系统中采用 IHE Profiles 规范；④测试：IHE 仔细规划和监督事件，测试供应商系统。

依据不同的专业领域，IHE 成立了若干技术委员会，制定相应的 TF，主要包括解剖病理、心脏病学、眼科、信息技术基础、实验室、医疗协同、医疗设备、药剂、质量、研究和公共卫生、放疗、放射学等。IHE技术委员会遵循以上阶段，解决临床领域的互操作性问题。

IHE信息技术基础TF包括提取显示信息（RID）、机构用户验证（EUA）、患者标识符交叉参照（PIX）、患者同步化应用（PSA）、跨机构文档共享（XDS）、患者人口学信息查询（PDQ）系列的集成规范，规定了满足特定临床需求的各类标准的应用，为医学专业人员和厂商讨论集成需求及能力提供了精确的共同语言。

IHE医疗协同（PCC）TF定义的集成规范包括跨机构医疗摘要共享（XDS-MS）、个人健康记录内容交换（XPHR）、急诊转诊（EDR）、患者隐私（BPPC）、产前保健摘要（APS）等，规定了每种情形下的角色、交易以及所传输信息的内容和格式。

IHE放射学TF定义了医疗活动中的各种系统（如医院信息系统、放射信息系统、医院影像系统、打印机、工作站等）如何进行协同工作，实现患者在特定情形下的管理。IHE预定放射工作流集成规范结合了HL7定义的ADT、医嘱消息和DICOM定义的调度、工作表、状态通知、存储委托和其他服务。

IHE实验室TF描述了为预定实验室工作流程制订的集成方案，是三个国际组织（欧洲的GMSIH、HPRIM和日本的JAHIS）合作的工作成果。

IHE心脏病学TF文本包含三个首要的心脏病学集成规范中的临床用例和技术规范，即显示心电图的提取、心动超声工作流和心脏导管工作流，由美国及欧洲的5个学术团体合作，主题是心脏病单元内信息的集成。

第三节　卫生信息标准的管理与应用

从标准的定义可知，标准是行业共识的体现，标准需要各方共同遵守。所以，标准的研发必须遵守一定的程序，保证有关利益相关者经过充分协商，最终达成一致。同时，标准以科学技术成果和经验为依据，而且是面向现实的需求，因此，标准颁布以后必须进行动态管理，密切跟踪和论证标准的适用性，及时评估、审核和更新。所以，标准的管理贯穿全生命周期，需要可持续的管理机制和长期稳定的资源投入。另外，还要采取必要的措施推动标准的落地和应用，充分发挥标准的作用。例如通过宣传、培训、提供支持工具、开展标准符合性测试和评估等，促进适宜标准的应用。

一、卫生信息标准的研发与管理

卫生信息标准的研发通常经历从标准议案提出到标准废止等阶段。具体到每个国家及国际组织，标准的研发过程略有不同。

（一）国际标准化组织的标准研发与管理

国际标准化组织（ISO）目前由165个国家和地区标准机构（成员）组成，包括正式成员、通信成员、注册成员。正式成员可申请成为参与成员，参与具体的标准研发过程。ISO汇集全世界相关专家，分享知识并研发义务的、基于共识的、与市场需求相关的国际标准。

ISO的上层包括政策委员会、常务委员会及一些专门咨询组。中层是会员大会、理事会和秘书处。底层包括技术管理理事会及其下设的各种技术委员会、技术咨询及支持组织。ISO的日常运作主要由理事会和秘书处负责，标准研发由技术委员会（TC）实施。ISO现有技术委员会（包括项目委员会）和与IEC联合组成的委员会。技术委员会是由行业、非政府组织、政府和其他利益相关方代表组成，相关代表由ISO成员提出。每个TC负责不同的领域。技术委员会下设分委员会（SC）和工作组（WG）。与卫生信息有关的委员会有ISO/TC 215、ISO/TC 249和ISO/IEC JTC 1。ISO的组织结构如图3-9所示。

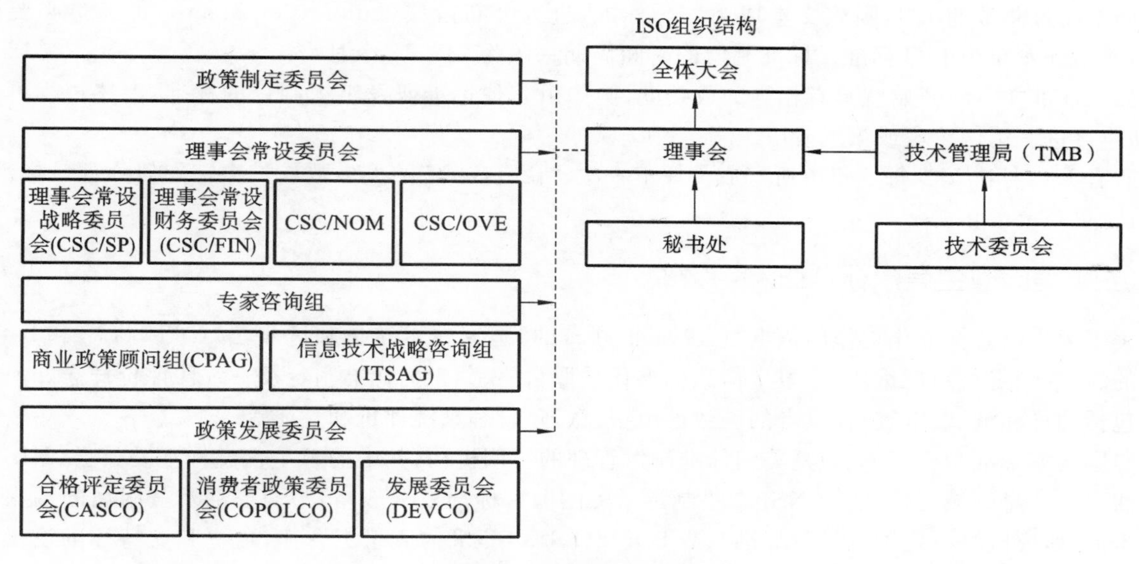

图 3-9　ISO 组织结构

ISO 标准的研发主要步骤如图 3-10 所示。初始阶段(preliminary stage)提议新项目。建议阶段(proposal stage)确认本领域需要某项国际标准，这一阶段需要提交新的工作建议案，由相关 TC 或 SC 成员投票。如果大多数参与成员赞成且至少有 5 个成员愿意参加，则建议案通过，同时要指定项目负责人。在准备阶段(preparatory stage)，由 TC 或 SC 建立工作组，确定成员和负责人(召集人)，准备工作草案并修改，直至提出满意的针对特定问题的最佳解决方案，提交所属 TC 或 SC。审议阶段(committee stage)形成委员会草案，在 ISO 秘书处注册，分发给参与成员征求意见，必要时进行投票，并根据反馈意见反复修改，直至就技术内容达成一致，形成国际标准草案(DIS)。随后进入质询阶段(enquiry stage)，秘书处将 DIS 分发给所有 ISO 成员，用 5 个月时间征求意见、投票。如果 TC/SC 中 2/3 的参与成员赞成，且反对票总数不超过总数的 1/4，则提交国际标准草案最终稿(FDIS)，进入批准阶段(approval stage)。由秘书处将 FDIS 发送所有 ISO 成员，进行为期 2 个月的最终投票。如果 TC/SC 中 2/3 的参与成员赞成，且

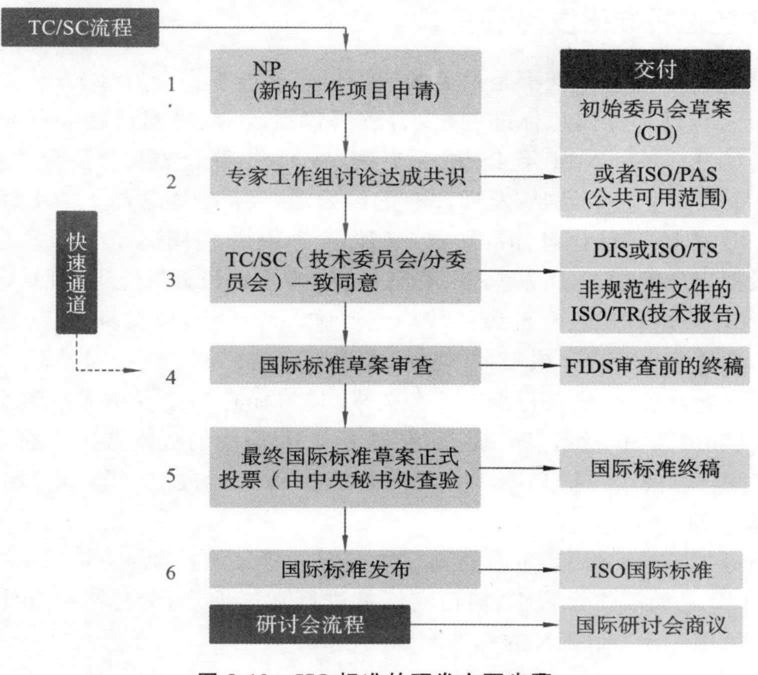

图 3-10　ISO 标准的研发主要步骤

反对票不超过总数的1/4，则该文本成为国际标准，进入公布阶段（publication stage），即经过必要的编辑，由秘书处发布为ISO标准。标准制定的时间周期一般为24～48个月。

如果标准文本一开始就具有相当的成熟度，例如由其他标准研发组织制订的标准，上述过程可能简化，即直接进入第四阶段或第五阶段。

所有ISO标准至少每5年由所有成员评审一次。由TC/SC的大多数成员决定如何处理该标准，例如确认、更新或废止。

（二）美国卫生信息标准研发与管理

美国卫生信息标准化工作的依据是1995年颁布的《国家技术转化和进步法》（NTTAA）和2004年颁布的《标准制定组织促进法》。卫生信息标准化采取自愿、共识的标准制定及一致性评价理念。一致性评价包括抽样和测试、审查、提供者的一致性申报、认证、管理系统评价和注册等。

美国国家标准学会（ANSI）是美国标准研发管理的协调机构，其中的卫生信息标准委员会（HISB）负责关注卫生信息领域的标准。ANSI牵头制定了美国国家标准发展战略，与商务部及其附属的国家标准与技术局（研究院）（负责国家计量标准）、WTO、ISO、IEC等机构或组织合作，培育和支持标准论坛或标准专门小组，促进标准的研发和应用。ANSI遵照一定原则对标准研发组织（SDO）进行认证。ANSI认证的SDO必须以开放、公正、一致的程序研发标准，使用ANSI的审查程序接受监督，成为中立第三方。目前大约220个ANSI认证的SDO，参与全美自愿、一致性的标准制定和维护，包括HL7。另外，ANSI也委托一些有资质的机构，对产品是否符合指定标准进行认证。

美国国家标准研发过程包括：①有重大影响和利益相关方在内的一个集团或“共识机构”对提议的标准达成共识；②对标准草案进行广泛的公众审查和评议；③考虑和回应相关共识机构有表决权的成员和公共审查评论员提交的评论；④将批准的变更纳入标准草案；⑤任何参与者有权上诉其认为是正规程序原则，在标准制定过程中没有得到充分尊重，但符合ANSI认证的标准制订程序。

ANSI通过提供和促进一个能够经受审查的过程，为美国的所有标准化项目服务，确保每个参与者的权益。实质上，ANSI标准强化了产品的市场接受度，同时明确了如何提高这些产品的安全性以保护消费者。

（三）英国卫生信息标准研发与管理

2014年以前英国的卫生信息标准都是由英国卫生信息标准理事会（ISB）负责，它是为国家医疗服务体系（NHS）和成人社会保健提供信息标准的组织，成员包括政府、民间机构等各个阶层的专家，管理范围涉及本领域所有的信息标准。2014年4月之后转由英国数据联合委员会负责信息（数据）标准事宜。

ISB标准研发的步骤如下。①需要：发现现有的国家或国际相关记录文档中存在信息缺陷，拟通过标准研发予以解决。②需求：确认信息标准需求，必须详细、具体地阐述。③草案：初步证明即将制定的标准能满足需求阶段提出的问题。④完整：证明通过持续的维护和更新过程，所制定的标准是适用的、互操作性的和安全的。⑤实施：标准正在健康领域得到实施。⑥维护：信息标准已经得到实际应用。⑦退役：标准不再被认可，即废止。ISB一项卫生信息标准的制定需要9～12个月，标准的应用需要1～3年。

ISB以业务用例分析为基础，确认标准的业务需求，且与标准相关者达成一致意见。同时，提出详细的需求定义，避免歧义和混淆，包括信息管理、标准如何应用、应用的成本费用及临床安全性。

另外，ISB还负责测试、持续维护和推广应用信息标准，保证标准实现其预期效果。当不再需要某项标准时，ISB负责将该标准废止。

信息标准管理服务部（ISMS）代表ISB行使标准研制和管理维护职能，是ISB的秘书处，其主要工作包括：标准在提交给ISB之前需符合要求；对已有标准进行常规评审；为标准的制定和应用提供支持；代表英国标准局参与国际组织ISO、CEN的标准制定活动。

（四）我国卫生信息标准研发与管理

我国的卫生信息标准研制也经历多个阶段，从项目接受阶段开始到标准报批阶段，每个阶段有不同的机构、组织和个人参与，如图 3-11 所示。首先公民、法人或其他组织提出标准立项建议，经卫生标准专业委员会审查通过后，由国家卫生健康委下达年度卫生标准制（修）订项目计划，选择并确定标准起草单位和第一起草人。项目承担单位和标准第一起草人按照有关要求填写卫生标准制（修）订项目委托协议书，并提交至卫生标准专业委员会，国家卫生健康委拨付补助经费后项目正式启动。在标准起草阶段，第一起草人通过广泛公开征集标准制（修）订建议，召开有关单位、专家参加的座谈会、论证会，听取意见，研究论证，形成标准草案和标准送审稿。然后，由卫生标准专业委员会秘书处对卫生标准组织标准初审、预审、会审、函审。最后，提交根据审查意见修改的标准报批稿。

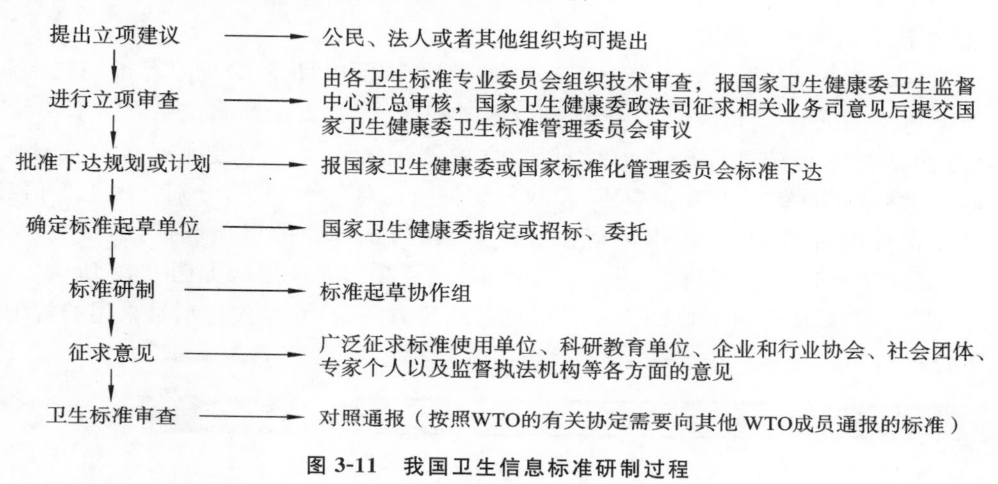

图 3-11　我国卫生信息标准研制过程

国务院标准化行政主管部门统一管理全国标准化工作，国家卫生健康委员会管理卫生信息标准化工作，省（自治区、直辖市）政府有关行政部门分工管理本行政区域内卫生信息标准化工作，履行相应的职责。

我国卫生信息标准的研制和管理为多方机构参与、互相制约、互相促进、互相监督。国家卫生健康委在国务院标准化行政主管部门指导下，负责卫生标准管理工作，组织卫生标准的宣传、贯彻与实施，在部长领导下，实行归口管理，分工负责；国家卫生健康委设立全国卫生标准委员会，作为国家卫生健康委领导下的卫生标准技术管理和咨询组织。全国卫生标准委员会由卫生标准管理委员会和各卫生标准专业委员会组成；各卫生标准专业委员会依据《全国卫生标准委员会章程》确定的职责开展本专业标准的制（修）订和管理；国家卫生健康委法制司作为全国卫生标准管理委员会秘书处归口管理卫生标准工作，负责组织卫生标准的制（修）订及管理；属委各相关业务司局会同各卫生标准专业委员会负责相关专业领域卫生标准的制（修）订。国家卫生标准制（修）订任务承担单位一般为卫生行业、部门、标准化技术委员会、科研院所、大专院校、社会团体和企业等。

按照国家规定，标准实施后，制定标准部门应当根据科学技术的发展和经济建设的需要适时进行复审，以确认现行标准继续有效修订或者予以废止。

二、卫生信息标准的应用测试与认证

卫生信息标准的测试、评估及认证是保证标准得到应用的重要措施。测试和认证的主要目的是保证产品的性能符合其描述，从而帮助消费者选择符合标准和规范的卫生信息技术（HIT）产品，实现 HIT 应用的目的。

（1）测试指确定 HIT 产品满足特定预先设置的、可测量的要求的程度。

(2) 评估即对照测试结果与预先定义的测量指标值。测试和评估需要一个过程，可给出定性的结论。

(3) 认证指通过分析测试产生的量化结果及其他定性因素，确定某个 HIT 产品符合适用标准或具备某功能。认证要综合分析和评价测试结果，还要考虑测试结果的意义以及是否达到测试的必备条件等，最终给出明确的结论。

卫生信息标准的测试、评估及认证一般以卫生信息技术产品为对象。鉴于不同国家标准管理应用机制的特殊性，有时也针对 HIT 产品的用户进行标准符合性测试。除了测试标准和规范的应用情况，卫生信息技术领域还有针对信息系统功能的评价，如电子病历系统的评价。本节主要讲述标准的应用测试。

(一) 美国卫生信息技术测试和认证

1. 卫生信息技术认证总体架构

美国国家卫生信息技术协调官办公室(ONC)通过 HIT 认证项目，联合国家标准与技术局(研究院)(NIST)，实施 HIT 产品的测试和认证。NIST 制定测试程序、测试数据和测试工具，NIST 协同 HIT 标准委员会，建立测试技术框架和设施，包括委任独立的测试实验室。经过国家实验室自愿认可项目(NVLAP)认可的测试实验室(ATL)和 ONC 授权的认证机构(ONC-ACB)分别开展卫生信息技术测试和认证。相关机构可随时向 ONC 提出申请，声明自己在测试方面的资质和能力，成为 ATL 和(或)ONC- ACB，并接受每 3 年一次的资格复审。Health IT 认证项目总体架构如图 3-12 所示。每个组织旁边标注的标准是机构必须认可的 ISO/IEC 规范。联邦注册方案是 ONC 实施项目采用的规则，项目运作架构依据 ISO/IEC 17067。

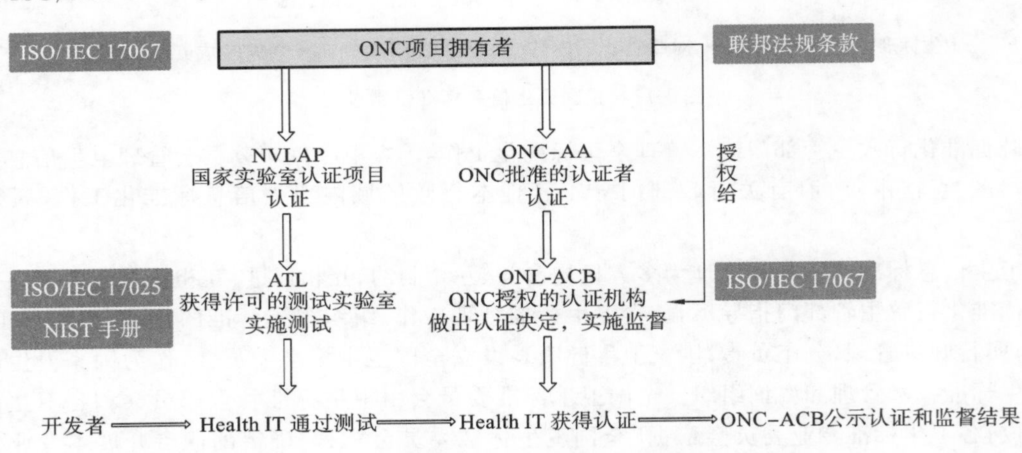

图 3-12　Health IT 认证项目总体架构

2. 测试和认证过程及参与组织

美国卫生及公共服务部发布了一组标准、应用规范和认证准则，用于 HIT 测试和认证。HIT 测试和认证申请过程依据建立卫生信息技术永久认证计划，最终规则中的条款。测试和认证机构对照标准和规范，评估某个完整的 EHR 产品或 EHR 模块的符合程度和功能。测试有固定的工作框架，包括测试规则、测试数据和测试工具。

ONC EHR 认证程序如图 3-13 所示。首先，ONC 发布规章，包括认证准则和相关标准，以满足 HIT 模块和相应认证项目的需求，系统开发者创建满足 HHS 标准和认证准则的 HIT 模块。其次，测试实验室依据标准和认证准则测试 HIT 模块，认证组织认证 HIT 模块并提交产品信息到 ONC。最后，卫生保健提供者或者医院使用经过认证的 HIT 模块共享医疗保健信息。认证准则中规定了测试数据。测试数据提供一组给定的输入，从测验过程中定义的函数产生验证预期结果。同时，还提供相关认证标准的测试工具。目前采用的符合性测试工具主要有 HL7 CDA 癌症登记报告验证工具、HL7v2 免疫测试套件、HL7v2 基因组监测测试套件、HL7v2 电子实验室报告(ELR)验证工具(2014 版和 2015 版)、电子处方

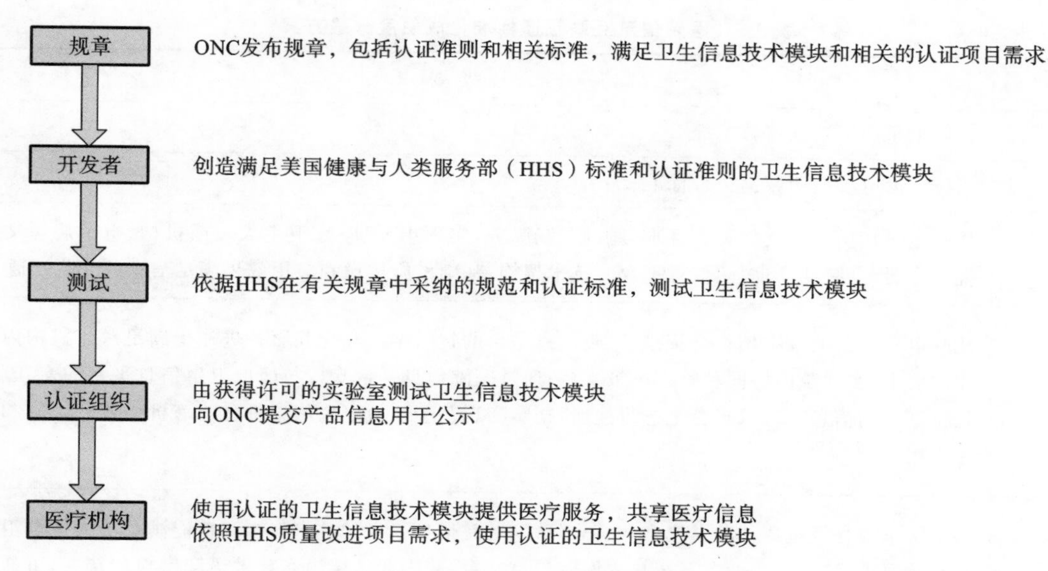

图 3-13　ONC HER 认证程序

(eRx)、HL7 CDA 国家医疗保健测试验证器工具(TTT)、ONC 边缘测试工具(ETT)(包括 C-CDA，Direct 和 SOAP)等。

（二）我国卫生信息标准的测试与评估

近年来，我国卫生信息技术领域也开始进行标准和规范应用的测试与评估。测试工作主要针对已经颁布的电子健康档案和电子病历相关标准的应用情况，评估电子健康档案和基于健康档案的区域卫生信息平台、电子病历和基于电子病历的医院信息平台以及与之相关联的各项医疗卫生信息系统是否符合国家颁布的有关信息标准，目的是建立起一套科学、系统的卫生信息标准测试评价管理机制，促进卫生信息标准的采纳、应用和实施，推进医疗卫生服务与管理系统的标准化建设，为逐步实现健康档案和电子病历的跨区域、跨机构信息共享与医疗卫生业务协同提供支持，加强行业标准的执行和监管力度，使卫生信息化建设能够长效、科学地发展。另外，通过应用测试与评估，了解标准在全国各地卫生机构、企业等组织中的使用情况以及标准能否满足当前卫生信息发展的需要，分析梳理现有标准中存在的问题并进行补充完善。

我国卫生信息标准应用测试与评估工作的方针是需要初步构建国家级卫生信息标准研究、监督指导和评估认证组织体系的基本框架以及相应的工作机制，并首先应用于试点项目评估，待标准评估机制完善成熟后，在全国范围内开展各类卫生信息系统的国家级标准化评估和各级卫生信息化工作的规范化评估，逐步强化卫生信息化工作的行业规范化管理，促进国家卫生信息资源的统一规划和共享利用，引导和帮助 IT 企业参与信息标准化工作。

我国目前的标准化测试包括医疗健康信息(区域卫生信息)和医院信息互联互通标准化成熟度测试两个测试方案。自 2012 年以来，我国在部分地区的医院陆续开展了卫生信息标准化试点建设及互联互通成熟度等级测试试点工作。经过前三批试点工作，全国已有数十个市(县)区域平台和大型综合医院信息平台通过了测试。通过试点工作，国家卫健委统计信息中心制定了一系列相关规范性文件，构建了标准实施评价体系，包括标准符合性测试规范、测试方案，独立的测试系统实验室环境，等级评定和统一的测试管理信息系统，为指导全国卫生信息标准化建设、全面开展测试工作奠定了基础。《医院信息互联互通标准化成熟度测评方案》中指出，医院信息互联互通标准化成熟度评价分为五个等级，由低到高依次为一级至五级(表 3-5)，每个等级的要求由低到高逐级覆盖累加，即较高等级包含较低等级的全部要求。根据《国家医疗健康信息区域卫生信息互联互通标准化成熟度(区域卫生信息互联互通)测评方案》，区域卫生信息互联互通标准化成熟度测评方案分为七个等级，由低到高依次为一级、二级、三级、四级乙等、四级甲等、五级乙等、五级甲等(表 3-6)，每个等级的要求由低到高逐级覆盖累加，即较高等级包含较低等级的全部要求。

表 3-5　医院信息互联互通标准化成熟度分级方案

等　级	分级要求
一级	住院电子病历数据符合标准
二级	门(急)诊电子病历数据符合标准
三级	住院电子病历共享文档符合标准;通过交互服务,实现患者、医疗卫生人员或机构、电子病历文档等的统一注册、全院共享;医院信息平台的技术架构、基础设施建设和应用效果满足信息的互联互通要求
四级	住院电子病历共享文档符合标准;医院信息平台的技术架构和交互服务进一步满足医疗机构内部标准化的要求,实现院内协同和管理决策支持;通过医院信息平台支持与区域卫生信息平台的交互服务,医院将基础的信息在区域平台上进行注册,初步实现基于区域卫生信息平台的跨机构业务协同和互联互通应用
五级	法定医学报告及健康体验共享文档符合标准;医院信息平台的技术架构和性能满足接入区域卫生信息平台的要求,院内主要业务系统接入医院信息平台,院内和区域内实现术语和字典的统一,可通过医院信息平台与区域卫生信息平台的交互服务,完全实现跨机构的业务协同和互联互通应用

表 3-6　区域卫生信息互联互通标准化成熟度分级方案

级　别	分级说明
一级	区域范围内部署单机版电子健康档案信息管理系统; 电子健康档案数据标准符合国家和当地医改要求
二级	区域范围内部署网络版电子健康档案信息管理系统; 系统实现与公共卫生主要业务系统的数据整合
三级	区域范围内建立主要业务生产系统,初步建立区域卫生信息平台,且平台运行性能和架构符合标准规定; 平台建成电子健康档案数据资源库,电子健康档案数据基本完整; 平台实现符合标准要求的注册服务、健康档案整合服务、健康档案调阅服务; 平台支持通过共享文档交换数据; 平台实现所辖区域内部分医疗卫生机构的连通,并支持基于平台的数据整合; 平台初步建立数据质量控制措施; 平台上的应用功能数量不少于 18 个
四级乙等	区域范围内建立覆盖全面的业务生产系统,且建成较为完善的区域卫生信息平台; 平台实现符合标准要求的健康档案存储服务,且利用部分标准共享文档进行归档和业务协同; 平台实现所辖区域内部分医疗卫生机构的连通,动态采集连通机构业务数据,支持区域内数据共享和业务协同; 平台建立数据质量控制措施,实施动态的监控管理; 平台实现 2 个行业外机构的连通; 平台上的应用功能数量不少于 26 个
四级甲等	区域卫生信息平台实现健康档案管理服务,且利用全部标准共享文档进行数据归档和业务协同; 平台有效实施动态的数据质量监控管理; 平台实现所辖区域内大部分医疗卫生机构的连通; 平台实现 3 个行业外机构的连通; 平台上的应用功能数量不少于 31 个

续表

级　别	分级说明
五级乙等	区域范围内建立覆盖全面的业务生产系统，建成标准化的区域卫生信息平台； 平台已实现符合标准要求的区域医疗卫生业务协同服务和术语字典注册服务，实现区域内术语和字典的统一； 平台实现所辖区域内绝大部分医疗卫生机构的连通； 平台数据内容完整、准确、有效； 平台连通居民健康卡卡管系统； 平台实现 4 个行业外机构的连通； 平台上的应用功能数量不少于 35 个
五级甲等	平台实现所辖区域内全部医疗卫生机构的连通； 平台准确覆盖、整合全区域卫生数据，实现切实有效的协同助医、智能监管、决策分析、惠民利民服务； 平台支持居民健康卡的发行和相关服务应用； 平台实现 5 个行业外机构的连通； 平台上的应用功能数量不少于 41 个

目前，标准符合性测试主要测试数据元的完整性和数据元值的准确性是否符合标准的要求等，通常采用黑盒测试方法。测试结果的评价主要采用定量与定性相结合的综合评价方法，即根据测试所得的结果对所有测评指标的完成情况进行定性和定量分析，再根据指标完成情况的定量汇总结果，进行标准符合程度的定性分级评价。

电子健康档案和电子病历数据标准的符合性测试首先由被测方按照指定格式分别提供与各数据子集相对应的数据标准对照表，然后将数据标准对照表导入测试平台，检查被测方数据集中数据元对相关标准的符合程度。数据标准测试以自动化测试方式为主、人工测试方法为辅。

共享文档标准测试也采用黑盒测试方法，即首先被测方按照指定格式提供共享文档实例，将共享文档实例导入测试平台，检查测试平台是否成功接收被测方共享文档，并能够重现该共享文档信息，再由测试平台生成指定格式共享文档实例，并导入被测方信息平台中，检查被测方信息平台是否成功接收并重现该文档信息，共享文档测试使用自动化测试方式。

区域卫生信息平台测试分为功能测试、性能测试、安全测试和信息平台测试。功能测试采用黑盒测试方法，检查平台的功能对相关标准的符合程度；性能测试采用并发性能测试、大数据量测试和容量测试；安全测试采用人员访谈、文档查阅和现场核查三种基本方法；信息平台测试使用人工测试和自动化测试相结合的测试方法。

章后案例

2017—2018 年度国家医疗健康信息互联互通标准化成熟度测评机构授牌情况

2018 年 5 月 17 日，第十三届中国卫生信息技术/健康医疗大数据应用交流大会暨软硬件与健康医疗产品展览会在济南召开。在主论坛上，国家卫健委统计信息中心正式对外公布了 2017 年国家医疗健康信息互联互通标准化成熟度测评的区域和医院结果并进行了授牌仪式，测评结果包括区域 15 个、医院 50 家。通过五级乙等的机构共 7 家，其中包括厦门市原卫生和计划生育委员会、浙江省长兴县原卫生和计划生育局两家区域，北京大学第三医院、上海交通大学医学院附属瑞金医院、河南省人民医院、中南大学湘雅医院、广州市妇女儿童医疗中心五家医院。

2019 年 6 月 19—21 日，第十四届中国卫生信息技术/健康医疗大数据应用交流大会暨软硬件与健康医疗产品展览会在西安召开。在主论坛上，国家卫健委统计信息中心正式对外公布了 2018 年国家医疗健康信息互联互通标准化成熟度测评的区域和医院结果并进行了授牌仪式，测评结果包括区域 48 个、医院 101 家。通过五级乙等的机构共 16 家，其中包括南通市卫生健康委员会、无锡市卫生健康委员会、上海市儿童医院、江苏省人民医院、南京鼓楼医院、南京市儿童医院、中国科学技术大学附属第一医院、厦门大学附属中山医院等。

本章关键词中英文对照

1. 标准 standard
2. 国际标准化组织 international organization for standardization,ISO
3. 系统医学命名法——临床术语 systematized nomenclature of medicine—clinical terms, SNOMED CT
4. 逻辑观察标识符命名和编码 logical observation identifiers names and codes,LOINC
5. 国际疾病分类 international classification of diseases,ICD
6. 数据元 data element
7. 元数据 metadata

思 考 题

1. 卫生信息标准是什么？包含哪些内容？
2. 我国卫生信息标准体系的基本内容有哪些？
3. 卫生信息标准化工作在国家或区域卫生信息平台建设中有何作用？
4. 为什么要进行卫生信息标准的认证和测评？

（沈丽宁）

第四章 医疗卫生机构信息管理

医疗卫生机构信息管理既是医疗信息化的主要业务应用领域，也是卫生(医学)信息学学科关注的重要内容。医疗卫生机构是我国依法成立的从事疾病诊断、治疗活动的卫生机构，医院是我国医疗卫生机构的主要形式。医疗卫生服务是人类的基本需求，我国依法成立的医疗卫生机构数总体呈现增长的态势。截至 2018 年 3 月底，全国医疗卫生机构数达 99.3 万个。医院 3.1 万个，其中公立医院 12235 个，民营医院 19139 个；基层医疗卫生机构 93.9 万个；专业公共卫生机构 2.0 万个；其他机构 0.3 万个。医疗信息化是以卫生信息技术创新为应用，基础设施建设为硬件环境支撑，综合医疗业务流程、诊疗模式、管理模式和运行机制的全方位立体化变革，尤其在我国医改的大背景下，医疗信息化更是成为医改的支撑体系。本章以医疗卫生信息化为起点，系统介绍了医院信息系统的概念、规划、功能结构、技术实现以及运维管理等基础内容，并以案例的方式介绍了医院信息系统的整体管理。

第一节 医疗卫生信息化概述

医疗卫生信息化是将信息技术运用到医院与公共卫生的管理系统和各项业务功能系统中，对医院、公共卫生系统进行流程化管理，实现特定的业务功能，提高医疗卫生机构的工作效率和医疗服务质量，主要包括两个层面：第一是医院信息化，是能够带来医院管理效率和医疗服务质量的提升，信息系统包括医院管理系统和临床信息系统；第二是区域医疗信息化，是指在一定区域范围内，为医疗服务提供者、卫生管理机构、患者、医疗支付方以及医药产品供应商等机构提供以数字化形式收集、传递、存储、处理卫生行业数据的业务和技术平台，从而支持医疗服务、公共卫生以及卫生行政管理的工作过程。实现区域间医疗信息的互联互通，便于实现医保互通、远程就医、双向转诊等服务。另外，从广义上讲，医疗卫生信息化还包括医保信息化、药品流通信息化、远程医疗、移动医疗、云医疗(医院)等。

信息时代需要加快医疗卫生信息化建设，这既是适应卫生改革与卫生健康事业发展需要，也是满足人民群众日益增长的医疗卫生服务需求的需要。

第一，从技术基础看，计算机、数据库以及云计算、大数据、物联网、移动通信等新兴信息技术得到快速发展并在卫生领域运用推广，使得卫生信息管理具备了丰富的技术条件。

第二，人们追求健康和美好生活的要求明显提高，对医疗服务的要求也在不断提高。在医疗服务领域，以患者为中心，持续提高医疗服务质量和水平，对医疗机构是个巨大挑战。

第三，医药卫生体制改革中最难的是公立医院需要信息化支撑。2009 年新医改将信息化作为医改“四梁八柱”中唯一的技术支柱，临床路径和医院信息化成为公立医院改革的重要抓手。公立医院改革促使医院信息化迎来了第二次重大机遇，以互联互通、信息共享、业务协同为核心，以电子病历、临床信息系统为重点的区域医疗信息化得到全面、快速发展。信息化不仅能促进各项改革措施的落实，也是改善医疗服务质量的重要途径，同时也是推动公立医院深化改革的必要条件。

一、医院管理信息化历程

在国际上，医院信息化可以追溯到 20 世纪 50 年代中期，美国将计算机应用于医院，开始主要是对医院财务会计进行管理，并进一步实现了部分事务处理的计算机管理，从那时起，计算机开始在医院的各方面得到了广泛的应用，并逐步形成了医院信息系统。目前在美国、英国、日本等发达国家，医院管理信息系统广泛普及，各种临床信息系统(CIS)也在大量应用，并取得了一系列成就。

在我国，医院信息化萌芽可追溯到20世纪70年代。经历过一段时间的探索和积累，1993年在中共中央、国务院决定建设“金桥”“金卡”“金关”工程的大背景下，拉开了我国信息化建设的序幕。1996年5月，卫生部根据“九五”计划及2010年远景目标中我国信息化建设的要求，开始在全国卫生系统实施“金卫工程”，包括医院信息系统、社会医疗保险费用结算与支付系统和远程诊疗系统等医疗卫生系统的重要基础建设。1995年9月，中国人民解放军总后勤部卫生部根据全军卫生系统的实际情况和国家“金卫工程”的统一部署，决定在军队卫生系统内统一实施“金卫工程”军字一至三号，这项工作在我国医院信息建设上起到了引路的作用，也是医院信息化建设的第一个高潮。

2000年后，随着通信技术和光纤技术的发展，以及存储容量的提高，影像信息的传输和存储变得越来越方便，医学影像系统、超声系统、实验室信息系统、病理系统等系统开始陆续进入医院，使医院信息系统在应用覆盖面及功能上全面提升，医院信息管理系统已经成为医院管理业务运行中必不可少的基础性设施，也开始了一个个相对独立的临床信息系统的建设。

在新医改形势下，医院信息化要求从“以管理为中心”转变到“以患者为中心、以业务人员为主体，全面提升医疗决策、医院管理和诊疗水平”上来。国家信息化整体水平的提高及医院间竞争的加剧，促进了医院加快信息化建设步伐。

2003年SARS危机后，国家基本医疗保障体系的建立、信息技术的发展和医疗卫生事业的深化改革加速了医院信息化管理的进程。2009年4月《中共中央国务院关于深化医药卫生体制改革的意见》中明确对医疗信息化提出了要求。2005年4月1日中华人民共和国电子签名法开始执行，规范了电子签名行为，确立了电子签名的法律效力，数字签名技术的发展与应用给病历保存与传输的合法性提供了保证，这些变化给真正意义上的电子病历系统建设提供了契机。2010年以来，一系列有关预料卫生信息化的政策、法规、标准、技术方案陆续出台，国家卫生信息化“十二五”规划明确要求启动建立居民健康档案和电子病历，实现医疗信息的整合、共享和交换。2010年开始，在以电子病历为核心的医院信息化建设第二次高潮下，临床信息系统的建设快速发展。最为典型的是实验室信息系统、医院影像系统得到了较大范围的应用。电子病历的集成成为发展的热点，集成平台应用也开始崭露头角，得到了更多的实际应用，移动应用越来越活跃。在医院管理信息方面，医院流程优化全面推进，医疗质量监管的闭环管理走向成熟，患者服务形式多样，更加重视医院内部运营管理精细化，开始建设医院资源规划(HRP)系统。

二、区域卫生信息化历程

国际上，区域卫生信息化建设最早可追溯到20世纪80年代末，并于21世纪初开始进入建设高峰期。美国2005年开始在试点区域开发全国卫生信息网络架构，同时在国家级层面建立了一系列相关组织来协调、管理区域卫生信息化建设；加拿大在2000年成立了名为InfoWay的机构负责领导全国医疗信息化建设，并在全国建立可交互的电子健康系统，以推动国家以及各地区域卫生信息网的建设。

我国区域卫生信息化以居民健康档案、电子病历为医疗卫生信息化基本架构的核心，横向覆盖基层卫生机构、综合医院、疾控中心等综合医疗机构，以实现跨区域、跨部门的卫生信息互联互通、数据共享，以及各级各类医疗卫生服务业务协同。其主要建设内容包括基层医疗卫生信息系统与区域卫生信息平台、区域医疗协作平台(医联体平台)的建设，以及疾控中心、妇幼保健、慢性病等应用平台的搭建，实现个人、医疗机构、行政机构和卫生监管机构等的资源和服务的整合和共享。区域卫生信息化提升了卫生管理部门动态监测、宏观调控和科学管理能力，经历了一个认识不断提高和深化、指导思想不断明确的过程。

我国区域卫生信息化建设从《全国卫生信息化发展规划纲要2003—2010年》的颁布开始步入正轨，

该文件对公共卫生信息化进行鼓励与引导，加快了医疗信息化的发展。随着我国逐年加大对医疗体制改革以及新农村建设的投入，特别是SARS危机以后，卫生部在几年时间内，完成了覆盖中央、省、市、县、乡五级的网络直报系统，各级疾病预防控制机构和卫生行政部门可以同时在线报告信息，区域性公共卫生信息化建设呈现出加速发展的态势，并逐步成为未来我国医疗信息化市场的主体。

2013年，卫计委对我国卫生信息化建设的总体思路做了新的调整，全面推进人口健康信息化，即46312工程体系，即建设国家级、省级、地级市、县级4级卫生信息平台，依托于电子健康档案和电子病历，支撑公共卫生、医疗服务、医疗保障、药品管理、计划生育、综合管理6项业务应用，构建电子监控档案数据库、电子病历数据库、全员人口个案数据库3个数据库，建立1个卫生信息专业网络，1张居民健康卡；加强卫生标准体系和安全体系的2个体系建设。

《深化医药卫生体制改革2014年重点工作任务》中阐述了加强卫生信息化建设，也就是完善加强医院自身信息化建设，通过推动区域卫生信息化实现信息资源互联互通，并推荐制定远程医疗服务的政策措施，由此，区域医疗信息化也开始得到了快速发展。

三、医疗信息化发展历程表

医院信息化各领域的发展过程如表4-1所示。医院信息化发展综合过程如表4-2所示。

表4-1　医院信息化各领域的发展过程

领域视角	发展过程
设备和技术架构	·小型机→微机单机→分散型微机网络→客户机/服务器→浏览器/服务器多层架构 ·数据中心→信息平台→云平台
网络连接方式	没有网络→有线网→无线网 局域网→城域网→互联网→物联网
支撑系统的核心IT技术	数据库管理系统→集成平台→互操作性平台 ·与程序一体的数据文件→关系数据表→大型关系数据库→后关系(面向对象)数据库 ·点对点→开发数据库→共享数据库表→基于SOA的Web Service服务集成→集成平台→互操作性平台 数据存储 ·物理存储→虚拟存储→云存储
系统规模	单点、单项业务处理→部门级联网业务处理→全院一体化系统→区域医疗信息共享与业务协同
系统核心内容	管理信息系统→临床信息系统→基于电子病历的医院信息系统
业务应用层次	后台离线数据处理→联机事务处理(OLTP)→联机分析处理(OLAP)、决策支持系统(DSS)

表4-2　医院信息化发展综合过程

阶段	时间	关键事件	系统特征	技术特征
萌芽阶段	20世纪70年代末至80年代初	解放军301医院、北京协和医院等个别医院引进小型机	主要为数据计算	进口或国产小型机； 汇编和高级语言无汉字处理功能
		较多小型机进入中国，中国也开始研发国产小型机	计算机基础知识启蒙； 数据计算与管理应用	

续表

阶　段	时　间	关键事件	系统特征	技术特征
起步及局部系统应用阶段	20世纪80年代中至90年代初	微型计算机问世，进入中国； 1986年7月，卫生部向10个单位下达医院管理软件的任务委托书； 1986年10月，成立计算机应用领导小组，医院信息系统是支撑重点	单机、单点业务系统，后期出现部门级业务系统； 为理解和运用C/S结构积累宝贵经验	(386/486)微型计算机单机，DOS、xBASE； 汉字处理功能渐趋成熟； C语言、Foxpro语言； dBASE、Sybase、Oracle； Novell网络
全院规模管理信息系统大发展阶段	20世纪90年代中后期	1996年5月，卫生部启动“金卫工程”开发医院综合信息系统研究； 1995年9月启动军字一号工程，于1997年在全国20多家医院实施成功	全院级医院管理信息系统； 中国医院信息化第一次发展热潮	微型计算机服务器＋终端(C/S架构)； Windows系统，PowerBuilder、Deliphi、VB开发工具，Oracle、SQL Server大、中型关系数据库； 采用TCP/IP协议Internet网络
临床信息系统建设与区域医疗协同摸索阶段	2000年	2000年实施社会医疗保险、新型农村合作医疗； 2003年抗击SARS，北京小汤山医院建成信息系统，改变了医院的传统工作方式，并直接与全市非典信息报送系统对接	临床信息系统迅速发展，区域卫生信息平台探索； 北京小汤山医院信息系统初步形成电子病历，医疗信息的高度共享减少了医疗文书纸张的手工传递	C/S/S、B/S、SOA技术架构； 无线网、物联网、多媒体、系统集成等新技术快速发展
以电子病历为核心的医院信息平台建设阶段	2009年	新医改的强力冲击； 2009年中央首次将信息化建设提升到医药卫生体制改革重要支撑的高度	电子病历为核心的信息平台建设； 中国医院信息化第二次发展热潮，医院大数据中心和智慧医院近年来新起热潮	EMR文档借鉴HL7的CDA规范； 集成平台、数据中心建设； 虚拟化和云技术

第二节　医院信息系统

一、信息系统与计算机化系统

信息系统泛指用于信息收集、处理、存储和传播的具有完整功能并协同工作的相关部分的集合体，其目标是支持组织决策、运行控制、分析问题、提供服务和创造产品。一个完善的信息系统的功能主要包括信息的采集、信息处理、信息存储、信息检索、信息管理与信息传输。从一般结构上看，信息系统有五个基本功能：信息输入（信息采集）、信息存储、信息处理、信息输出和信息控制。信息系统信息处理的一般结构如图 4-1 所示。

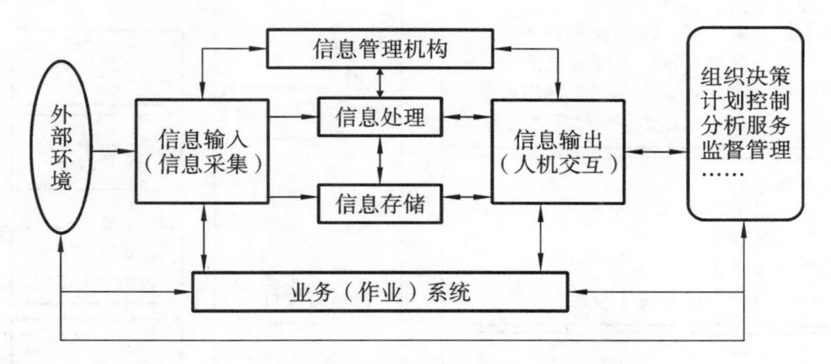

图 4-1　信息系统信息处理的一般结构

（1）信息输入（信息采集）功能：包括原始数据的收集、分类、编码及向信息处理与存储系统传送信息等过程。信息系统的输入功能取决于系统所要达到的目的及系统的能力和信息环境的许可。

（2）信息存储功能：系统存储各种信息资料和数据的能力。

（3）信息处理功能：针对业务和管理需要，进行信息查询、检索、计算、分析、优化等工作。采用的技术工具有基于数据仓库技术的联机分析处理（OLAP）和数据挖掘（DM）技术。

（4）信息输出功能：信息系统的各种功能都是为了保证最终实现最佳的输出功能。

（5）信息控制功能：对构成系统的各种信息处理设备进行控制和管理，对整个信息加工、处理、传输、输出等环节通过各种程序进行控制。

由此可知，信息系统并没有强调收集、存储、处理和传播信息所用的具体工具。作为一般意义上的信息系统，在任何时代、任何社会都会存在。

电子计算机作为信息处理的工具，特别是 20 世纪 70 年代以后微处理机的出现，使电子计算机的应用越来越广泛，现在已经部分替代了人类大脑的功能。

计算机系统（computer system）的内核是硬件系统，包括 CPU（运算器、控制器）、存储器、输入设备和输出设备。硬件系统是计算机系统中的物质基础，是进行信息处理的实际物理装置；最外层是使用计算机的人，即用户。人与硬件系统之间的接口界面是软件系统，它大致可分为系统软件、支撑软件和应用软件。

计算机化系统（computerized system）是在计算机系统的基础上，与业务流程（具体的工艺或操作）相结合，可执行某一功能或一组功能的体系（集合），以满足特定的功能，实现控制和管理目标的系统。计算机化系统包括受控系统、计算机控制系统以及人机接口的组合体系。

计算机化系统图如图 4-2 所示，计算机化系统可参见《良好自动化生产实践指南》（第五版）中的定义部分。由计算机系统和被其控制的功能和业务流程组成可见，计算机系统是计算机化系统的一部分。计算机化系统重在“化”字，“化”了很多东西，不仅是通过计算机“化”了人，也“化”了业务流程、规则等，这也是为区别于传统手工作业下的信息系统的一种称呼。本章编者认为计算机化系统会与计算机系统混淆，计算机化系统是企业环境下的全信息系统概念，计算机系统是这个概念下的一个重要组成部分。

现代信息技术使人们的生活方式和工作效率发生了革命性的变化，使用计算机化系统替代人工操作或为人们提供帮助，源于如下几个显而易见的理由。

（1）运用计算机及通信技术特有的运算能力、存储能力与网络通信能力，降低人们的工作强度，提高工作效率。

（2）减少对劳动力的依赖，降低人力成本，从而降低制造成本。

（3）降低生产过程污染、交叉污染、差错等，保障人的安全，提高产品质量。

（4）重组优化流程，改变管控手段，改变企业与社会大众的连接关系，提高企业软实力，创新展现企业，增强了企业形象。

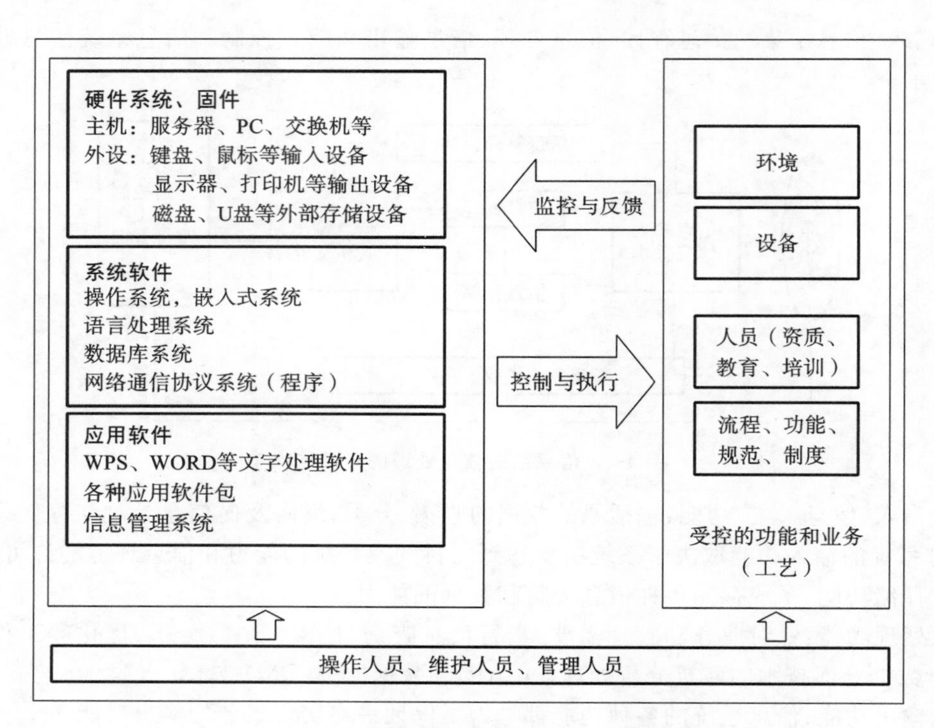

图 4-2 计算机化系统(全系统概念)

当然，计算机化系统还是需要人来操作的，不能完全替代人。本章编者认为，计算机化系统名称，在20世纪90年代及以前多见于企业，特别是生产制造、自动化相关领域的管理系统，例如企业管理的计算机化模式，企业管理中的计算机化系统应用等。

21世纪以来，在医疗行业，特别是医院管理中，医院的计算机化系统，就是在医院环境下的应用软件与客户化信息系统。“计算机化系统”的名称很少使用，从引入信息技术与应用现状上看，通常使用“信息系统”一词。

由上可知，信息系统并不依赖某种技术，它既可以是传统手工作业时代的“笔＋纸”的系统，也可以是以计算机为基础的信息处理工具，以及以网络为信息传输手段的系统。

二、医院信息系统的定义及其特征

（一）医院信息系统的定义

医院是一个高度依赖信息的实体，医院的医疗业务活动的各个环节都在不断产生信息，医院的运营和管理也在产生信息并且需要各种各样的信息。站在信息处理的角度观察门诊医疗业务的活动过程：患者要在医院就医，首先需要实名制登记建卡，这实际上是医院获取(收集)患者的自然信息数据，这些数据作为患者基本信息存储起来，以便后续活动利用该信息。医生接诊并实施诊断治疗方案，实际上是获取患者的既往史、现病史作出决策的过程。医生开出检查、检验等单据，实现了临床和医技科室间的信息传递。患者到达医技检查科室，接受医疗实际上是对各种单据的处理，并产生了财务费用以及医疗检查结果。患者的病历最终归档成为完整的病案，病案是记录和传递患者信息的媒介，是患者信息的集中体现。相关职能部门，如财务科、经管办、统计科等收集各类数据并进行归类、汇总、统计、计算等处理，形成各种报表，以进一步辅助分析工作，院领导使用手机或电脑查看当前医院运行状况，实现决策辅助。由此看来，医院客观地存在着围绕着业务活动完成信息的收集、处理、传递、存储、共享的完整系统，这个系统就是医院信息系统。

医院信息系统(hospital information system，HIS)在国际学术界已被公认为是新兴的医学信息学

(medical informatics)的重要分支。按信息系统的定义，医院信息系统是以支持医院日常医疗服务、经营管理、决策为目标的用于信息收集、处理、存储、传播的协同工作的相关部分的集合。

该领域的美国著名教授 Morris F. Collen 于 1988 年曾撰文为医院信息系统作了如下定义：医院信息系统利用电子计算机和通信设备，为医院所属各部门提供患者诊疗信息和行政管理信息的收集、存储、处理、提取和交换的能力，并满足所有授权用户的功能需求。

在我国，《医院信息系统基本功能规范》对医院信息系统作了如下定义：医院信息系统是利用计算机软硬件技术、网络通信技术等现代化手段，对医院及其所属各部门的人流、物流、财流进行综合管理，对在医疗活动各阶段中产生的数据进行采集、存储、处理、提取、传输、汇总、加工生成各种信息，从而为医院的整体运行提供全面的、自动化的管理及各种服务的信息系统。

随着 IT 技术、数字化设备不断发展并在医院逐步广泛应用，医院信息系统的定义发生了变化：医院信息系统是将先进的 IT 技术、医学影像技术等充分应用于医疗保健行业，应用于医院及相关医疗工作，实现医院内部诊疗和管理信息的数字化采集、处理、存储、传输及应用，以及各项业务流程数字化运作的医院信息体系，是由数字化医疗设备、计算机网络平台和医院业务系统所组成的三位一体的综合信息系统。

在业内，上述定义只是广义的 HIS，使用"医院信息系统"这个术语。还有个狭义的 HIS，是传统习惯称呼，实质是医院管理信息系统(hospital management information system，HMIS)，是针对医院，以收费为中心，为医院业务提供支持及服务的管理信息系统，在本章中按此约定，讨论的医院信息系统特指基于计算机的信息系统。

全面理解医院信息系统的内涵，不能简单认为只有计算机软件、硬件与网络系统，而忽略了各种介质、使用者(用户)，以及与之相配套的流程规范和制度等手段。按照计算机化系统的概念理解，医院信息系统重要组成内容包括：①计算机、服务器、存储设备、网络及各种输入输出设备等硬件设备；②医院各类数字化医疗仪器设备，如检验科仪器设备、放射科、超声科等各种影像设备；③各类基础系统软件及业务应用软件等。除此以外，与信息系统运行相关的各种介质、手段也是重要组成部分，例如，记录患者标识的就诊卡、手腕带，试管上的条码、信息导引公式大屏等；也不能少了与信息系统的采集、利用及使用紧密相关的人(用户)，以及保障信息系统正常的规范流程与工作制度等内容。

(二)医院信息系统具有联机事务处理特征

医院信息系统是联机事务处理(on-line transaction processing，OLTP)系统，应用软件功能涉及国家有关部委制定的法律、法规。一方面，医院的日常医疗、收费、运营管理等业务高度依赖信息的处理和流动，迫切需要应用计算机和网络技术来提高工作效率和工作质量；另一方面，各个业务环节是医院管理最直接、最准确的信息采集点，医院管理需要的各种信息也是以业务信息为基础，需要在业务过程信息化的基础上得到，更应该合规地使用。信息系统发展比较好的医院，计算机的应用已经覆盖了医院的主要业务，终端不仅多样化，而且数量上达到成百上千台，甚至更多；收费人员已摆脱手工条件下收费业务的限制和负担，无须大量记忆，如实现划价收费一体化，有可在医疗执行点收费、自助缴费等多种方式；医生也逐步放弃传统的医嘱本和传递医嘱的方式，在计算机上下达和传递医嘱，护士不需在各种医疗文书之间整理和转抄，实现了计算机转抄、打印执行单等功能；检验实现了计算机与仪器设备的联机处理，使检验人员从繁杂的检验结果数据的手工记录工作中摆脱出来，使检验工作基本没有差错而且效率大大提高；医学影像等放射检查，实现了电子阅片，图文信息直接向临床科室传递。这些应用都表明，医院信息系统首先是遵循医疗规范制度，在合规使用下的一套支持业务工作的联机事务处理系统。

(1) 业务信息系统必须与业务过程紧密地融合，并在不断优化的流程中得到完善。医院有大型复杂业务流程，必然有不断优化和重组的工作。研究结果表明，绝大多数的质量和效率问题往往源于流程本身，业务流程过于复杂、分工过细，就存在无价值、重复性的作业或不必要的等待时间。信息系统设计必须与业务流程紧密结合并成一体。比如，设计门诊系统时，要考虑门诊患者从进入医院开始的就诊咨询、挂号、护士分诊、医生就诊、收费、取药、检查检验及科室处置等整个业务流程。在这条流水线上各个环节如果设置不同，那么信息系统的功能就不同。比如，在门诊医生就诊环节，如果没有门诊医生站，门诊收费时必须通过纸张处方来录入收费项目，而有了门诊医生站，门诊收费就可以支持患者标识或处方号等多种方式提取医嘱信息，实现收费。

(2) 业务信息系统提供的功能必须符合用户特点、简单好用。对于窗口业务人员来说，这些系统是帮助他们完成日常繁重窗口业务的工具。借助计算机系统，能使凌乱的工作变得有条理，解决他们需要记忆大量信息（药品的规格、价格，临床诊断名称、疾病分类编码等）的困难。保证他们遵守医疗规范，减轻他们汇总、统计、报告、传递这些信息的负担。因此，业务信息系统的设计应尽量符合这些事务处理级工作人员的工作习惯，界面友好、功能完整、操作简单、响应迅速、易学易用，这样的系统才是用户真正需要的“心中的工具”。

(3) 业务信息系统必须强大、安全、准确、可靠。对于整个医院信息系统来说，窗口是完整的 HIS 数据收集端口，是 HIS 伸向信息发源地的触角、感受器。例如，护士站在办理患者入出转（ADT）业务时必然提供患者入出转的信息，同时也是住院患者动态统计的主要信息来源。所有这些数据都是上一层直至最高一层信息系统用以进行统计、分析等数据加工的原料。因此，要求窗口业务系统收集的信息完整、准确、及时和安全。另外，医院的业务 7×24 h 不间断地运行，信息资料也不容损坏和丢失，因此信息系统必须执行效率高、强大、可靠。

（三）医院信息系统具有知识管理处理特征

医院是高知识储备和高智力人员聚集的地方。临床医疗是医院的核心业务，是具有专业知识的医护人员根据特有的知识和信息进行的业务处理活动。在这个处理过程中，对知识的获取、应用、积累有别于金融机构、酒店、商业仓储等面向物流、财务管理的事务处理系统。通过计算机信息系统来辅助医疗过程、辅助医疗决策是当前医院信息系统的发展重点方向，也是医院信息系统向更智慧层次发展的目标。

(1) 装载大量的医学专业知识。如将用药指南、国际疾病分类、检验结果参考等知识装载到计算机信息系统中，不仅起到电子手册的作用，更为重要的是起到在具体的工作应用中的智能辅助作用。比如，医疗医嘱的下达，对医生用药实现了品种、剂量的自动提示，用药相互作用的自动判断，并给出提示，控制了不合理的处置。

(2) 知识积累和共享服务的辅助工具。医疗水平是通过大量的临床实践积累、不断学习前人的经验提高的，医院信息系统理应成为医疗人员知识积累的“加速器”。同时，个人的经验和习惯也应该伴随该实践过程而得到形成和维护，同时也需要共享，达到相互学习的目的。

(3) 建立特定领域的专家系统，使相对简单或更符合计算机处理的工作用计算机来实现。如在医学影像自动识别和处理中，建立典型病例的图像资料库，与给定患者的图片进行比对，给出的诊断结果不仅准确，而且能克服肉眼不敏感问题造成的漏诊现象。

（四）医院信息系统具有管理与信息资源高利用特征

医院信息系统的建设就是为了医院医疗活动与运营管理服务，在管理上的成功应用是医院信息系统效益的重要体现，引进系统，也是引进管理模式，系统的应用也促进了医院医疗业务流程与管理水平的提高。

(1) 提供医院运行状态。在传统手工作业下，医院的医疗情况、费用收支情况等依靠各种报表，采用计算机化的信息系统后，这些数据应该可以随时根据需要提供。如当前的病房床位占用情况、危重患者情况、手术患者情况、收入情况等。

(2) 信息系统面临新形势、新问题要提供不断变化的服务。无论是医院内部环境还是外部环境都在不断地变化，面临新形势、新问题要能提供新的服务支持。比如，在“互联网+”新形态下，改善患者就医体验，落实医疗改革措施，信息系统必须支撑新的就医模式以及新的医疗费用的支付方式、支付手段。为强化医疗质量，使闭环化管理得以落实，信息系统中涉及医疗过程的需实现全流程的质控管理。

(3) 信息资源的开发利用，提供医院管理和诊疗模式的变革支撑。医疗健康信息资源蕴藏着巨大价值，对信息资源的利用不仅是物质的利用，也是知识的利用、高新技术的利用。新时代医院信息系统建设从 IT 时代转向 DT 应用时代，医院信息系统不仅能提供常规的监测、控制、查询、分析、评价等内容，更需要利用大数据技术手段，围绕医疗健康数据采集、存储、分析和处理、应用等大数据价值链的各环节，将看似碎片化却蕴含着规律性和价值性的不同专业、不同侧面、不同局部的数据进行关联，并深入分析和应用。只有对信息资源高利用的医院信息系统，才可以满足医院对诊疗业务运营的实时监测、过程控制和同步协调，有的放矢地分析问题、解决问题，降低医疗成本，提高管理效率和质量，提升医院的竞争力和服务水平。

第三节　医院信息系统的功能及组成

一、医院信息系统的层次结构与功能构成

(一) 医院信息的分类

医院信息是以患者医疗信息为核心，以及与之相关的财务、物质、人力资源、管理、决策等信息。医院信息类型复杂多样、信息处理环节需多学科协作、获取困难、时效性要求高，并需要全过程管理与质控。

按医疗与管理领域划分，总体上医院信息可分为管理信息与医疗(临床)信息两大类。

(1) 管理信息包括院内的各种公文信息、人事信息、财务信息、药品物资设备信息、科研教学及医疗管理信息等。

(2) 医疗(临床)信息包括医生对患者的诊疗信息、患者的静态图像或动态影像信息、各类医技检查信息等。

一般而言，围绕医院的各项业务活动，按主题划分的医院信息，其中涉及的信息大体上可以分为业务过程信息、医疗信息、费用信息和管理信息四类。

(1) 业务过程信息是指完成业务所产生的过程控制信息，如门诊叫号信息、检查预约信息、患者入出转信息、药品出入库信息等，这些都是局部信息。

(2) 医疗信息包括患者自然(主索引)信息、住院记录、诊断信息、病程记录、医嘱、检查结果、手术记录等。

(3) 费用信息是伴随着医疗业务过程的执行而产生的，包括患者在各个诊治环节所需支付的药品、检查、手术等各类费用，费用项目包含了开单科室、执行科室，可用于收入统计分析和成本核算。患者信息和费用信息是患者在医院的诊疗活动中所产生的信息，是在患者整个住院期间甚至出院后都需要在整个系统范围内共享的信息，是基础信息。

(4) 管理信息是由基本信息和业务过程信息加工得到的，是对医院的大量信息进行信息再利用的信息。如患者流动情况、平均住院天数、效益分析等，属于派生信息。

由此，以建立电子病历为核心的医疗(患者)信息线，以预算体系下的全成本核算为中心的费用(经济)信息线，以规范药品物资的物流信息线，以医院运营管理精细化为目标的管理信息线，这四条信息线构成并贯穿整个医院信息系统。

医院信息的分类还可以按其他方式划分：按信息来源和信息服务目标划分，包括临床诊断、治疗、手术、护理、检验、检查、药物等信息；按管理信息划分，包括医院人事、财务及物质等管理信息和综合管理与计划决策信息；按科教研信息划分，包括医学情报、图书期刊和文献以及视听资料等信息；按信息内容和

性质划分，可有文本信息、生物信号信息、医学图像信息等。

（二）医院信息系统的双塔型结构

医院是一个信息密集的场所，这些纷繁复杂的信息呈现着一定的层次关系，处于医院基础地位的每个基层业务环节都在产生并依赖这些业务信息；各职能部门也会依赖各种管理信息，各种管理信息是由各业务信息加工而来，同时也会生成各种信息；医院宏观和深层次的管理同样要有相对应的决策信息。医院的塔状组织结构和业务活动直接决定了医院信息的这种层次结构与流向关系，也就是说医院的组织结构和业务流管理模式决定着医院信息的层次结构。

与信息分层结构相对应，医院信息系统的层次结构也按三层结构划分，图 4-3 所示的是医院信息系统的双塔型层次结构。这种层次划分符合一般的信息系统的层次结构。

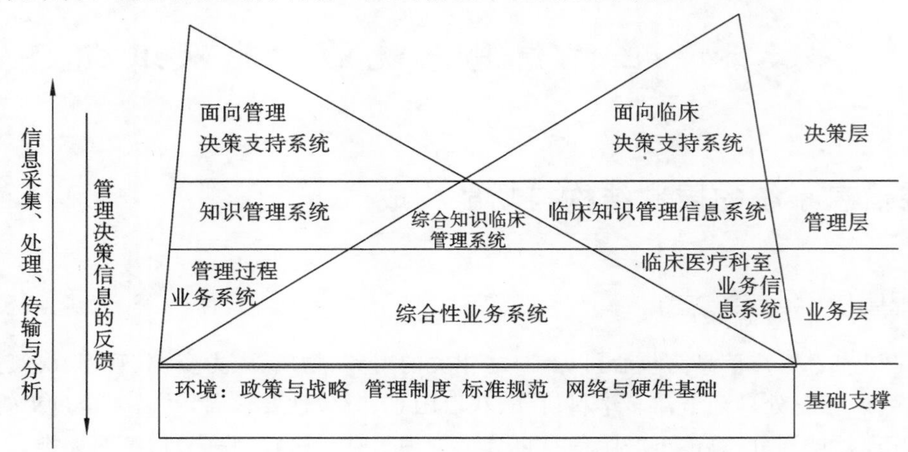

图 4-3　医院信息系统的双塔型层次结构

第一层是业务层，是数据的收集过程，主要针对医院各业务环节的日常业务工作，记录医疗活动、发生的费用等信息。这些业务包括医院日常挂号、收费、发药等事务处理，如门诊挂号、门诊收费、自助机系统、药品出入库、摆药系统等，也包括临床医疗科室的医疗处理等相联系的业务信息系统，如医生站、护士站、检验系统等。

第二层是管理层，是数据的集中处理与分析过程，与职能部门等中层科室的工作任务相联系的管理信息系统，如医务科、护理部、门诊部、统计科等，通过对原始信息的汇总统计，提供反映医院各方面运行状况的报表、监控工具，如门诊号源管理与出诊安排、手术分级管理、医疗质量控制系统、护理质量管理系统、成本核算系统、医疗统计系统等。

第三层是决策层，是医院管理与医疗决策、支持过程，与高层领导相联系的决策支持系统，为高层管理人员提供医院的总体运营情况、发展趋势、存在问题等信息服务。如医疗指标、医疗费用变化趋势等对比分析、成本效益分析，以及药占比、百元耗材占比等控制情况，单病种医疗费用对比分析等。这些系统，应该说面向医院高层的信息服务，随着医院所处环境与面临问题而发生变化，具有不确定性，更多是针对特定领域的问题开发相应的功能。

（三）医院信息系统的功能构成

从时空动态角度看，医院信息化是医院应用信息技术及产品的过程，是信息技术由科室局部到全院全局、由战术层次到战略层次向医院全面渗透，运用流程管理，支持医院业务与管理的过程。扩散的结果最终会引起医院乃至整个医疗行业结构变化。医院信息系统涉及广泛，从门诊到住院，从临床到医技，从医疗到后勤，从文字到图像，从医院内部到外部（接口）都有覆盖。

医院信息系统还随着信息技术、政策环境以及医院规模与管理模式变化而不断发展变化，应用覆盖面越来越广，由简单的以财务收费为核心的医院信息系统到以医疗为核心的临床信息系统，从医院内部的患者服务到对外的"互联网＋"医疗服务的拓展，从传统桌面终端到移动终端等；应用深度更加精细化、专业化，从简单的非明细化归类(模糊)收费到具体项目收费的明细化收费方式转变，从简单的文字报告到图文一体化报告，从临床医疗业务粗放型管理到全面业务流程实时监控和反馈的闭环管理，医院内部运营管理从粗放型管理到全预算体系下的精细化管理等。

因此，医院信息系统功能的范围划分很难有一个精确的界定。医院信息系统在范围划分上，不同划分方式有不同的分类，每个分类又根据服务对象不同而划分成更多的不同的子系统。

一般将医院信息系统分为两大类：一是以医院管理为目的、以财务和管理为主线的医院管理信息系统；二是以提高医疗质量和医疗工作效率为目的、以电子病历为核心的临床信息系统(电子病历系统)。医院管理信息系统不仅满足了医院管理的需要，并且为临床信息系统的实施提供了基本的数据基础和流程支撑。临床信息系统为医护人员服务的同时，可以采集更加详细和实时的医疗数据，为医院管理信息系统服务深化功能提供基础数据。

按信息系统理论及医院业务领域来划分，可将医院信息系统分为传统的 HIS 和医院资源规划(hospital resource planning，HRP)系统两个分系统。因此，医院信息系统包括传统的 HIS、HRP 系统、临床信息系统(clinical information system，CIS)和医疗信息化基础设施相关系统四大分系统。每个分系统又可由更多子系统或模块组成：传统的 HIS 包括门诊预约挂号、门诊叫号、门诊收费、住院登记、住院收费、药库管理、体检系统、网站(网上办公自动化)等；HRP 系统包括人力资源管理、教学管理、财务预算管理、报销管理、招标采购管理、物资管理、试剂管理、固定资产与设备管理等；临床信息系统包括门诊医生站、病区(住院)医生站、护理系统、临床(实验室)检验系统、医学影像归档与传输系统、手术麻醉与重症监护系统等；医疗信息化基础设施相关系统包括信息发布与导引、门诊叫号、门禁系统、机房建设、无线网络等。另外，还有以信息交换与临床业务集成(整合)为目的的医院信息交换平台，如医院内部的系统集成平台，医院对外的外联平台。

图 4-4、图 4-5 所示的分别为不同形式的医院信息系统功能组成框架。

二、医院信息系统的体系结构与基础设施环境

(一) 医院信息系统的体系结构

支撑医院信息系统的软件功能及其之间的联系，将系统功能和组件分成不同的功能层次的分层次体系结构，称为支撑系统的体系结构，是一种逻辑结构。信息系统的体系结构，经历了主机/终端模式、文件服务器模式、客户机/服务器(client/server，C/S)模式、日益流行的浏览器/服务器(browser/server，B/S)系统的三层体系结构。

信息系统的三层体系结构是将整个业务应用划分为客户端应用层(UIL)、应用服务层(BLL)、数据库服务层(DAL)(图 4-6)。这种三层体系结构分层就是为了实现系统"高内聚，低耦合"目的，开发的系统具有结构清晰、利于标准化、利于各层逻辑的复用、可以通过网络以更加灵活的方式发布、降低维护成本、增强安全性等优点，但是也有降低系统的性能、设计编码工作量大、增加开发成本等缺点。

从医院信息化各领域的发展过程表可知，早期最典型的客户机/服务器体系结构是两层结构(C/S)，当前医院信息系统体系结构正从以服务器为中心的客户机/服务器/服务器(C/S/S)与浏览器/服务器(B/S)结合的多层体系结构的方向，向信息(集成)平台、数据中心建设的云平台方向发展(图 4-7)。

(二) 医院信息系统的基础设施环境

支撑医院信息系统的基础设施环境可分为机房基础、前后台端硬件及网络设备、基础化(系统)软件三部分。

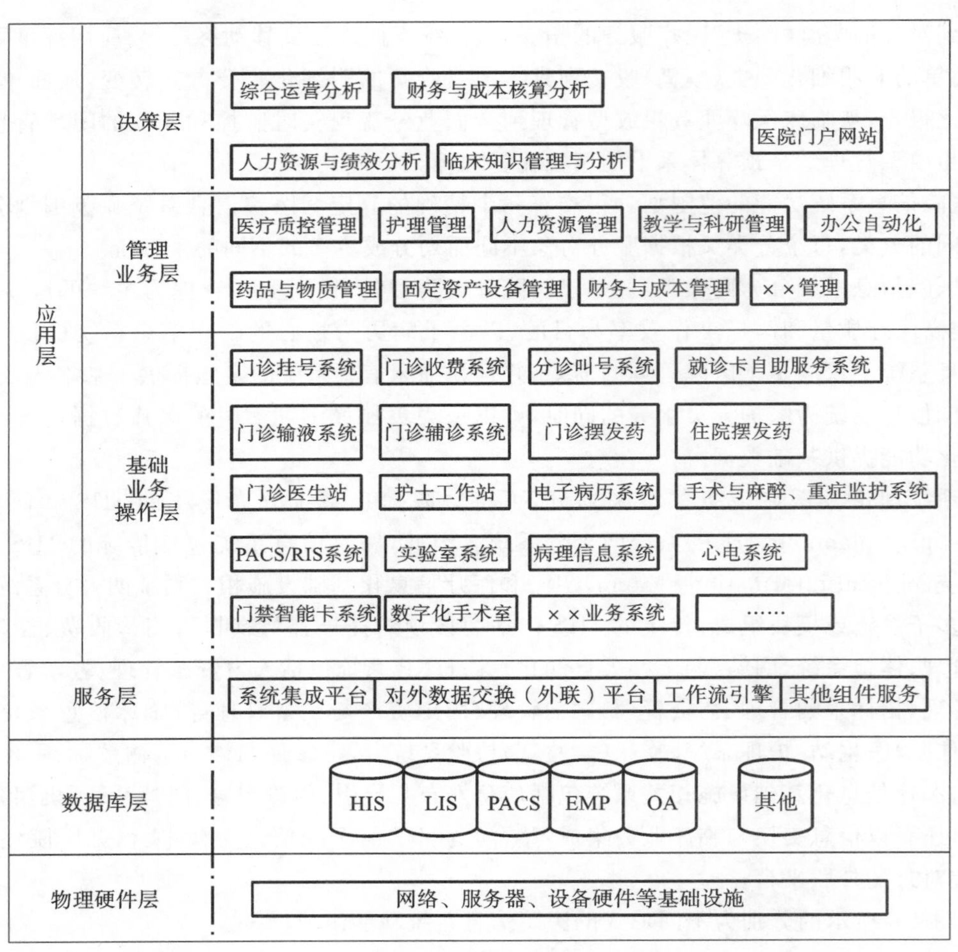

图 4-4　医院信息系统功能组成框架

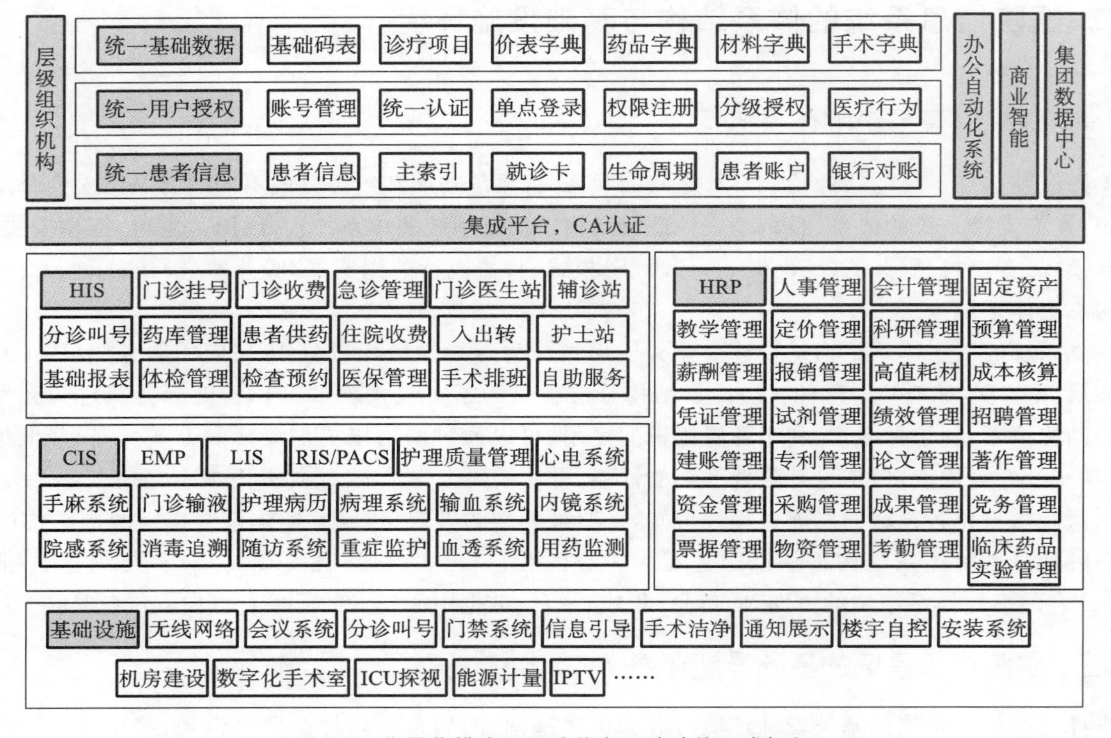

图 4-5　集团化模式下医院信息系统功能组成框架

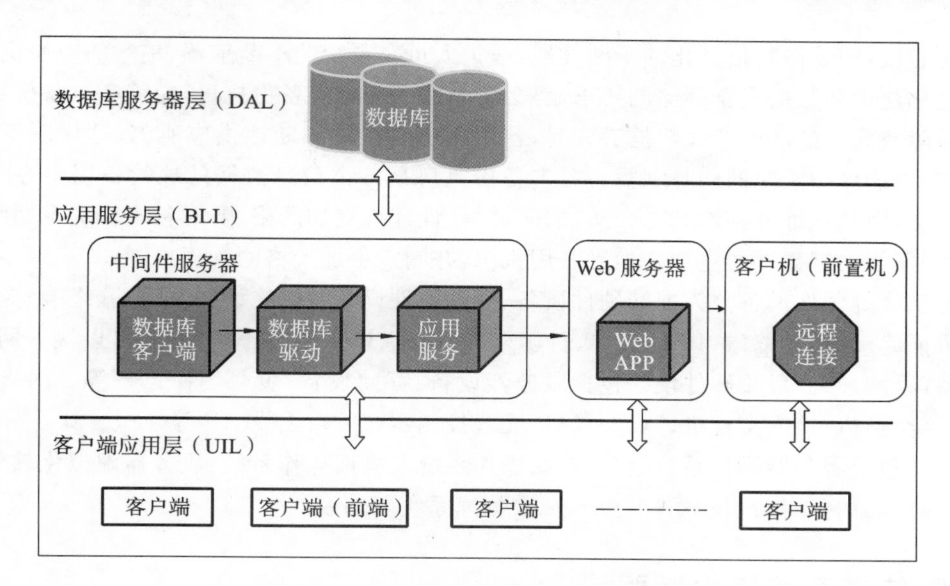

图 4-6　C/S/S 和 B/S 结合的三层体系结构

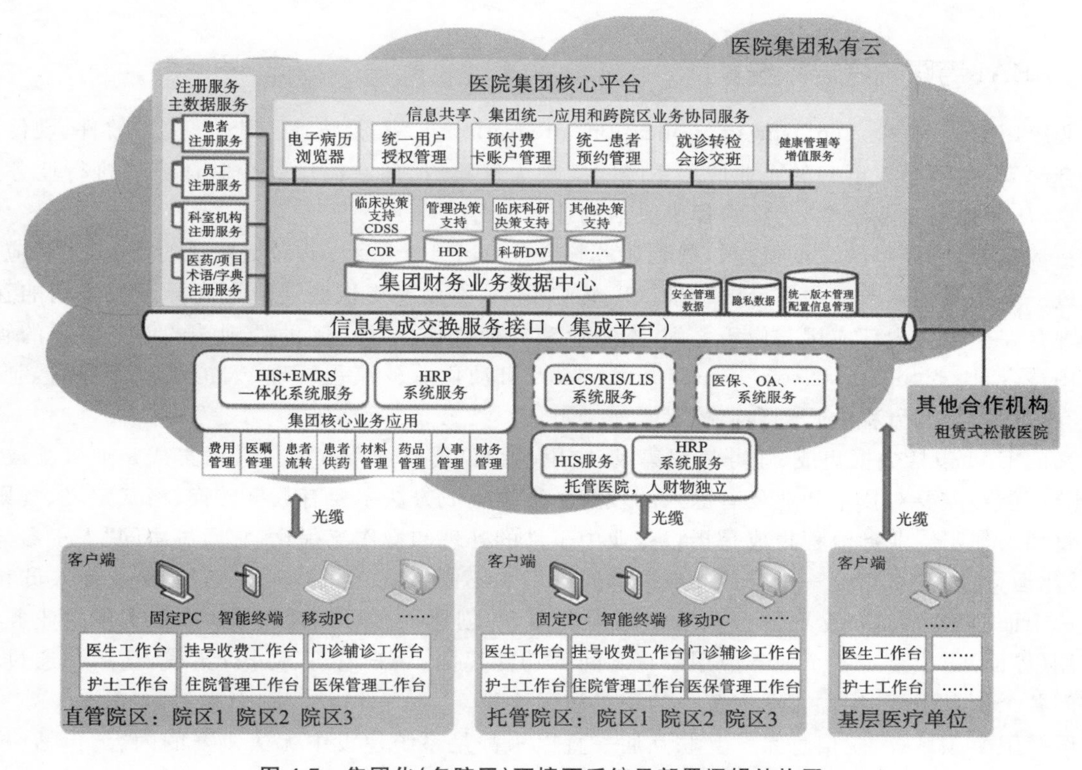

图 4-7　集团化(多院区)环境下系统云部署逻辑结构图

机房建设包括机房位置选址、基础装修(地面、顶面、墙面、照明、网络布线等)、电器设备(供电系统、防静电及防雷接地系统)、安防管理(视频监控、机房物理安全出入管理、机房环境监测系统、供电系统监测)、消防安全以及备用机房建设等内容。依据《数据中心设计规范》(GB50174—2017)、《工业建筑供暖通风与空气调节设计规范》(GB50019—2015)相关要求,机房建设参照 B 级标准进行建设。

机房建设按区域划分为主机房、辅助区、支持区等。

(1) 主机房:主要用于数据处理设备安装和运行的场所,可划分为服务器、存储、网络等功能区域。

(2) 辅助区:用于电子信息设备和软件的安装、调试、维护、运行监控和管理的场所,可划分为进线、测试、总控中心、消防和安防控制、维修等功能区域。

(3) 支持区:为主机房、辅助区提供动力支持和安全保障的区域。

备用机房建设，随着医院信息化的不断发展，医护人员对系统的不断依赖，单一的中心机房已经不满足于当前信息化建设和数据安全存储的要求，势必要新建一间容灾备份机房，能够实时备份数据，当中心机房因自身故障或人为的断电造成数据丢失时，备用机房也能不间断地供应所需，这样既不影响医护人员的正常工作，也能保护医院的切身利益。容灾备份机房是各类信息数据处理的备用中心，其建设标准等同于中心机房，但其选址要异地、防火、防鼠、防震等，设计要更加严格，要对备用机房定期维护，中心机房的数据库、程序等关键数据要定期备份到备用机房，并制定更加严格的管理机制。

支撑信息系统的硬件设备分为前端硬件设备、后端硬件设备及网络设备。前端(终端)应用硬件设备包括计算机桌面终端、移动终端、LED大屏、打印机、扫描枪、刷卡器等终端设备，可以接入网络的各种数字化医疗设备(系统)等。后端硬件设备包括服务器设备、存储设备、负载均衡设备等。网络设备包括核心交换机、汇聚交换机、接入交换机、FC交换机、无线控制器(AC)、无线AP等。

基础化软件包括服务器操作系统、移动终端操作系统及桌面操作系统、服务器虚拟化软件、服务类中间件(系统集成产品如Ensemble软件)、Oracle数据库系统等内容。

三、医院信息系统集成概要

(一) EAI与医院信息系统集成

企业应用集成(整合)(enterprise application integration，EAI)是将业务流程、应用软件、硬件和各种标准联合起来，在两个或更多的企业应用系统间实现无缝集成，使它们像一个整体一样进行业务处理和信息共享，从而提高企业效率，为客户提供灵活的业务服务。

现在谈EAI，已经将狭义的概念扩展到业务整合(business integration)更宽泛的概念，它将应用集成(整合)进一步拓展到业务流程整合的级别。广义的EAI，不仅要提供底层应用支撑系统之间的互连，同时要实现存在于企业内部应用与应用之间，本企业和其他合作伙伴之间的端到端的业务流程的管理，它包括应用整合、B2Bi(business to business integrate)、自动化业务流程管理、人工流程管理、企业门户以及对所有应用系统和流程的管理和监控等。

广义的EAI包括数据集成、业务流程集成、应用(界面)集成三个方面。数据集成是业务集成的技术基础，比较复杂，需要对技术和业务有深入的理解。数据集成方法主要有数据转换、格式定义、规则描述、数据的整理与加工。业务流程集成是指将企业中事件的处理和操作流程化，它通过协同“人工参与流程”和“自动化运行流程”来整合一个跨越企业内部同部门和不同系统之间的业务流，使得业务人员和IT人员获得一个面向服务、统一全面的企业组织架构视图，并创建一个可以通过IT技术实现的业务流程平台。应用(界面)集成是对各个业务应用系统之间的功能界面、用户管理等进行集成，让用户通过统一的界面访问各个信息系统，提供企业内统一的用户访问体验。

在医疗卫生领域，医院信息系统互联互通一直以来都是系统建设中无法避开的内容，包括医院信息化建设过程中需要对现有系统及新实施的信息系统进行整合互联；完善数据标准和通信标准体系，促进信息互认共享，充分发挥信息价值；防止和减少“信息孤岛”问题，逐步通过区域卫生信息平台与传染病报告、卫生应急、卫生监督、医疗服务、妇幼卫生、社区卫生、采供血等方面的信息系统实现对接，连点成面，实现卫生管理部门数据采集和上报等，促进医疗卫生信息系统整体建设。

医院信息系统集成的目的，从用户体验和实际需求角度来看，需要统一门户，达到图形化展现、智能化应用以及流程优化；从技术角度来看，医院信息系统集成可以降低系统耦合度、隔离系统间故障、提高系统性能；从业务角度来看，医院信息系统集成可以消除“信息孤岛”、提高分析决策能力、实现跨部门跨系统业务流程管理、实现医疗活动闭环控制来减少差错。

自2014年国家卫计委关于互联互通标准化成熟度测评工作逐步展开，围绕医院信息系统的集成又掀起了一个高潮，集成成为信息系统建设的重要内容。

2015 年 11 月，有关互操作性医疗信息平台的市场调研选取了最典型的三种平台解决方案，分别是：①符合国际医疗信息互操作性的全院平台，即互操作性平台；②应用在医疗业务中被称作“集成平台”的企业服务总线(enterprise service bus,ESB)；③基于 HIS 数据库、电子病历数据库的临床文档中心，即非标准 CDR。

根据三种平台功能特性能实现的效果列出 12 条，并给出“正确”与“错误”答案，三种平台的功能辨析见表 4-3。针对这个做市场调研，将认为某类医院信息化平台解决方案具备此功能回答“是”的人数绘成曲线图。结果显示：这三种平台在技术上虽然有着巨大的本质差异，但竞猜者对于三种平台的功能理解却是高度相似，认为是差不多一样的。这说明：行业中对 EAI 基本概念介绍和宣传是不够甚至是误导的，如企业服务总线被夸大宣传成医疗信息平台。实际上 ESB 是一种软件体系结构，用于在 SOA 中软件应用程序之间相互作用的通信模型，主要用于异构和复杂的 EAI。因此，简化系统间接口开发、消息发送与接收是核心功能。EAI 将不同的系统集成起来，可以采用 ESB 总线形式，也可以采用点对点的形式。

表 4-3 三种平台的功能辨析

序号	功能特性能实现的效果	互操作性平台	ESB	非标准 CDR
1	系统之间简化接口，消除直接耦合，通过平台进行消息和数据交换，实现异构系统之间互联互通	正确	正确	错误
2	医护人员从自己使用的诊疗、查房、护理等系统，都能获得所需要的患者电子病历信息	正确	错误	错误
3	运营管理数据能够灵活美观地展现给管理者	错误	错误	错误
4	医护人员能够从一个系统入口或界面获得所需要的患者的全部电子病历信息(门诊和住院、检查和检验、过敏史和用药禁忌等)	正确	错误	错误
5	医护人员在需要的时候能够获得实时或及时的患者电子病历信息	正确	错误	错误
6	能够实现同一患者临床文档精确关联的患者主索引	正确	错误	错误
7	系统能够及时推送各类消息(如危急值)给使用者	正确	正确	错误
8	患者信息、文档信息能够及时更新	正确	错误	错误
9	能够根据业务流程的变化灵活地、可配置地修改软件系统	错误	错误	错误
10	医院的管理职能部门可以从系统得到按不同的时间(如年、月、日)、不同的统计范围(如全院、科室、个人)、不同指标的丰富完整的管理统计数据	正确	错误	正确
11	医院的管理职能部门能够从系统得到实时的或及时的管理统计数据	正确	错误	错误
12	能够支持临床路径的应用	错误	错误	错误

近年来，医院采用各种方式进行信息集成，包括点对点方式数据库相互开发，代理服务器、界面集成、系统间专用接口数据交换、使用标准交换数据、建立信息集成平台等。目前各个系统间的信息共享主要还是界面集成与专用接口的方式，采用交换标准、集成平台的医院相对较少。

同时也要注意到，集成是理念和意识、思路和方法，同时也是一种技术和手段。业务集成重在实现管理口径的一致性，这是信息交换和共享的基础，就是用相同的语言说话。技术实现并不是唯一有效的手段，统一业务逻辑(事务处理与操作流程)，即规范管理要素也许是更好的选择。

(二) 集成平台、互操作性平台相关介绍

集成平台在维基百科给出的定义是用于集成不同应用和服务的一组计算机软件，用于企业内不同应用和系统的互联互通。通常集成平台是由许多构件所构成，可以在市场上采购，也可以作为一种称为iPaaS(integration platform as a service)的服务应用定制。

由定义可知，在医院信息系统复杂的应用生态环境中，与解决具体业务需求的各种业务系统应用软件不同，集成平台的核心是解决各系统的共同需要和系统间的信息交换、协同工作问题，是基于集成引擎ESB，通过开放、标准化的交互协议，实现各系统接口集成、数据集成以及公共服务提供。提供的功能服务应包括以下几个方面。

(1) 医疗信息互联互通：其实现的技术手段是集成引擎(ESB)，功能包括消息服务注册、智能消息路由、消息格式转换、消息标准化实现、消息传输日志监控等。

(2) 公共服务管理：包括公共术语管理、主数据统一管理、统一用户及用户登录管理、患者主索引等服务。

集成平台提出将包括HIS在内的各信息系统，看成是一个需要被集成平台集成的子系统，采用一致性的架构全面进行整合，从本质上解决信息传递及共享的各种问题，同时保持各系统和应用对具体业务服务的自主性、完整性和灵活性。

以集成平台技术为核心，基于HL7 V2、HL7 CDA、IHE PIX等国际标准和规范，通过面向SOA的开放服务架构，实现不同系统之间的数据协同、业务流程协同和业务行为监控(图4-8)，构建新一代医院信息系统(有学者赋予新的名词：医院信息平台)。如引入Ensemble集成平台，实现医院信息系统互联互通的主要内容包括：符合SOA设计理念建立信息基础平台，为多院区机构和多业务系统之间的接入提供底层支撑。规范业务数据标准和系统接入方式，形成了一套规范的集成接入接口设计要求规范。规范临床数据的收集、存储和共享方式，实现基于IHE的临床数据共享交换架构。集成平台的引入和实施，切断了以往各个供应商信息系统之间的"私下交互"，统一基于集成平台进行交互，应用医疗信息领域标准，降低系统之间的耦合性，降低系统改造成本，提高了医院整体信息平台的可扩展性。

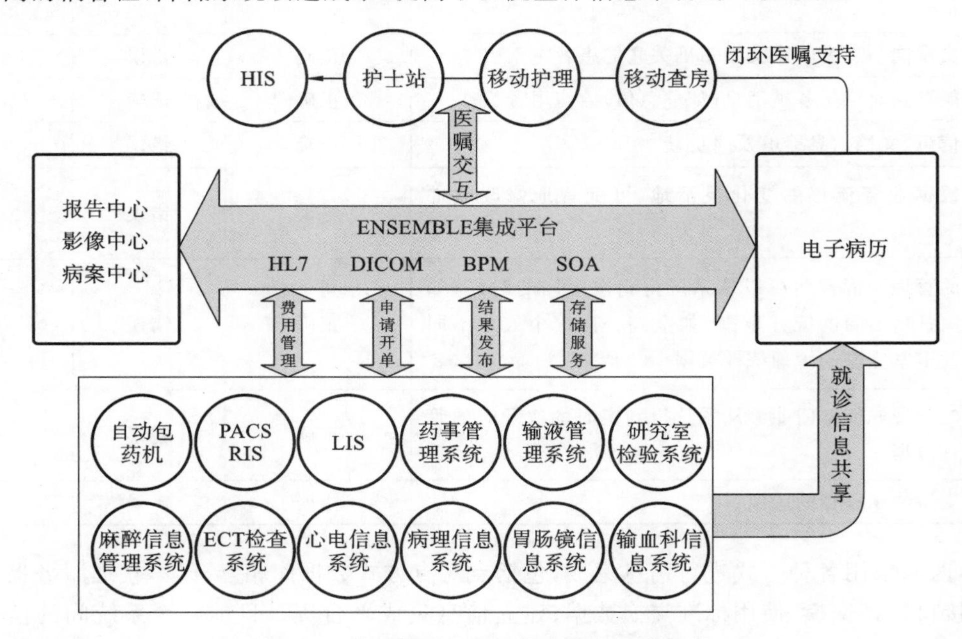

图4-8 基于集成平台的临床信息系统互联

集成平台不同于临床数据集中存储与应用(CDR服务)。临床数据存储库(clinical data repository)是EMR文档存储中心,它将一个患者在某一医疗机构内发生的所有临床活动产生的临床文档集中存储在一个物理或虚拟的存储内,方便各种临床业务角色在使用该患者某一或某些活动的EMR文档时进行调阅。CDR通常是依托一个已有的主要业务系统(HIS或电子病历)的数据库,或者单独建立一个中间库,获取子系统的数据并依据相应的数据模型进行处理,形成CDR,然后实现BI数据挖掘、展示和其他应用。在完成集成平台建设的医院中,建立CDR时可方便基于集成平台获取数据,而不再依赖于中间数据库和ETL工具抽取、处理数据,节省了建设成本,提高了医院信息系统运行的稳定性。也可以说CDR服务是集成平台功能的发展和延伸,那么,CDR数据资源的存储与管理,第三方对数据资源的获取、查询与分析是归入集成平台还是医院信息系统(平台),学术界看法不同。

互操作在维基百科给出的定义是指产品或系统的特征,其接口是完全理解的,可以在当前或将来,在实现或访问中,没有任何限制与其他产品或系统一起工作。可以这样理解,在几乎无须用户了解各种功能单元的独特特性的情况下,两个或者多个系统或者系统模块之间进行信息交换,并使用所交换信息的能力,或者说在需要的时间把需要的信息推送到需要的人,并有意义地使用。依据涉及对象以及处理方式不同,互操作分为三个层级:以数据交换为目标,实现互联互通的技术互操作;通过数据结构和数据编码,解释交换信息的业务意义,达到语义交换目标的语义互操作;在信息交换和语义交换基础上实现的、确保业务流程一致性的流程互操作。

多企业、多系统之间信息互联互通和协同工作问题,包括以集成平台技术为核心的医院信息系统的互联互通和协同工作问题,必须遵循一系列的业界共同认可的标准、规范,这样的集成平台被称作互操作平台(interoperability platform)。

互联互通、信息共享、信息复用是互操作平台功能核心。例如把数据共享的及时性作为核心目标之一,把各个业务子系统产生的新的患者信息或文档数据,进行实时或及时的识别、转换、注册和存储。由于临床文档中心内容更新能够做到实时或及时,使得医护和管理人员随时随地通过自己的应用系统从互操作性平台得到所需数据成为可能。

互操作平台实现接入子系统之间、子系统与平台之间的数据交互定义。例如:危急值数据在生产子系统中产生,按照预定规则判断,达到阈值后系统自动触发消息,依据ESB中预先设定的路由规则、权限传递到指定子系统,推送给指定使用者角色,以弹窗、短信等形式实现提醒功能。

实现互操作性为目标的互操作平台,主要有以下三种实现方式:①点对点系统集成;②基于集成引擎方式,也就是集成平台的互联互通层级构建方式;③混合式系统集成,基于医院系统现状,混合以上两种方式进行系统集成。

点对点系统集成,往往通过子系统之间的两两接口触发器进行。但这种做法在多个分布系统间协同很多流程的消息传递时是有较大局限性的,这也是ESB产生的原因。

ESB具有很强的传输服务和中介功能,是解决系统间消息传递的工具,可以通过消息机制实现接入ESB的各个子系统之间的数据传输和联动。但ESB本身不具备互操作性的数据采集功能,无法完成数据文档的及时采集和转换。

从上面介绍来看,集成平台关注的重点是系统接口集成、数据集成、公共服务提供等;互操作平台核心是互操作,互操作应该是互操作平台应用的基础。

第四节　医院信息系统的现状与变化趋势

一、医院信息化应用普及情况

2013年国家卫计委规划与信息司的成立,结束了医疗卫生行业没有专司信息化建设的行政部门的历史。在“2014 中国健康大会”上，国家卫计委规划与信息司表示：“十三五”时期，医疗卫生行业将是国家信息化发展的重点。为促进和规范医院信息化建设，2018 年 4 月，国家卫生健康委员会着眼未来 5—10 年全国医院信息化要求，发布了《全国医院信息化建设标准与规范(试行)》，进一步明确医院信息化建设的内容和要求。

(一) 医院典型系统应用情况

根据 CHIMA2012—2013 年度调查报告，信息化应用有了很大程度的发展。以医生工作站和电子病历为核心的主要临床信息系统应用，三级医院门诊医生站、实验室信息系统、医院影像系统典型应用比例分别是 67.92%、66.31%、56.87%，其他辅助科室信息系统也占有相当比例。三级以下医院也得到了很大发展，门诊医生站和住院医生站应用比例分别为 42.82%和 51.58%，实验室信息系统、医院影像系统的应用比例分别为 33.33%、24.71%。

三级医院电子病历(EMR)系统的应用比例为 61.19%，认识更趋成熟，实施临床路径更为准确。集成平台也成为建设热点，实际案例越来越多。例如华中科技大学同济医学院附属同济医院早在 2010 年就将 Ensemble 集成平台技术引入到医院信息化建设中。

医院信息系统的终端数量也有较大发展，三级医院站点数在 1000 个以上的医院为 16.9%，在某些大型综合医院 PC 终端数量可高达 5000 以上，如果计算 PDA、平板电脑、打印机、自助设备则高达 1 万台以上。

(二) 基层医疗机构信息化情况

基层医疗机构信息化建设进入快速启动期。基层医疗机构信息化建设一般都采取行政区域统一建设和统一管理模式。目前，部分城市和发达地区的农村已经建立了包含医疗和健康档案管理在内的信息系统，与医院相比，基层医疗机构信息化系统的功能相对简化，但又不是医院信息系统的简化版。

(三) 医院信息化的重点目标

医院信息化建设面临着三个转变：一是从“部分应用”向“全面应用”转变；二是从“分散信息”向“数据融合”转变；三是从“事务处理”向“智能应用”转变。而整体发展趋势将是数据化、互联网化、智能化、云端化、协同化、专科化、个性化。

目前，在大型综合医院，虽然信息系统在支持医院高效率运行中起着较好的支撑性作用，但也呈现出信息系统瓶颈现象。大型综合性医院面临就诊日门诊量突破 1 万的巨大的患者就诊量压力，应用信息技术解决主要问题是支持医院流程改造，提高临床业务效率。一般而言，大型医院医疗环节瓶颈往往出现在检验科、放射科等医技科室，包括通过系统获取信息与操作使用的便利性、响应速度及稳定性等方面，这是新一代医院信息系统必须加以重视的问题。同时，在提高医疗质量与安全保障的同时，降低医疗差错也是需要信息系统给予支持解决的主要问题。

(四) 信息化人才队伍建设

信息化人才队伍建设存在以下问题。

(1) 缺乏配置标准，配置数量不足。按医院床位数推算，目前每千张床位信息技术人员数不足 10 人，每千张床位需要达到近 15 名信息技术人员才能初步满足现有工作需求。

(2) 人才引进渠道需拓宽，医疗卫生信息化需要大量兼具医学、计算机等相关技术的复合型人才。而我国该领域人才大多只有 IT、医学或管理学的单一背景，信息技术与医学复合背景比例不高。

(3) 岗位设置与定位还需要完善。我国医院的信息化部门多定位为信息系统建设与维护、日常 IT 设备维护和管理、数据分析利用及上报等职能。在发达国家，大医院已经利用医疗卫生信息化来支持临床诊疗、患者管理、战略规划、运营管理、培训与研究、行政和财务等方面工作。在信息系统软件研发方面，目前基本依赖从院外购买软件或将开发功能外包出去。缺乏信息系统专业技术岗位，如系统架构师，协助开展信息化建设的技术管理工作，协助开展信息化项目的技术路线制定和架构设计，负责医疗卫生信息化项目关键技术、前沿技术的转化和应用。从信息资源管理上，还需从数据的采集、管理、利用多方面强化信息部门的能力。

二、医院信息化新特征

2013 年以来，医院信息化建设受政府政策引导、医院管理、新的信息技术等多方面驱动，呈现出新的特征。医院越来越重视医疗质量监管以及内部运营精细化管理，积极应对现有系统的升级改造需求，用新一代信息系统替换老系统。在政府部门、医疗机构及其他利益相关方需求的驱动下，区域医疗机构对业务联动、分级诊疗的需求增加，以打通存在于各级医疗机构之间的“信息孤岛”，实现医疗信息互通互联为目的的医联体建设。以云计算、虚拟化、物联网、移动通信和大数据为代表的新兴信息技术被引入，信息化建设上呈现系统架构向云平台变化、系统集成平台化、终端多样化以及移动应用，“互联网＋医疗”等诸多新特征。

（一）财务业务一体 HRP 系统，实现医院运营精细化管理

通过信息化使得医院内部运营精细化管理得到实质性支撑是当前医院管理信息系统建设的一大特征。现代医院的经济运营管理，需要以会计为核心，将医院的预算、成本、物资、资产、收费、医疗活动等数据整合在一起，形成一个综合的一体化的管理模式，目标就是降低医院成本的同时，提高效率，提升医院的运营水平。将医院固定资产、设备、材料、药品等实物的管理与对应的财务账务管理统一起来，将医院课题、项目及相关合同妥善管理起来，将医院预算、经费到最后的采购进行有效的资源整合，并依托科学的运营数据分析进行经营决策，均是目前医院建设 HRP 系统针对核心财务业务需要关注的重点。目前国内 HRP 系统起步较晚，北京 301 医院、北京大学第三医院、华中科技大学同济医学院附属同济医院等多所大型医院开始应用 HRP 系统。

财务、物流、人事资源和业务信息开始走向一体化（财务业务一体化模式），主要体现在财务管控贯穿于业务流程中，业务系统的数据同步与核心财务系统进行交互，并通过核心财务系统进行业务数据分析，最终生成的结果支持业务决策，实现财业一体、充分协同的理念。具体讲就是：医院的业务系统为 HRP 系统提供数据流，包括患者数据、医疗收费数据及药品、材料、试剂等数据。这些数据流在 HRP 系统中经过业务层的人事管理、财务管理、物资管理、固定资产管理、采购管理、科研管理、预算管理等具体专业处理，最终流向核心财务系统，最后流向管理决策层。核心财务对业务数据的处理，进行成本核算和综合绩效考核，并最终为对接医院商业智能系统提供管理决策支持，实现一个完整的以“财务一体化”为主线的 HRP 系统运营管理平台（图 4-9）。

针对核心财务模块，HRP 对应的业务主要分为 5 个部分：①预算业务对接采购平台。预算业务是 HRP 系统其他业务的基础，预算业务主要从预算编制、预算实施到最终预算反馈，并对接采购平台进行采购管理。②科研、教学项目管理及合同管理。科、教、研一直是 HRP 系统中的重要组成部分，科、教、研的管理主要包括科研、教学项目管理，同时由于项目需要合同，所以合同管理也贯穿其中。③财务费用管理、经费卡（服务计价）管理。费用管理主要指财务的借支业务、报销业务和代收代管业务，主要通过以经费卡为载体实现。④固定资产及物资管理。固定资产主要包括采购、出入库管理、折旧和经济效益分析，物资管理包括采购、入库、盘点和领用。⑤药品、材料及试剂管理。药品材料试剂主要在业务系统中实现采购、入库、请领和出库，同时对接账务系统。⑥HRP 系统与核心财务系统的交互。在 HRP 系统中，预算管理、费用管理、物资及固定资产管理、药品材料试剂管理等数据均配置与财务核算单元的对应关系，最终流向核心财务系统。

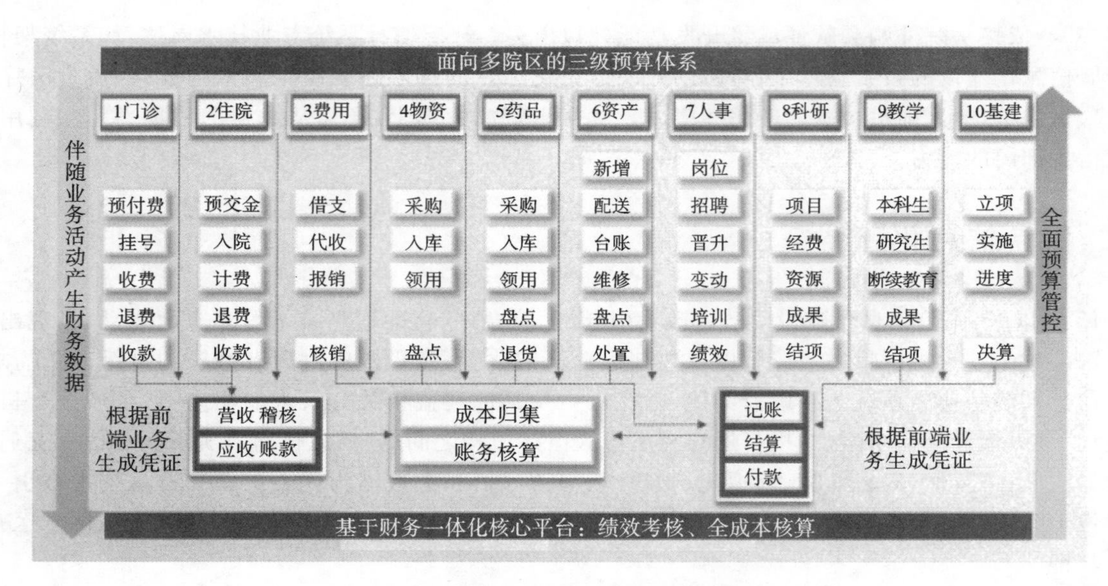

图 4-9　医院 HRP 系统业务流规划

（二）电子病历系统支撑医疗全流程闭环与实时质控管理模式

2010 年，卫生部启动了以电子病历为核心的医院信息化建设试点工作，临床信息系统比管理信息系统建设有着更高的优先权，包括医院影像系统、实验室信息系统、门诊医生站、住院医生站以及电子病历文书书写、护理工作站（护理系统）及超声、胃肠镜（腔镜）、病理、心电、手术麻醉工作站等临床信息系统得到很大的发展。

医疗行业对电子病历的认识也在不断发展变化，最初认为电子病历就是病历文书类描述内容，如入院记录、病程记录、手术记录、出院小结等，功能实现上，在住院医生工作站系统中嵌入 WORD 方式，通过 WORD 来书写记录病历文书，并按一定规则以 WORD 文件形式保存在文件服务器上。目前认为电子病历是医疗活动过程中使用信息系统生成的医疗记录，包括文字、符号、图表、图形、数字、影像等数字化信息，是病历的一种形式。电子病历书写是指医务人员使用电子病历系统，对通过问诊、查体、辅助检查、诊断、治疗、护理等医疗活动获得的有关资料进行归纳、分析、整理，形成医疗活动记录，同样遵循《医疗机构病历管理规定（2013 年版）》《病历书写基本规范》等管理。这时的电子病历，不仅能实现传统纸质病案（医疗档案）的电子化（不是纸质病案的扫描影像化），而且还能对医疗过程中的信息提供处理功能。在这种认识观点下，电子病历系统与临床信息系统的范围可以说是一致的。在可靠的电子签名与手写签名或盖章具有同等的法律效力条件下，电子病历系统遵循《电子病历应用管理规范（试行）》《电子病历系统功能规范（试行）》的规范要求，应用成为现实并得到了快速发展。在电子病历文书书写处理应用方面，应用住院电子病历书写系统的质量和范围都高于门诊电子病历系统。

电子病历信息化实现了医疗业务流程闭环式管理，提高了医疗管理水平，加强了诊疗权限管理，医生资格、手术分级管理、医生处方权及抗菌药物处方权等纳入电子病历系统，可以进行后台控制。借助医生工作站（平台），将医疗质量自动审核控制嵌入到过程中，从源头上规范了医疗行为。其中包括手术分级管理、抗生素管理（分级管理、品种品规及使用强度控制、处方审核、Ⅰ类切口抗菌药物使用等）、临床路径等各项应用。从医生下达医嘱开始，医疗流程全环节都纳入信息化管理，能实现各医疗执行点持续采集、记录、处理信息，可以将医疗质控点建在医疗执行过程中，实施闭环管理和基于规则的质控。图 4-10 所示为闭环管理和基于规则的质控。

基于移动技术的系统应用实现了医疗终末质量检查转化为环节质量控制。包括：①医疗闭环管理。通过部署移动医疗系统，实现医嘱闭环管理、检验闭环管理、检查闭环管理、手术闭环管理和关键医疗物资闭环管理。②移动护理管理。床边护理百分之百移动化，实现床边身份识别、床边医嘱执行、床边给药

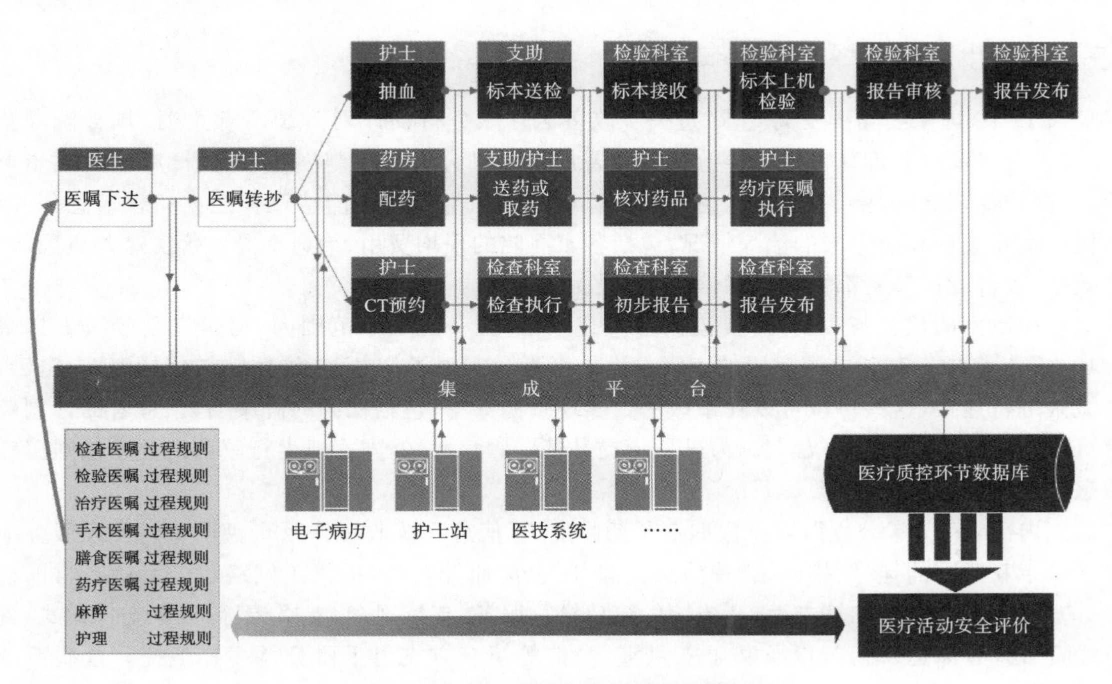

图 4-10　闭环管理和基于规则的质控

核对、床边体征采集，提高护理效率和护理质量；同时，实现护理质量管理移动化。③手术环节质控。实现医生手术行为管理，保证手术室洁净度；实现手术环节核查，追踪手术全过程；实现手术高值耗材追溯，提高耗材管理水平。④医技环节质控。将移动技术用于检验标本核查、病理标本核查、标本质量监控、消毒包追溯和无线心电传输，提高医技部门工作效率和管理水平。

通过信息技术降低或防止环节风险和差错，从医生为患者开立手术申请到手术完成患者回到病房的过程中，产生了一系列执行点，例如支助接患者、交换区换床、进入手术间、等待麻醉苏醒和返回病房等，对这些执行点进行核查，是数字化手术质控的重要手段。手术环节核查如图 4-11 所示。

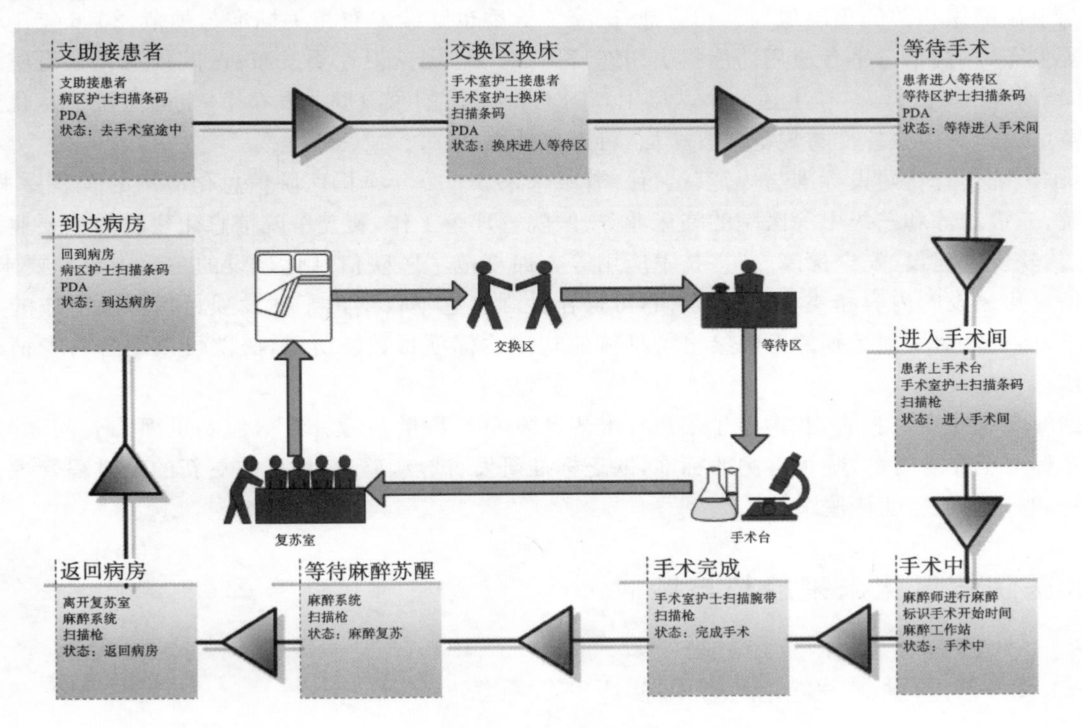

图 4-11　手术环节核查

（三）信息化服务多样化支撑作用突出

2015年以来，国家委陆续发文要求“进一步改善医疗服务行动计划”，2015年9月，国务院办公厅印发《关于推进分级诊疗制度建设的指导意见》，部署加快推进分级诊疗制度建设，到2020年，逐步形成基层首诊、双向转诊、急慢分治、上下联动的分级诊疗模式。卫生管理部门将逐步建立完善信息公开机制，方便市民查询相关病种历年来的治疗情况，包括各家医院的平均费用、治愈率等。落实这些惠民服务，提高服务效率，改善就医体验都需要借助信息化手段。

分级诊疗制度的建立与实施，需要借助信息化手段，在一定区域范围内，构建三级分级诊疗服务体系。2015年，北京地区基于电子病历的市级卫生信息平台实现了30家三级医院与包括海淀、密云、延庆等5个城区进行连接，这些单位可以在市级平台实现资源共享，包括社区的健康档案、患者的计划免疫等信息都可以同时共享在一个平台上。为进一步提升基层医疗水平，国家卫生行政部门要求加强医疗卫生机构信息化建设，建立了远程会诊系统。

在医院内部，2017年公立医院全面取消了药品加成，信息系统收费体系全盘调整。便民服务上为患者提供了基于互联网的挂号、排队、缴费信息查询、医患沟通等功能，提供了网络、移动终端、自助机等多种服务方式和途径。医疗结算方面，从传统的窗口结算服务，支持现金、支票、银行卡等支付方式，到现在自助机缴费、诊间（床边）结算，以及基于支付宝、微信等第三方支付手段日益多样便捷。这些系统的实施，极大方便了患者，改善了患者的就医体验。

随着新兴信息技术的应用，通信开始换代，以iPad为代表的PAD移动设备、智能手机（PDA）等功能越来越强。医生可手持PAD实现无线查房，护士可使用PDA实现医疗执行核对等应用。在“互联网＋”新形态下，把医院的服务延伸到院外，创新医疗服务模式，可通过手机APP或微信公众号实现挂号预约、就诊环节提醒、结果查询和健康教育（指导）等。

（四）突出重视建设规划，标准与规范可操作性强

在“十二五”和“十三五”期间，国家发布了医疗卫生服务体系规划纲要、中医药发展战略规划纲要等一系列与卫生健康相关的顶层规划。相应地，国家卫健委也陆续发布相关标准与规范，2016年10月，国家卫计委发布《医院信息平台应用功能指引》，2017年12月，国家卫计委发布《医院信息化建设应用技术指引（2017年版）》（试行）。在上述两个基础上，2018年4月，国家卫健委发布了《全国医院信息化建设标准与规范（试行）》，这些标准与规范内容全面，可操作性强。

《全国医院信息化建设标准与规范（试行）》着眼未来5—10年全国医院信息化应用的发展要求，针对二级医院、三级乙等和三级甲等医院的临床业务、医院管理等工作，覆盖医院信息化建设的主要业务和建设要求，从软硬件建设、安全保障、新兴技术应用等方面规范了医院信息化建设的主要内容和要求，明确了医院信息化建设的内容和要求，内容全面，可操作性强。它不仅给出了建设项目指标及对应的具体内容和要求，而且针对不同级别的医院给出了具体的功能达标项目数。所以，医院可以结合自身情况拟定现实的信息化建设规划。

根据CHIMA研究报告，我国卫生信息标准规范发布的数量多、范围广，但是也面临着问题与挑战，例如发布标准至今少有落地、可检测的标准，缺乏标准研发、试点、验证、推广与更新的全过程管理的专门组织机构，制定与业务实施脱节等。

三、医院信息化未来趋势与挑战

（一）新一代智慧医院信息系统替换老一代系统

在当前新医改的背景下，“互联网＋医疗”服务体系建设不断完善，大众需要更个性化、更多元化、更

及时的医疗服务模式，医院信息化对外开放成为必然趋势，同时也面临着新机遇、新挑战。

新一代智慧医院信息系统对医院而言，医院信息系统将更加注重以系统化、整体化的视角，审视医院管理优化与创新工作，将向建设统一平台、统一标准规范、互联互通的业务与管理相融合的新一代智慧医院信息系统转移。在建设全面和专业的信息系统的前提下，实现系统的高度集成、数据的高度融合、应用的高度智能以及流程的高度优化。

新一代智慧医院信息系统要面对开放、融合、协同的信息化平台建设需求，在前端越来越专业化、智能化，在后端要实现高度融合和知识管理，以更智慧的方式满足医院和患者及大众的需求。例如：①医疗资源跨(超)机构共享，医疗跨机构医疗活动协同，医疗收入成本按机构归集，医疗物资供应等集团化应用；②业务逻辑与人机操作界面分离，业务逻辑处理与业务控制规则分离，知识库与知识应用嵌入管控分离，AI与物联网设备等一体化融入；③统一化使用，规范化管理有序化建设要求；④实现信息与用户需求(包括医护人员、患者、社会大众等)的智能匹配，更好的用户互动(预约、分诊、候诊等医疗执行过程信息提醒、查询等)，真正满足用户个性化、定制化和精准化的信息需求；⑤提升和延伸医疗服务能力，以及医疗资源的最大化利用，对患者而言，全新的连接方式与全面感知、个性化精准的医疗信息服务；⑥医院信息系统集成建设关注点由业务流程集成转向数据集成。集成任务上主要实现业务系统的系统集成、数据融合和知识管理，在此过程中，集成与融合是基础性工作。

在院内信息服务上，多学科协同医疗对信息共享程度要求更高，这种信息交互，横向院内不同科室之间，纵向科室内医疗业务各环节之间能够实时信息交互，以及医院与区域信息化平台的信息交互，形成纵横闭环共存的多源信息交互。例如：在大型综合性医院，心血管急危重症科、神经内科、创伤外科、危重新生儿与儿童等急危重症中心医疗救治上，需要多学科协调医疗实现全生命周期管理的信息化支持手段。面向院前120急救，通过急救人员便携式终端和远程监护，建立起急救现场、救护车与医院间甚至是区域医疗中心的急救信息链，创建急救绿色通道的急危重症救治信息化平台。通过无线网络远程传输、GPS车辆定位、信息系统协调医疗，实现“患者未到，信息先至”理念，突破传统住院诊疗模式的时空限制，为救治患者赢得宝贵时间。

在对外连接上，医院建立互联网开放平台，紧密连接院内系统，安全可控，提供给不同厂家、微信、支付宝、APP应用/WEB等应用终端使用。简单讲，就是实现以患者为中心，使患者个人终端(手机)与医疗信息网络之间的信息互动，从而提供更多更好的用户连接，满足用户个性化的信息服务。

当然，新一代智慧医院信息系统建设仍然要将“以患者为中心、医疗服务为本，以需求为导向，管理为支撑”视为核心理念，围绕医疗核心命题的问题，需要专业的医疗人员参与进来，与IT人员一起去解决。临床信息化建设仍是重要任务，以患者为中心、临床为核心，更多专注于医院医疗业务流程，改善医疗服务质量、提高医护质量、提高医学治疗效率和水平，方便患者就诊。

新一代智慧医院信息系统的更新换代，河南省某大型综合性医院认识到新时代、新技术对医院信息系统的“冲击”后，医院管理层开始布局智慧医院建设。2015年11月，医院邀请国内著名信息化专家“把脉”，通过系统整合、梳理，针对医院业务、管理需求，对医院信息化进行顶层设计与规划。该院的医院信息平台通过标准服务总线共接入了第三方接口32家厂商，实现了信息系统全面互联互通，先后建立了包括护士站信息管理系统、门诊药房自动发药机、移动护理、预约挂号平台等基于信息集成平台的各类信息应用。截至2017年12月，医院信息化在数据整合、患者主索引、电子病历等很多方面有了很大提升，在公众服务方面可以提供包括网站、自助服务、微信等多平台、多角度、多渠道的服务，有效减少了“三长一短”问题，并基本建成基于临床数据中心的科研大平台。

(二)“互联网+”医疗服务创新，便民惠民全方位体现

受国家“互联网+”行动的激励，互联网医院将是新兴信息技术在医疗行业应用最热门的一面。2018年4月，国务院办公厅印发了《关于促进“互联网+医疗健康”发展的意见》(下简称《意见》)，医疗机构可以使用互联网医院作为第二名称，允许依托医疗机构发展互联网医院，允许在线开展部分常见病、慢性病

复诊，医生掌握患者病历资料后，允许在线开具部分常见病、慢性病处方。卫生机构与符合条件的第三方机构搭建互联网信息平台，开展远程医疗、健康咨询与服务等意见内容。2018 年 7 月国家卫健委、国家中医药管理局发布《关于深入开展“互联网＋医疗健康”便民惠民活动的通知》，更是促进了《意见》的落地见效。

运用互联网技术构建诊前、诊中、诊后的线上线下一体化医疗护理服务模式，积极创新拓展医疗服务空间和内涵，建立“无围墙”的医院联合体。包括以互联网为载体和技术手段的院内诊疗流程的优化，提供分时段预约诊疗、智能导医分诊、候诊提醒与结果查询等；居民健康卡、社保卡、医保卡、院内就诊卡等多卡通用，电子健康卡脱卡就医，医保异地就医直接结算，手机移动支付等多途径“一站式”结算服务等；发展互联网医院，开展在线疾病咨询、电子处方、远程会诊、护理服务（共享护士）、康复治疗、电子健康档案、健康教育、疾病风险评估和医疗信息查询等内容都将是未来医院信息化支撑的重点。

互联网医院是对传统实体医院的一种有益补充，但无法代替实体医院。①落实地在实体医疗机构，诊疗行为要严格按医院实体质控标准执行监管。②依托实体医院，禁止线上初诊。③存在医疗电子信息“确权”与数据安全问题，患者医疗健康信息与隐私泄漏风险，互联网技术壁垒与运营营利问题等。因此，互联网医院发展不可避免地遭到创新的阵痛。但毋庸置疑，互联网医院改变了传统医疗服务模式，将有益于“以疾病治疗为主”向“以疾病预防为主”转变，在国家改革医疗机构用人体制、促进多点执业、建立分级诊疗模式以及改革药品流通体系等方面发挥积极作用。

（三）大数据与人工智能应用，更加个性化的健康服务

人工智能技术和基因组学的快速发展，给疾病的诊断和治疗研究带来许多可能性，分析和认知技术给智能系统提供动力，医疗设备和可穿戴设备意识到“思考”并做出“回应”。图 4-12 是 2017 年人工智能＋医疗技术成熟度曲线。从图上看，病历文献分析和医疗影像在技术成熟度曲线上处于刚越过顶峰期的位置，而其他类型的人工智能＋医疗，都还大部分处于技术萌芽之后的快速上升期。排名最后的疾病筛查和预防，因为难度较大、算法较复杂、需要数据较多，暂时还在学术机构的研究阶段。

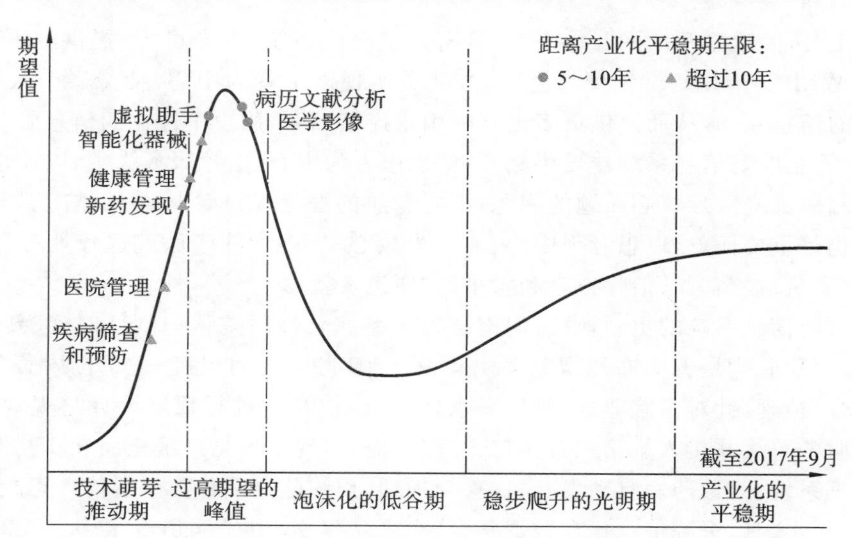

图 4-12　2017 年人工智能＋医疗技术成熟度曲线

医疗领域最突出的问题就是优质医疗资源不足，同时，医生对疾病的诊断准确度和效率还有非常大的提升空间。长期以来，大多数国家和地区，特别是进入老龄化社会之后，对医生的需求有增无减。解决医生资源不足的问题，除了增加供给量，别无他法。但是医生培养需要周期，而且供给量也不能无限增加。

医疗数据呈爆发式增长。随着电子病历的实施，实验室的数字化，高分辨率的放射图像、视频和医疗数据量呈指数级增长，再加上制药企业和学术研究机构档案，以及数万亿的数据流从可穿戴式设备的传

感器中得到，整个医疗行业的数据量令人难以置信。

于是，人们开始寄希望于机器，以下为“人工智能＋医疗健康”结合的几个应用场景。

(1) 医学影像辅助：“人工智能＋医学影像”是计算机在医学影像的基础上，通过深度学习，完成对影像的分类、目标检测、图像分割和检索工作，协助医生完成诊断、治疗工作的一种辅助工具。深度学习完全区别于传统 CAD 诊断，是针对全幅影像每个像素之间逻辑关系叠加的判断和知识抽象，加上大量既往影像的自学习。机器既不会遗忘信息，也不会疲劳，所以人工智能是未来影像诊断的大势所趋。表 4-4 所示的是传统阅片与机器阅片的简单对比。

表 4-4 传统阅片与机器阅片的简单对比

项目	传统阅片	机器阅片
阅片方式	医生逐张阅览，判断 无论什么类型的检查都要阅片也都能阅片	机器完成筛选、判定，交由医生完成最后判定 对阅片类型有局限性，如擅长 X 线片
阅片时间	时间长，需要反复观看确认	标定快，时间短。能快速完成初筛，交由医生判断，能大幅度缩短阅片时间
准确率	不同医生经验不同，个体差异性大，阅片能力不同；医生按经验挑重点可疑区观察 长时间阅片，容易疲劳，甚至不能重现已观察到的，导致准确率下降	全面性：机器可以完整地观察整张切片不漏任何区域 稳定性：机器不需休息，不会受到疲劳影响。其诊断结果客观、稳定，可重现

AI-DR 辅助筛查于 2016 年 10 月在华中科技大学同济医学院附属同济医院上线试用，截至 2017 年 3 月 31 日，该医院会使用 AI-DR 的影像科医生达 9 人，共诊断 X 线片 8093 张。保留传统历史报告的同时，将计算机诊断结果与之对比，给出结节的体积、直径，便于医生的诊断。在与住院医师、主治医生、副主任医生、主任医生的对比测试中显示，AI-DR 的水平已接近副主任医生水平，并且 AI-DR 诊断一张片子的时间不到 0.1 s，诊断准确率高达 90％以上。快速、高效的诊断大大减轻了放射科医生的工作负荷，也降低了误诊、漏诊的概率。

(2) 虚拟助手：虚拟助手是一种可以和人类进行沟通和交流的辅助机器人，它通过人工智能技术理解人类的想法，学习人类的需求，并输出各类知识和信息，辅助人类的生活和工作。

导诊机器人主要是通过患者的语音输入进行语义分析，然后给出医院的分诊和导诊建议，节约人力，方便患者。例如在华中科技大学同济医学院附属同济医院门诊大厅就设置有导诊机器人。

智能语音录入全过程由医疗领域语言数据模型进行支撑，该数据由针对各个科室的业务进行梳理、定制语音模型而来，覆盖各个科室常用的病症、药品名称、操作步骤等关键信息。语音智能录入能够大幅提高医生录入病历的速度，从而节省医生的宝贵时间，使其能专注治疗。

(2) 病历文献检索、分析利用：医院信息系统生成的海量医疗数据，需要深入且多角度地加以利用，才能发挥其价值(图 4-13)。医疗信息资源的深入应用是知识的利用和发现，不仅能够促进和加速医院现代化建设的步伐，还将全方位变革医院的管理、诊疗、科研和患者服务模式。

人工智能系统参与到病历文献管理的过程中，主要是利用机器学习和自然语言处理技术。人工智能系统自动抓取病历中的临床变量，能够像一个有经验的医生一样，精准完整地读懂病历，并解决其中的歧义。深度挖掘和分析医疗文本的信息，可以快速批量抓取病历中的信息生成一个结构化数据库。无须和原系统对接，智能化融合多源异构的医疗数据，利用大数据技术完成多源、结构和非结构数据的清洗、脱敏、结构化、标准化，使得医院能够统一原先分裂的医疗数据，形成互联互通的医疗大数据平台，为实现大数据处理和分析奠定数据基础。

(3) 个性化医疗健康服务：运用人工智能、大数据分析、互联网技术，借助手机终端、电脑终端等多途径实现个体与医疗机构的信息同步，提供智慧精准的全生命周期的医疗健康服务。孕产妇个性化医疗健康服务包括孕产妇就医、在线建档、产检智能提醒与报告获取等，建立全周期的孕期健康管理，并记录胎

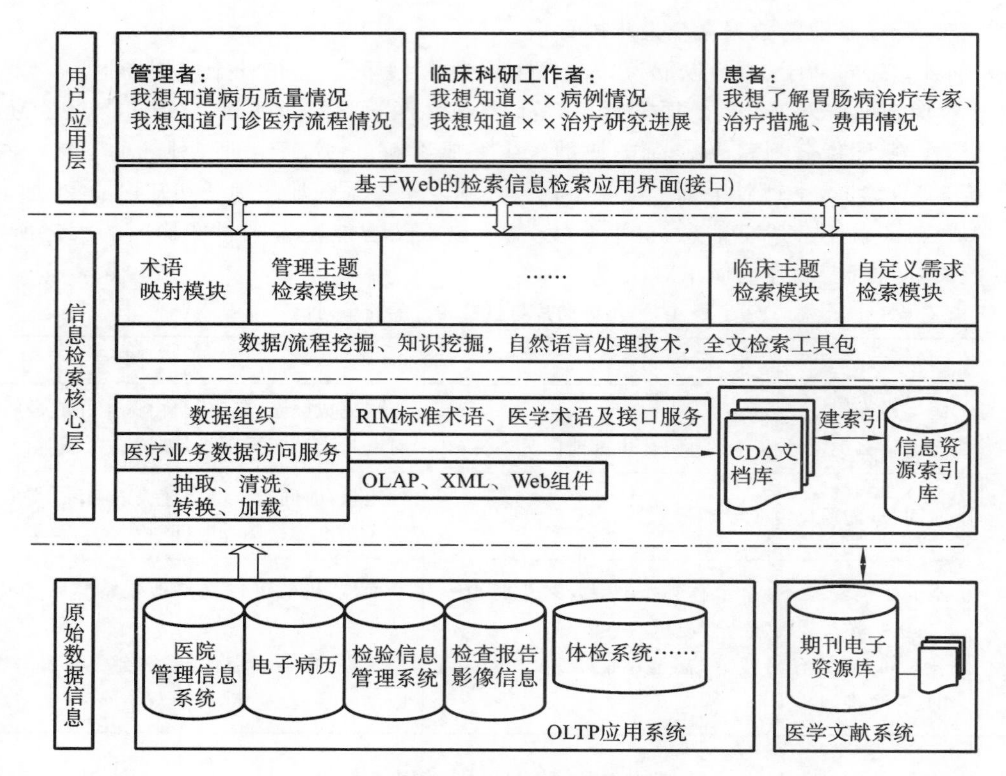

图 4-13　医疗信息检索服务框架

儿的发育数据，让父母看见生命的成长；儿童个性化医疗健康服务包括保健记录、疫苗接种、生长发育等；慢性病人群个性化医疗健康服务能精准健康管理，实现健康报告与知识个性化推送、预测、筛查、随访等服务。

未来，健康管理与服务将变被动的疾病治疗为主动的自我健康监控发展。通过带有医疗监控功能的可穿戴设备实时监控人体各项生理指标，结合个人健康数据，对潜在健康风险做出提示，并给出相应的改善策略。

可穿戴医疗设备等智能设备普及 AI 应用，可帮助患者在家中检测出所患疾病。远程医疗在医学专家和患者之间建立起全新的联系，使患者在原地、原医院即可接受异地专家的会诊并在其指导下进行治疗和护理。这些应用把生命体征监测与移动通信相结合，包括面向心脏病、高血压、糖尿病等慢性病人群，创新日常健康监护与管理模式。

第五节　环境变迁中的医院信息系统设计理念

一、医院信息系统所处环境的新变化与挑战

从单体医院内部管理与业务需求内部环境看，现代医院管理的关注重点和管理需求特点发生了显著变化，更加注重医院精细化管理、医疗质量、患者服务、成本效益和综合绩效。临床业务上更注重丰富快捷的一体化信息服务，按照医疗（临床）、科研、教学一体化的要求，实现临床数据整合，构建一体化的医护工作平台，满足临床医护人员信息服务，包括病历集成浏览、科研分析、临床教学、综合管理等需要。同时，公众对健康水平的追求和对医院设施、环境的需求也发生了变化，患者更加注重便捷、温馨的就诊环境与过程。

医疗卫生服务体系的变革带来区域化和集团化的趋势。医院将不再是传统意义上的单个医院，而是成为一个医疗服务体，呈现出区域化、集团化的发展趋势。伴随我国医改政策落地执行，各地越来越关注医疗资源的有效利用，各地医疗事业的不断发展，组建医疗集团、医联体已经成为促进各地医疗机构发展的有效途径。医疗业务运营一体化的医疗集团模式对医院信息化建设提出了新的挑战，包括：①统一的人、财、物管控，财务会计账分统结合的集团垂直管理；②建立临床业务共享服务中心，财务共享服务中心的业务共享模式；③患者主索引（EMPI）共享，卡和账户的统一，预约的统一的患者服务；④医疗管理的标准化，流程的标准化，新院统一接入的管理固化要求；⑤构建上下多级联动，资源实现共享，形成分级诊疗的医联体；⑥医院运营精细化管理需求，实现集中采购和统一配送，降低成本，以及人员绩效的考核；⑦信息系统运转和维护的高效率与低成本，系统安全稳定可扩充的集团运维需求。

从医院信息系统规模与技术环境发展看，传统医院信息系统是基于局域网络，现在处于云环境，并运用云计算、大数据等新兴技术，医院信息系统规模不断发展，应用不断深入。系统运行环境从单台服务器到多台负载均衡，从实体机到虚拟机；从简单的硬盘驱动器和直接连接存储（DAS），例如 SCSI 硬盘驱动器，到专门的文件服务器和专有 NAS 设备，向下一阶段的云存储发展；从对内提供接口服务（API 接口）的单应用架构到对外提供云服务的服务化架构及平台化发展，信息系统集成和融合问题更为突出。

从信息系统设计方法学发展看，2002 年的 12 月，Gartner 提出：面向服务的架构（SOA）是现代应用开发领域最重要的课题。在此之后，国内外计算机专家、学者掀起了对 SOA 的积极研究与探索，新理论不断涌现和发展成熟，丰富了信息系统设计方法学。2011 年 3 月，卫生部公布了《基于电子病历的医院信息平台建设技术解决方案（1.0 版）》（以下简称《平台建设方案》），这是建设我国医院信息系统的重要文件，全文从业务需求分析和技术解决方案进行讨论，在设计章节详细介绍了平台的体系结构和平台各组件的架构设计。虽然《平台建设方案》不是强制执行，但作为医院信息系统的设计指导极具前瞻性。

二、医院信息系统设计新理念

医院信息系统设计是在系统分析的基础上，将用户需求的逻辑模型转换为可以具体实施的信息系统的物理模型，详细地确定出新系统的结构，是开发医院信息系统的重要环节，也为医院信息系统的实施提供必要的技术方案，解决信息系统“怎么做”的问题。医院信息系统的设计需要综合考虑各种约束，包括经济、技术和运行环境等方面的条件，科学地进行物理设计。

由上面新变化分析可以知道，医院信息系统在设计理念必须发生转变。新阶段的医院管理信息化，建立在广泛的业务信息系统基础上，与早期医院管理应用“散点式”和“自底向上”实现的方式及医院内部的模块是紧耦合有所不同，设计上需要更加注重系统化、整体化的视角，架构必须松耦合，更加需要归纳和总结现有信息技术的发展规律及趋势，借鉴其他系统演化发展的规律，审视医院管理优化与创新工作，重新审视医院信息系统的开发设计理念。图 4-14 所示的是云架构下的设计规划图。

（1）在系统架构设计上，基于云计算下的逻辑结构。在单一应用系统的建设和点对点业务系统互联的基础上，改变传统各系统与 HIS 的复杂交叉接口模式，向医院信息云平台业务集成方式转变。基于医院信息平台的医院服务总线，采取 SOA 思想松耦合的方式，使用 Ensemble、Orion Rhapsody 等集成平台，或通过 JCA、JMS、Web service 等基于接口的体系结构集成方式，重新设计医院信息系统的各业务功能，将传统 HIS 按业务领域与服务划分一个个小而精、可以独立开发部署、系统间实现互操作的专业子系统，实现统筹规划、资源整合、互联互通和信息共享，提高医院医疗服务水平和监管能力。

SOA 服务架构设计考虑：在服务粒度上最大限度重用服务，而不为每个集成系统的需求单独开发服务；最大限度保持内部业务逻辑完整性，提高服务内聚性。服务提供者需要统一控制的资源由公共平台发布，专业知识控制规则由专业系统发布。

（2）在业务内容上，以患者为中心，让患者成为主体参与到医疗系统中来，以医务人员为主体，利用 IT 技术促进医疗服务模式创新，优化工作流程，促进医院管理和机制创新，全面提升全体员工的信息化

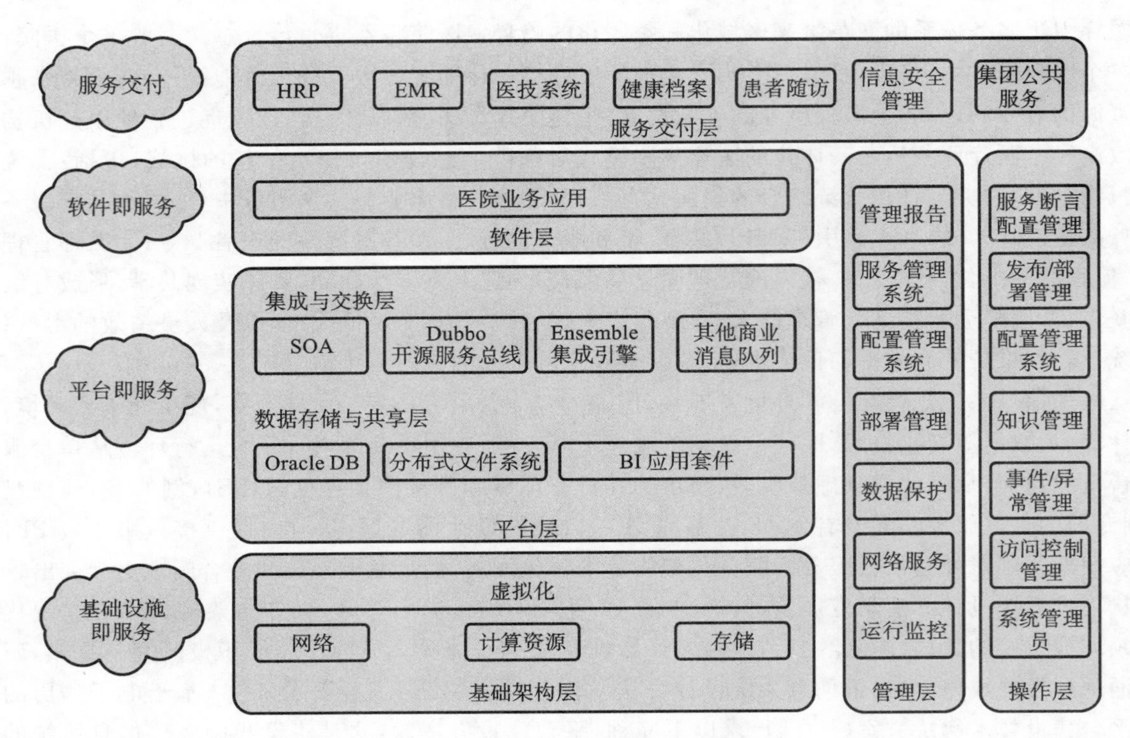

图 4-14　云架构下的设计规划图

应用素质和管理层的决策辅助支撑能力，使经营管理和决策更加科学。

(3) 在实现路径上，遵循标准与规范，从追求单个系统规模向以电子病历为核心的临床一体化、以财务为核心的运营管理一体化方向转变，建立健全医院数据标准体系和数据中心，以促进信息资源在临床医疗和运营管理中的高效利用，在区域范围支持实现以患者为中心的跨机构医疗信息共享和业务协同服务。

(4) 在人机交互式上，创造良好的信息系统用户界面，设计注重感官体验与交流互动。信息系统设计源于沟通和交流的需求，充满时空、运动、交互因素。将信息的内容按一定的信息架构用动态和可视化的媒介和界面呈现出来，更能符合人们接收信息过程中的心理需求和感受。因此，设计不仅强调的是信息本身，更是强调人和信息(机器)之间的互动。如患者在医院就医的过程中，提供智能的信息导引，辅助患者院内导航定位，将极大改善患者的就医体验。

在人机交互技术中，输入/输出技术的应用设计为用户承认的关键，体现了系统的实用性。要充分利用现在新技术条件下的I/O设备，如读卡/写卡器、条码阅读器、语音设备、射频识别设备、手机移动设备、人脸识别设备等。

第六节　医院信息系统的建设与运维管理

一、医院信息系统建设目标、定位与原则

(一) 医院信息系统建设目标

医院信息系统项目建设目标要符合国家医疗卫生信息化建设要求，将“以患者为中心、以医疗服务为本，以需求为导向、以管理为支撑”作为核心理念，在支撑医院战略、驱动目标的原则下，成为医院发展的

战略助手和业务伙伴，进行合适定位，既能满足当下应用，又要适应未来5—10年的发展，建立面向医疗、教学、科研的综合性医院的医院信息化平台。

(1) 充分满足医院医疗业务，优化就医流程，改善医疗服务与质量。医院信息系统建设包括医院在门(急)诊信息管理、住院患者信息管理、医技信息管理、电子病历管理等方面实现计算机数字化的需求，服务围绕医疗业务展开的核心业务，方便医生、护士、技师、药房人员、财务人员等的业务操作需要，提高医疗质量，保障医疗安全，改善医疗服务。

(2) 充分满足医院整体运营管理，建立全面预算体系、全成本核算与控制的财务管理，强化医院内部控制制度。以预算为主线，实现人、财、物的全过程管理，有效利用资源增加资产效能，优化临床、医技部门服务，方便医院管理人员的管理需要。

(3) 遵循卫健委医改要求及发布的规范与标准，实现信息系统集成与信息共享。信息系统建设是个逐步发展的过程，在不断地建设中必然会出现不同的应用系统，需要将这些系统进行集成，实现系统间互连互通，在实现医院内信息共享基础上为即将开展的区域医疗信息共享打下基础。

(4) 高效的医院信息综合利用。需要对信息系统产生的大量患者信息、费用信息、过程信息(流程状态与知识)进行综合利用。注重信息的检索与利用，通过数据挖掘技术、信息检索技术等建立基于BI(商业智能)的综合决策分析体系，方便医院高层管理人员的战略决策需要。

(二) 医院信息系统建设定位

在建设定位上，需要总结现有医院信息化建设的经验与教训，结合自身的特点、地理位置、管理模式、人员素质，乃至医院文化等诸多因素，实事求是、因地制宜，科学地对医院信息化系统建设规模、内容和水平进行合理定位。

(1) 分析医院当前规模，包括年门诊量、床位数及入出院量，医院业务流程与管理现状，是否需要优化和创新管理模式，医院自身的经济能力等，定位系统建设规模和投资，以及后期的应用和维护。例如在建设上不能超出自己的经济实力与管理能力，否则不仅没能力建设，而且即使勉强建成也不能很好地进行应用和维护。

(2) 分析医院自身的信息系统建设处于哪个阶段，借鉴同等规模医院或更大规模医院目前的系统建设情况，合理定位系统建设的核心内容。例如在医院向临床信息系统(CIS)阶段发展，那么需要定位在提高医护质量、减少医疗差错和提高患者安全性的临床信息系统项目建设上。

(3) 分析医院自身发展战略，以及国家对医疗信息化建设的未来要求，合理定位系统建设水平，以适应未来发展。例如，在医院引领未来发展战略目标及多院区同品质管理要求下，华中科技大学同济医学院附属同济医院信息化建设也要与之匹配，以建设统一的智能化私有云信息服务平台、业务系统平台两大平台，形成临床数据与运营数据两大数据中心，充分发挥信息化支撑和引领作用，实现多院区“一体化管理，同品质发展”的管理模式与要求。

(三) 医院信息系统建设原则

1. 提到“一把手”建设决策的认识高度

医院信息系统建设不是简单的计算机软件硬件的购置和安装，而是包括系统规划、系统建设、维护运营、人员培训、信息利用等。医院信息系统建设是涉及信息技术、管理科学的系统工程，包括医疗、护理、医技、行政管理各个方面，这对管理思想、软硬件建设和全院素质提出了很高的要求，需要全院全员参与、全程参与。必须将医院信息化建设作为医院的一项基础建设，作为“一把手”工程来对待。

将IT应用项目简单交给信息中心技术部门肯定不行。既然本质上是管理项目而非技术项目，这需要管理层从整体工作高度给予权衡和决策。例如业务流程模式的改造(业务流程重组)，是运用系统的观点来优化和改进业务流程中各个环节或整个业务运作过程，是以管理为主导、精细管理为准则、网络资源计划为目标。这些必然改变员工和部门的工作习惯，冲击某些利益，绝不能指望信息中心(计算机中心)

有力量去改变。因此，在系统实施阶段，医院主要管理者参与建设过程应该贯穿始终，并准备为此付出时间和精力。

2. 遵循整体规划分步实施的建设过程

从时空分析来看医院信息系统建设是个动态的过程，周期长，涉及面广，系统多而繁杂，管理复杂，投资大。因此，必须做好整体规划，并按规划分步实施。整体规划本身也是信息系统建设的一个重要阶段，确定未来医院信息化建设的目标和定位，并对实施步骤进行计划和安排。有了总体规划后，针对各阶段再做分步实施计划。

3. 遵循规范与标准，保证技术先进性与成熟性

信息技术发展迅猛，必然存在新技术与成熟技术间的选择问题，这就需要充分考虑医院当前时间情况以及医院信息系统的现状与特点，遵循规范标准，特别要遵循与参照执行行业规范标准，技术上要采用先进且成熟的技术，使得系统设计更合理、更实用。

4. 安全可控、智能化、易维护、易扩展与易管理

医院信息系统已经成为医疗机构正常运营不可或缺的技术支撑环境，一旦出现问题，甚至中断崩溃，对医院必将造成巨大影响。同时，医院信息系统涉及患者、医护人员的个人信息、财务数据等，保障数据安全至关重要。必须遵循安全性原则，防止外部用户访问，防止内部合法用户越权访问，保证数据完整不被损害。智能化管理强调网络系统的智能动态负载、自动监控与修复处理的能力。好的信息系统是人性化的，易于操作使用，当然，在投入使用后，也要便于维护、扩展与管理。

5. 遵循现代项目管理方法，规范化实施

信息系统从实施到应用成功，离不开规范的项目运作及项目管理。从需求的调研、解决方案的提出、项目的具体执行到项目结束(含后续的服务计划)，整个项目周期都要实行规范的项目管理，注重实施过程控制，保证实施质量。

华中科技大学同济医学院附属同济医院在临床麻醉与监护信息系统的建设上，实行规范的项目管理和质量控制，按照“技术指导、统筹规划、协调统一”的理念，最大程度做好产品交付质量和服务质量两个方面风险管理。项目在执行上经过了四个阶段：①系统选择；②供应商选择及评估；③项目招标与项目的实施，项目的实施注重过程控制，包括实施方案的审议与批准、软件客户化修改方案、系统调试运行(验收)、实施培训及上线、实际运行问题反馈；④项目实施验收及评估。

二、医院信息系统建设项目计划与进度控制

(一) 项目计划与内容

医院信息系统建设项目计划是指未来一段时间内对医院信息系统实施中各项活动做出的周密安排。医院信息系统项目实施涉及医院各层次管理人员、多个业务范围、多个学科领域，离不开科学合理的实施计划。项目计划需要医院院办、财务科、门诊办、医务科(处)、护理部、信息部门、放射科检验科等医技科、业务职能科室，以及公司通力合作，从大局观出发，点、面结合，达成一致目标，并制订一个详细的方案，以及用文字和指标等形式为各种可交付成果，在未来时间内制订合理项目执行内容与安排。

制订项目计划，是进行任何类型的项目时，应该做的第一件事。项目工作计划的制订要依据合同对工期的约定和要求，参照类似项目的历史信息和项目内外部条件、各种资源状况等内容。制订项目计划常用的技术方法是 PERT 网络技术、甘特图法。良好的项目计划，能保证项目在合理的工期内，以尽可能低的成本和尽可能高的质量完成。

项目计划主要内容包括以下几个方面。

(1) 系统建设总体计划：包括系统规划与建设周期，服务器与网络系统基础建设，信息系统与子系统的组成，HIT 服务商的服务选择、评估与要求以及信息系统选择，系统应用服务范围，项目招标等。

(2) 项目组织及人力资源计划:描述项目实施组织架构模式、项目组成员及责任和授权,是项目建设计划与实施的组织保障。保证各科室内部、各科室之间的协调配合一致,为项目顺利上线奠定基础。

(3) 系统开发计划:无论是引进系统还是自行开发,都需要有针对性地进行开发,需要对系统需求调研、设计、程序编码进行规范管理。开发计划常以文本文档和图形文档结合的形式出现,主要记录项目的约束和限制、风险、资源、接口约定等方面的内容,保证系统开发质量。

(4) 沟通计划:为达到项目计划的预期标准和效果,就必须在项目部门内部、部门与部门之间,以及项目与外界之间建立沟通渠道,能够快速、准确地传递沟通信息,以使项目内各部门达到协调一致。通过项目的沟通计划,确定与项目干系人的信息和沟通方面的要求,例如需要哪些信息,何时需要,如何得到。

(5) 质量计划:制订完善的项目质量计划是进行项目质量控制的基础。项目质量计划是指确定本项目应该达到的质量标准和如何达到这些质量标准的工作计划与安排。例如基础数据初始化工作的质量保证就是关键内容,因数据的错误或不规范直接影响系统的应用,一个基础数据错误可以直接导致计算结果错误,或导致系统出现故障以及医疗出现差错,对整个项目执行的最终效果将产生极大影响。

(6) 系统切换计划:描述系统经过开发后必须投入实际运行,为了保证系统能有条不紊地切换,必须对运行切换上线各项工作的开展顺序、开始及完成时间及相互衔接关系进行详细的安排。

(7) 风险识别与运行管理计划:对计划工作而言,不仅要识别可能造成方法失败的风险,更重要的是能管理风险,在风险出现时实施应急计划。由于应用上的特殊性,必须保障医疗业务的正常开展,如果项目实施切换上线及运行中出现任何问题,必须有相应的应急计划。

(二) 进度控制与变更管理

项目进入执行阶段,具体实施情况是否与项目计划安排接近,不仅与项目计划时预测安排的准确性相关,还与项目实施过程中的各种因素相关,所以必须做好进度控制。进度控制的主要内容包括:预计和发现潜在的风险,在问题发生前采取预防措施;评价进度趋势,提出建设性意见;对项目状态进行追踪、监控,有效而经济地预防和处理意外事故。

项目进度控制通常采用 PDCA 循环方法,设计一套适合自身特点的控制系统,保证使项目实施按预定的计划运行和实现。定期收集项目完成情况的数据,包括已完成工作的状态检测、设计检查、工作过程检查,与目前为止的计划工作相比较,如发现偏差,需要采取调整措施或项目计划变更,使项目工作回到目标上来,在严重偏差情况下,经过评估可终止项目时要果断结束。对一个项目进行监控并发现问题,在监控频率上可以根据需要由月到周,直到日监控,监控频率的增加根据问题的严重性而定,一旦解决问题,可以回到原来计划的监控周期。周期控制是指对系统实施整体方案、过程及进度有良好的计划,并在实施过程中能够按计划进行;在出现意外情况时,可尽快进行有效处理,使其回到最初计划的轨道,从而保证整体实施方案按序、按时完成。对医院而言,如果信息系统新项目没有对实施进度进行控制,会使项目长时间停留在实施初期或测试期,进展非常缓慢,最终可能导致项目无法在医院应用。

项目检查是计划控制的重要内容。项目检查有三种类型:项目状况检查、设计检查、工作过程检查。作为项目检查的结果项目报告至少有如下几点内容。

(1) 项目当前状况:通过实际的数据来进行定量分析,也可以通过访谈等来定性分析当前的状况。

(2) 未来状况的预测:预计项目进度、范围、成本、绩效是否存在重大偏差,如存在则需要指出偏差的严重性程度。

(3) 关键任务状况:应对关键任务,特别是对关键路径上的任务和里程碑进行报告。

(4) 风险的评估及其他:项目是否存在造成重大损失、失败或其他潜在的风险,检查中获得的经验有哪些。

通过项目检查发现项目执行偏差,需要采取应对措施而进行项目计划变更。项目的计划变更应该将重点放在对近期将发生的活动加强控制,以尽可能挽回时间和费用损失。将工期较长的活动细化,研究细分活动并行工作的可能性。变更控制应该是确定的修改项目文件或改变项目活动应遵循的一套程序,建立正式的变更程序，由变更控制领导小组负责批准或否决变更申请，包括必要的表格（图 4-15）或其他书面文件。并由所有的项目干系人认可，保证项目变更的严肃性和规范性。变更实施后必须回溯到原需求进行验证，以保证变更的正确性。

______项目变更申请

申请时间：

<table>
<tr><td>变更申请方</td><td colspan="2"></td><td>部门
（科室）</td><td></td><td colspan="2">变更涉及：
时间进度（ ）工作目标范围（ ）</td></tr>
<tr><td rowspan="5">变更差异说明</td><td colspan="6">变更内容描述</td></tr>
<tr><td colspan="6">原计划（简要内容）</td></tr>
<tr><td colspan="6">现计划（内容）</td></tr>
<tr><td colspan="6">变更原因</td></tr>
<tr><td colspan="6">对进度、目标等的影响</td></tr>
<tr><td>院方意见
（业务方）</td><td colspan="6"></td></tr>
<tr><td rowspan="3">审批意见</td><td>项目经理
/负责人</td><td colspan="3"></td><td>日期</td><td></td></tr>
<tr><td>研发主管</td><td colspan="3"></td><td>日期</td><td></td></tr>
<tr><td>职能科室</td><td colspan="3"></td><td>日期</td><td></td></tr>
</table>

图 4-15　项目变更申请表（样本）

医院信息系统建设在具体的实施过程中，因环境、需求等多方面的原因，项目计划变更是很正常的，针对项目计划变更，特别是需求范围的变化出现的变更，项目组一定要以积极的态度去面对需求变更和意见，并及时予以答复。

三、医院信息系统实施过程管理

（一）实施的条件保证

首先，建立医院信息化组织管理体系和人力资源保证。医院信息系统是人与计算机结合的系统，实施涉及医院所有科室，因此需要建立实施组织管理体系。

（1）信息化领导小组：信息化最高组织权力机构，领导小组组长是主管医疗的副院长或者院党委书记，各职能室领导是成员，信息管理部门负责具体实施执行。其职责如下：小组的职责是营造气氛，创造环境，提供条件，保障组织落实；组织项目阶段评审，审查和制定系统应用中有关的业务功能、技术规范、工作流程和工作制度；负责协调解决医院信息系统建设中的重大问题；对项目管理采取优化措施，保证完成项目各个阶段的任务。

（2）行政协调组：由医院领导、职能部门领导、信息管理部门有关人员组成。其职责如下：全面负责医院信息系统建设中的行政管理、组织协调、实施过程中的业务协调和管理问题。尤其在工程建设初期，要对原有的管理模式、工作流程做较大的改动，这涉及各部门的人员调整、工作量调整等一系列问题。行政协调组是行使最高组织权力的组织，例如针对门诊系统优化与改进，由医务部门牵头协调，门办主任就是组长，临床、药事、医技是需求的提供者，信息部门负责技术支持，包括与IT公司沟通协调等具体实施执行。

(3) 技术实施组：由医院信息管理部门技术人员和公司技术人员组成，实施中负责保障技术方面的问题。主要是保障网络及计算机硬件、数据库服务器系统安装及畅通，指导和数据初始化准备，上线运行过程中排除技术故障和操作指导。需要特别注意的是，协调基础数据初始化需要由医务部门、护理部、财务科、物价科、药剂科抽调专门工作人员，专门负责数据的整理工作以及数据录入工作。

(4) 培训组：由公司、医院信息管理部门人员组成，针对大批量医生和护士的培训，也可能需要临床医生、护士来承担一定培训工作，负责培训各科室操作人员应用系统的使用，发现系统或数据问题时，应该及时报给技术实施组。

其次，办公场地和物资保证。项目投入实施过程中，需要大量的计算机、打印机、网络设备及服务器等设备，以及相应的耗材，公司工作人员进驻场地等，甚至需要借用相关科室场地，这都需要做好充足的准备。

最后，业务科室信息员及技术外源保证。在医院信息系统建设中，不能将所有的工作交给信息管理部门或IT公司的技术人员，还需要发挥临床业务部门信息员的作用：一是日后他们是系统的直接使用者，更了解业务本身，二是信息员是业务科室与信息管理部门沟通的桥梁，也是科室内信息系统的维护者，因此，需要他们参与，比如药品、诊疗等业务基础数据的初始化工作等。同时，还考虑借用外部的技术力量，比如聘请专业技术人员、专业公司进行培训与技术支持。

（二）信息系统的开发管理

无论是购买的还是自行研发的医院信息系统软件，系统实施并成功切换上线的关键都少不了系统的需求分析、设计、编码、调试等开发工作。信息系统的可靠性、可维护性等性能也有赖于规范的系统开发管理。

由于医院信息系统的跨行业复合应用的特点，各医院计算机专业人才缺乏、技术力量薄弱，特别是缺少高层次系统分析人员和跨专业复合型人才，往往导致自主研发的医院信息系统软件水平较低，更需要重视开发的规范管理。通常，医院的系统软件由HIT软件服务商提供，因此，医院在进行信息系统项目实施中离不开客户化需求修改，需要加强医院和公司双方开发的规范管理。

首先，面向医院未来做好系统顶层设计，深入业务流程开展需求调研与分析。医院在信息化建设历程中，往往存在"有需求就建系统"的状态，虽然满足了应用需求，但也带来了严重的"孤岛"效应。无论是采用购买的形式获得医院信息系统还是自行开发获得，信息化建设成功的关键有赖于做好顶层设计，拟定医院信息化规划很重要。建议聘请咨询公司或业内专家，与医院信息管理部门人员组成工作组，以现场访谈方式，深入业务流程开展调研与需求分析。并给出信息化顶层设计与优化报告。

信息化要有个理念：先合理化业务流程与管理，再实施自动化手段，不能将人工作业简单地计算机化。如果按排序，那首先是业务流程，接着才是数字化设备，最后才是计算机化系统的应用软件(信息系统)。需求分析是为业务流程优化与重组、系统软件开发、运行上线提供参考依据，为系统软件开发人员提供参考，也为软件提供测试、项目组织实施上线和项目验收提供依据，也是明确医院管理和医疗护理工作模式以及运行上线方案制定的基础。当前医院信息系统建设不仅要考虑医院自身需求还需要站在整个社会医疗大环境下进行需求分析，因此，针对不同的需求要合理地进行分析。

需求分析质量直接决定了软件项目是否超过预算，是否能按时完成，项目是否成功。同时，由于信息系统实施过程具有不可预知性和不确定性，因此在系统分析是要从多个方面论证系统的开发是否具有实施的必要和可能。

其次，系统设计遵循现有标准与规范，将管理思想融入系统中。在信息系统功能规范上，卫健委组织了行业专家，制定并发布了很多建设规范与标准，在系统设计时必须参照执行，特别是在数据编码上一定优先采用国际标准、行业标准，最后才是自定义标准。例如，《全国医疗服务价格项目规范(2012 年版)》中医疗保险部门对保险种类和费用的限制等政策性要求，针对这类需求必须要求对其进行正确的解读，分析政策与法规中的内容和规定，将其转换成规范的数据和算法，计算机才能实现。另外，信息系统面向管理人员、操作人员和业务人员，需要充分吸收用户的管理理念。

最后，建议使用 Confluence、JIRA 系统，做好系统开发和应用中的缺陷跟踪、客户服务、需求收集、流程审批、任务跟踪等项目管理工作。通过 Confluence 可实现需求、工作、反馈的集中文档管理和知识共享，包括规范文档统一发布、通讯录统一发布、服务器配置统一发布、需求和统一提交。通过 JIRA 系统可对所有需求提交、开发方案、测试和 BUG 修复，均实现全程工作流管理。

(三) 信息系统的基础数据准备

数据质量，特别是协调的基础数据质量直接关系到医院信息系统的应用水平，没有好的数据质量就不能谈智慧医院的智能化。

医院信息系统数据字典包括以下两种。①系统固有的字典：如性别、国家等，系统固有的字典中的数据在数据库系统安装时就产生，不需要初始化准备也不允许修改。②系统业务基础字典：这是各应用系统正常运行的基础，又可分公共数据字典、科室字典及业务专用数据字典。我们只需要针对系统业务基础字典，也就是针对不同医院有不同的数据的字典进行初始化准备。初始化数据准备的充分程度及质量都直接关系到系统的准确、顺利运行。在医院信息系统中，规范和标准化的数据不仅是为了系统运行需要，更是为实现系统互联互通、业务协同和数据分析奠定基础，也是医院医疗业务规范管理的基础。

数据初始化准备主要包括数据收集、数据录入、数据测试、数据审核几个过程。这项工作从原始数据收集、经过初步规范检查(人工)、形成规范要求的初化数据，通过系统软件或工具将数据录入信息系统数据库中。工作的核心是依据系统要求和医院实际业务整理数据，公司和医院工作人员一起完成初始化资料的准备工作。数据初始化流程如图 4-16 所示。

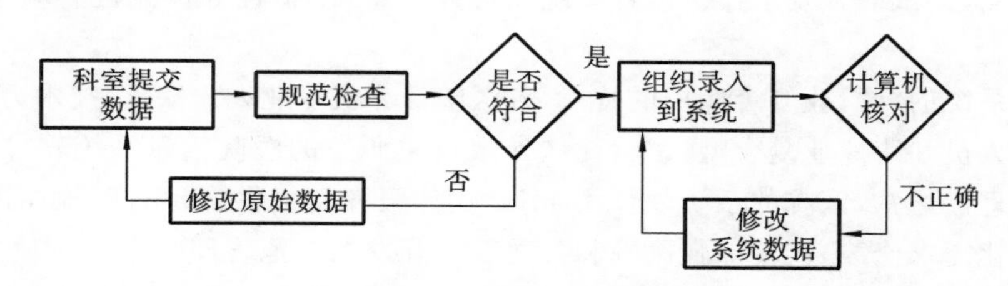

图 4-16　数据初始化

(四) 信息系统的培训组织与管理

由于功能模块的相互关联，前端操作人员对应用程序的理解与使用的熟练程度将直接影响系统的整体运行水平，应用人员水平直接影响系统功能的发挥和系统的正常运行。同时，通过培训有助于院方提出相应的客户化需求以及为系统运行做好准备。因此，培训工作是保证系统应用的重要环节。

1. 培训的组织与管理

由相关职能部门牵头，在不影响正常工作的前提下，力争更多的人接受培训。培训方式如下：

(1) 分批组织，集中培训，提前做好培训通知。

(2) 重点培训，以点带面。科室挑选 1～2 名年龄在三四十岁、能接受电脑操作、在业务方面有经验的医生做重点交流。他们在推行中起着带头作用，甚至是需求分析的参与者。

(3) 现场指导，边学边用。在手工和计算机并存的适应期，技术部门到现场指导，让医生们在应用中感受，同期也可达到对一些老专家重点指导的目的。根据需要还可以进行培训考核。

2. 根据不同的人员选择培训内容

(1) 管理人员培训。管理人员主要是医院领导、职能部门领导和业务科室领导与负责人。这类人员对信息系统的认识与应用程度，对医院信息系统项目的实施和运行起着重要作用。

(2) 技术培训。技术培训的对象通常为医院专职的计算机技术人员，如数据库管理员、软件和硬件维护人员等，培训的内容有数据库系统维护、应用系统维护及网络管理基础与技能等。

(3) 操作人员培训。操作培训针对业务部门的工作人员，培训的重点为信息系统，如果需要，还要培训基础的计算机知识、打印机维护知识等内容。

(五) 信息系统的切换上线与验收

信息系统切换上线是经过系统客户化地开发与调试、数据准备、培训后对现有业务系统或手工方式的切换，医院逐步脱离手工方式或旧系统运行方式，实现新系统运行方式。切换工作涉及全院各科室，有着极强的科学性、时效性和高度的协同合作精神，可以说项目成功与否在此一举，是关键的一步，一定要谨慎。

切换工作主要内容有以下几点。

1. 系统切换运行方案制定

系统的切换直接涉及医院正常工作的开展，一定要在切换前做好充分的论证工作，做好应急预案，制定出可执行的切换方案。①切换方案的内容：指挥领导机构与人员构成；按业务和职能部门分类描述切换需要进行的准备工作，特别是数据转换工作以及截止时间和负责人，以及切换期间的人员占位等；切换应急保障。②切换时间：一般安排在周五，或业务压力相对小的时间，系统的切换尽可能一次性完成，如住院系统切换时，所有病区一起切换；门诊系统切换时，所有窗口一起切换。针对终端硬件部署工作，分布科室广、数量多，必须对每个科室部署硬件设备数量、分布、系统安装等做好提前调试准备，以保证切换工作能平稳、顺利地进行。

2. 切换方式

(1) 直接切换：直接切换是用新系统直接替换现有系统，包括人工作业方式，中间没有过渡。其好处在于一次性，但存在很高的风险，需要仔细分析各方面存在的风险。医院信息系统是复杂而庞大的系统，一次性全面的直接切换不现实，一般而言，可分阶段进行，但每个阶段可以是直接切换的。

(2) 并行逐步切换：并行逐步切换就是新系统和旧系统或手工作业方式并行，以旧系统为主到信息逐步转换，并行阶段也称试运行阶段。这种方式好处是风险较小，同时试运行阶段的目的是全面、真实地检测系统软件的应用功能，以及各类字典的定义对应吻合状况，及时发现系统软件局部性问题和软件隐藏的问题，及时修改发现的错误，为全面使用新系统奠定基础。但是并行时间长后会出现数据来源不一致，需要从不同的系统中汇集数据，带来管理上的问题，切换不顺利直接影响公司和医院应用人员的系统应用的积极性，不能久拖。

3. 新老系统业务数据的转换

将原有系统的数据，特别是财务数据、患者信息能通过技术手段导入的尽量直接导入，不能直接导入的，需要使用系统录入的将数据整理好后录入到新系统。

4. 实施切换要做好质量控制

项目负责人要亲临现场，对项目进行检查，及时发现问题并作出决策，进行有效沟通，使项目进行。每周一项目组内做工作检查，实行过程中检查(简称“走查”)，每周五做执行后里程碑检查，对本周与上周医生开单使用率的环比数据进行分析，为下周的切换设置做好可行性分析和风险防范。切换期间加强应用中的保障，工作小组人员现场巡视，及时答疑和处理问题。

5. 对项目收尾和评估

对项目实施效果是否达成了预先设定的目标进行评估，成功经验的总结将对后续项目产生良好的影响。例如，在医院门诊医生站系统全面切换项目实施完成后，对项目实施效果做定量和定性分析，判断整个系统是否处于全面运行状态。以周为单位进行环比数据定量分析，包括手工与总开单量对比分析，医生接诊患者量与挂号量对比分析。以访谈、现场观察等方式定性分析应用效果。

四、医院信息系统建设项目管理要求

（一）医院信息系统建设引入项目管理方法的必要性

项目是一次性的、多任务的工作，具有明确规定的开始和结束日期、特定的工作范围、预算和要达到的特定性能水平。一般认为，在组织和机构里，多达50%的工作是以项目的形式进行的，质量专家J. M. Juran在1989年提出：一个项目就是一个计划要解决的问题。一项工作必须多任务，才能成为项目，重复进行的一个任务不能成为项目。这样看，项目具有临时性、独特性和渐进明细性。如：开发一种新产品或服务；编写软件；安装一套新的装置、装配线；实施上线一套软件系统等都是项目。但是，任何具有纯粹重复性质的事情都不是项目，如工厂每天生产某类水杯；每天在同一路线上驾驶公交车等都不是项目。

医院信息化建设与系统实施是典型的IT项目，但具有自身特点：①医院业务的复杂性直接决定了信息系统复杂性的特点，医院信息系统项目建设范围越来越广，应用越发深入、专业，各系统关联程度越来越高，系统集成也日益复杂，是一项涉及面广、技术难度大的综合性系统工程。②临床诊疗，处理信息内容（临床专业知识）是一项知识化的处理过程，将无形的信息转化成系统表达出来更复杂，医院信息系统服务对象（医护工作者）是高知识人群，这些特征更突出了项目的智力密集性特点。③项目所处环境的复杂性，项目变更频繁不仅体现在医院医疗物理环境、流程管理模式和在国家医改政策要求上，也处在社会公众个性化需求变化中，项目在实施中不得不进行变更，从而导致进度、费用等各方面的变更。

医院信息化从时空分析来看是医院应用信息技术及产品的过程，具有空间上从无到有，点面结合的过程性，时间上具有渐进性和阶段性特点，是信息技术由科室局部到全院全局，由战术层次到战略层次向医院全面渗透，运用流程管理，支持医院管理的过程。因此，医院信息化建设不是简单的医院管理流程计算机化，而是以患者信息的共享为核心，包括医院各个科室之间、医院之间、医院与社区、医疗保险、卫生行政等部门的信息共享，最大限度地方便患者就医、方便医院一线医护人员工作、方便各类管理人员分析决策。医院信息化建设不是简单的计算机软件硬件的购置和安装，还包括系统规划、系统建设、维护运营、人员培训、信息分析利用等。

医院信息化是涉及信息技术、管理科学的系统工程，是一项复杂的系统工程，是业务流、信息流与管理诸多方面的动态整合，需要医院全员参与、全程参与。从实践和研究看，医院信息系统建设大多数是摸索着或凭着经验在展开，走一步看一步。医疗信息技术服务厂商在争夺客户拿到订单后，发现实施进展慢，低估了项目建设难度及产品开发难度，产品和用户的期望存在很大差距。医院在项目建设上存在重建设轻管理，建设后没有加强运行保障，没有充分发挥系统的功效。有重系统功能轻规划，建设目标和定位不明确，盲目求好求多，业务需求变化频繁，建设实施举步维艰。

因此，医院信息系统建设实施需要引入科学理论和方法来加以正确指导，从实践上来看，引入现代项目管理理论和方法来指导医院进行信息系统的建设与实施是一种科学的指导方法，可以提高医院信息系统建设项目的效益和质量，推动医院信息化健康、快速发展。

（二）医院信息系统建设中项目管理知识体系

现代项目管理是对那些为达到项目目标必须执行的活动进行计划和控制，也就是对从项目的立项、投资决策开始到项目结束的全过程进行计划、组织、指挥、协调、控制和评价，以实现项目的目标。

现代项目管理的发展集中在两个方面：一是探讨如何将专业理论、方法应用到项目管理中去，如计算机、模糊数学、控制论等领域理论、方法；二是探讨如何将项目管理的理论、方法和工具应用到各行业中去，如军事、建筑、IT行业等。

现代项目管理强调项目管理的阶段性和过程性：阶段性体现在项目的生命周期，项目是由概念阶段（定义与决策）、规划阶段（设计与计划）、执行阶段（实施与控制）、收尾阶段（结束与评审）四个阶段构成。

过程性体现在项目的实现过程和管理过程。

现代项目管理不仅要求将整个项目实施工作和管理工作看成一个完整的过程，而且要将项目每个阶段的5个基本过程组(启动过程组、计划过程组、执行过程组、控制过程组、收尾过程组)的具体管理活动看成一系列的工作过程(图4-17)。

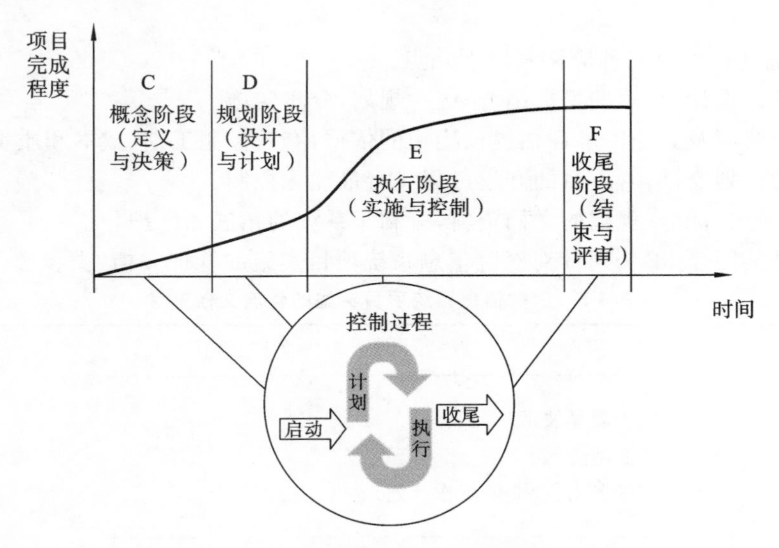

图4-17 项目阶段和管理过程组关系

具体到医院信息系统建设的项目管理，需要建立PMBOK知识体系与医院信息系统项目管理的知识体系的映射关系，编写医院信息系统实施过程规范与指南等管理文档，为具体的项目实施与管理提供支持，图4-18是将PMBOK引入到医院信息化领域的框架图。

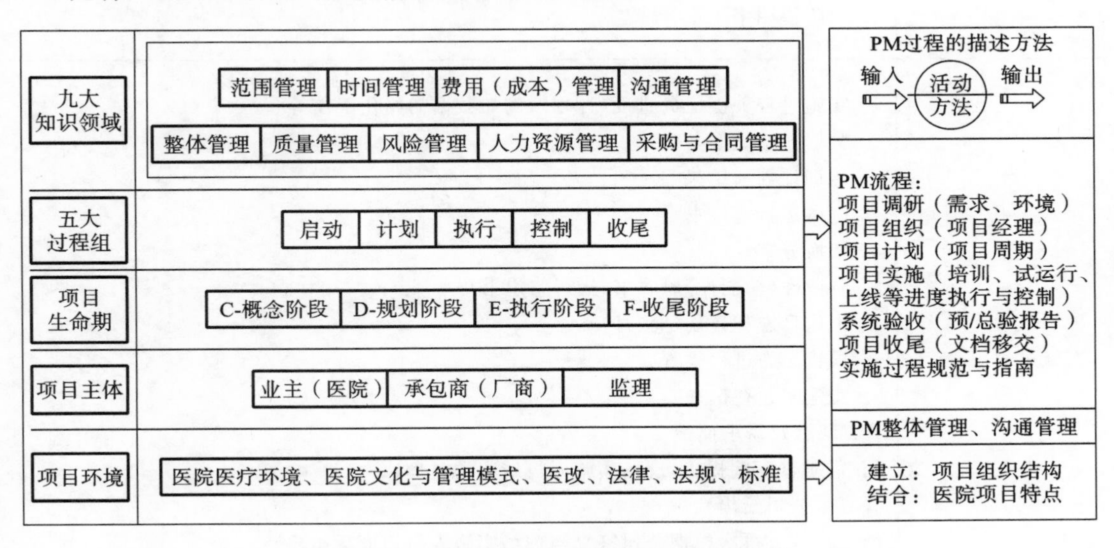

图4-18 PMBOK引入医院信息化项目管理

在医院信息系统建设项目管理实践过程中，应考虑如下因素：①遵循项目环境，结合分析具体项目特点，建立合适的项目组织结构；②制订出合理的项目生命周期，在范围、时间、成本三者之间寻找到合适的平衡点；③具体管理过程按输入、活动、方法、输出四个要素进行描述，选择用于项目管理的工具，建立一套操作性强的标准文档，包括项目组成员表、WBS表、项目进度计划表、项目状态报告、项目变更管理表、项目总结表等；④在有效沟通下避免项目冲突，并做好项目风险评估，使项目所有干系人都尽可能地满意。

医院信息系统建设项目管理贯穿了整个项目周期，都要实行规范的项目管理。其内容包括立项、项目实施计划、需求调研、解决方案的提出、项目具体实施过程中信息系统软件的客户化开发、基础数据初始化、培训及切换上线、项目验收与评价。因此，医院信息系统建设项目管理需要对项目每一个阶段、每一个过程环节进行控制，重视系统数据初始化与培训工作，及时发现与纠正项目实施过程中存在的问题，实施有效的质量控制。最后，系统投入运行，需要建立合理的系统运维管理体系，保证项目投资效益及工作运转效率。

对医院信息系统进行项目管理应注意以下几点。

(1) 进行系统性的设计，长短期目标结合，统一规划，分步实施。

(2) 为项目人力资源及其他需求评估提供确切的依据，有效控制工期、成本和质量。

(3) 通过合理的计划安排，对项目的开发过程实行最优化控制。

(4) 提供准确、一致、标准、规范的文档资料，有利于系统的拓展和维护。

表 4-5 所示的是某医疗 IT 公司针对医院信息系统项目实施的管理文档，供参考。

表 4-5　医院信息系统项目实施的管理文档参考

项目管理阶段	文　档
项目启动 进入现场前	1. 合同签署模块清单列表 2. 项目实施公函 3. 出差任务书(含简要工作计划)
项目计划	1. 项目任务书(费用预算)、实施人员申请书(实施人员调配反馈) 2. 工程整体规划书、调研计划时间表、调研报告书 3. 实施方案书、实施初步计划进度一览表 说明：所有进度(任务、时间)计划统一使用“条形进度图” 4. 风险说明书
项目执行 实施过程	1. 实施过程关键任务进度(计划)：例如数据初始化工作等 2. 数据初始化准备表 3. 培训计划与结果 4. 调试运行鉴定书 5. 切换方案 6. 阶段性(功能性)验收书(运行鉴定书) 7. 工作日志与计划(周、月) 8. 项目工作过程检查 9. 实施问题登记表 10. 问题及需求反馈 问/需求：(医院提出，现场实施人员请归类整理) 答复：(公司给出) 结果：(院方再次根据公司答复与现场实施人员协商后给出) 11. 沟通协调：公函(传真)、用户意见反馈表
项目控制	项目变更表
项目收尾	1. 工作汇报及总结 2. 项目验收书、遗留问题及答复 3. 项目总体验收书

五、医院信息系统运行组织与维护管理

（一）医院信息系统运维组织与管理体系

现实应用中各医院既要重视系统项目的建设实施过程，也要重视系统日常的运维工作。一般来讲，由于系统维护工作是乏味的重复性工作，很多技术人员觉得缺乏挑战和创新。如果将信息系统项目建设从立项到实施验收完毕比作攻城阶段，那么，信息系统的日常运维则是守城，攻城难，守城更难。建立一套完整的运维体系是信息系统可靠运行的保障，降低运维的风险和难度，呈现信息化的价值，也是支持信息化投资决策的依据，因此，必须予以重视。

首先，建立信息系统运行组织管理体系，让IT服务流程处理更有保障，更透明。医院应结合信息化建设程度和医院业务规模，合理建立与医院信息化发展相当的组织管理体系，保障HIS正常运行与建设的持续性。医院要设置专门的信息技术与管理部门，可称为信息管理中心或信息处（科）等，并提高信息管理中心的组织结构层次，与医务处、财务处等具有相同或更高的管理级别，并有自己的主管副院长。为加强医院信息化建设能力，建议设立医院信息主管制度，医院CIO应具有副院长的职位和权力。信息管理中心根据实际情况，内设不同的岗位，成立不同的部门（小组），并制定相应的制度。并遵循标准及IT运维服务理念，建立健全信息化建设规章制度和业务流程，让信息化建设有据可依有规可循。

其次，加强运行管理技术保障体系，提升信息中心工作人员的专业化水平和能力建设。对医院而言，业务的可用性与连续性是十分必要的。门诊、住院系统的服务器如果发生故障，将给医院和就医的患者带来诸多不便，甚至造成损失或不良影响。为全面确保医院业务的不间断，医院信息中心应对信息系统的运行管理和维护提出特别严格的要求。

加强运行管理技术保障体系，主要包括以下几个方面。①数据库管理，数据库是医院信息系统核心的部分，一旦数据库出现故障，小则影响系统的运行，大则使系统面临瘫痪，而且数据丢失将直接造成医院不可挽回的经济损失和社会影响。因此，需要专门小组或专人负责管理，建立一套系统数据的备份和恢复方案，做好数据库的性能调整。②网络安全与线路管理，做好网络性能检测，通过检测、跟踪、记录各种网络活动，帮助网络管理员监控当前网络状态，找出网络问题，优化网络性能等。对网络线路实现有效管理，规范医院网络布线工作，建立网络线路档案，以保障网络线路通畅。③建立完整的病毒防范体系，包括系统数据库服务器、文件服务器、邮件服务器等服务器的病毒防范，网络安全入侵防范策略，以及应用终端计算机的病毒防范。④应用终端计算机的管理。

再次，规范信息系统日常运维体系，提升IT服务质量和效率。规范日常运维工作，规范日常IT运维服务于管理工作，重视信息系统基础数据的管理，系统运行状态的检查与分析等。基础数据管理包括对数据收集和统计渠道的管理，计量手段和计量方法的管理，原始数据管理，系统内部各种运行文件、历史文件（包括数据库文件）的归档管理等。系统运行状态检查与分析，就是要日常巡检，包括数据库服务器运行，网络与终端工作站运行以及系统数据运行情况，通过系统运行结果分析得到能够反映医院运营方面发展趋势的信息，提高管理部门水平。

最后，医院信息系统应急保障体系。任何设备和系统有出现故障和问题的时候，因此，不能100%保证就不会出现一点突发事件。信息系统突发事件根据严重程度划分为三个预警等级：①三级预警：出现局部的、对医院信息系统或医院业务未构成严重影响的突发事件。②二级预警：出现局部的、对医院信息系统或医院业务构成严重影响的突发事件。③一级预警：出现全局的、对医院信息系统或医院业务构成灾难性影响的突发事件。对突发事件的应对工作原则是预防为主、健全制度、统一领导、分级控制、措施果断、快速反应、有效配合。应急保障体系主要包括组织机构、工作职责、应急预案、通信系统，以及必要物资储备。信息系统突发事件发生后相关人员要立即上报工作小组；工作小组要立即确定突发事件等级，根据等级启动相应的应急预案。对一、二级预警要立即向领导小组报告。

（二）借助 ITSM 系统，支撑日常运维闭环管理服务体系

在新时代，医院信息系统及应用规模更为庞大而复杂，运维压力大、过程管控难、运维职责重，在此背景下，对信息管理部门的运维保障能力和效率提出了更大的挑战。借鉴 ITIL 理念，将医院信息服务管理流程化，使信息部门在处理问题时，变被动为主动，科学建立一套 IT 运维服务体系并实施 ITSM 系统势在必行。

首先，对组织机构和制度全面梳理和优化重组。优化信息管理部门组织架构与制度，科学设置信息部门工作岗位与人员配置，实施规范化管理，强化执行力。医院信息化部门的命名与设立不仅要体现出医工结合特点，承担建设工作与学术地位，同时也要体现其在医院组织结构的层次，成为医院最高行政管理机构的一个直属部门。

其次，实现运维流程闭环化管理，并在日常运维中持续改进。通过强化服务台职能，以流程驱动诉求事件处理，负责对用户服务申请进行受理、记录、分类、分配优先级、指派维护人员、跟踪处理进度和协调处理运行维护事件。面向临床诉求处理，以流程驱动诉求事件处理，注重环节质控，运维处理事件过程与状态能主动反馈给临床应用科室，形成闭环管理。信息透明，科室可及时查看维修处理进度和当前值班安排信息，方便临床科室。

最后，建立以流程化为导向的一体化 IT 运维服务管理系统，实现“统一管理、统一调度、统一展现”信息化支撑手段。实现多点接入、集中统一服务的运维新方式，达到安全风险可控化、运行情况可视化，预防故障发生。如图 4-19 是以流程为导向的闭环化运维服务管理体系。

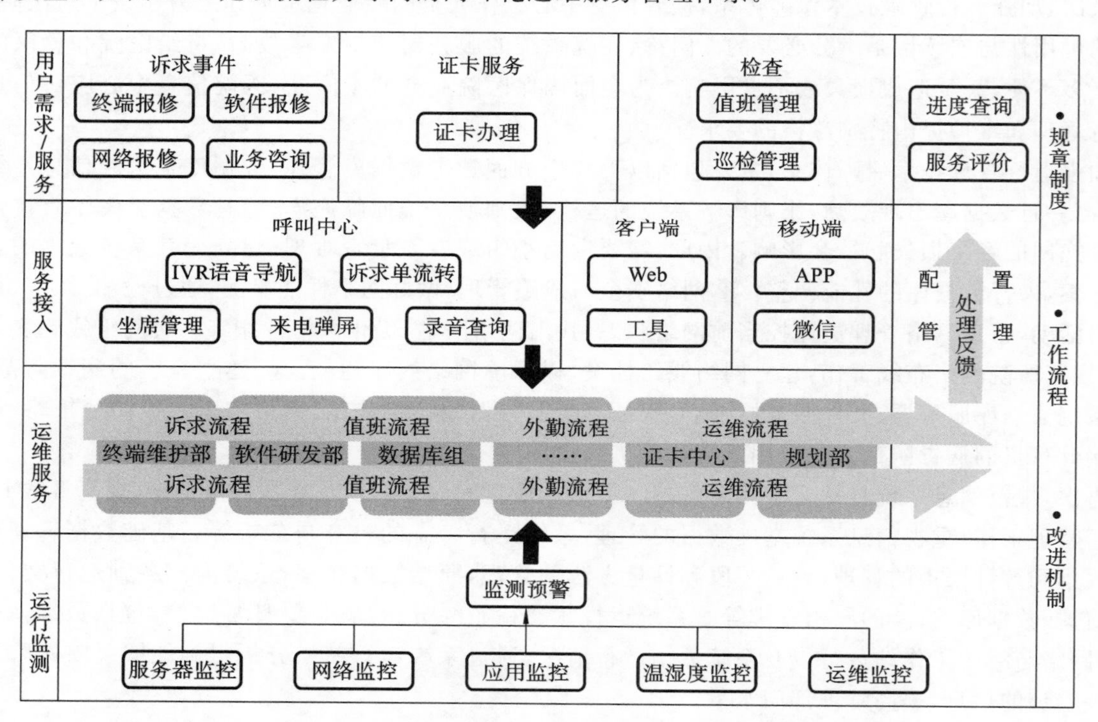

图 4-19　以流程为导向的闭环化运维服务管理体系

通过信息化手段来支撑新时期运维服务体系下的具体运维工作（图 4-20），开发实施一套 IT 运维系统。其具体功能包括以下几点。①实现运维服务支持流程的一体化管理。对科室服务请求，有多渠道方式的经服务台统一接入，内部服务资源实现统一调度、处理与追踪。②现场运维服务的一体化管理。对科室现场服务、日常运维操作，实现统一的记录、处理、跟踪与评价；通过手机微信端、APP 应用方式实现报修、值班签到通知、外勤派单推送、各类现场巡检的图文上传与记录；通过在 PAD 上签名确认，实现设备领取。③建立统一运维监控管理。包括不良事件管理，值班人员统一管理，以及服务器、动力环境、核

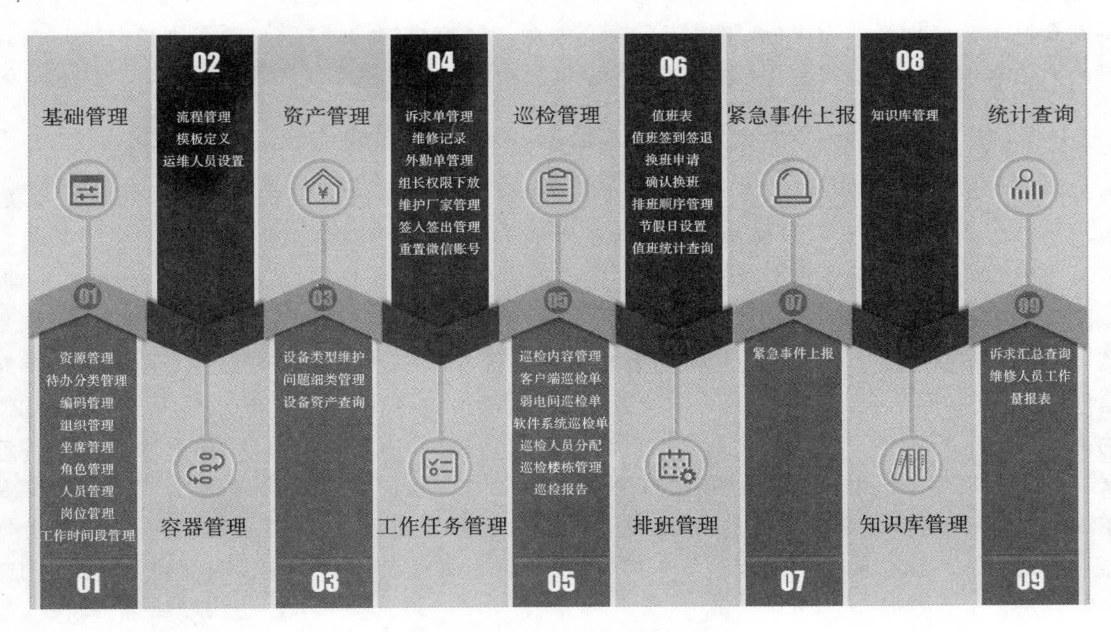

图 4-20　ITSM 系统功能结构

心交换机等设备的监控预警。④按医院信息系统接入标准规范建设。运维系统作为医院信息化组成部分，按统一用户管理规范实现单点登录。按业务系统集团化接入规范，实现与 HIS、HRP 系统对接。⑤运维工作实现了工作量化考核。通过系统推动科室建立绩效管理体系之后的执行落地。报修的工作人员都可以在系统中看到每一条诉求，每一次维修甚至是每一次的外勤、巡检，针对实际的完成情况对终端运维人员进行评价，事后可以将这类评价数据作为对运维人员工作绩效考核的依据。

第七节　影响未来医疗信息系统的重要因素

从医疗信息化发展历程不难看出，医疗信息化行业的发展必然受到政策法规、宏观经济、社会文化和技术环境等多种因素的影响，其表现结果直接体现在作为信息化支撑手段的医疗信息系统。

（一）国家宏观层面政策、经济因素的影响

新医改政策对医院信息化提出要求，近年来陆续出台的各种政策、标准与规范、发展意见等推动了医疗信息化建设步伐。“十三五”时期是我国全面建成小康社会、实现第一百年奋斗目标的决胜阶段，优先行动之一就是健康中国信息服务行动，包括打造高效便捷的智慧健康医疗便民惠民服务；全面推进人口健康信息服务体系；促进和规范健康医疗大数据应用等。从信息化投入来看，中央政府加大了卫生信息化资金投入，医院对信息化建设日益重视。对于信息化投入，特别是新兴信息技术的引进与应用，医院按医疗毛收入的 1.5%～4%（国际上 3%～10%）投入到信息化建设中。从 CHIMA 报告看，三级医院和三级以下医院的平均年信息化投入由 2008 年的 232.90 万元和72.60万元分别发展到 2012 年的 454.21 万元和 122.47 万元，5 年分别增长 95.0%和 68.7%，就 2015—2016 年信息化投入，北京市平均投入在 500 万～2000 万元区间。

（二）医疗管理与健康服务需求因素的影响

医院管理理念的更新、医疗业务量的快速增长，对医院运营模式、业务流程、诊疗质量、工作效率和管理都提出更高的要求。健康中国战略的确立，促使医疗服务模式发生转变。医疗健康不再仅仅意味着治疗，还应包括预防、诊断、咨询、护理、康复、健康管理等一系列的专业化细分领域。老年化社会的到来，满

足人民大众追求美好生活的需求(健康愿望),改变大众与医疗机构的连接模式,实现更直接医疗连接与互动等必须依靠信息化才能得到深层次解决,这直接影响着医疗信息系统的服务功能。

(三)"互联网+"新形态下,云计算、大数据、物联网、移动通信等信息技术进步的影响

数据时代的生产资料、生产力与生产关系的变化必然带来本质变革,我们需要更多的跨界互联思考。医疗数据是重要的生产资料,云计算能力是一种强大的生产力,互联网是一种生产关系。

以人为中心的智能化健康信息系统成为未来蓝图。智能化系统与IT系统有机结合,可以相辅相成,使智慧医院保持思维、感知和执行的一致性。医疗信息的产生,更多的是碎片化、自我发展的,采集与利用直接影响医疗信息系统。物联网可以通过各种传感设备,实时采集任何需要监控、连接、互动的物体或过程信息,并与互联网结合形成一个巨大的交互网络,也使得数字化医疗设备互联、互操作成为必然,打通了物理设备与医疗业务。医疗信息系统也逐渐由低级到高级、由简单到复杂、由封闭孤立到开放协同地发展。具体表现为系统组分的独立性越来越强、组分之间的耦合度越来越低、组分之间组合交互的灵活度越来越高,系统更具复杂和智慧的特征,更为科幻地展现与交互。未来医疗信息系统能从分散的设备仪器,如可穿戴设备、智能手机(手环)等采集数据,智慧的医疗设备也能连接医疗机构,意识到"思考"和做出"回应"。

(四)要重视伦理道德、文化等因素对医疗信息系统的影响

网络是一个自由的信息交流平台,其信息来源极其广泛,因此,充斥着各种虚假信息和来自非权威性机构的误导性信息;"面对面"问诊方式,通过电子信息系统进行时,弱化了医患共情;便捷的信息交流也带来了更容易的隐私泄露,如何保护隐私则成为亟待解决的伦理问题。如果解决好这些问题,必然是信息系统需要解决的问题。

章后案例

面向集团医院的智慧医院信息化建设

华中科技大学同济医学院附属同济医院(以下简称同济医院)作为一家创建国际一流的现代化医院,经过20多年的医院信息化建设,实现从传统的单体医院到面向多院区医院的信息化建设飞跃式发展。同济医院的信息化发展历程,也是中国医院信息化发展的缩影,充分体现出医院信息系统建设、临床信息系统建设和区域医疗信息网络建设医院信息系统发展的三个阶段。

同济医院信息化建设团队的规模和技术实力在全国医院也是居于前列,成为一道亮丽的风景线。

一、同济医院信息化建设历程

1. 1997—2012年传统单体医院的信息化建设

20世纪80年代末期同济医院建成12个职能科室的电话网络,1994年建成小型的NOVELL网络,建立财务、门诊、药房等科室内部管理系统。

1997年,同济医院开始以财务为中心的医院信息系统全院级建设。

2002年,同济医院基本完成HIS基础功能建设,实现记账收费、患者入出转等基本业务管理。伴随业务流程不断优化,持续改进与迭代HIS。

2003年,同济医院开始医院影像系统、实验室信息系统等临床信息系统建设,支撑临床与医技间业务信息互通。

2005年,同济医院医院运营系统研发与基础建设完成,为后期HRP系统全面规划与建设打下了基础。

2007年,同济医院成为卫生部首批20家"数字化医院试点示范单位"之一。

2010年,同济医院开始电子病历建设,系统集成平台建设,实现多系统间互联互通,支撑医疗全流程闭环化与质控管理。

2011年，同济医院成为全国首批“电子病历试点医院”之一。

2. 2013至今面向集团医院的信息化建设

2013年，新一代系统调研、论证启动。为贯彻“医院一体两翼规划，多院区一体化管理，同品质医疗”医院战略规划，开始了集团医院的信息化规划、调研与系统建设。

2015年10月，同济医院光谷院区上线HIS/EMR系统。

2016年10月，同济医院中法新城院区上线HIS/EMR系统。

2018年2月，同济医院本部(汉口院区)停用老系统，全面启用新系统。

2019年至今，同济医院持续优化中。完善系统架构，解决功能缺失，优化业务流程，优化系统性能，提升操作易用性等。

二、新一代同济智慧医院信息系统简介

持续建设，迭代升级，逐步趋于稳定的自主研发的老系统支撑了医院20多年，面临医院发展新格局、新要求，暴露出诸多问题，必须建设新一代的智慧医院信息系统，全面重构替换现有老系统。

在医院战略规划与要求下，分析多院区一体化同品质管理的业务需求，对新一代医院信息系统提出了新的挑战。这些需求包括：①一体化管理：各院区人财物的统一管理，建立统分结合的管理体系和流程，实时掌控运营情况。②资源共享：建立业务共享服务中心，实现各类资源的优势互补，提高设备利用。③患者体验：统一的就诊流程和同品质服务，提高患者获得感，实现院区间快速流动。④运营管理：在集团层面进行集采和配送，最大限度降低成本，提高资源效率。⑤管理固化：各类管理流程和规范在软件中固化，方便整体化管理，也方便扩张和标化。信息系统运维的高效率与低成本，系统安全稳定可满足集团运维需求。

在“互联网+”医疗新形态下，新一代同济智慧医院信息化要面向集团医院模式，建立完善的一体化云架构系统，实现各类资源共享，服务患者，也支撑起医院的医、教、研各项业务与管理工作。具体来说就是以统一的智能化私有云信息服务平台、统一的业务系统平台、临床数据中心、运营数据中心为基础，充分发挥信息化支撑和引领作用，建立多个服务中心，实现多院区“一体化管理，同品质发展”的智慧医院信息系统。

(1) 资源调度共享服务中心：统一检查预约，建立检查预约服务中心系统，统一为患者安排、预约。统一床位预约，系统通过整合集团医院多个院区的床位资源，提高床位利用率。

(2) 医疗业务共享服务中心：包括临床检验共享服务中心，实现检验标本流转，集中化验、统一网上发放报告；放射学共享服务中心，实现各院区只需配置检查设备和操作技师，检查影像通过网络传输到放射学诊断中心，诊断医生集中做诊断，网上发放报告；病理诊断共享服务中心，实现了远程浏览、分析、诊断，支持对病理图像集成、与图片综合浏览以及智能细胞形态图像分析；以及心电诊断共享服务中心，实现了在床旁配置移动式心电图机，需要时，可快速响应，给患者做心电检查，波形数据通过网络传输到心电图共享服务中心，诊断医生做集中诊断，网上发放报告。

(3) 运营共享服务中心：统一支付业务管理，实现患者预付费账户与资金集团统一管理、统一结算支付使用、定期清算记账，有利于资金统一调度使用，提高资金利用率。三院区集中财务核算和成本核算，分院区只有财务窗口，没有后台会计；三院区各科室成本全部汇总到本部进行统一成本核算；三院区统一经济管理核算，分院区不设立单独经管部门。三院区集中物资采购，物资集中采购、统一配送；三院区统一人力资源管理，各分院区不设立专门人力资源部门，人员调动统一考核考勤。在线报销、分院区报销、付款等通过网络完成。同济智慧医院信息系统组成规模如图4-20所示。

三、支撑同济医院信息系统基础设施规模

同济医院网络规划与建设上不在同一个区域的院区互联，通过光纤网络，可满足集团医院内的业务需求，其网络部署如图4-21所示。

通过光纤连接三个院区，可满足三个院区内部业务、电视网络以及院区之间的视频会议和会诊的需求；同时可实现将数据中心部署在主院区，将应急服务器、缓存服务器等放在分院区；将医保、新农合、银

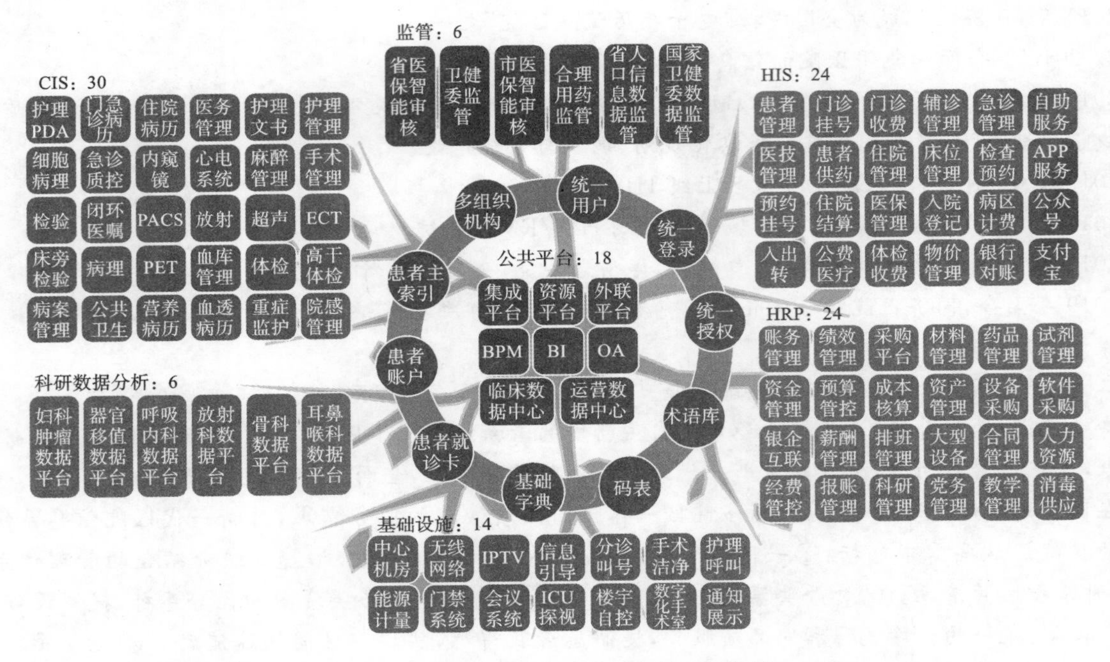

图 4-20　同济智慧医院信息系统组成规模

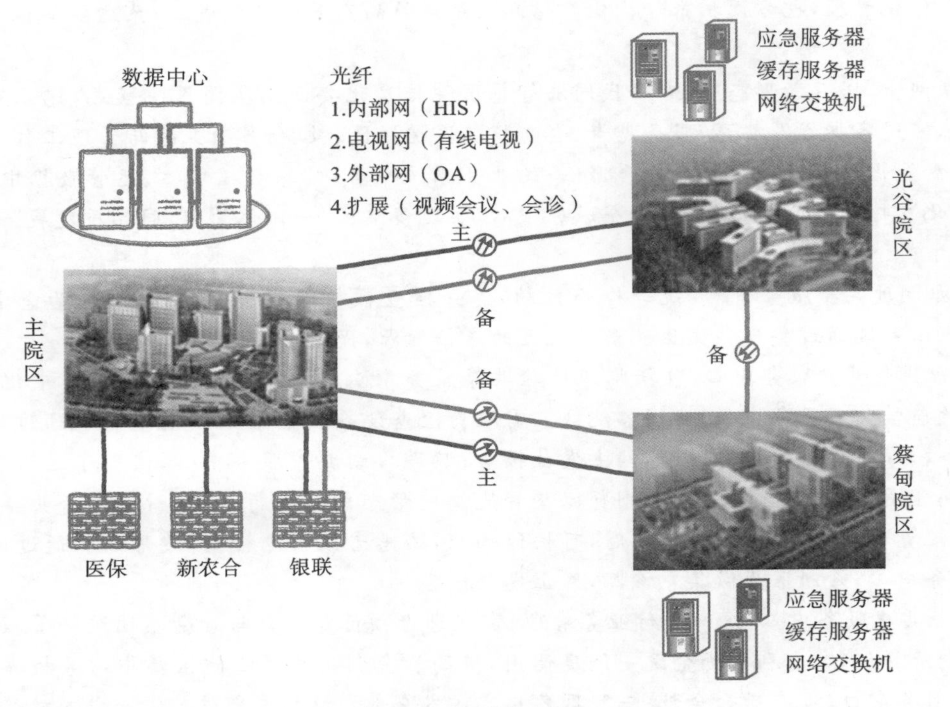

图 4-21　网络部署图

联等接口统一由一个出口与外部网络互连。

三院区机房面积近 700 m^2，主机房设置在本部院区约 300 m^2；数据库及应用服务器实体近 300 台，虚拟服务器近 800 台，存储 2 PB；核心交换机近 20 台，汇聚交换机近 40 台，接入交换机近 1000 台；网络信息布点超 3 万点，无线接入近 3000 个 AP 点。各类终端设备应用规模上，计算机、平板及 PDA、打印机等近 10000 台，自助机数量超过 800 台。当前投入使用的业务应用系统 100 多个，其中 HIS 及电子病历系统的业务数据日均增长量在 8 GB 左右，超声、放射等影像数据日均在 500～600 GB。

本章关键词中英文对照

1. 医院信息系统 hospital information system,HIS
2. 医院管理信息系统 hospital management information system,HMIS
3. 联机事务处理 on-line transaction processing,OLTP
4. 企业应用集成(整合) enterprise application integration,EAI
5. 医院资源规划 hospital resource planning,HRP
6. 临床信息系统 clinical information system,CIS
7. 临床数据存储库 clinical data repository

思 考 题

1. 简述我国医院信息化发展历程。
2. 简述典型的医院信息系统的体系结构。
3. 医院信息系统特性有哪些?
4. 你认为医院信息系统集成在选择、实施上有哪些难度以及有何建议?
5. 医院信息系统的运维管理要素有哪些?
6. 探讨当前医院信息化面临的新挑战,以及未来10年医疗环境与信息化场景。

(李力)

第五章　医学影像信息学

医学影像信息学(medical imaging informatics)是由生物医学工程学、医学影像学、医学影像技术学和医学信息学融合衍生的一门交叉性学科。它包含了计算机科学、通信传输、图像压缩处理、云计算、人工智能、大数据应用等多种实用技术。随着医学影像成像技术的不断进步、医院和影像科室管理需求的不断迭代、医学影像信息学相关标准的不断优化以及医学影像信息系统的不断成熟,医学影像信息学得到了长足的发展,同时也有力地推动了生物医学工程学、医学影像学、医学影像技术学与医学信息学等相关学科和技术的发展和完善。

第一节　医学影像信息学概论

一、基本概念

医学影像信息学是利用标准,对医学影像信息的产生、采集、传输、存储与归档、处理、显示以及辅助诊断等进行研究的科学。其研究与应用领域包括数字化医学影像成像技术、医学影像信息标准、医学影像信息系统、计算机辅助诊断、远程影像诊断、人工智能辅助诊断等。

二、研究内容

1. 数字化医学影像成像技术

(1) 计算机X线摄影(computed radiography,CR):将一个可反复读取的影像板(image plate,IP)作为探测器,来代替传统X线摄影的胶片和增感屏。当X线穿过人体曝光后,IP上生成潜影,将IP放入图像读取装置,用激光束对IP进行扫描,读取信息,经模拟/数字转换后生成数字化影像。它属于间接数字化X线摄影。

(2) 数字化X线摄影(digital radiography,DR):利用非晶态硒型平板探测器把穿透人体的X线信息转化为数字信号,并由计算机重建图像及进行一系列的图像后处理。它属于直接数字化X线摄影。数字图像具有较高分辨率,图像锐利度好,细节显示清楚;放射剂量小,曝光宽容度大,并可根据临床需要进行各种图像后处理等,还可实现放射科无胶片化,科室之间、医院之间网络化,便于教学与会诊。

(3) 计算机断层扫描(computed tomography,CT):利用X线束对人体某一部位一定厚度的层面进行断面扫描,根据人体不同部位组织对X线的吸收与透过率的不同,应用灵敏度极高的仪器对人体进行测量,由探测器接收透过该层面的X线,转变为可见光后,由光电转换变为电信号,再经模拟/数字转换器转为数字,输入计算机进行处理。它是把人体某一部位有一定厚度的体层分成小的基本单元(体素)并用CT值综合代表,按矩阵排列形成图像。

(4) 磁共振成像(magnetic resonance imaging,MRI):一种生物磁自旋成像技术,它是利用原子核自旋运动的特点,在外加磁场内,经射频脉冲激后产生信号,用探测器检测并输入计算机,经过处理转换在屏幕上显示图像。MRI可以直接产生横断面、矢状面、冠状面和各种斜面的体层图像,不会产生CT检测中的伪影；不需注射造影剂；无电离辐射，对机体没有不良影响。MRI 也存在不足之处。它的空间分辨率不及 CT，带有心脏起搏器的患者或有某些金属异物的部位不能做 MRI 的检查，另外价格比较昂贵。

（5）数字减影血管造影（digital subtraction angiography，DSA）：将受检部位注入造影剂前后的血管造影 X 线荧光图像，分别经影像增强器增益后，再用高分辨率的电视摄像管扫描，形成视频图像，经对数增幅和模/数转换为不同数值的数字，形成数字图像并分别存储起来，然后输入计算机处理并将两幅图像的数字信息相减，获得的不同数值的差值信号，再经对比度增强和数/模转换成普通的模拟信号，获得只含对比剂的血管图像。其特点是图像清晰，分辨率高，对观察血管病变和血管狭窄的定位测量、诊断及介入治疗提供了真实的立体图像，为各种介入治疗提供了必备条件。主要适用于全身血管性疾病及肿瘤的检查及治疗。应用 DSA 进行介入治疗为心血管疾病的诊断和治疗开辟了一个新的领域。DSA 主要应用于冠心病、心律失常、瓣膜病和先天性心脏病的诊断和治疗。

（6）超声系统（ultrasound system，US）成像：利用频率超过 20000 Hz、人的感觉器官感觉不到的超声波的声成像技术。目前的医用超声诊断仪都是利用超声波照射人体，通过接收和处理载有人体组织或结构性质特征信息的回波，获得人体组织性质与结构的可见图像的方法和技术。它有自己独特的优点：具有高的软组织分辨力，目前超声成像已能在近 20 cm 的检测深度范围，获取优于 1 mm 的图像空间分辨力；具有高度的安全性，当严格控制声强低于安全阈值时，超声可能成为一种无损伤的诊断技术，对医务人员更是十分安全；实时成像，它能高速实时成像，可以观察运动的器官，并节省检查时间；使用简便，费用较低，用途广泛。

（7）发射型计算机断层成像（emission computerized tomography，ECT）：一种利用放射性核素成像的检查方法。它将放射性药物引入人体，经代谢后在脏器内外或病变部位和正常组织之间形成放射性浓度差异，仪器将探测到这些差异，通过计算机处理再成像。ECT 成像是一种具有较高特异性的功能显像和分子显像，除显示结构外，着重提供脏器与端正变组织的功能信息。ECT 的显像方式十分灵活，能进行平面显像和断层显像、静态显像和动态显像、局部显像和全身显像。除此之外，它还能提供脏器的多种功能信息，如时间-放射性曲线等，为肿瘤的诊治提供多方位信息。

SPECT（single-photon emission computed tomography）为单光子发射计算机断层扫描成像术，利用发射单光子的核素药物如 ^{99}mTc、^{133}I、^{67}Ca、^{153}Sm 等进行检查。PET（positron emission tomography）为正电子发射型计算机断层扫描成像术，用发射正电子的核素药物进行检查。常见的核素如：^{18}F、^{11}C、^{13}N、^{15}O 等。

2. 医学影像信息标准

（1）卫生信息交换标准（health level seven，HL7）：由美国标准学会批准颁布实施的标准化卫生信息传输协议，是医疗领域不同应用之间的电子传输协议。HL7 汇集了不同厂商用来设计应用软件之间界面的标准格式，它允许各个医疗机构在异构系统之间进行数据交互。HL7 组织参考了国际标准组织（ISO），采用开放式系统互联（OSI）的通信模式，将 HL7 纳为最高层，也就是应用层（图 5-1、图 5-2）。它的规范提供了诸如关联性的分类、有效检查的产生、结构性交换资料的机制与协商等功能。

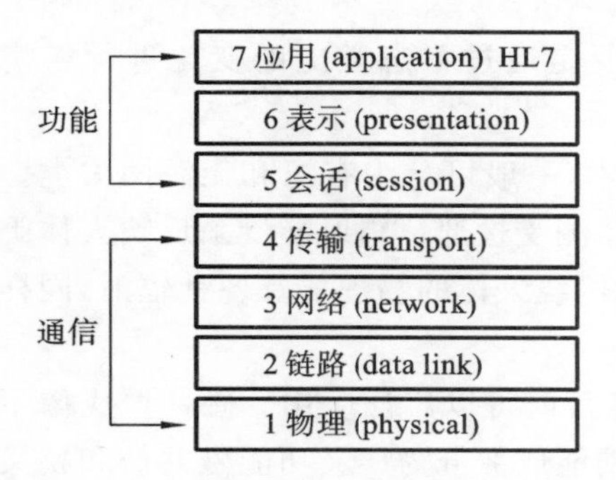

图 5-1　HL7 与网络体系结构及协议的关系

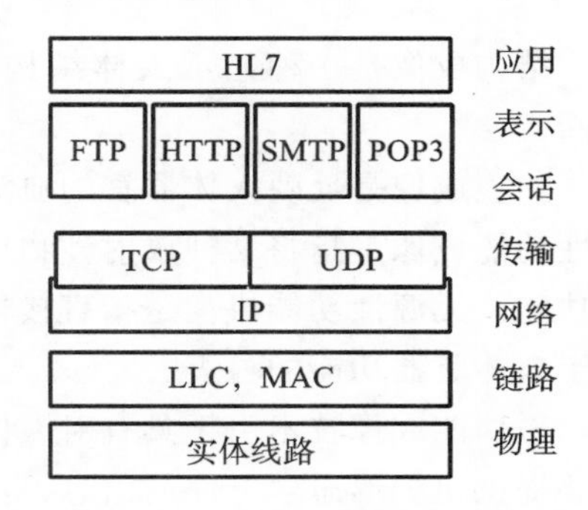

图 5-2　HL7 与 OSI 的关系

(2) 医学数字成像和通信标准(digital imaging and communications in medicine,DICOM):在医学影像信息学的发展过程中,由于缺乏协调统一,各种设备的医学图像存储格式、传输方式千差万别,医学影像及其相关信息在异质系统间的交换受到严重阻碍。为此,美国放射学会(ACR)和美国电气制造商协会(NEMA)认识到急需建立一种标准,以规范医学影像及其相关信息的交换,DICOM 标准就在这样的背景下产生。它是以计算机网络标准为基础,帮助更有效地在医学影像设备之间传输交换数字影像。标准中涵盖了医学数字图像的采集、归档、通信、显示及查询等几乎所有信息交换的协议。利用这个标准,人们可以在影像设备上建立一个接口来完成影像数据的输入、输出工作。经过多年的应用尝试,ACR 和 NEMA 联合组成委员会通过对标准本身结构及标准对网络及设备支持程度的补充修改,于 1993 年推出 DICOM3.0 版本,该版本已经成为医学影像信息学领域的国际通用标准。DICOM 标准的制订与完善,实现了医学影像信息的交换,推动了远程放射学系统、医院影像系统的研究与发展,并且由于 DICOM 的开放性与互联性,医院影像系统与其他医学信息系统(如医院信息系统、放射信息系统等)的集成成为可能。

(3) 医疗信息系统集成(integrating the healthcare enterprise,IHE):一项推进整合现代医疗保健机构信息系统的倡议。它在现有通信工作标准(DICOM、HL7)的基础上定义了一个框架,鼓励厂家和医院采纳使用,以实现确保提供给医疗保健专业人员对患者诊断必需的所有信息是正确、可用的基本目标。1998 年北美放射学会(RSNA)与医疗卫生信息与管理系统协会(HIMSS)联合发起 IHE 项目,旨在通过规范 HL7 与 DICOM 等标准,来解决医院医疗环境中信息化建设各子系统间的无缝集成问题,从而实现完全无障碍的数据信息交流共享。

3. 医学影像信息系统

(1) 影像存储与传输系统(picture archiving and communication system,PACS):利用现代放射技术、数字成像技术、计算机及通信技术,准确、高效地采集、存储、归档、传送、显示和管理医学影像信息与患者人口信息的数字化影像系统。它通常与放射信息系统无缝集成,以实现成像、诊断的快速一体化。

(2) 放射信息系统(radiology information system,RIS):RIS 是医院信息系统(HIS)的一个重要组成部分,主要负责处理文字信息,实现放射科内患者的预约、挂号,诊断报告的书写、审核、发布,工作量及疾病的统计,患者跟踪,胶片跟踪,诊断编码,科研教学和管理等功能,并承担与 HIS 中患者信息的交换。

第二节 结构成像与功能成像

一、基本概念

结构成像是一种显示人体结构解剖学形态的成像技术,主要是通过形态学上的变化进行疾病的诊断。

功能成像是反映人体器官的血流、代谢等功能变化的成像技术,一般可分为有源和无源两大类。有源性功能成像是指将某种放射性物质注入人体内,通过成像设备检测受检部位辐射能量来反映人体脏器的功能。无源性功能成像是指直接检测人体在生存过程中产生的围绕人体的物理场及各种辐射,同样可用于人体脏器功能的检查。

磁功能成像技术由于具有对人体无损、无电离辐射等优点,在目前得以广泛应用。磁共振成像不仅能够提供组织形态学方面的信息,也可以进行功能成像。磁共振功能成像分为广义功能磁共振和狭义功能磁共振。广义功能磁共振包括弥散加权成像(DWI)、弥散张量成像(DTI)、磁共振关注成像(PWI)、磁共振波谱成像(MRS)以及血氧合水平依赖成像(BOLD),而狭义功能磁共振则仅指血氧合水平依赖的脑功能成像。

二、现代医学影像学技术与成像原理

现代医学影像学技术与成像原理具体见表 5-1。

表 5-1　现代医学影像学技术与成像原理

影像学技术	成像原理	性　质
X 线	衰减系数	形态、解剖
CT	衰减系数(CT 值)	形态、解剖
MRI	质子密度(T_1/T_2)	解剖、功能
SPECT	放射性浓度(半定量)	血流、代谢、功能
PET	放射性浓度(定量)	血流、代谢、功能

第三节　图像处理技术

图像处理的目的是对图像质量进行改进,使图像更清晰明了,便于医生进行诊断和后续的处理。目前临床上常用的图像处理技术主要有灰度处理、USM 锐化处理以及减影处理等。本节将主要对这几种常用的图像处理技术加以介绍。

一、灰度处理

灰度处理是指根据某种目标条件通过灰度变换函数对像素的灰度值进行变化处理,以改善图像画质。灰度处理中对像素的计算依赖于当前像素和灰度变换函数,其变换形式如下:

$$s=T(r)$$

其中,T 是灰度变换函数;r 是变换前的灰度;s 是变换后的像素。

灰度处理主要针对独立的像素点进行处理,通过改变原始图像数据所占据的灰度范围而使图像在视觉上得到良好的改变。灰度变换函数的性质就决定了灰度变换所能达到的效果。如果选择的灰度变换函数不同,即使是同一图像也会得到不同的结果。灰度处理可以分为线性变换和非线性变换。

在曝光度不足或过度的情况下,图像灰度可能会局限在一个很小的范围内。这时在显示器上看到的将是一个模糊不清、没有灰度层次的图像。用一个线性单值函数,对图像内的每一个像素做线性扩展,将有效地改善图像视觉效果,这就是线性变换。

而当某图像的像素集中于中间灰度部分,而其他部分的像素很少时,如果只想分析图像的某一部分,也就是对图像的指定部分增强时,我们可以压缩像素少的部分,扩展像素数集中的部分。典型的非线性变换函数有幂函数、对数函数、指数函数、阈值函数、多值量化函数、窗口函数等。非线性变换的目的是突出感兴趣的区域。

通过灰度处理,能够改善图像的质量,以显示更多的成像细节,提高图像的对比度(对比度拉伸),能够有选择地突出图像感兴趣的特征或者抑制图像中不需要的特征;能够有效地改变图像的直方图分布,使像素的分布更为均匀。它是最简单,但效果却很明显的一种图像处理技术,也是图像数字化软件和图像显示软件的重要组成部分。

二、USM锐化处理

USM锐化处理是指通过增强图像的高频部分(边缘)的内容,改善图像边缘的清晰度,使得边缘“看上去”更清晰锐利,从而提升图像的视觉效果。USM锐化处理的流程可用图5-3来实现。

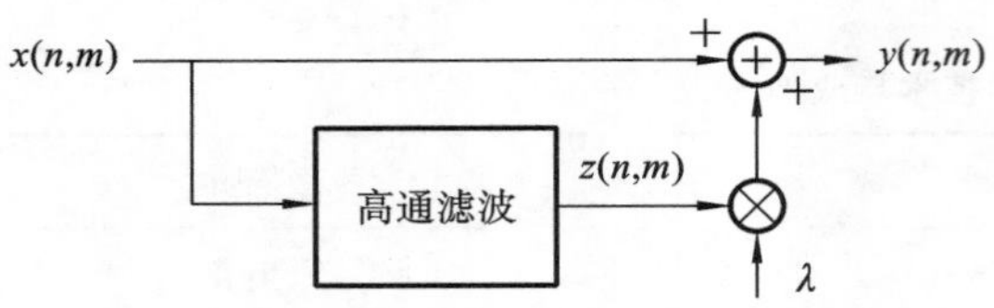

图5-3 USM锐化处理流程图

用具体的公式表达即为

$$y(n,m)=x(n,m)+\lambda z(n,m)$$

其中,$x(n,m)$为输入图像,$y(n,m)$为输出图像,而$z(n,m)$为校正信号,一般是通过对x进行高通滤波获取。λ是用于控制增强效果的缩放因子。

三、减影处理

图像成像过程中会存在影像重叠的问题,若是把人体同一部位成像的两帧图像相减,则可获得只反映两帧图像中有差异部分的图像,从而将特定的物质或者阴影呈现出来,这就是减影处理。常用的减影处理有能量减影和时间减影两种。

1. 能量减影

能量减影是建立在X线摄影技术具有数字化的基础上,它是以2次曝光为基础的一次采集过程(2次间隔200 ms),检查步骤与常规胸部X线摄影一样,不需特别摆体位。通过低能量和高能量X线摄影后的两张图像进行加权减影,分别单独显示所摄部位(一般用于胸部)的常规标准影像、去除骨骼的软组织影像、不含软组织的骨组织影像。有利于检测骨组织遮挡的胸部病灶及清晰显示骨组织病变。

2. 时间减影

时间减影是指将不同显影时期获得的两幅图像进行减影,以获得特定的病灶或变化显示。时间减影在血管造影中已得到广泛应用,通常是将造影剂注入受检部位前后的图像相减,获得只含对比剂的血管像,这就是数字减影血管造影的基本成像原理。时间减影还可用于胸部X线摄影检查,通过将拍摄于不同时期的两张胸部图像进行减影处理,再进行伪影处理后,即可描绘出两次检查期间出现的新病灶阴影,以及早已存在的阴影变化。

第四节　图像的传输与存储

一、图像的传输

采集到的数字图像必须快速地传到中心服务器存储归档,中心服务器也必须快速响应放射科医生或临床医生的需求,将图像信息传送到本地工作站。因此,图像的传输速度对业务流程的有序优化有非常重要的影响。

影响图像传输速度的主要因素有中心服务器的性能、影像数据量的大小和网络架设。中心服务器应根据医院现有投入资金和实际需求,在充分调研医院患者就诊检查人次,影像数据量大小和并发连接响应需求的基础上进行合理的选型。影像数据量的大小取决于压缩方式和压缩比,将在后续章节中谈到。而网络的架设,则应充分考虑主干网和桌面带宽,以保证图像数据在传输过程中不会因为带宽过小而造成拥堵;同时还应合理设置数据发布、备份时间,防止图像信息与其他信息争抢带宽。

同时，还可以采用一些技术措施来解决影像的传输问题，如自动路由技术、预取和分级调度、多线程下载技术。

自动路由技术完成医学影像由中心服务器向指定的诊断或浏览工作站传送，其原理如下：当采集到的影像从影像设备传送至中心服务器存储归档后，在中心服务器上运行的自动路由进程便根据预先设置好的规则，分别查询相关的影像类型，确定其需要传送至的目的工作站位置，而后自动完成影像传送任务，将相应的影像传送至预定的执行位置。一旦传送完成，放射医生或者临床医生就可以在本地浏览影像数据。

预取和分级调度的基本思想：从调度者的角度把 PACS 分为中心服务器、分中心服务器和影像浏览工作站。中心服务器在收到患者图像信息后，会自动将图像信息发送到分中心服务器，分中心服务器在收到患者图像信息后也会自动将其传送到医生浏览工作站。由于临床科室医生对患者图像信息的实时性要求并不高，PACS 中心服务器完全有足够时间在医生调阅图像信息前将信息发送到本地浏览工作站。

多线程下载技术是将要下载的文件分成多个部分，然后由多个线程同时下载。对于 CT、MRI 来说，患者的一次检查会关联到几十幅、上百幅甚至上千幅图像，这时为了充分利用网络带宽，多线程下载技术就显得十分有效，它可以保证快速的影像下载，使得医生在第一幅图像调入后就可以开始诊断工作。

二、图像的存储

1. 数字化医学图像的特点

数字化图像区别于传统图像，其主要特点如下：数据量大、保存时间长；数据类型复杂，有数字和文字，还有大量的图形和影像等信息；既有对安全性、实时性和并发用户数要求很高的 HIS 数据，也有对安全性和实时性要求相对较低的文档信息。对存储数据的高效率访问和获取需求：医学影像数据的大容量存储以及高效率的检索查询是系统应用中的关键问题。

因此，存储系统必须严格遵从 DICOM 标准；必须具备海量的存储容量以满足图像数据的爆炸式增长；图像数据在网络中必须高速传输和快速下载到本地工作站，以缩短网络占用时间，减少网络压力；系统必须具备高可靠性和高安全性；系统必须具有良好的可扩展性和数据可迁移性。

2. 图像存储技术

(1) 图像压缩技术。图像压缩技术在 PACS 中占有重要的地位，图像压缩效率直接关系到传输带宽和存储容量的压力。图像压缩分为有损压缩和无损压缩两类，无损压缩能保证图像的质量，但压缩比在 1∶4～1∶2，相对较低的压缩效率无助于缓解通信和存储压力；有损压缩在获得高压缩比的同时，却牺牲了图像的质量，会导致重建图像产生“方块”现象。DICOM 3.0 标准支持由 ISO/IEC JTC1 SC29 小组制定的最新静态图像压缩标准 JPEG2000，它用小波变换代替 JPEG 标准中的离散余弦变换，显著提高了压缩效率。对图像数据小波变换后，对小波系数再进行量化，最后用 MQ 编码器对量化数据进行熵编码，输出压缩码流。国外还通过采用感兴趣区(ROI)技术将无损压缩和有损压缩相结合，在保证影像主观质量的同时，压缩比可以达到 1∶10。

(2) 图像存储方式。根据图像数据的不同重要性、访问频次等指标，可以将图像数据的存储方式分为三种：在线存储、近线存储和离线存储。

在线存储又称工作级的存储，存储设备和所存储的数据必须时刻保持“在线”状态，是可随意读取的，可满足工作站对数据访问的速度要求。一般的在线存储设备为磁盘和磁盘阵列等磁盘设备，价格相对昂贵，但性能较好。

近线存储，就是指将那些并不是经常用到或者数据的访问量并不大的数据存放在性能较低的存储设备上。对这些的设备要求是寻址迅速、传输率高。因此，近线存储对性能要求相对来说并不高，但由于不常用的数据要占总数据量的大多数，这也就意味着近线存储设备首先要保证的是容量。

离线存储主要是用于对数据进行备份，以防范可能发生的数据灾难，因此又称备份级的存储。原来离线海量存储的典型产品就是磁带库或光盘塔，价格相对低廉。但随着系统应用对图像存储要求的日渐提高，以及近年来存储技术和介质容量价格的不断变化，离线存储在逐渐被淘汰。特别是现在随着云技术的发展，很多医院开始尝试利用私有云或专有云进行图像的归档和备份，也就是所谓的云存储。

(3) 图像存储架构。根据医院不同的需求，利用不同的存储架构方式，将各种用以不同目的的存储设备更加快速科学合理地进行连接，从而保证图像存储访问的及时性、安全性和稳定性。

①直接附加存储(direct attached storage，DAS)是指将存储设备通过 SCSI 接口或光纤通道直接连接到一台计算机上。这种方式主要适用于：服务器在地理分布上很分散，通过 SAN 或 NAS 互连非常困难时；存储系统被直接连接到中心服务器上；包括许多数据库应用和应用服务器在内的应用，它们需要直接连接到存储器上；当医院继续保留已有的传输速率并不很高的网络系统时。

②网络附加存储(network attached storage，NAS)是指在图像存储结构中，存储系统不再通过 I/O 总线附属于中心服务器，而直接通过网络接口与系统网络直接相连，由用户通过网络访问。

NAS 的作用类似于一个专用的文件服务器。这种专用存储服务器去掉了通用服务器原有的不适用的大多数计算功能，而仅仅提供文件系统功能，用于存储服务，大大降低了存储设备的成本。为方便存储到网络之间，以最有效的方式发送数据，专门优化了系统硬软件体系结构，多线程、多任务的网络操作系统内核特别适合处理来自网络的 I/O 请求，不仅响应速度快，而且数据传输速率也很高。

与传统以服务器为中心的存储系统相比，数据不再通过服务器内存转发，而是直接在访问工作站和存储系统间传送，中心服务器仅起控制管理的作用，因而具有更快的相应速度和更高的数据带宽。另外，对服务器的要求降低，可大大降低服务器成本，这样就有利于高性能存储系统在更广的范围内普及应用。同时，它具有较好的协议独立性，支持各种异构系统，如 Unix、Netware、Windows NT、OS/2 或 Intranet Web 的数据访问。与传统的通用服务器不同，NAS 专用服务器能在不增加复杂度、管理开销以及降低可靠性的基础上，使网络的存储容量增加，具有非常好的可扩展性。由于不需要服务器提供更多的硬件及服务，服务器的可靠性和 I/O 性能大大提高，能充分利用可得到的网络带宽，有较大的数据吞吐量。此外，NAS 能快捷地对文件进行访问操作，并且易于向基础设施增加文件存储容量。

NAS 也存在着如下不足。其一是传输能力有限。在 NAS 中，数据的传输通过现有的局域网实现，但局域网原本是用来实现消息传递的，只适合短暂的突发数据传输，不能满足大容量连续数据传输的要求；同时，网络上大量工作站之间的通信也会占用有限的网络带宽，所以当网络规模较大时，必然会导致数据传输速率减慢。其二是可扩展性有限。虽然当存储空间不足时，在网络中增加一台 NAS 设备非常容易，但新的 NAS 设备要求有新的 IP 地址，无法与原有的 NAS 设备集成为一体，不能形成一个连续的文件系统，从而增加了存取和管理的复杂度。其三是数据备份能力有限并且不能对数据库服务提供有效的支持。通常，NAS 设备不能支持存储设备之间的直接备份，只能采用基于网络的备份，这样会在数据备份时占用大量的网络带宽，严重影响网络上其他应用的运行，而且数据备份的速度也相对较慢。

③存储区域网络(storage area network，SAN)是 DAS 网络化发展趋势下的产物。SAN 是一种面向网络的存储结构，是以数据存储为中心的。SAN 采用可扩展的网络拓扑结构连接 PACS 中心服务器和存储设备，并将数据的存储和管理集中在相对独立的专用网络中，面向服务器提供数据存储服务。服务器和存储设备之间的多路、可选择的数据交换消除了以往存储结构在可扩展性和数据共享方面的局限性。通过协议映射，SAN 中存储设备的磁盘或磁带表现为服务器节点上的“网络磁盘”。从服务器操作系统角度看，这些网络磁盘与本地磁盘一样，服务器节点就像操作本地 SCSI 硬盘一样对其发送 SCSI 命令。SCSI 命令通过 FCP、iSCSI、SEP 等协议的封装后，由服务器发送到 SAN 网络，然后由存储设备接收并执行。服务器节点可以对“网络磁盘”进行各种块操作，包括 FDISK、FORMAT 等，也可以进行文件操作，如拷贝文件、创建目录等。

相对于 NAS 网络存储，SAN 存储有着如下的优点：其一是为每台工作站提供了更多的可控存储容量。SAN 并没有提高单个磁盘驱动器的容量，也没有增加主机系统中支持的主机 I/O 控制器的数量，但它能显著提高连接到每台主机 I/O 控制器的设备数。它还提供了通过级联网络交换机来扩展容量的方法，因此具有无限寻址的能力。其二是可提供更高的传输带宽。目前光纤网络可提供 4 Gb/s 的带宽，而千兆以太网可提供 1 Gb/s 的带宽。此外，与共享带宽的总线和网络相比，使用交换网络的 SAN 为数据存取提供了更好的可扩展性，网络的传输带宽可以成倍地增长。其三是可提供更长的连接距离。SAN 能在很长的距离上保持高速运作，在采用光纤通道协议（fiber channel protocol，FCP）的 FC-SAN 中，使用单模光纤且不使用重发器，就可支持长达 10 公里的数据传输；而使用 IP 网络进行数据传输的 IP-SAN 则可以在广域网上传输数据，从而使数据的存取不再受区域的限制。其四是在数据可用和共享方面的优势，服务器和数据的分离以及面向网络的集中存储使数据的安全性和可用性大大提高。而且，利用 SAN 的远距离连接能力，通过数据镜像等操作，即使系统遭受区域灾害（如洪水、火灾、大规模电力故障等），也能很快完成数据的灾难恢复。同时，面向网络的集中存储和多路径的数据交换使数据共享变得非常容易。

④云对象存储（object-oriented storage，OOS）是专门针对云计算、大数据和非结构化数据的海量存储形态。

对象存储提供了基于 Web 门户、REST 接口和存储网关等多种访问方式，用户可以通过 OOS 提供的 HTTP REST 接口、应用程序开发包（SDK，支持多种编程语言）、存储网关的 NAS/SAN 存储接口、Web 门户或第三方开发的客户端软件，在任何地方通过 IP 网络对数据进行管理和访问。它是区别传统存储的一种新兴存储形态，是一个基本的底层服务资源，用户可针对对象存储中的数据进行定制化二次开发应用。通俗来讲，对象存储可以理解为在客户原有存储系统中额外附加的一块可弹性扩展的存储区域。

3. 图像存储策略

存储策略的设计直接决定了系统最终的性能优劣和复杂度的高低。因此，在规划图像存储方案时，必须根据医院现有网络条件、图像信息数据量大小和用户分布情况，采用不同的存储策略。

现阶段我国医院主要采取的存储策略，根据图像信息的存储位置不同，主要分为集中式存储与分布式存储两大类。

(1) 集中式存储是把医院所有的影像信息集中在一个位置，供存储设备进行存储和工作站进行调阅读取。集中式存储是将所有数据都集中保存，方便管理，且备份容易，但对网络的要求比较高，造价相对昂贵。在集中式存储和管理的总体结构下，又可分为分级存储和分层存储。

①分级存储：根据数字化图像存储量的大小和调阅使用图像的频次，合理地配置在线、近线、离线存储。在线存储一般存储最近三个月至半年内的，调阅使用最为频繁的图像数据，图像应为无压缩或者无损压缩，以保证图像的质量；近线存储一般存储时限较长，为半年至三年内的经常使用的图像数据，图像一般经过无损压缩进行存储归档；离线存储归档全部图像数据，图像一般经过无损或者有损压缩以减少存储容量。

通过合理配置各级存储设备容量构建的图像在线、近线和离线三级存储系统，能在一定程度上解决海量图像数据的长期存储与管理问题。

②分层存储：依据应用对存取速度和存储量的实际需求来选用存储介质，从而使存储系统的成本得以降低的存储策略。分层存储的基本目的是将数据引入能支持这一对象需要性能的最低成本的设备中，不同层次具备不同的性能、单位价格，并相应完成不同的任务。考虑到 PACS 的应用特性，即图像的访问请求存在时间局限性和访问局限性，对图像的访问概率会随着时间变迁而下降，同时对同一患者的图像访问具有关联性。综合考虑对图像访问的频率、时间间隔、图像容量大小和相关图像的访问情况，利用“最小频率-时间间隔比”法则并结合预取策略的调度算法，能较好地解决存储策略逻辑中的图像调度策略问题，即访问率的问题。

(2) 分布式存储是根据影像设备的成像位置和访问用户对图像信息的调阅需求，就近存储图像信息。如放射科主要访问 CR、DR、CT、MRI 的数据，超声科主要访问 US 数据，内窥镜室主要访问内镜图像数据等，它们之间互相访问的概率较低，因此可以把它们经常访问的数据存储在其最近的访问节点。分布式存储造价较低，实施方便，对网络带宽要求较低，但管理复杂，备份策略设置较为麻烦。

4. 图像存储的容灾

容灾分为数据容灾和应用容灾。数据容灾可以保证数据不丢失，但不能保证服务不中断；应用容灾则在异地建立一套与本地数据系统相当的冗余系统，当灾难出现后，远程系统可以迅速承接本地系统的业务，保证服务不中断。在实际应用中，数据容灾依靠备份技术实现；应用容灾则必须依靠远程镜像技术和集群技术。

在这里我们主要讨论数据容灾，也就是数据备份。数据备份就是将数据复制到独立的存储介质上面，从而保证数据的安全。按备份等级可划分为完全备份和增量备份，完全备份就是把整个数据无论新旧完全备份一次，而增量备份只是备份上一次修改以后的数据。增量备份包含有差别备份和累积备份：差别备份是从上次备份后修改过的文件的拷贝；累积备份是指自上一个完全备份后被修改的全部文件拷贝。当医院的图像数据量很大时，完成完全备份的耗时会很长，因此医院常常将两种备份方式结合使用。

第五节　PACS

根据美国电气制造商协会（NEMA）对PACS的描述，一个完整的PACS必须具备以下几点。

（1）提供影像的查看功能以进行临床诊断、制作诊断报告和远程会诊。

（2）在磁存储介质或光存储介质上对医学图像进行短期、长期的归档保存。

（3）利用局域网、广域网或公用通信设施进行影像的传输通信。

（4）为用户提供与其他医疗设施和科室信息系统进行集成的接口。

一、PACS的发展历程

20世纪70年代德国柏林大学的Heinzu Lemke教授首次提出数字通信与图像显示的概念，国际光学工程学会（SPIE）于1982年1月在美国加州举行了第一次关于PACS的国际会议。20世纪80年代初期，欧美的发达国家基于大型计算机的医院管理信息系统已经基本完成了研究阶段而转向实施，研究工作在20世纪80年代中期就逐步转向为医疗服务的系统，如CIS、PACS等方面。日本和美国等相继建立起研究PACS的实验室和实验系统。随着技术的发展，到20世纪90年代初期已经陆续建立起一些实用的PACS。

20世纪80年代中后期所研究的医学影像系统主要采用的是专用设备，整个系统的价格非常昂贵。到20世纪90年代中期，随着计算机图形工作站的产生和网络通信技术的发展，PACS的整体价格有所下降。20世纪90年代后期，随着计算机性能的迅速提高，网络技术的高速发展，PACS可以建立在一个能被较多医院接受的水平上。

1983年美国放射学会（ACR）和美国电气制造商协会（NEMA）成立了一个联合委员会用以开发相关标准。1985年ACR-NEMA标准版本1.0发布，1988年ACR-NEMA标准版本2.0发布。目前ACR-NEMA标准已经演变成为医学数字成像和通信3.0标准（DICOM 3.0），在这个标准中，增强了对网络的支持，目前该版本标准已经成为医学影像设备的标准通信协议。接口通信标准的统一，使得PACS能与其他医疗子系统进行无缝集成，形成全面完整的医院信息系统势在必行。

按照PACS在医院应用的范围与深度，可将其发展历程大致分为三个阶段。

第一阶段：20世纪80年代初至20世纪90年代中期。在这一阶段，主要是以建立实验室或放射科内部的小型PACS为主，将放射科内部的影像设备进行连接，实现胶片的数字化，医学数字化影像的内部传输、管理与显示。

这一阶段的 PACS，其典型特点为用户主动查找到数据。即当数据信息进入 PACS 后，用户必须亲自给出查询条件，才能在 PACS 中查询相应的图像及其相关信息。这种模式需要人工与 PACS 的大量交互，才能充分发挥 PACS 的效能。

第二阶段：20 世纪 90 年代中后期至 2000 年。在这一阶段，随着 DICOM 3.0 标准的制定与颁布，开始尝试建立全院级 PACS，以实现整个医院所有影像设备的互联共享，并逐步将各类非放射科影像，如超声、内窥镜、病理等纳入 PACS 体系之内，并进一步开始尝试同 HIS、LIS、RIS 等其他医疗子系统实现集成。

这一阶段的 PACS，其典型特点为数据主动寻找到设备。由于在第二代 PACS 中引入了“自动路由”“预提取”“预载”等概念，进入 PACS 中的数据可根据用户预先设定的规则、来自外部系统（如 HIS/RIS）的信息，将图像自动送到指定的设备。这种模式需要较少的人工参与 PACS 工作流。

第三阶段：2000 年至今。随着医疗信息系统集成（IHE）、DICOM 3.0 标准、HL7 标准的完善成熟，PACS 与 HIS、RIS 等系统的集成趋势越来越明显。这些系统除了共享信息之外，开始进一步在工作流程上实现整合。这种整体化解决方案强调的是卫生资源的充分共享和流程运作的一体化。另外，不同地域间的卫生医疗机构也开始尝试构建企业级 PACS，以实现在更大区域范围内共享医疗信息，实现真正意义上的远程会诊。

这一阶段的 PACS，其典型特点为信息和图像主动寻找到用户。它是对第二代 PACS 的一种改进。在第三代 PACS 中，进入 PACS 中的数据可根据用户预先设定的规则、来自外部系统（如 HIS/RIS）的信息，将图像及其相关信息自动送到指定的设备并分配给具体的用户。第三代 PACS 需要与外部系统进行紧密的集成才能够实现，这种模式实现了 PACS 工作流的自动化。

二、PACS 的应用层次

PACS 发展到今天，随着发展历程的变化，根据应用范围，大约可分为四个层次，在目前的国内和国际医疗机构，这四个层次均以不同的形式存在，满足着不同医院的当前需求。

(1) Entry Level PACS：起步级 PACS，主要由几台工作站组成，连接部分数字化设备，如 CT、CR 等。该类系统结构简单、投入少、见效快，但功能简单、工作流程不完整。虽然没有能够真正达到数字化的工作流程再造，在 PACS 的启蒙阶段起到一定的数字化普及教育作用。

(2) Department-PACS：科室级 PACS，具有 PACS 的所有主要组成元素，如 PACS 服务器、存储单元、工作站、完整的信息系统等，连接科室内所有的影像设备，实现完整的数字化工作流程（数字化预约登记、数字化诊断、数字化报告及审核、历史数据的查询及对照，提供临床数据和管理数据的统计、分析、报表等）。这是一幅 PACS/MIIS 的概览图，但仅仅局限于科室使用，没有在更大的范围内共享影像数据和资源。

(3) Hospital-PACS：全院级 PACS，在影像中心建立 PACS/MIIS 之上，集成所有影像科室信息系统，包括放射、超声、病理、内窥镜等；在此前提下，实现与整个医院 HIS、EMR 和其他相关信息系统（LIS/CIS 等）集成，在医院重点需要影像诊断和浏览的临床科室配置专业影像工作站。真正实现了数字化医院的无片化、无纸化，充分共享数据和资源，极大地提高整个医院的诊断水平、科研学术水平和服务能力。

(4) Enterprise-PACS：区域级 PACS，随着医联体/医共体的不断出现、医院之间信息交流的不断增加、远程会诊的需求增加，以及社区医疗服务的不断推广，建立地区性、广域网范围的卫生医疗网络要求日益强烈。区域内、医联体/医共体内的 PACS、医疗数据中心的服务模式等正在更广的范围内酝酿和发生。从某种意义上说，目前基于云技术发展起来的云 PACS 也属于此级别。

三、PACS 的功能

1. 数据库管理器

数据库管理器是 PACS 的“大脑”，主要用于存储并管理关键数据，通过与工作流管理器和存储管理器协同工作，提供智能化的数据管理和严谨的工作流程。其功能如下。

（1）数据库管理并不储存影像数据，它是记录所有影像的储存位置，当医生查询患者影像资料时，不论此患者资料是在线或离线，其记录均可被查询；此外数据库管理亦记录患者检查（STUDY）/影像序列（IMAGE SERIES）/影像（IMAGE）的相关信息，因此可节省医生的查询时间。

（2）数据库管理完全符合 DICOM 存储架构，因此每个患者可以包含多次检查记录，而每个检查可包括许多影像序列，每个影像序列又可包含多帧影像资料，此存储结构可确保患者资料的完整性。

（3）当同一份影像被不同的医生调阅到各自影像工作站时，若其中一份影像被合法地调整（如显示参数的调整和设置，加注文字等）并保存后，则这些影像参数亦会储存在数据库管理上，当院内其他医生调阅时可看到调整过的影像，这样就避免因阅读不同的影像而引发医疗纠纷。

2. 工作流管理器

工作流管理器是 PACS 的核心。它具有 100% DICOM 的兼容性，并且每个主要的 DICOM 设备都经检验是有效的。主要作用为提高工作流程管理能力和影像报告的可存取性。其功能具体包括以下几点。

（1）接口管理：通过调度 IS Link 实现与 HIS/RIS 的集成并同步 RIS 信息。

（2）数据库管理：保证 PACS 数据库数据的完整性并进行患者匹配。

（3）存储管理：根据规则管理和协调在线、近线和离线数据的存储和移动。

（4）安全管理：集中式数据库用户权限管理和客户端访问机制管理。

（5）工作流程管理：实现自动的、可配置的基于规则的管理，如影像预取和自动路由。

3. 存储管理器

PACS 存储管理器主要进行模块化、可扩展的存储管理，并通过网络快速得到影像和报告。其主要功能包括以下几点。

（1）PACS 存储管理器分为在线管理服务和长期存储管理服务模块。

（2）工作流程管理器控制其内置在线存储管理器和分布式工作流程管理器（每个管理器管理一个本地磁盘或 RAID），后者可最大限度地减少网络负载。

（3）协调长期存储管理器的活动。

（4）检查量和存储需要增加时，存储单元可按增量增加。

4. 安全管理

为保证系统的稳定运行，并提供系统运行的相关记录，安全管理模块需提供完善的日志记录功能，日志系统全程记录系统运行的所有活动，并且可以对日志系统本身进行各种操作，如备份、统计、查询等。系统的日志通过相应的权限能够通过 Web 或者专门工具进行访问，日志记录以下信息：设备的连接情况、影像的传输情况、影像的更改情况、影像的迁移情况、人员登录以及操作情况、诊断报告的更改情况、临床的调阅情况、质量控制的记录等。

5. 影像诊断工作站

影像诊断工作站是放射诊断医生调阅和处理影像，用以完成报告书写的主要工具，其具体功能包括以下几点。

（1）影像管理：在工作列表中查找、选取、打开检查；打开相关既往检查；按检查先后顺序排列相关既往检查；刷新所有工作列表；添加检查到预定工作列表；从某个工作列表删除检查；显示工作列表；编制工作列表库中的工作列表等。

（2）影像检索：按照相关的检索条件查找检查或者患者。

（3）影像处理：查看当前和既往检查文本；查看和添加检查注释；用关键词做检查标记；更改检查状态；更改检查的优先级；应用影像区工具；浏览检查；比较检查；修改系列显示；查看影像信息；转换显示的影像；标记影像；保存检查等。

（4）质量控制：修复患者和检查信息；将影像从一个检查拆分至其他患者；将一个检查分割为多项检

查；复制检查；编辑从影像获取的 DICOM 信息；传送检查至其他站点；删除影像；自定义修复、分割、合并或拆分搜索结果显示栏目；维护 PACS 等。

（5）管理教学文件：查找教学文件；查看教学文件；以新患者的方式打开教学文件；将教学文件与当前患者比较；从教学文件打开原始检查；创建教学文件；在教学文件中对感兴趣问题进行注释；向教学文件添加超链接；强调教学文件中的关键影像；添加影像到现存的教学文件中；组织教学文件的目录结构；控制教学文件的访问权限等。

（6）影像导出：以指定的格式或介质要求导入或导出检查或影像。

第六节 RIS

RIS 是放射科内处理文字信息的子系统，包括了预约登记、诊断报告的书写、审核、发布、检查执行管理、报告打印管理、科室管理及统计查询等功能模块，放射科整体工作流涉及的所有职能部门和功能执行环节都应纳入 RIS 管理，从而实现放射科医学图像学检查流程的计算机化、网络化管理运作。

RIS 主要包含四类工作站：预约登记工作站、报告书写工作站、技师质控工作站和统计管理工作站，各工作站的实现功能归纳如下。

1. 预约登记工作站

预约登记工作站是 RIS 的起始环节，它必须完成患者基本信息的预约登记工作，或通过与 HIS 的互联，实现从 HIS 数据库中调阅患者的基本信息资料；并通过检查核实，确认患者的情况，再通过 DICOM WORKLIST 服务将患者信息发送到检查设备。

预约登记工作站必须实现的功能如下：可进行患者影像检查预约；预约和检查注意事项能够反馈给申请医生和科室；可进行影像检查登记，并支持检查部位及体位的分解登记；可定制的影像号分配策略，可统一分配，也可按设备分配；可接受、调用 HIS 中的电子申请单信息，根据申请单信息进行检查预约；可进行患者复诊登记、对重复登记项目内容自行预设与维护；支持对不同类型检查的收费可自行预设及维护，并自动进行计算显示；可按多种方式进行信息资料检索、查询及统计；纸质申请单可通过扫描仪采集后保存；可录入患者临床诊断、病史资料；可实现集中登记、分部门、分设备多点登记；支持多种患者信息录入方式，如手工录入、条码识别、从 HIS 获取、从磁卡（医保卡、医院就诊卡）获取；支持 DICOM WORKLIST 服务；支持用户个性化风格定制，如查询定制存储、不同医疗状态的患者色彩条设定等个性化服务。

2. 报告书写工作站

报告书写工作站是 RIS 中最重要的组成部分，它主要供放射科诊断医生使用。通过调阅 PACS 中的图像信息，完成诊断报告的书写、审核、修改和发布工作，并支持医生的相关联报告查询工作和病种阳性率统计工作。

报告书写工作站必须实现的功能如下：支持影像浏览诊断软件无缝融合，只需要登录一次；支持双向调阅数据；支持综合利用 RIS 中的患者基本信息和检查信息；可调阅电子申请单，并支持以图像方式保存的原始申请单的调阅；支持多条件及综合条件查询病历，支持自定义条件查询标签，可实现一键查询功能；支持提供患者的多级医疗状态分类，包括已登记、已检查、已诊断、已审核、已打印，并标记不同色彩，支持每个用户个性化自定义医疗状态颜色；支持提供常用诊断词模板，支持单选或多选方式，可以快速完成诊断报告，减轻了医生的工作量，并可进行自定义编辑；支持提供诊断报告格式模板，并可根据需要自定义修改；应具有严格的软件模块使用及诊断报告分级用户诊断权限管理，可以划分至具体工作站及功能的使用；支持多种权限管理方式，可以使用个人、用户组等管理策略，用户权限可继承，便于系统管理；支持提供诊断报告修改痕迹保留功能（不限制保留次数，并记录修改的人员和时间），对审核过程中上级医生的修改内容系统自动进行标记，打印报告为最终结果，需要时可以显示修改内容，用于质量控制或教学应用；支持提供断线暂存功能，编辑诊断报告过程中系统定时自动保存报告，确保意外情况（如突然停电等）下编辑中的报告不会丢失，故障修复后可继续编辑；支持提供患者影像检查的历史诊断调阅，可进行检查报告和影像的关联调阅；支持查看患者临床诊断、详细病史，查看扫描录入的申请单；可灵活定义打印诊断报告方式；应具有方便的典型病历库管理功能，在一定权限下，将有特殊意义的影像和报告存为典型病例，可用于科研、教学及诊断参考应用；可进行患者随访记录的编辑；支持病理诊断结果调阅，进行阳性符合率统计；可对显示界面上的字段进行自定义；应提供支持 ACR 编码的录入，并支持自定义编码；支持根据医生权限的不同，每台诊断工作站均可以做相应报告审核；可提供使用过程中的安全管理机制。

3. 技师质控工作站

技师质控工作站实现对影像设备技师工作质量的控制和工作量统计的功能。技师质控工作站必须实现的功能如下：对于不具备 DICOM WORKLIST 支持的设备，支持提供本检查室的任务列表功能；能够自动将已发送的图像与 RIS 信息进行关联；允许未经检查登记的患者直接输入患者信息并生成诊断工作站所需的任务列表项目；提供胶片打印数量录入功能；对于不具备自动发送图像功能的设备，提供查询及存储图像的功能；支持技师根据需要对设备发送的图像进行选择存储到系统的影像服务器；可对影像检查质量进行评估；可按多种方式进行患者资料检索、查询；根据照片部位、照片质量、不同技师统计质量工作量并进行加权等。

4. 统计管理工作站

统计管理工作站主要完成对患者信息和疾病谱的统计；对放射科医生和技师的量化、考核和对科室的管理。

统计管理工作站必须实现的功能如下：支持综合统计 RIS 中的各种基本信息、检查信息；提供工作量统计，包括设备工作量，各类人员工作量等，用于量化考核与科室管理；提供各种收费统计，包括按检查类型统计、按检查部位统计、按检查方法统计、按设备统计、按人员统计等；提供阳性率及单病种统计功能；提供曝光量统计功能；提供任务来源统计功能，包括按照科室、人员来源等；支持统计结果报表输出，例如输出到 Microsoft Office Excel 中，进一步做数据分析处理；提供诊断符合率统计；支持统计结果以直方图、饼形图直观表示；提供量化考核管理功能，可自定义不同的工作“权值”；提供“时间线”管理统计，即可以监控每一个工作流程的工作时间，用于分析、优化、改进系统流程等。

第七节　医学影像信息系统的集成

一、系统集成的必要性

多年来，各医学影像信息系统一般都是由不同的厂商制造并彼此独立发展，但在发展过程中，实现相互间的集成是必然的发展趋势。

就医院而言：HIS/RIS 是以文字、数据信息为主要处理对象，而 PACS 则是以图像信息为主要处理对象。它们都是医院建设 IHE 集成环境的基础步骤。独立发展必将限制各系统功能的发挥与扩展，集成才能体现出医院信息化建设的整体系统特性，也才能让信息化建设完全服务于现代“以患者为中心”的医疗模式。

就 HIS/RIS 而言，实现电子病历（electronic patient record，EPR）是医院信息化建设的高级目标，而 EPR 不仅需要数字、文字等形式的记录，同时也需要图形、图像及声音等形式的记录，其中，PACS 是图像信息的主要来源。因此，从 HIS/RIS 的角度来说，HIS/RIS 需要集成 PACS。

就 PACS 而言，系统集成直接从 HIS/RIS 中获取患者基本信息，可以消除重复录入时产生的费时、因误操作/未操作而导致信息数据不匹配丢失等问题。因此，从 PACS 的角度来说，PACS 需要集成。

PACS 和 HIS/RIS 集成的技术难点就在于没有统一的信息交换标准。F. J. Martens 认为，HIS/RIS 与 PACS 交换信息的方法至少在以下四个方面有所不同：①处理事物不同；②对消息和数据元素的解释不同；③消息的语法不同；④通信协议子集不同，为了克服这些不同，需要一个智能、复杂的 PACS 与 HIS/RIS 通信接口。

二、系统集成的紧密度

按照 PACS 和 HIS/RIS 集成后实现的功能交互与信息共享程度，可将其分为低紧密度集成、高紧密度集成、完全集成三种。

1. 低紧密度集成

这种方法是在双方没有开放接口或未开放其系统内部结构时实现的集成。其结果只能实现 PACS 和 HIS/RIS 的部分功能交互，但有相当部分信息、功能不能集成。典型的低层次的 PACS 和 HIS/RIS 集成如工作站集成、仿真终端集成、WWW 集成。低紧密度集成设计方案易于实现，安装运行比较迅速，也比较好管理维护，但其缺点也是显而易见的：①实际上，两个系统仍然是分离的，系统之间的信息和功能交互是通过人工完成的，工作量很大，无法对差错进行干预控制；②患者的基本信息等数据依然要在两个系统中重复录入；③集成后，PACS 不能实现诸如图像预取、图像自动路由等智能功能；④集成后，某系统必须管理外系统中本系统的应用，增加管理负荷；⑤当用工作站和仿真终端集成方式时，必须使用两种界面，不利于使用。

2. 高紧密度集成

高紧密度集成指的是建立 PACS 和 HIS/RIS 之间的完全接口。通过这种集成方法可以基本实现所有 PACS 和 HIS/RIS 之间的信息、功能、系统集成的要求。它需要集成的 PACS 和 HIS/RIS 双方对彼此开放其接口或系统内部结构。采用标准化的交互接口，实现 PACS 对 DICOM 的完全遵从，HIS/RIS 对 HL7 的完全遵从，是建设高紧密度集成的关键所在。高紧密度集成可以消除患者基本信息的重复录入问题，实现图像预载、预取、自动路由等 PACS 的智能功能，给用户的是统一集成的用户界面，能够自动检索数据，从而节省人工输入关键字来检索的时间，能够统一管理数据的存取权限等。但缺点是双方必须完全开放接口，且要实现对工业标准的完全遵从，这对于某些现存的产品和系统来说是困难的。目前国内大部分医院都在努力实现此种层次的集成。

3. 完全集成

将 PACS 和 HIS/RIS 统一设计实施，以实现 PACS 和与 HIS/RIS 的功能、信息的完全交互，将 PACS 与 HIS/RIS 各项功能和信息融合为一体。完全集成将解决所有 PACS 和 HIS/RIS 接口的问题，但是它必须进行同步设计，有时还需要同步实施，经济是制约这种方法的主要因素。

三、系统集成

系统的集成可以从数据集成、功能集成和流程集成三个方面来实现。

1. 数据集成

数据集成是功能集成、流程集成的基础。数据集成是指 HIS/RIS 和 PACS 彼此能够访问对方系统中所需要的信息。

HIS 将患者的基本信息（包括患者的自然信息、标识信息、诊断信息、收费信息等）和检查信息（包括检查时间、检查设备、检查部位、检查方式等）传递给 RIS/PACS，RIS 在患者做完检查后，将患者的报告信息、统计信息反馈给 HIS，PACS 存储影像信息，并提供检索标识给 HIS/RIS，供 HIS/RIS 调阅相关图像。

2. 功能集成

功能集成的目的是在同一个操作平台上，实现对各异源系统信息的调用、处理。功能集成实现了统一的操作界面与操作步骤，简化了使用者的操作，降低了操作难度与错误发生的概率。功能集成在各系统操作平台上主要体现为以下几点。

(1) HIS 平台：门诊、住院医生工作站上，临床医生可以根据检查报告的标识号调取相应的检查图像，并进行简单的图像处理，辅助诊断；在进行检查图像阅读处理时，方便调出相应的诊断报告；可以根据患者基本信息调取曾经就诊的历史资料信息。

(2) PACS/RIS 平台：图像采集工作站、图像诊断工作站要能方便地调出正在做检查患者的相关信息，如患者的基本信息、初步诊断、检查申请单的信息等。

3. 流程集成

流程集成是指科学合理地设计放射科工作流，以实现 PACS 与 HIS、RIS 工作流的完全融合，使患者在就诊过程中，医院所设的岗位之间数据信息能互相传递衔接，保证数据不重复录入，从而能方便地查询患者在检查过程中的状态情况，使得每个工作岗位人员均能方便地获知上一岗位的工作情况及每一患者的完成状态，从而形成了完整的工作流。流程集成的关键就在于工作流的合理设计。

放射科工作流的设计，随着认识的发展及医院信息化建设的逐步深入，主要可分为三个阶段。

第一阶段：传统放射检查工作流。

传统放射检查工作流是以影像胶片在各科室部门流动为基础而设计的一种工作流，其主要流程见图 5-4。

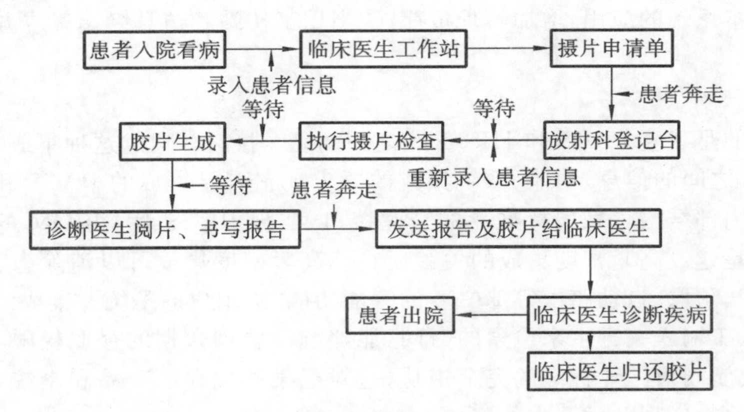

图 5-4　传统放射检查工作流

由图 5-4 可以看出，传统放射检查工作流存在以下问题。

①患者流动缓慢：患者从入院就诊到疾病诊断完成的过程中，至少要经历两次奔走过程（从就诊科室拿摄片申请单到放射科，从放射科拿胶片报告到就诊科室）和三次等待过程（排队等待摄片的过程、等待胶片制作的过程、等待诊断医生阅片、书写报告的过程），这样就大大延长了患者的就诊时间，降低了患者的就诊满意度。

②医生工作效率低下：临床医生从开具摄片申请单之后，直到患者取回报告胶片，才能进行疾病诊断；而诊断医生则要等待放射科技师制作完成胶片方能阅片诊断，这无疑增加了医生完成一次诊断与书写一份诊断报告的时间。在有效工作时间不变的前提下，直接导致医生工作效率低下，也影响了医院的效益。

③患者信息的重复录入及差错问题：由流程图可以看出，患者信息在临床科室与放射科室都会录入，信息的重复录入以及在录入过程中产生的错误都是不可控制的。

④影像胶片的共享问题：由于产生的影像胶片只有一份，当某一位临床医生将特定的胶片借出之后，其他医生将无法获得此胶片，只有等待前一位医生将胶片归还之后才能再次借阅。缺乏共享，直接影响了疾病会诊与医生的科研教学工作。

⑤胶片的制作存储问题：在胶片的制作过程中，胶片的遗失与报废两个问题始终困扰着放射科技师，再加上胶片的归档保存，都增加了医院的经营成本。

⑥报告格式不统一：缺乏统一的报告格式，诊断报告需根据不同的检查分成 X 线、CT、MR 等类型的报告书，报告质量难以控制，不便于管理及调阅检索。

第二阶段：基于 Mini-PACS 的放射检查工作流。

随着医院信息化建设在我国的全面展开，不少医院都纷纷启动了放射科范围内的 PACS，即 Mini-PACS。基于 Mini-PACS 的放射检查工作流，是医院信息化建设的需要，同时，它很好地解决了许多传统放射检查工作流产生的问题。

由图 5-5 可以看出，基于 Mini-PACS 的放射检查工作流其实是一种基于胶片/数字图像双基础的工作流模式。在放射科内部实现了数字图像的流动，但与临床其他系统交互时，则仍然采用胶片流。

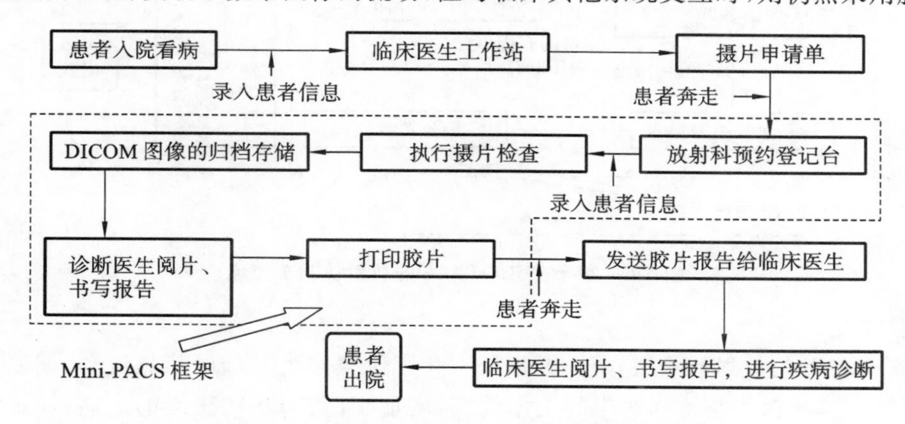

图 5-5 基于 Mini-PACS 的放射检查工作流

基于 Mini-PACS 的放射检查工作流，缩短了患者在放射科的等待时间及患者的就诊全程时间，提高了患者满意度；它提高了诊断医生阅片、书写报告的速度，实现了放射科内部图像信息的共享交流；减少了胶片的产生量和遗失报废量，取消了胶片的归档管理，为医院节省了成本开支。

基于 Mini-PACS 的放射检查工作流有以下自身无法克服的问题。

①患者信息的重复录入问题依然存在：由于未能实现 HIS 与 PACS 的集成，患者依然必须在 HIS 医生工作站与 PACS 预约登记台两个地方重复登记信息，对于误操作产生的错误信息依然无法控制与纠正。

②临床医生工作效率仍然比较低下：虽然在放射科内部实现了数字化，但临床医生仍旧需要阅片，完成一次诊断所需的时间依旧很长，工作效率依然较为低下。

③信息孤岛问题依然存在：由于未能实现全院系统的集成，放射科内部的图像信息无法实现与临床科医生的共享，而只能局限在放射科内部。

第三阶段：基于 FULL-PACS 的放射检查工作流。

基于 FULL-PACS 的放射检查工作流，是实现系统高紧密度集成的完全形式，它充分克服了前两种放射检查工作流中可能产生的弊病(图 5-6)。

首先，患者在进入医院时进行登记，登记信息输入到 HIS 的患者登记单元中。患者登记后由临床医生对患者进行初步诊断，需要影像检查支持时，医生通过 HIS 把预约要求通知 RIS(预约申请)。RIS 中的科室预约单元接收从 HIS 传来的预约信息，并根据放射科的实际情况填写预约单和对预约过程排序，然后把该预约过程信息传送给 PACS。DICOM 设备工作列表在成像设备和 RIS 之间提供工作流集成。检查完毕后，成像设备把获取的影像传输到 PACS 影像存档库，该步骤是基于 DICOM 标准的影像存储 SOP 类来完成的。最终放射科医生可以在诊断医生工作站前方便地调出和阅读影像数据，制作放射诊断报告，图文报告即可送达报告分发点打印后交给患者。最后，临床医生通过获取 PACS 影像存档库中的影像和放射诊断报告，进行最终的诊断。

以上步骤描述了整个放射检查中涉及的 HIS、RIS、PACS 和影像设备基于 FULL-PACS 的工作流层面集成，它通过在系统（HIS、RIS、PACS 和设备）间进行基于 DICOM 或 HL7 标准的数据交换，保证了系

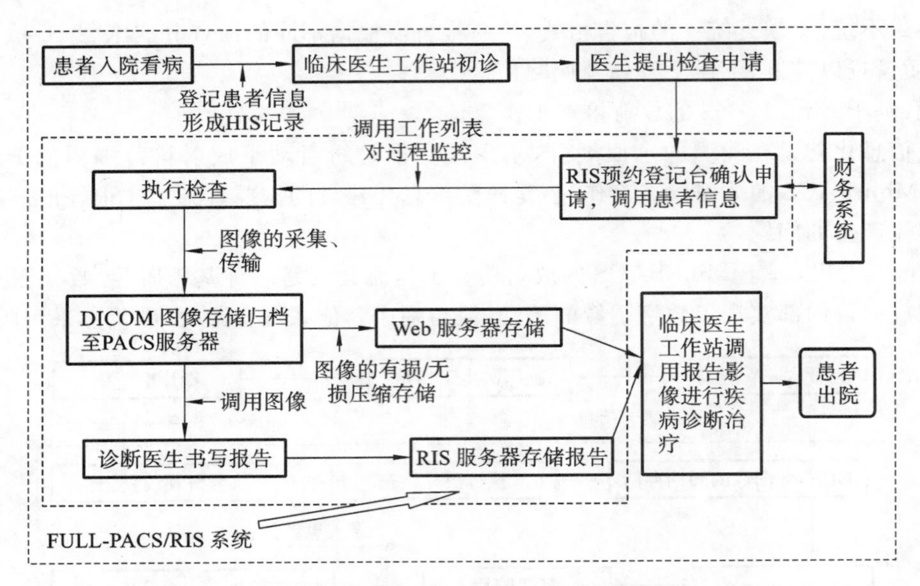

图 5-6　基于 FULL-PACS 的放射检验工作流

统的开放性和自动化。

基于 FULL-PACS 的放射检查工作流，是以数字化影像报告为基础的信息流动，彻底消除了不必要的等待时间，提高了临床医生与诊断医生的工作效率，增加了门诊、住院患者的流通量，提升了医院的经济效益和社会效益。它彻底消除信息孤岛，实现信息数据的完全共享。通过 HIS/RIS/PACS 的无缝集成，患者基本信息能够自由流动，解决了信息的重复录入问题，PACS 预约登记台对患者信息的确认模块，也消除了由于未操作和误操作导致的错误信息的产生。对工作流程的监控，消除了潜在错误的发生。安全监控与身份验证在信息共享访问过程中的应用，防止了患者基本信息及图像数据被恶意篡改破坏。结构化的报告，既保证诊断医生书写诊断报告的合格准确率又提高了其书写效率，同时也方便其他临床科室医生的共享。最后，在 FULL-PACS 下设计的放射检查工作流，由于是通过对各种标准的规范化而实现的，在保证了系统良好扩展升级性能的前提下，也使得工作流在日后由于科室发展、设备更新时只需要进行局部模块的改动而不影响整个工作流，这样，很好地维护了放射科日常工作的稳定性与一致性。

四、集成方法

1. 基于 HL7 标准的 HIS/RIS 集成

通过 HL7 标准，开发设计一组支持 HL7 通信的过程调用函数或程序，各系统模块按 HL7 标准的约定提供参数，完成相互之间的通信。其基本原理为 HIS 发送“消息”传递给 RIS，RIS 在接收到“消息”后经过处理返回给 HIS 进行“响应”。具体集成见图 5-7。

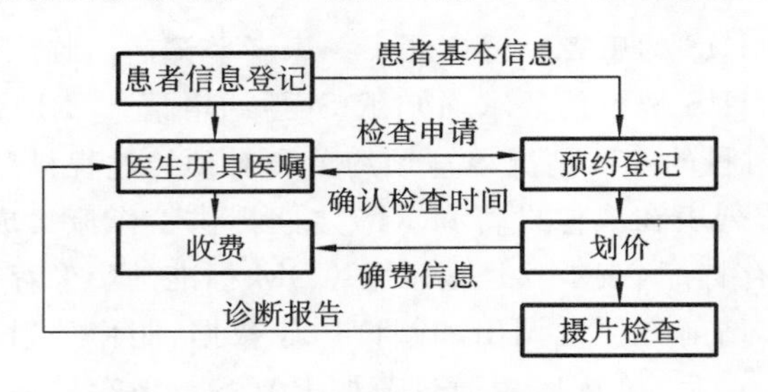

图 5-7　HIS/RIS 集成示意图

2. 基于中间表的 HIS/RIS 集成

HIS、RIS 通过设立公共字段，共同创建一系列中间表，HIS 可以通过门诊医生工作站、住院医生工作站开医嘱和检查申请，然后通过中间表结构以消息的方式把患者信息以及检查信息传输给 RIS，在 RIS 登记工作站审核检查、预约，通过中间表结构以消息的方式把患者信息传输给 HIS，然后检查消息通过 WORKLIST 传输到检查设备，影像科室医生在 PACS 工作站查看图像，完成报告。临床医生在医生站查看患者影像和诊断报告。

3. 基于 DICOM WORKLIST 的 PACS/RIS 集成

DICOM WORDLIST 设备工作列表是 DICOM 标准中众多服务类别中的一个。它的功能是实现影像设备与 RIS 登记工作站之间的通信，可以帮助影像设备直接获取患者的相关信息而不需要手工录入，从而完成影像设备和 RIS 的集成。与其密切相关的另一个服务类别是 MPPS，其功能是将影像设备上患者的检查状态或影像及时反馈给工作清单。

通过 DICOM WORKLIST 实现 PACS 与 RIS 的集成，首先要在 RIS 服务器建立 WORKLIST 模块(MWL)，当患者在 RIS 登记工作站进行检查登记时，MWL 会将 RIS 中录入或从 HIS 中导入的患者信息生成工作清单。当影像设备需要获取患者的检查信息时，就会对 RIS 服务器发出一个查询请求，服务器上的 MWL 接收到请求并在判断请求是否正确后，就会将患者信息打包发送给影像设备，从而实现在影像设备上患者信息的导入。

4. 基于 RIS 网关的 HIS/PACS 集成

在实现 HIS 患者基本信息与 PACS 图像信息集成交互的过程中，RIS 网关提供支持 HL7 标准与 DICOM 标准，是实现 PACS 与 HIS 集成的关键。它同时具有 HIS 数据库访问和 PACS 影像服务器的消息访问机制，而且 HIS 访问的数据结构很灵活，可以连接大部分的 HIS 数据库，具体见图 5-8。

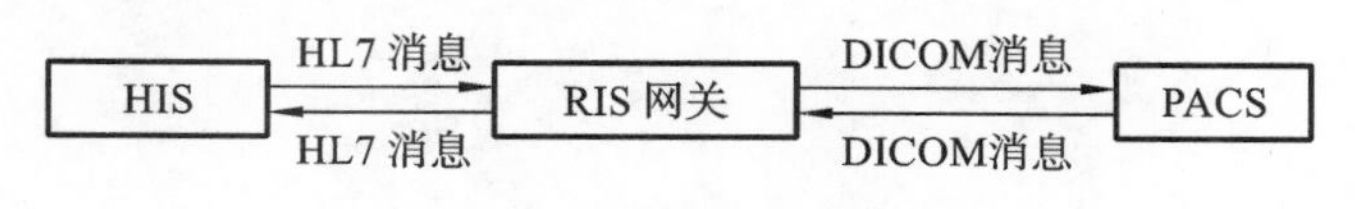

图 5-8 RIS 网关设计

HIS 与 RIS 均实现对 HL7 的完全遵从，因此，可以在 HL7 标准下实现信息数据的无障碍交互。RIS 支持 SCU，可以为遵从 WORKLIST(SCP)的影像采集设备提供系统无缝集成的支持，顺利实现患者的 RIS 登录信息直接进入影像检查输入过程，以避免重复录入的问题，同时对 DICOM 3.0 标准的支持，使得 RIS 信息能直接进入 PACS 服务器，提供对自动路由、影像预取等影像工作流管理过程的支持。

第八节 医学影像人工智能

一、人工智能在医学影像领域的发展

人工智能(artificial intelligence，AI)是研究、开发用于模拟、延伸和扩展人的智能的理论、方法、技术及应用的一门新的科学技术。人工智能的技术应用主要是在以下几个方面：自然语言处理(包括语音和语义识别、自动翻译)、计算机视觉(图像识别、物理检测、视觉问答)、知识标识、自动推理(包括规划和决策)、机器学习和机器人学。

根据 AI 路径的不同，目前影像人工智能公司在医学影像领域分型大致可有两类(图 5-9)：一类是通过大量电子病历的累积，实现对医学影像的诊断分析，帮助医生提升影像诊断效率，如 Enlitic、推想科技等，旨在通过对巨大数量的影像数据的累积和机器学习，减少影像诊断人工投入，提高影像诊断效率，解决医生资源不足的问题；另一类是通过对医学影像数据本身的解读，帮助医生提高影像诊断的精准度，如 Arterys、雅森科技等，旨在解决国内影像医生诊断水平参差不齐的问题。

二、医学影像人工智能应用概要

AI 医疗应用主要分为以下三个层面。

1. 基础层

基础层是通过软硬件的基础设施，手机用户、药物及病理数据，并使数据互通互联，为人工智能应用

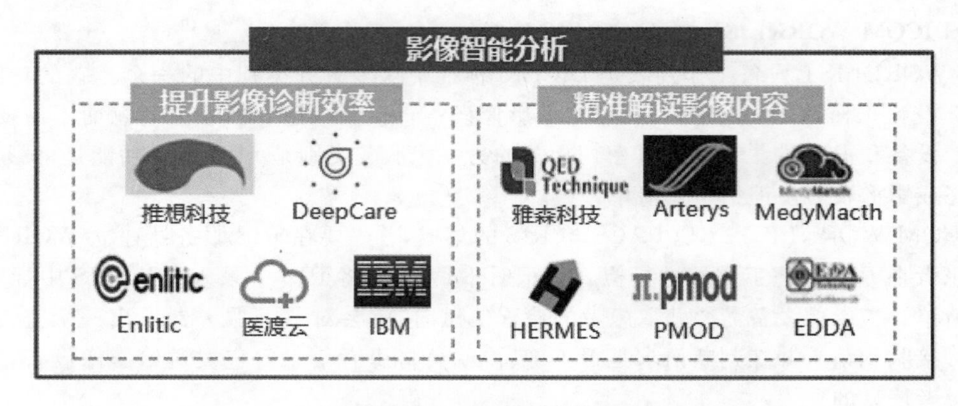

图 5-9　影像人工智能医学领域分型

提供支持与可能。

➢ 院内系统
➢ 智能医疗设备
➢ 电子病历
➢ AI 芯片
➢ 医药数据库

2. 技术层

技术层是通过语音/语义识别，计算机视觉技术，对非结构化数据进行分析提炼。“学习”大量病理学数据文本，使其掌握问答、判断、预警、实施的能力。

➢ 语音识别
➢ 图片识别
➢ 人机交互
➢ 深度学习
➢ 医疗数据

3. 应用层

应用层是指 AI 与不同细分领域相结合，开发和应用解决医疗需求的产品和服务。

➢ 虚拟助手
➢ 辅助诊断(包含病理和影像辅助诊断)
➢ 医疗搜索
➢ 药物研发
➢ 医用机器人
➢ 智能健康管理(包括疾病预防)

AI 应用场景如图 5-10 所示。

目前国内市场的 AI 应用场景中，影像人工智能是医疗领域热门的应用场景之一，影像人工智能主要运用计算机视觉技术解决以下三种需求(图 5-11)。

(1) 病灶识别与标注：针对医学影像进行图像分割、特征提取、定量分析、对比分析等工作。

(2) 靶区自动勾画与自适应放疗：针对肿瘤放疗环节的影像进行处理。

(3) 影像三维重建：针对手术环节的应用。

影像人工智能的产品形态主要以用于影像识别与处理的软件为主，极少数结合硬件；各公司产品成熟度均处于搭建基础模型向优化模型过渡阶段，产品落地速度比较缓慢，这主要是受以下几个方面因素影响。

(1) 数据短缺：人工智能公司主要以科研合作的方式从医院获取影像数据，但训练模型所需影像数

虚拟助手
语音电子病历/智能导诊
智能问诊/推荐用药
医学影像
病灶识别与标注/三维重建
靶区自动勾画与自适应放疗
辅助诊断
医疗大数据辅助诊断
医用机器人
疾病风险预测
基因测序与检测服务
预测癌症/白血病等重大疾病
AI+医疗
应用场景
药物研发
新药研发/老药新用/药物筛选
药物副作用预测/跟踪研究
健康管理
营养学/身体健康管理
精神健康管理
医院管理
病历结构化/分级诊疗
DRGs智能系统/专家系统
辅助医学研究平台
线上科研平台，提供GPU计算
算法框架/数据分析等服务

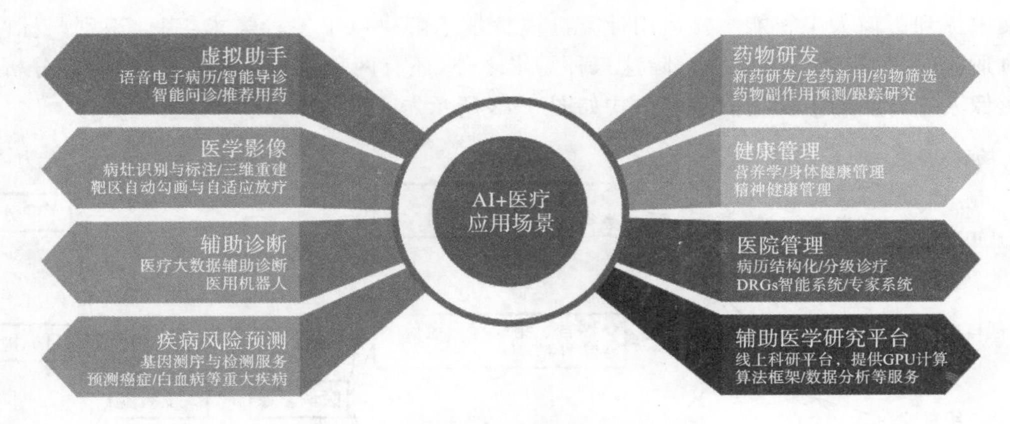

图 5-10　AI 应用场景

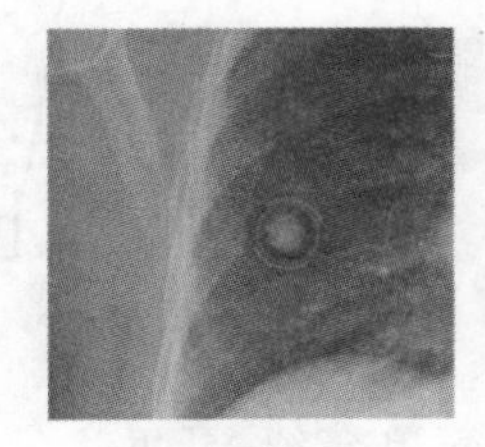

病灶识别与标注

数字影片在机器中完成病灶自动标注，为影像科医生阅片提供参考，大幅度减少误诊、漏诊

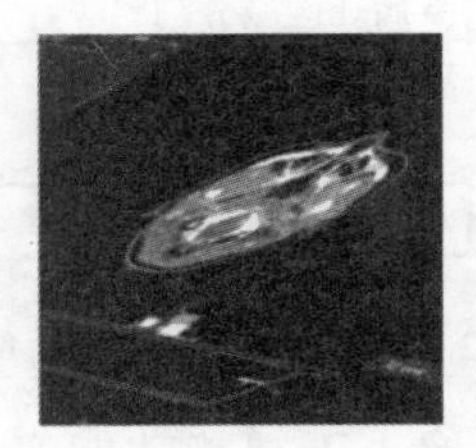

靶区自动勾画与自适应放疗

制定放疗方案前，对200～450张CT片进行靶区自动勾画，然后由放疗科医生检查纠正，大大缩短了勾画时间

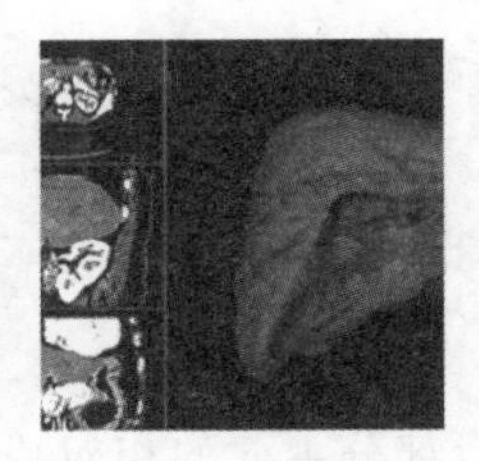

影像三维重建

自动重构器官真实的3D模型，实现3D实体器官模型的打印，帮助医生进行术前规划，确保手术更加精准

图 5-11　影像 AI 应用

据量较大，仅依靠几家医院提供数据远远不够，同时多数医院出于医疗数据安全考虑（如公司提供的数据脱敏手段不力；重要生产数据缺乏商业应用相关法规保护；隐形医疗事故风险等）并不愿意进行数据共享。

（2）成本较高：根据亿欧智库统计，在国内的 AI＋医学影像公司中，有过半数提供癌症病灶识别与标注服务；而医院影像科医生在日常阅片过程中并不会进行病灶标注。这使得该领域公司需要花费较大成本邀请专业的影像科医生在工作之余进行标注。实际上，一些进口品牌医院影像信息系统提供了带有一定影像人工智能形态的病灶识别与标识功能，但是由于医生使用率与异构系统之间数据标准的限制，影像人工智能系统也暂时无法很好地从医院影像系统直接获取此类标识数据。

（3）准入门槛较高：任何一家“AI＋医学影像”公司在实现产品合法销售之前，需要申请经营许可证、生产许可证、医疗器械注册证。医疗器械注册证的审批流程较为烦琐，需要通过医学伦理审查、临床测试等，其间的时间成本、技术难度等因素均构成了“高门槛”。

虽然面临技术、法规等多方面的困难，但在市场需求、软件技术提升、硬件算力以及资本力量的强力推进下，影像人工智能仍在不可阻挡地加速完成理论-产品转化，在医院实际生产环境中逐步得以落地。

三、医学影像人工智能功能实现

现代医学是建立在实验基础上的循证医学，医生的诊疗结论必须建立在相应的诊断数据上，而医疗行业 80％～90％的数据都来源于医学影像，因此影像是作为诊断重要的依据之一。所有临床医生都有极强的影像相关应用需求，他们需要对医学影像进行各种各样的定量分析、历史数据比较，从而完成一次诊断。鉴于此，影像人工智能的主要功能实现便是计算机在医学影像的基础上，通过深度学习，完成对影像的分类、目标检测、图像分割等工作，是协助医生完成诊断、治疗工作的一系列辅助过程。

在上文中提到影像人工智能主要运用计算机视觉技术解决以下三种需求：病灶识别与标注、靶区自动勾画与自适应放疗、影像三维重建。除这三种需求之外，还有两种重要衍生需求，即病理分析与影像定量分析。影像人工智能的主要功能实现方式如图 5-12 所示。

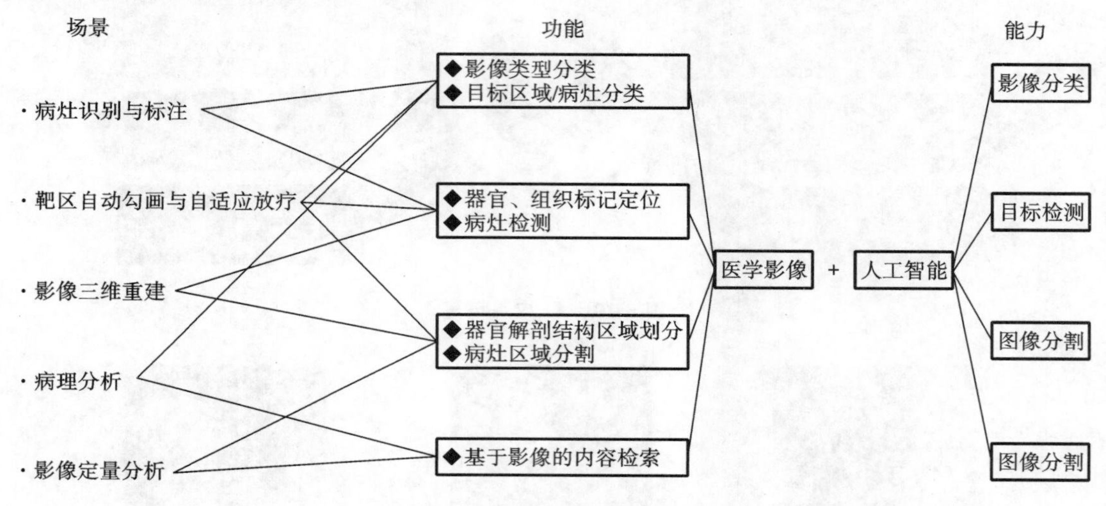

图 5-12　影像人工智能的功能实现

在这里仅对部分主要的相对成熟的影像人工智能功能实现加以简单介绍，帮助大家了解这一部分内容。

1．早期食管癌筛查

2015 年食管癌新发病例，中国有 47.7 万人，占全球新发总病例的 50%，同年食管癌死亡病例，我国有 37.5 万人。对于目前食管癌的诊断与治疗，越早期发现，越早期治疗，理想治愈率越高，术后并发症也越少，治疗费用也越低。一般来说，早期理想治愈率可达 90%以上，而进展期或晚期治愈率却不足 40%。然而，我国目前的医疗状况是，大医院患者太多，片子多，医生看不过来，而基层医院的医生由于经验和水平不足，往往不能准确判断实际病情。通过搭建神经网络和利用深度学习算法，人工智能系统对包含各种病变形态的内镜图像进行大量训练，获得识别食管癌特征的能力，可以有效地帮助医生减少工作量并提高诊断效率与准确率。图 5-13 所示为通过 AI 进行食管癌筛查的工作流程。

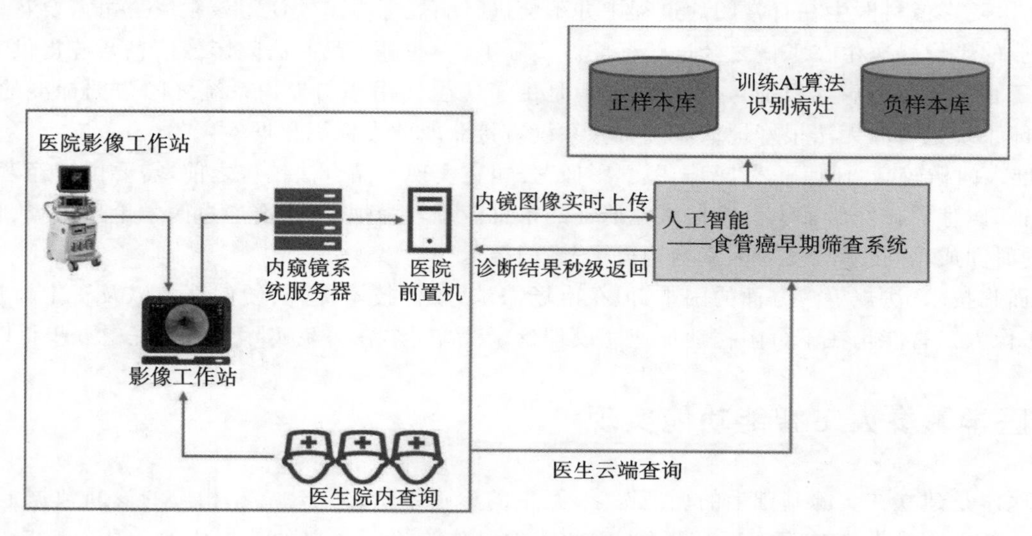

图 5-13　通过 AI 进行食管癌筛查的工作流程

其识别结果如图 5-14 所示，越亮的区域，表示癌变的可能性越强。

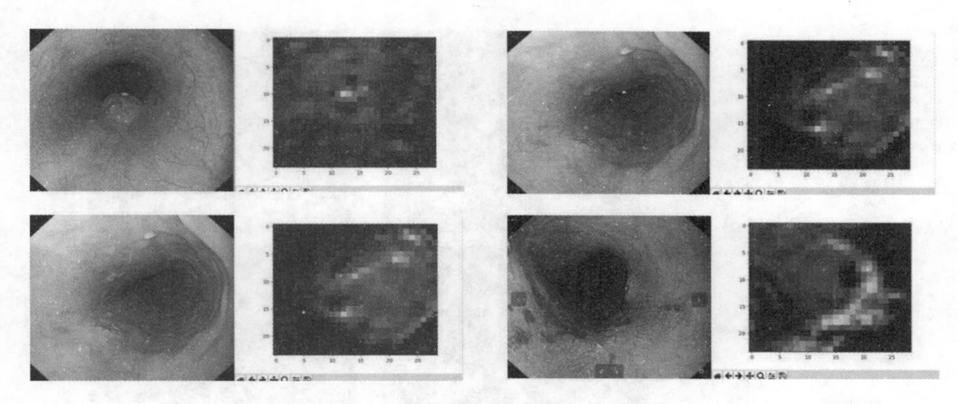

图 5-14　通过 AI 进行食管癌筛查的效果图

2．肺部筛查

通过人工智能进行肺部筛查的步骤如下：使用图像分割算法对肺部扫描序列进行处理，生成肺部区域图，然后根据肺部区域图生成肺部图像。利用肺部分割生成的肺部区域图像，加上结节标注信息生成结节区域图像，训练基于卷积神经网络的肺结节分割器，然后对图像做肺结节分割，得到疑似肺结节区域。找到疑似肺结节后，使用 3D 卷积神经网络对肺结节进行分类，得到真正肺结节的位置和置信度（图 5-15）。

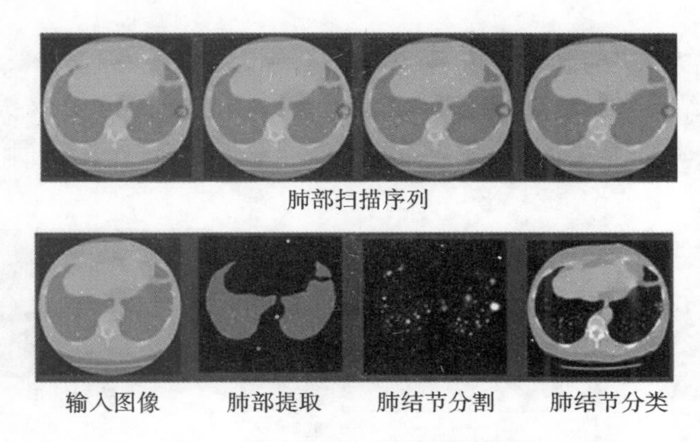

图 5-15　通过 AI 进行肺部筛查

3．影像三维成像

影像人工智能在三维成像领域的主要应用体现在脏器三维成像 VR 方面。

脏器三维成像是人工智能以磁共振、CT 等医学影像数据为基础，对目标脏器定位分割，在电脑上显示患者的内部情况。医生手中的探针指向哪里，系统实时更新显示，让医生对患者的解剖位置一目了然，使外科手术更快速、精确、安全。

自动重构器官真实的 3D 模型：医生可通过专用设施，在增强现实的虚拟空间里全方位直接观看到患者真实人体结构的解剖细节，并可通过手势和语音操作，实时进行器官和病变的立体几何分析，精确测量目标结构的区位、体积、径线、距离等参数，同时还可进行虚拟解剖作业、模拟手术切除、手术方案设计和手术风险评估。

4．病理分析

通常情况下，病理医生负责审查病理切片上可见的所有生物组织，但是每个患者有很多病理切片，经过 40 倍放大后每个切片上都有 100 多亿的像素。

为了使医生在有限的时间内准确诊断，将人工智能引入数字病理学研究成为最好的办法。人工智能可以缩短病理诊断的时间、提升诊断效率，最主要的是，它还能提供更加准确的诊断结果。人工智能的有效使用可以真正帮助病理医生提升判读水平，从精准诊断开始，真正实现精准医疗（图 5-16）。

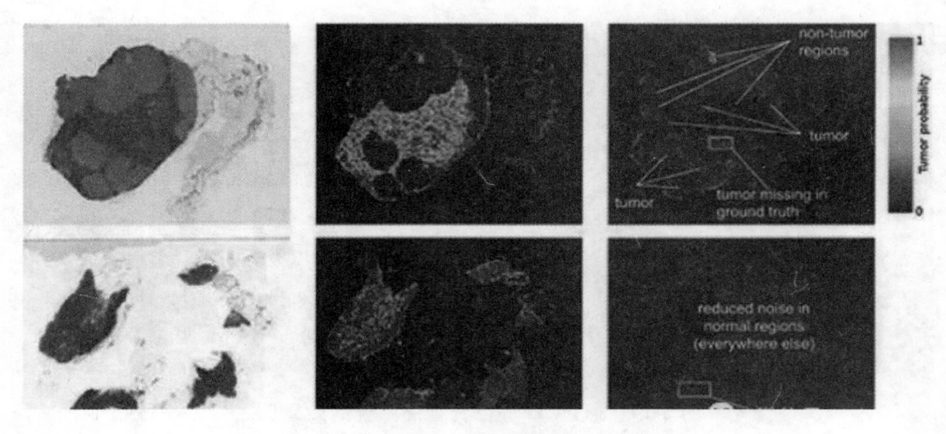

图 5-16 AI 在病理分析中的应用

四、医学影像人工智能系统部署方式

由于影像人工智能系统目前在国内医疗机构落地运行的案例有限，尚没有足够信息可供我们深入了解影像人工智能系统的 IT 部署详情，这里我们仅列举一个 IT 部署的逻辑示意帮助大家简要了解相关内容。

影像人工智能系统需要较强的硬件算力，需要不断获取影像数据来训练算法，与此同时，影像人工智能系统还需要把运算所得结果实时地反馈给影像医生，所以在 IT 部署上影像人工智能多是以独立系统的方式存在，并与 PACS 实时连接、并行工作。系统部署与数据流简要归纳如下(图 5-17、图 5-18)。

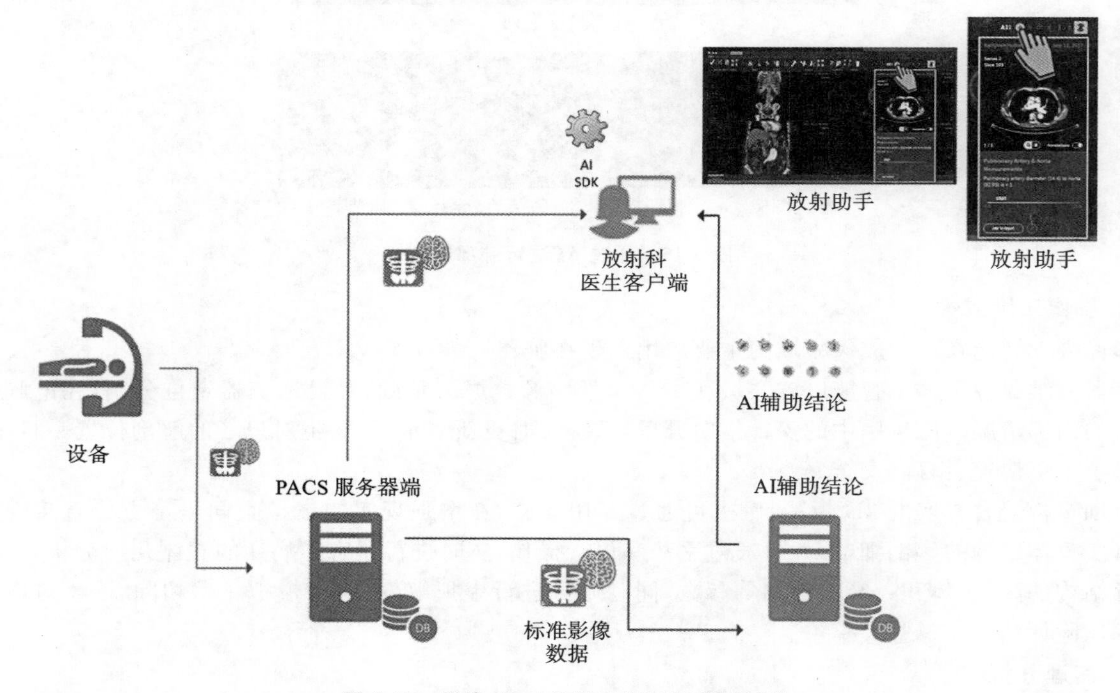

图 5-17 影像 AI 工作流示意图(图像标识)

- PACS 连接设备，获取原始影像，正常运行 PACS 业务。
- PACS 向 AI 系统推送图像。
- AI 系统内置的 DICOM 模块解析影像，建立与 PACS 一致的影像数据关联。
- 诊断用户正常运行 PACS 客户端，PACS 客户端程序通过特定接口在 PACS 客户端内嵌入调用

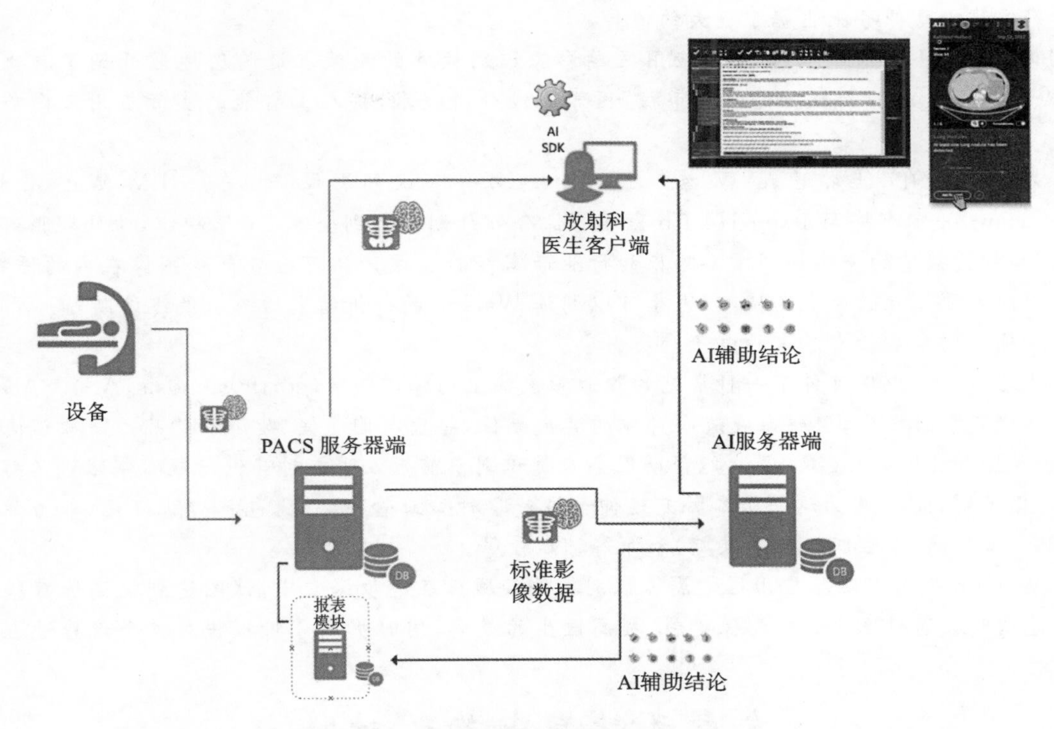

图 5-18 影像 AI 工作流示意图(辅助诊断)

AI 客户端,同时 AI 系统内置的算法引擎开始使用特定算法进行 AI 辅助计算。

➢ AI 辅助计算完成后,AI 客户端界面显示结论信息。

➢ 医生完成诊断阅片,确认接受 AI 辅助结论后,AI 辅助诊断结论可通过特定数据接口传至 PACS 的报告模块(或 RIS)进行保存。

在 PACS 功能支持的情况下,系统还可进一步根据 AI 辅助结论以富媒体形式在报告内自动生成关键图像链接与关联图像缩略图(图 5-19)。

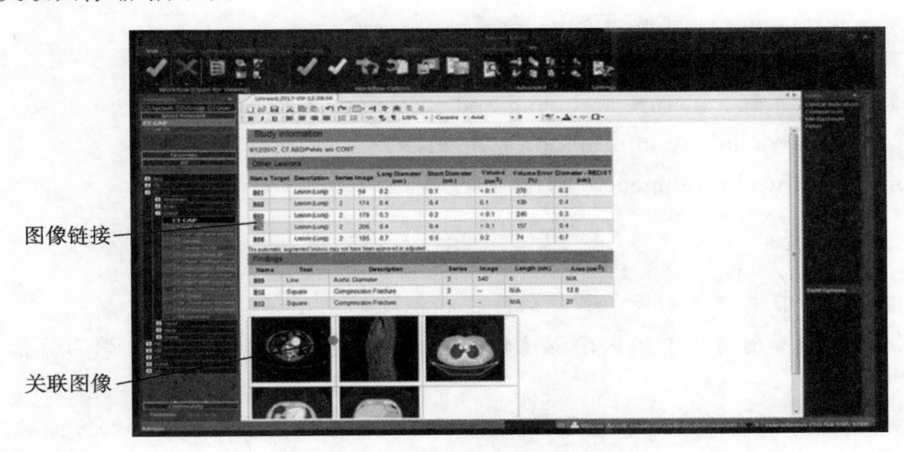

图 5-19 影像 AI 工作效果展示

章后案例

IBM-Waston 公司实际应用医学影像智能识别技术

人工智能医学影像是国家致力打造的人工智能平台之一。人工智能领域的公司 IBM-Waston,先后于 2015 年 10 月和 2016 年 2 月收购医疗影像分析公司 Merge Healthcare 和医疗数据公司 Truven Health Analytics,获得了丰富的资源,加上其原本就有的数量惊人的专利,使得 IBM-Waston 在人工智能+医学影像这一块业务上占据了巨大的优势。

2016年末,IBM-Waston公司现实应用医学影像识别软件的测试在迈阿密地区开始了首次临床尝试,利用Watson开发的“可认知的同行审核”医学影像分析技术,将人工智能的实际应用又向前推进了一步。

IBM在HIMSS17上推出了Watson Health的第一个认知影像产品——IBM Watson Imaging Clinical Review,并宣布将Watson Health医学影像合作计划扩大到全球24家组织,为处理眼部、脑部、胸部、心脏和相关病情的全球计划增添临床和行业专家经验。该产品可检查包括图像在内的医疗数据,帮助医生识别需要关注的最危急情况,医生可以阅读Watson的分析结果后给出最终诊断,而Watson同时将确保正确的信息显示在患者的电子病历当中。

该产品的第一个应用目标是一种常见的心血管疾病主动脉瓣狭窄(aortic stenosis,AS)。AS会在心脏的主动脉瓣变窄时发生,阻碍血液流向身体的其余部位,导致人们气促、疲倦和胸痛。一项试点研究发现,Watson Clinical Imaging Review能帮助医务人员识别以前未注明要对其进行冠心病跟进治疗的潜在AS患者。据了解,IBM将为这一版本补充延伸至另外9种心血管疾病上,包括心肌梗死(心力衰竭)、心脏瓣膜病变、心肌病(心脏肌肉上的疾病)和深静脉血栓等。

IBM-Waston公司在实际应用医学影像识别软件领域正在逐步探索中,试图达到提高医疗服务的价值——通过辅助放射科医生分析影像资料,提高医生的效率,同时提高分析报告对整个诊疗过程的价值的最终目的。

本章关键词中英文对照

1. 医学影像信息学　medical imaging informatics
2. 计算机X线摄影　computed radiography,CR
3. 数字化X线摄影　digital radiography,DR
4. 计算机断层扫描　computed tomography,CT
5. 磁共振成像　magnetic resonance imaging,MRI
6. 数字减影血管造影　digital subtraction angiography,DSA
7. 超声系统　ultrasound system,US
8. 发射型计算机断层成像　emission computerized tomography,ECT
9. 影像存储与传输系统　picture archiving and communication system,PACS
10. 放射信息系统　radiology information system,RIS
11. 人工智能　artificial intelligence,AI

思考题

1. 人工智能应用对目前医学影像工作流的冲击和挑战体现在哪些方面?
2. “互联网+”应用如何与现有的医学影像信息系统更好地融合?这会给医学影像信息系统带来什么样的变革?
3. 大数据的应用,除了在人工智能方面的表现,还会给医学影像系统带来哪些方面的改变?

(胡磊)

第六章　电子病历

近年来，随着医疗信息化的不断推进，越来越多的国家开始发现电子病历在医院与医疗管理中的重要作用，并投入了大量的资金来支持、帮助医院建立电子病历系统。2010—2018 年间，为了促进医院信息化发展，我国发布了多项关于医院电子病历系统建设及评价的规范和通知等指导性文件。目前，我国医院数字化系统建设已经达到了一定规模，这为我国电子病历的实际应用及普及奠定了坚实基础。中国医院协会信息专业委员会于 2018 年 9 月发布的《2017—2018 年度中国医院信息化状况调查报告》显示，我国目前有 39.26%的医院已经实施电子病历系统，准备实施的比例为 2.89%。虽然我国在电子病历的应用与研究上已经取得了一些成果，但是仍存在发展不平衡、缺乏有关法律法规、缺少统一标准等问题。

电子病历的应用可以使医院信息管理更具有系统性，能够更加方便患者；电子病历的深入应用，还将为医疗大数据开发应用创造有利条件以及为临床研究工作等创造有利条件，进而促进医院整体医疗水平以及研究能力的提升。

第一节　电子病历的概念、发展与意义

一、电子病历的概念

病历与病案这两种名称和概念并存，从术语标准化出发有必要加以明确的界定，目前存在几种说法：第一种认为病案即病历，病历亦是病案，应该合并统一为病历；第二种认为应该区分，从登记建立门诊号或住院号起到整理归档前称为病历，患者出院、转院、死亡或结束治疗之后对病历集中归档管理，即形成病历档案，简称为病案；第三种认为病历是单次就诊的医疗资料，病案是患者在门诊、急诊、留观及住院期间的全部医疗资料的总称；第四种认为，病历是患者全部医疗历史资料的总称，而病案是原来中医的概念，仅是某位患者某个疾病的医疗资料。

病历即病史，病史亦称病案，是医务人员对患者患病经过和治疗情况所作的文字记录，是医疗科学研究的重要资料，也是患者健康情况的档案，古称诊籍，后称医案、脉案，英、美等国称为 case history 或 medical record。借鉴《辞海》的定义，病历已经包括了病案的内容，因此今后可统一称为病历，病案是病历的别名。

病历的历史可追溯到公元前 5 世纪，希波克拉底提倡病历需实现以下两个目标：①应准确地反映疾病的过程；②应指出疾病的可能原因。最初病历仅是以时间为序的记录，仅记载医生对患者的观察结果和诊疗意见；其后随着医疗技术不断发展，病历不断丰富。今天我们看到的病历中除临床医护人员的记录外还常记载其他来源的数据——检验科的检验结果报告或辅助检查科室的其他检查结果报告，如 X 线、CT、MRI、超声波、肺功能、内镜检查报告等。传统病历的记录载体是纸张，因此又称为纸质病历。随着现代科技的发展，人们发现传统纸质病历已经远不能满足当代医学发展的要求。首先纸质病历无法整合各种不同性质的信息，如各种高科技设备的影像图片及音/视频等信息均无法记录在纸上；其次纸质病历无法对内容直接进行数据统计和分析，也难以进行数据挖掘和知识发现。随着信息技术的发展，计算机已广泛应用到临床医疗活动中，电子病历应运而生。电子病历是信息技术和网络技术在医疗领域应用

的必然产物，它有三个重要特点：一为具有异质媒体的整合性，其不仅可完整地记录传统纸质病历的所有内容（主要是文字图形），而且可将各种影像资料、病理切片等完整地记录下来并一体化；二是结构化储存，为计算机阅读、理解和操作创造了必要条件；三是超越时空界限的传输，保证了任何合适的用户在任何地点、任何时间能及时得到必要的信息。

电子病历的发展可追溯到20世纪60年代，1960年美国一位医生第一次描述了计算机化医疗记录的概念。随着信息技术的飞速发展，电子病历也得到迅速发展，特别是在计算机网络迅速发展和普及之后。在电子病历发展进程中，出现了各种不同的名称，最常见的有以下几个英文名称。

（1）automated medical record，AMR，自动医疗记录。

（2）computer-based patient record，CPR，计算机化患者记录。

（3）computerized medical record，CMR，计算机化医疗记录。

（4）electronic medical record，EMR，电子医疗记录。

（5）electronic patient record，EPR，电子患者记录。

（6）electronic health record，EHR，电子健康记录。

以上不同的称谓所反映的内涵及其外延也有所不同。第一个有影响且广泛传播的定义是1991年美国医学研究所（IOM）出版的 *the computer-based patient record：an essential technology for health care* 一书对电子病历的定义，原文如下：

“An electronic patient record that resides in a system specifically designed to support users through availability of complete and accurate data，practitioner reminders and alerts，clinical decision support systems，links to bodies of medical knowledge and other aids.”（一种电子患者记录，存在于一个系统中，这个系统专门被设计用来支持用户获得完整而准确的数据、医护人员的提醒和警示，它可作为临床决策支持系统及连接到医疗知识源和其他辅助。）

这个概念得到大多数人的认可。1997年IOM对该书进行了修订，并进一步阐明了电子病历系统的概念，原文如下：

“A patient record system is the set of components that forms the mechanism by which patient records are created，used，stored，and retrieved. A patient record system is usually located within a health care provider setting. It includes people，data，rules and procedures，processing and storage devices (e. g.，paper and pen，hardware and software)，and communication and support facilities.”（病历系统是为实现患者记录的生成、使用、存储和检索机制所需要的组件集合，病历系统通常配置在卫生服务机构中，它包括人、数据、规则和程序、处理和存储设备（如纸和笔、硬件和软件）及通信和支持设施。）

这里很重要的一点是将电子病历与电子病历系统从概念上区别开来，重点区别是电子病历是从信息角度来看，而电子病历系统是从软硬件角度来看。随着电子病历的快速发展，人们对电子病历理解的加深，电子病历的概念又出现了更多的定义，比较有影响力的有以下几个。

（1）IOM。电子病历系统应包括以下内容。①针对个人的电子化健康信息的纵向采集，无论健康信息是属于个人保健的或由卫生服务提供的；②只有经过授权的用户才允许即时访问相关的个体信息或群体信息；③提供改善患者卫生服务质量、安全、效率的知识和辅助决策信息；④支持卫生服务机构提高工作效率。

（2）HIMSS。电子病历是面向临床医生、医疗点或其他医疗服务机构的，安全的、实时的，以患者为中心的信息资源。当需要时无论何时何地授权用户都可以访问患者病历信息。电子病历能帮助临床医生进行决策（还包括基于循证医学的决策支持）。电子病历使临床工作自动化和流水化，克服医疗中的数据在通信和响应上的延迟和差错。电子病历也支持除了直接临床医疗外的相关数据，比如财务、质量管理、结果报告、资源计划和公共卫生疾病监测和报告。

（3）ISO/TS 20514。2005：电子病历是以计算机形式处理的关于医疗方面的健康状况的信息存储库。

以上的定义反映了虽然人们对电子病历应当具备的一些基本特性有相同或相近的认识，但由于电子病历本身还在发展之中，对电子病历的概念还存在认识上的差异。为了克服这种差异而导致在定义上的重叠或语义上的混淆不清，2007 年，美国研究组最终定义通过两个主要特性来区别电子健康记录（EHR）、电子医疗记录（EMR）、个人健康记录（PHR），一是互操作性，二是对信息的监管。EMR 和 EHR 之间的主要区别就在于实现信息交换互操作性的能力，研究组认为行业的整体趋势是使用互操作性标准的电子记录，目前对所谓的电子记录只是强调“医疗”和“健康”两方面的区别，而事实上，两种类型的记录都能够并且已经包含了广泛的健康相关信息，所以所关注的重点应是如何让这些信息如何实现互操作。而 EHR 和 PHR 的区别在于信息的监管，PHR 中的信息，其管理人应是其本人，不管其中的信息来自 EHR 还是其他来源，由本人来管理和决定如何对 PHR 进行访问和使用，具体定义如下。

（1）EMR：一个医疗保健组织建立、收集、管理和供被授权临床医务工作者参考的个人健康相关信息的电子记录。

（2）EHR：一个以上医疗保健组织建立、收集、管理和供被授权临床医务工作者参考和依照国内认可的互操作性标准的个人健康相关信息的电子记录。

（3）PHR：来自多个渠道，由个人管理、分享和控制的和依照国内认可的互用性标准的个人健康相关信息的电子记录。

综上所述，针对医院信息化环境和电子病历发展现状和趋势，我们此处所定义的电子病历是指由医疗机构管理的，并遵循国家认可的互操作标准的个人医疗健康信息的电子记录，包括如患者的身份标识、基本信息、病历记录、实验室检验、影像诊断报告、处置、治疗、用药等信息。电子病历系统是用于电子病历信息的创建、使用、存储和检索等管理的信息系统。

二、电子病历的发展

电子病历自 20 世纪 60 年代出现，就引起了广泛重视。随着 80 年代个人计算机的发展及 90 年代因特网的普及，用户对结构良好、检索方便的电子病历的需求日益增长。最初的电子病历始于医院，而且从相对容易结构化的病历部分开始，如诊断、检验结果和药物治疗等数据。我国开始于 20 世纪 90 年代初，涌现出了一批信息系统，至今一些系统仍在使用中。在前期不断积累的基础上，人们开始进行叙述性信息的电子化，在这个过程中，人们发现叙述性信息是很难结构化的，特别是关于患者病史和体检体征方面的叙述。临床医生不仅对病历、体征等的描述差异巨大，而且由于临床医生的计算机水平普遍不高，初期应用计算机输入速度慢，费时长，容易让医生产生抵触情绪。

即使如此，医院还是着力推动包括叙述性信息在内的所有患者信息的全面电子化，因为随着临床信息化的深入，临床决策支持、科学研究等功能开始作为基本功能融入电子病历系统中，这些功能需要结构化的病历信息作基础，否则难以实现。我国于 2002 年开始出现支持病历信息结构化的电子病历系统，这类系统表面上仍按类似于 WORD 文本格式处理病历，但内部将病历以关系数据库或 XML 文档等形式存储病历信息，既符合了我国病历书写方面的相关规范，又方便了病历的检索和利用。由于当时我国在医疗术语标准和信息标准方面的发展比较薄弱，在临床决策支持和科学研究等深层次利用上还需要在电子病历上做大量的基础工作。

2003 年世界知名咨询公司 Gartner Group 把电子病历系统划分为五代。

第一代系统仅仅是数据收集者，通过创建临床数据库，实现比手动方式更快地获得信息。

第二代系统采用电子病历来完整地记录临床的各种事件和信息，并实现基本的临床决策支持系统（CDSS）以减少医疗错误。

第三代系统能够把临床决策支持系统结合到整个医疗服务过程和工作流程中去，并使用标准的医学词汇来规范医学概念，实现计算机化医嘱录入（CPOE），并具备定量分析错误和方法有效性的基本体系，从而达到减少超过一半的可避免的医疗错误的效果。

第四代包括比较成熟的临床决策支持系统、临床管理协议，比较广泛地采用知识管理、疾病追踪管理，通过与最新的临床研究知识库的接口，提供循证的决策支持和针对每个患者的个性化的医疗服务。

第五代是智能化的临床信息系统，包括高度成熟的 CDSS、关于医疗机构具体的知识融入日常工作流程、真正的基于循证的医疗、每个病历医疗效果的追踪、连接到国家医学图书馆和最新医学研究成果、有效处理患者并发的状况、具有与移动个人监护设备的接口、提供个性化的患者信息并在任何地方都可以获得。

以上五代划分符合电子病历的发展规律，既总结了电子病历过去几十年来的发展历程，又为电子病历的将来指明了发展方向。从这个角度看，我国的电子病历主要处于第二代和第三代的交汇处。21 世纪初，电子病历逐渐超出了医院的范围，区域性电子病历成了世界各国研究和应用的重点。

三、世界各国电子病历发展现状

（一）美国

美国最著名的早期电子病历系统是美国麻省总医院的一个门诊病历系统，此系统在 1960 年开发完成并投入使用。20 世纪 80 年代中期美国政府为退伍军人事务部开发分散式医院通信系统是电子病历发展中具有里程碑意义的事件。分散式医院通信系统实现了所有的退伍军人医院共享医疗信息，至今仍有很大的应用价值。

2004 年，美国总统布什在众议院的年度国情咨文中，把建立电子健康记录（EHR）的目标概括为“将健康记录计算机化，我们可以避免严重的医疗事故，降低医疗费用，提高医疗水平”。他要求在 10 年内确保绝大多数美国人拥有共享的 EHR。还准备以此为基础，建立国家健康信息网络，实现医疗机构之间的信息共享。为实现这一目标，政府增加了每年的卫生信息技术预算，用于区域卫生信息共享示范项目建设，据研究人员测算，预计在未来 10 年内需投入 2760 亿美元。2003 年，美国 13％的医院使用电子病历系统，到 2004 年底增加到 19％。为了实现上述目标，布什总统宣布设立一个新的、级别仅低于内阁的卫生信息技术协调官职位，负责领导和协调国家卫生信息化工作。布什在 2006 年美国国情咨文中宣布：“我们更广泛地使用电子记录和其他健康信息技术，来帮助控制医疗成本和减少危险的医疗错误。”2010 年，美国总统奥巴马的医改计划中提出要推广标准化的电子医疗信息系统，建立电子病历，利用信息技术来改善医疗活动质量及减少医疗事故。

为了推动 NHIN 和医疗信息共享，新成立的国家卫生信息技术协调官办公室（ONC）把工作重点放在实现医疗机构信息系统之间互操作性的标准制定和协调上。为了规范电子病历软件的开发和功能需求，ONC 同时委托美国医疗信息技术认证委员会（CCHIT）进行电子病历功能规范的制订，目前已完成了门诊、急诊科和住院电子病历功能标准的制定并已开始软件产品的认证。

HIMSS 是一个非营利组织，为在医疗卫生与健康领域提供全球领先的 IT 技术与管理系统优化及改进方案。HIMSS 组织为了评估医院临床系统而设计了电子病历评估模型，通过收集医疗 IT 的数据，检测医院核心技术和流程的实施深度及支持电子化的医疗记录状况，从而确立该医院的信息化水平。目前这种评估方法已应用于美国 5300 多家医院。该评估模型将医院电子病历应用情况划分为 0 至 7 级。

0 级：基本临床业务自动化，但是实验室、药房、放射科等关键部门没有实施信息化。

1 级：实验室、药房、放射科这三个辅助科室的系统全部安装并实施信息化。

2 级：主要临床辅助科室（药房、实验室、放射科）把医嘱和结果数据传送到临床数据中心（CDR），医生可以浏览和检索结果。CDR 应包括可控医学术语（CMV）和临床决策支持系统（CDSS），通过与 CDR 建立连接可以获得文档和图像信息。

3 级：在 CDR 中集成临床文档库（如关键签名、工作表单、护理记录、诊疗图表），至少在医院的一个科室中实施并应用，医生同时也可以获得 PACS 的部分图像信息。

4级:在全院实施计算机化医嘱录入(CPOE)系统。

5级:在全院实施闭环用药管理系统,包括计算机化医嘱录入和电子用药管理系统,利用自动识别技术,如射频识别技术(RFID),支持用药管理的"五正确"(正确的患者、正确的药品、正确的剂量、正确的路径和正确的服药时间)原则,以确保患者安全。

6级:全医疗文档支持临床决策,PACS影像全部取代胶片。

7级:医院电子病历实现无纸化。患者信息和数据在区域范围内共享,授权临床医生能很方便地获得放射影像资料。在保证患者信息安全的前提下,可以在医院、医生、患者、保险公司之间充分共享患者的标准化数据。

据HIMSS 3组织评估,在美国处于3级水平的医院目前最多,但呈下降趋势,4级以上水平的医院数量呈增长态势。

(二)英国

英国实行的是政府提供的全民医疗体制,医疗服务大部分由国家医疗服务体系(NHS)下属的医院和全科医生(GP)诊所提供。在电子病历发展上,英国采取了完全政府主导的策略。

1998年,布莱尔政府提出了要让英国国民享有世界上最好的医疗服务的目标,实现这一目标的重要手段是实现患者信息在GP、医院之间实时共享。NHS于1998年发布了题为《服务于健康的信息:现代NHS的信息策略》的发展报告,明确提出为每位居民建立覆盖终生的电子病历并实现所有医生能访问这些电子病历的发展目标。

2005年,英国国家卫生部成立了负责信息化的NHS医疗互连机构,负责实施国家医疗保健IT规划。该机构的目标是在全国实现电子病历、网上选择医疗机构和预约服务、电子处方、卫生网络基础设施、PACS等。为实现该目标,该组织于2005年与4组IT供应商签订了英国历史上最大的IT项目合同,该项目把全英国划分为5个区域,由4个承包商建立连接各个医院、诊所的电子病历系统。

2015年1月19日至20日的中英医疗信息化研讨会暨英国优质数字医疗展示活动上,英国医疗局行业专家Madhukar Bose透露,英国未来的医疗体系将注重提高数据的透明度,2015年3月开始,英国居民可以在线查询全科医生的记录,患者可以更好地管理自己的健康。Madhukar Bose介绍,全科医生体系也在朝着数字化的方向前进,目前已经开始在线收集所有全科医生放在网上的数据,"政府也会基于全科医生的这些表现来评分"。这项举措主要有两个主要目的:一是实现病历无纸化;二是帮助实现医疗费用的自动计算。

(三)日本

日本是世界上电子病历应用水平比较高的国家。该国电子病历发展起步较早,并受到政府的重视。1995年,政府投入8亿日元研究和开发电子病历;1999年电子病历被允许作为正式的医疗文档,认可其法律地位;2001年,政府投入200亿日元资助电子病历系统的安装实施(政府资助一半);2003年,政府投入250亿日元资助区域化电子病历的实施;2004年,设立卫生信息系统互操作性项目,政府投入15亿日元支持IHE-J、电子病历基本数据集、HL7等标准化活动;2005年,成立标准化的电子病历促进委员会推进互操作性和信息标准化;2006年,厚生劳动省在全国推广静冈县的电子病历系统,政府投入8800万日元对该系统进行升级并免费在全国推广,同时政府批准医疗机构可以向患者提供个人的医疗数据光盘并可收取3000日元的费用。2013年日本医院用电子病历的普及率约为31.0%。电子病历在大型医院(超过400个床位的医院)中普及率较高,为69.9%。在地区医疗合作、地区综合护理、居家诊疗等高效诊疗领域,电子病历普及率也越来越高。2013年诊所用电子病历的普及率约为27.0%。新开业的诊所中有70%~80%引进了电子病历,设在市区的诊所几乎全都引进了电子病历。

2014年,有学者对日本地区电子病历应用情况做了调查,调查一共包括了215家医院,其中有76.3%的医院拥有基础的电子病历系统,有4.2%的医院有复杂的电子病历系统。

（四）加拿大

20 世纪 90 年代，政府和公众一直都在谈论电子健康信息系统，但真正付诸行动的却很少。2001 年加拿大 Health Infoway 公司成立。作为一个独立的非营利机构，该公司负责领导全国医疗信息化建设，并在全国建立可交互的电子健康系统。尽管公司是独立运作的，但全部过程都有政府的参与，这样既便于政府的领导和监管，又避免政府机构的低效。2003 年，联邦政府追加 6 亿加元投资，到目前为止，加拿大政府的全部投资已经超过 16 亿加元。

加拿大 Health Infoway 公司的核心任务就是培育和推进电子健康信息系统的研发和应用。其中包括：电子健康信息系统的建立以及让每个人都能使用这个系统；建立相应的标准，使用相同的标准和技术，并在全加拿大普及和推广；电子健康信息系统建设必须在原有的系统之上。为了保证原有的医疗信息化投资不会浪费，政府不允许推翻医院原有的信息系统，而必须在原有的系统上进行改进和升级，并且必须可以适应未来的发展，保证连续性。

四、我国电子病历的发展和未来趋势

我国的电子病历的建设起步于 20 世纪 90 年代末，临床和科研界对电子病历进行了各方面的理论探讨和分析，开展了一些实验性电子病历项目。1994 年第六届中国医药信息学大会上，卫生部提出，希望到 20 世纪末，我国将有若干家医院能够真正实现完整的电子病历系统。

早期对电子病历的理解主要停留在纸质病历电子化方面。自 2000 年起，不断有公司加入开发电子病历系统的行列，最早进行电子病历系统开发的是军字一号工程，在医院信息系统的基础上，添加了通过计算机给患者开医嘱，写病历，开各种化验单、检查单，查阅、学习医院的典型病历等电子病历的初级功能。这一时期的电子病历主要以类似 WORD 的文本格式为主，主要着力点在利用计算机来加快病历的书写速度。在接下来几年中，电子病历的开发和应用速度逐渐加快，并引起了卫生主管部门的重视。

2003 年 3 月卫生部发布的《全国卫生信息化发展规划纲要（2003—2010 年）》中提出：三级医院在全面应用管理信息系统的基础上，要创造条件，重点加强临床信息系统的建设应用，如电子病历、数字化医学影像、医生和护士工作站等应用。有重点、有选择地先期建立 10 家信息化示范医院，跟踪世界医院信息化发展的趋势。

中共中央办公厅、国务院办公厅印发的《2006—2020 年国家信息化发展战略》中要求：加强医疗卫生信息化建设，建设并完善覆盖全国、快捷高效的公共卫生信息系统，增强防疫监控、应急处置和救治能力；推进医疗服务信息化，改进医院管理，开展远程医疗；统筹规划电子病历，促进医疗、医药和医保机构的信息共享和业务协同，支持医疗体制改革。2018 年，国家卫健委医政医管局发布了《关于进一步推进以电子病历为核心的医疗机构信息化建设工作的通知》（下简称《通知》）。因为它涉及医院的评级、达标等核心问题，备受各级医院关注。《通知》给出了三个既定的时间节点：一是到 2020 年，三级医院要达到分级评价 4 级以上，即医院内实现全院信息共享，并具备医疗决策支持功能；二是到 2020 年，三级医院要实现院内各诊疗环节信息互联互通，达到医院信息互联互通标准化成熟度测评 4 级水平；三是到 2020 年，三级医院要实现电子病历信息化诊疗服务环节全覆盖。

2009 年 4 月中共中央、国务院发布的《关于深化医药卫生体制改革的意见》中明确提出：建立实用共享的医药卫生信息系统，加快医疗卫生信息系统建设。完善以疾病控制网络为主体的公共卫生信息系统，提高预测预警和分析报告能力。以建立居民健康档案为重点，构建乡村和社区卫生信息网络平台；以医院管理和电子病历为重点，推进医院信息化建设；利用网络信息技术，促进城市医院与社区卫生服务机构的合作，积极发展面向农村及边远地区的远程医疗。2017 年国家卫计委提出为保证医患双方合法权益，我国将施行《电子病历应用管理规范（试行）》。电子病历的书写、存储、使用和封存等均需按相关规定进行。《通知》指出，为全面实施健康中国战略，落实《国务院办公厅关于促进“互联网＋医疗健康”发展的意见》,要持续推进以电子病历为核心的医疗机构信息化建设:一是提高对电子病历信息化建设工作重要性的认识;二是建立健全电子病历信息化建设工作机制;三是不断加强电子病历信息化建设;四是充分发挥电子病历信息化作用;五是加强电子病历信息化水平评价;六是确保电子病历信息化建设运行安全。

近年来国内医院对于电子病历的关注程度越来越高,电子病历系统的功能也不断增强,特别在医嘱录入、病历编辑、系统集成等方面取得了显著进步。一批以结构化或半结构化病历为特点的电子病历系统开始出现,其中以北京安博维智能电子病历系统、南京海泰电子病历系统为代表。国内比较典型的实施电子病历的医院有中国人民解放军总医院、中山市人民医院、上海中医药大学附属岳阳中西医结合医院等,据 2018 年由中国医院协会信息管理专业委员会组织的调查,在受访的 190 家医院中,已实施电子病历系统的医院比例为 39.26%,准备实施的医院比例为 2.89%,未实施的医院比例为 57.85%。对参与调查医院的电子病历系统与 PACS、LIS、医嘱处理集成情况进行统计分析发现,参与调查的医院中电子病历系统与医嘱处理集成最好,与 LIS 集成次之,最后是 PACS。

在区域性电子病历方面,深圳市从 2004 年就开始着手建设电子病历档案库;厦门市作为"军民协同共建医疗服务示范工程示范区"之一,在全国率先创建了全新的数字化市民健康管理和区域协同医疗服务模式——厦门市民健康信息系统,逐步实现区域电子病历;佛山市从 2009 年起在区域卫生信息资源规划试点的基础上建设全市电子病历。

五、电子病历系统与其他信息系统的关系

(一)电子病历系统与医院管理信息系统的关系

1. 电子病历系统与医院管理信息系统相互依存

电子病历系统不是一个独立于医院管理信息系统的新系统,因为患者信息来源于医院管理信息系统中的各个业务子系统,如患者基本信息来源于住院登记、入出转、病案编目等系统。各个业务子系统在完成自身的功能、管理自身业务数据的同时,也在收集着患者信息。而医院管理信息系统的医嘱信息等则来源于电子病历系统。因此,电子病历与医院管理信息系统相互依存,相互渗透,不可分割。

2. 电子病历系统与传统的医院管理信息系统的不同

电子病历系统是以"患者"为中心,而医院管理信息系统是以"管理"为中心,侧重点和要求不同:从电子病历系统的角度看患者信息,是完整的、集成的;而从医院管理信息系统的每个子系统来看患者信息,是局部的、离散的,相互之间信息有冗余、有遗漏,它们往往没有按照一个统一的原则进行设计和管理。而且,电子病历系统更注重与医学知识库、临床决策支持等系统的结合,是以知识为核心的系统,与以信息为核心的医院管理信息系统有显著区别。

(二)电子病历系统与临床信息系统的关系

管理信息系统与临床信息系统的分水岭是医嘱处理系统,如果一个医院信息系统包括了面向医疗的医嘱处理系统,就认为它已经进入了临床信息系统的门槛。因此,医院里除了医疗收费和药品物资管理外,所有与患者相关的信息系统都属于临床信息系统范畴。临床信息系统又可分为直接医护临床信息系统和辅助医护临床信息系统。辅助医护临床信息系统主要指相关检查科室的临床信息系统,如实验室信息系统(LIS)、影像存储与传输系统/放射信息系统(PACS/RIS)和心电图信息系统等。直接医护临床信息系统主要指信息的产生及应用直接跟患者医疗相关的系统,包括各种临床科室的临床信息系统,如麻醉临床信息系统和重症监护临床信息系统等。

临床信息系统的基础是临床数据,即电子病历,而真正的临床信息系统必然是以电子病历系统为核心。前面提到的电子病历系统在临床意义上不仅是一个记录本,还是一个信息高度集成的系统,电子病历系统的实现实质上是医院医疗工作的全面信息化,是整个医疗卫生行业的全面信息化。因此,它的实

现是一个长期的发展过程，尤其是它的发展在很大程度上也依赖临床信息系统的发展。临床信息系统是电子病历系统的直接信息源。临床信息系统涉及医生、护士和检查科室等与患者医疗相关的各个环节，包括医嘱处理、病程记录、检验、监护和麻醉等多个不同的系统。这些系统在帮助医护人员完成业务工作的同时，充当患者信息收集者的角色。电子病历系统建设需要完善的临床信息系统作为基础。

六、发展电子病历的意义

（一）电子病历在临床应用中的益处

1. 促进医疗病历书写的规范化和标准化

手写病历虽然有统一的书写格式和规范，但书写的随意性很大，不同医生所写的病历很难统一规范，特别是在医学术语方面，目前临床上表述多种多样，甚至存在大量书写错误，而通过利用电子病历系统和利用病历模板、辅助输入等，电子病历格式将更模式化、规范化，保证病历的版面格式统一，字体类型和大小统一，专业术语的应用更科学，诊断更加规范，病历内容更完整。还可对病历书写时限进行严格限制，确保病历书写规范制度的落实及各种医疗制度的落实，对提高医疗管理水平和学术水平起到不可估量的作用。

2. 提高医疗服务的效率和质量，降低医疗差错

根据病历书写的规范，一份完整的病历包括入院记录、体格检查、专科检查、病历摘要、首次病程记录等多项，前后重复地抄写大量相同的内容，使病历书写成为医生特别是实习医生、住院医生的沉重负担，每天必须花大量的时间用于书写病历，而用于观察病情和实际操作的时间相对很少，通过引入电子病历系统，可大量节约病历书写时间，能增加医生为患者服务的时间。以往可能导致医疗差错的字迹潦草问题，随着电子病历的应用成为历史。

另外电子病历可以确保诊疗过程的连贯性、完整性和一致性，因为从门诊、急诊到病房，所有相关的医护人员看到的均是同一格式和内容的患者病历，这就确保了所有的诊疗方案均是在充分了解患者整个病情和既往病史后作出的，而不是仅仅依赖于某一专科医生对某一局部症状的孤立或片面的诊断。电子病历还可让两个以上的用户同时使用，信息共享非常方便。电子病历可与临床决策支持系统、循证医学知识库、合理用药系统等紧密结合，通过智能化的分析，辅助临床决策，自动检查医嘱处方，从而提高医务人员的医疗水平，提高医疗质量，降低医疗差错。

3. 提高临床医疗科研和医院及公共卫生管理水平

电子病历系统中积累的大量医疗数据可通过计算机进行分析，直接用于临床科学研究，使以往耗时长、费用高的科研数据采集处理工作轻而易举，推动临床科研的发展。医院病案管理人员可利用电子病历进行实时质量监控，及时发现和处理质量问题。并可对电子病历的数据进行医疗质量监测和分析，提高医院医疗质量管理水平。同时医院管理层及卫生战略决策制定者可以方便地从中提取各种数据进行统计分析，用于指导管理政策及经营战略的制定。公共卫生管理者可利用电子病历进行疾病监测、疫情分析等。智能化的电子病历还可用于患者服务，如社区的医疗管理、医疗电子商务、患者健康资料查询、慢性病管理、患者满意度调查、患者的健康教育等。

（二）电子病历可以提升效益

1. 提高医疗服务效率

过去由于病历样式多、质量要求高，医务人员每天需要花大量的时间去书写病历，而且这些病历的内容有很多是重复的。通过电子病历的实施，大量资料（如患者基本信息等）可同步或通过简单的操作就可完成复制，病历模板能让医生快速完成病历的书写，研究表明一份完整病历的书写时间从一到两个小时缩短到二十分钟左右。电子病历与检验信息系统和PACS系统的集成，可让医生第一时间了解到检查检验结果，并集成到患者的电子病历中去。

2. 增加收入

通过电子病历的实施，医务人员可通过系统针对某一类患者更好地提供医疗建议，并向患者推荐新的医疗服务。在将来，利用信息技术，通过集成电子病历，医务人员可使用远程诊疗系统对患者进行诊疗，开创新的医疗模式，这一模式目前在急救医疗、心理医学等方面已经得到应用。

3. 避免不必要的花费，降低成本

尽管电子病历的实施会带来医院计算机和网络维护费用及电子病历系统升级等方面成本的增加，但同时，原有的大量存储纸质病历的空间就不再需要了，原来管理病案的工作人员可通过电子病历对病历质量进行实时监控。对患者而言，使用电子病历的益处更大，可避免不必要的重复用药和检查检验，缩短就诊等待时间，控制医疗费用，减轻经济负担。

第二节 电子病历系统的结构与功能

一、电子病历系统结构简介

电子病历系统指用于电子病历信息的创建、使用、存储和检索等管理的信息系统。通过对医院电子病历系统进行综合分析，参考国内外提出的电子病历系统结构，特别是加拿大 Health Infoway 公司提出的电子健康记录蓝图结构，初步提出了电子病历系统的体系结构(图 6-1)。

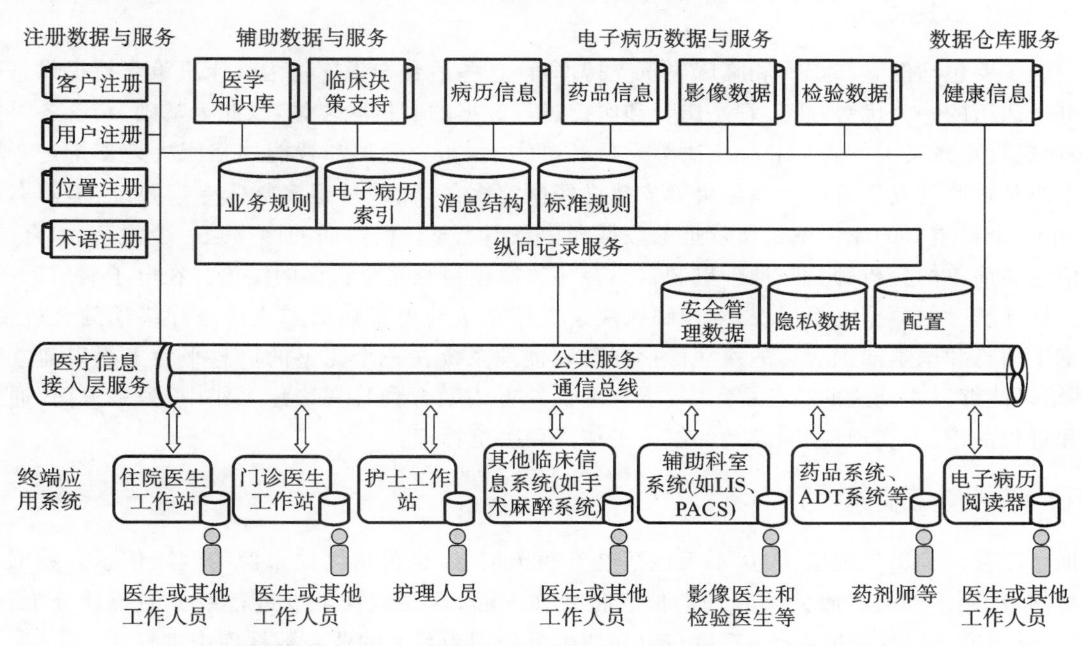

图 6-1 电子病历系统结构图(参考加拿大 Health Infoway 公司电子健康记录蓝图)

从图中我们可以看出，电子病历系统的基本功能可以分为以下几组。

(一) 终端应用系统

这一组将直接与临床医务人员交互的信息系统划分为一组，主要包括住院医生工作站、门诊医生工作站、护士工作站以及如手术麻醉信息系统、重症监护信息系统等其他临床信息系统，这些系统需要完成病历信息的采集录入工作，也直接根据病历信息作出临床决策，并记录临床操作过程。

目前，各类医疗终端的功能主要局限在它所要完成的特定工作上，医疗信息共享程度低，不利于高效的医疗协作。为此，需要为大多数医护、管理人员和患者设计集成化的医疗终端，提供一个综合、统一的入口，集中体现电子病历系统的功能，除了基本的医疗业务支持功能外，还包括各类模态数据的集成可视化、传统自由文本数据的结构化录入等。

（二）电子病历数据与服务

这一组将所有电子病历核心数据库划分为一组。这些数据库包括病历信息库，病历信息库保存着每一位患者的基本信息和病历信息，如患者个人基本情况、血型、过敏史、免疫记录、个人史、家族史、现病史、就诊体检记录、诊断、医嘱、处置记录等内容；还包括主要临床领域的数据库，如药品信息库、影像检查申请、图像和检查报告、实验室检查申请和结果报告等。

电子病历数据具备多态、海量的特点，进行统一的组织和存储非常困难。虽已有医院采用数据链接的方法对分布式存储的医疗数据集进行统一管理，但维护和管理的难度太大。集中式的数据组织和存储可以更方便地对各类形态和来源的数据进行整体建模，按照计算机可处理的结构进行集中存储。

（三）注册数据与服务

这一组把所有需要唯一标识符的人员、位置以及资源等信息分为一组，以满足统一电子病历中的医疗事件信息的需要。这些需要唯一标识符的内容包括患者、系统用户、医疗卫生服务场所位置，以及作为关键资源，用来规范医疗事件中产生的信息含义的术语集等。

这些唯一标识符可以统一整个电子病历系统的标识符和术语集。

（四）辅助数据与服务

这一组主要包括医学知识库和临床决策支持库等，这些后台知识库将为临床决策支持提供基础性的支持。电子病历的一大优势在于，它是患者和医疗过程数据的有机融合体，以此为基础，结合各类医学知识，能够形成真正意义上的管理和临床决策支持。事实上，非智能的和智能的临床决策支持是今后电子病历一个非常重要的发展方向。临床决策支持已经研究多年，出现过很多临床专家系统，但鲜有成功的例子，其中一个很重要的原因就是所依据的数据和信息不完整。而疾病的诊疗是一个复杂、综合的过程，片面的信息和简单的分析、归纳、推理机制自然会导致模糊甚至完全错误的结论。在电子病历系统中，一方面应当设计统一的数据交换协议，实现临床决策支持系统与电子病历和集成医疗终端的有机整合，使得各类基于信息和医学知识表达的疾病诊疗判断和推理系统在一个完整的信息平台上得以建立和逐步完善，其结果能够以主动式的诊疗提示、提醒和建议的方式融合到日常诊疗工作中；另一方面，通过对医疗数据和过程的挖掘，实现科学、高效的医务工作流和医院管理。

（五）数据仓库服务

数据仓库存储了历史健康信息，不仅包括电子病历信息，也包括其他来源的健康信息。数据仓库将原来单独的、按照不同需要而分类管理的信息整合在一起，这些数据可以进行数据的统计分析、数据挖掘、临床科学研究等，这些功能无法直接在以在线事务处理为目的的业务数据库中进行。

（六）纵向记录服务

这类服务主要为电子病历系统提供功能支持，包括以下几个方面。

（1）管理和记录电子病历架构存储库和注册库中的患者数据的服务。

（2）用以进行数据验证的业务规则服务。

（3）标准化数据内容的规范服务。

（4）管理电子病历交互处理的流程和编排服务。

(5) 患者医疗事件内容及发生地点等摘要信息的电子病历索引。

(七) 医疗信息接入层服务

所有电子病历服务都需要且共享的一些公共软件功能(如错误处理、安全、隐私、信息通信等),电子病历系统集成由公共服务和通信总线服务组成。医院中存在很多异构系统,它们或者是孤立的系统,或者已经提供了 HL7 和 DICOM 等标准接口,很难完全基于中间件实现集成。在集成时,通常需要根据系统特点,选择标准消息、文件传输、数据库中介等特殊的技术进行实现,需要设计专门的系统集成引擎,构造动态可配置的系统集成框架,使得各类异构系统集成时能够动态选择合适的集成技术,实现一定程度上的"即插即用"。

医疗信息接入层服务可直接利用非电子病历系统但已经验证的工业标准、方法和技术,推动服务重用,可快速实现医疗健康信息的集成,降低成本。为满足各类电子病历数据融合和应用需求,可设计一套具备标准开放式接口的数据服务中间件。它基于 Web Service、FTP 等技术实现标准接口,保证了数据服务的开放性,使各类系统和工作站与电子病历系统的集成非常方便。同时,它与身份认证系统集成,提供用户认证、权限管理、数据审计等功能,保证了数据访问的安全性和可靠性。

二、电子病历的主要内容

在电子病历发展的初期,大家一般局限于以纸质病历的内容来谈电子病历,如我国《病历书写基本规范》对病历的内容作出了规定,病历包括门(急)诊病历和住院病历。门(急)诊病历由病史、用药记录、处置记录和各种检验、检查报告单组成;住院病历由住院病案首页、住院志、体温单、医嘱单、化验单、医学影像检查资料、特殊检查同意书、手术同意书、麻醉记录单、手术记录单、手术护理记录单、病理资料、护理记录、出院记录(死亡记录)、病程记录(含抢救记录)和死亡病例讨论等组成。因此最初的电子病历主要集中上述所有内容。随着数据采集手段的发展以及对电子病历理解,电子病历的内容被逐步扩充,包含更多更细节的数据和更多的许多过去不适合或者难以用纸张进行记录的内容,如超声、内镜、病理、放射影像及手术影像等各类动态和静态影像,以及心电图、脑电图、呼吸描记图等各类波形数据,还有医嘱执行记录等实时性很强的内容都融入电子病历中。

(一) 电子病历内容的特点

1. 数据类型多

电子病历数据类型多样,既有文本、数据表,也有图像、音频、视频、波形和专用格式数据等,模态和结构化程度各不相同,很难用关系数据库来组织和管理,XML 技术有利于这类复杂数据类型的表示。

2. 来源多样

数据来源众多,既有医生手工录入的文本病历,也有通过各种医疗仪器和设备、PACS、检验信息系统获取的数据等,及时、高效、准确、连续地收集和管理这些多源数据也是一项难度很大的工作。

3. 涉及范围广

电子病历系统应用范围广,功能复杂,涵盖住院、门诊、医技、药房等不同科室,涉及医护、管理、研究和患者等各类人员,包括数据录入、数据浏览、数据分析、决策支持等多层次应用,需要进行统一的规划。

(二) 具体的电子病历内容

1. 临床数据记录

基本的临床数据包括以下内容。

(1) 个人病史。

(2) 体格检查。

(3) 社会、心理、家庭、自我保健信息。

(4) 禁忌与过敏信息。

(5) 疾病预防信息,例如疫苗接种等。

(6) 保健计划、健康状况评估、健康小结。

(7) 声明和同意书。

(8) 患者识别信息。

(9) 人口统计学、地理位置等特征信息。

2. 临床过程记录

电子病历需要记录、展示患者诊疗过程中的相关临床事件,包括以下内容。

(1) 健康状态、功能状态、问题、条件、环境。

(2) 检验、检查数据。

(3) 医学影像数据。

(4) 临床观察、诊断、推理、治疗等过程。

(5) 临床指导、辅助诊断信息,例如患者禁忌、过敏、传染等警告和提示信息。

(6) 诊疗计划。

(7) 医嘱。

(8) 护理记录。

3. 个人信息和管理信息

(1) 个人基本信息。

(2) 患者主索引信息。

(3) 医生和相关医疗人员信息。

4. 综合医疗保健信息

综合医疗保健信息能够整合来自家庭、社区、医院等各部分健康数据,形成持续、一致的健康档案。

三、电子病历的生命周期

前面提到的许多电子病历的内容不是自动生成的,而是要医生录入或借助各种工具输入的,这些信息要经历采集、存储、处理、传递、加密、利用等整个生命周期。探讨电子病历的生命周期,有利于从用户、系统、内容等多个角度理解电子病历系统,电子病历系统的功能正是围绕电子病历的生命周期展开的。表 6-1 所示的是一个简单的电子病历生命周期模型图。

表 6-1 中反映了电子病历生命周期中的三个轴。

1. 第一轴:电子病历的阶段

电子病历的六个阶段包括以下内容。

(1) 第一个阶段(认知),主管医生等接诊患者后,了解患者的病情,用掌握的知识和经验对患者病情做出初步判断,形成对患者诊疗的基本思路。

(2) 第二阶段(收集),可与认识阶段同时进行,主管医生通过问询、查体等方式收集患者病情信息,并安排进行检查检验,上级医生进行收集、指导和检查。

(3) 第三阶段(草稿),主管医生用比较粗糙的方式通过手写、口述或打字等方式记录,也可以从既往相似病历中复制一些内容,或者使用模板创造,也可以从电子病历系统中插入一些已获取的相关信息,比如患者的检验结果。这些内容一般只有作者本人或上级医生才能看到。

(4) 第四阶段(预备),病历以预备形式存储,可以被编辑,这一阶段,其他的协作人员可以查看这些病历,并且就病历的内容进行讨论,以上三个阶段可以反复进行。

(5) 第五阶段(完成),主管医生对病历进行检查,确认无误后,由主管医生和上级医生进行签名,正式发布。

（6）第六阶段（利用），医务人员、患者代理人、其他医疗机构医务人员、科研人员等对电子病历进行浏览、分析、数据挖掘等，从而使电子病历产生更大的价值；医院电子病历还可与居民电子健康档案等组合在一起，形成患者终身电子健康记录，而且由于电子病历复制和调阅方便，使得病历的利用可以超越时间和空间的限制，在对患者的医护活动和其他被许可的范围内广泛利用。

表 6-1　电子病历的生命周期模型

电子病历的阶段	认知 →	收集 →	草稿 →	预备 →	完成 →	利用
角色						
主管医生	●	●	●	●	●	●
上级医生	●	●	●	●	●	●
实习医生						●
其他协作医生		●	●	●	●	●
护士		●				●
药剂人员						●
检验检查人员	●	●	●	●	●	●
收费人员						●
患者及其代理人						●
社区卫生医生						●
医院管理者						●
医学信息专业人员						●
科研人员						●
其他人员						●
动作						
书写输入		●	●			
拼写检查		●	●			
复制			●			
运用模板		●	●	●		
编辑			●	●	●	
查看					●	●
身份验证					●	●
联合署名					●	
打印				●	●	●
发送				●	●	●

2. 第二轴：角色

此模型的第二轴所指的是与创建和利用电子病历有关的个人所扮演的角色。某一个人可以在不同电子病历的不同阶段扮演不同的角色。有一些角色可以创建电子病历，有一些则审核电子病历，而有一些则只能使用电子病历。由于在不同电子病历阶段中，不同角色所能进行的动作有很大的不同，所以角色在这个模型中非常重要。

3. 第三轴:动作

此模型的第三轴是指对电子医嘱的各种动作如输入、编辑、确认、执行等。一个非常重要的动作是身份验证和署名,因为这表示签名人对所做出的行为负责。身份验证可以采用如电子签名、用户名密码、手工签名等多种方式。

需要说明的是,以上所列的阶段、角色和动作只是举例,并不太完整。电子病历的六个阶段不是全部必需的,用户在使用过程中完全可以跳过某些阶段。医院可根据自身的情况构建自己的电子病历生命周期模型,这一模型可以用来指导电子病历系统的功能和业务规则的开发。

四、电子病历系统的主要功能

国内外学者至今对电子病历系统的功能还没有形成统一的认识,我们可以从这几年由各组织描述的规定中了解电子病历系统的功能。2003 年,美国医学研究所(IOM)出版的 *Key Capabilities of an Electronic Health Record System* 一书总结了电子病历系统应该具有的八大类核心功能:①健康信息与数据;②结果管理;③医嘱录入与管理;④决策支持;⑤电子通信和互通性;⑥患者支持;⑦管理过程;⑧居民健康管理和公共卫生报告。

HIMSS 将电子病历的功能特征概括为以下八个方面。

(1) 当有医疗需要时,随时随地提供安全、可靠、实时的访问患者健康记录的服务。

(2) 采集和管理就诊信息及长期的健康记录信息。

(3) 发挥医疗服务过程中医生的主要信息源作用。

(4) 为患者或患者组制订诊疗计划和提供循证医疗。

(5) 采集用于持续质量改进、利用率调查、风险管理、资源计划和业绩管理的数据。

(6) 采集用于病案和医疗支付的患者健康相关信息。

(7) 提供纵向、适当过滤的信息以支持医疗研究、公共卫生报告和流行病学活动。

(8) 支持临床试验和循证研究。

HL7 组织自 2002 年设立了电子病历特别兴趣组并从 2003 年起正式开发电子病历功能模型,于 2007 年正式成为 ANSI 批准的电子病历系统功能规范标准。这个标准包含了 160 多个电子病历的系统功能,从用户的角度描述,使电子病历系统的功能表达标准化。这个标准由两个部分组成,一是功能框架(包括直接医疗功能、支持功能和基础架构三类功能),二是功能范例。HL7 组织在电子病历系统功能上特别强调了互操作性的功能。

2007 年美国医疗信息技术认证委员会(CCHIT)在借鉴 HL7 电子病历功能模型的基础上,推出了门诊电子病历认证标准,2008 年推出了住院电子病历认证标准。目前 CCHIT 正制定急诊部、儿科、心血管等方面的电子病历标准。这些标准除了直接医疗和互操作性标准外,还加入了安全性标准。

2002 年我国卫生部发布了《医院信息系统基本功能规范》,对门诊医生工作站和住院医生工作站以及护士工作站上作出了相应的规定。

从以上推出的功能规范可以看出,目前电子病历系统还在不断发展中,功能正在不断完善,新功能层出不穷,专科化趋势明显,最近两年出现的功能规范特别强调电子病历的互操作性和安全性,符合电子病历从院内向区域发展的大趋势。综合以上电子病历系统功能规范,结合目前我国的国情,按本章中电子病历系统结构的划分,下面简要介绍门诊医生工作站、住院医生工作站、护士工作站及基础架构基本功能。

1. 门诊医生工作站

门诊医生工作站是指协助门诊医生完成日常医疗工作的计算机应用程序,其主要任务是处理门诊记录、诊断、处方、检查检验、治疗处置、手术和卫生材料等信息(图 6-2),功能见表 6-2。

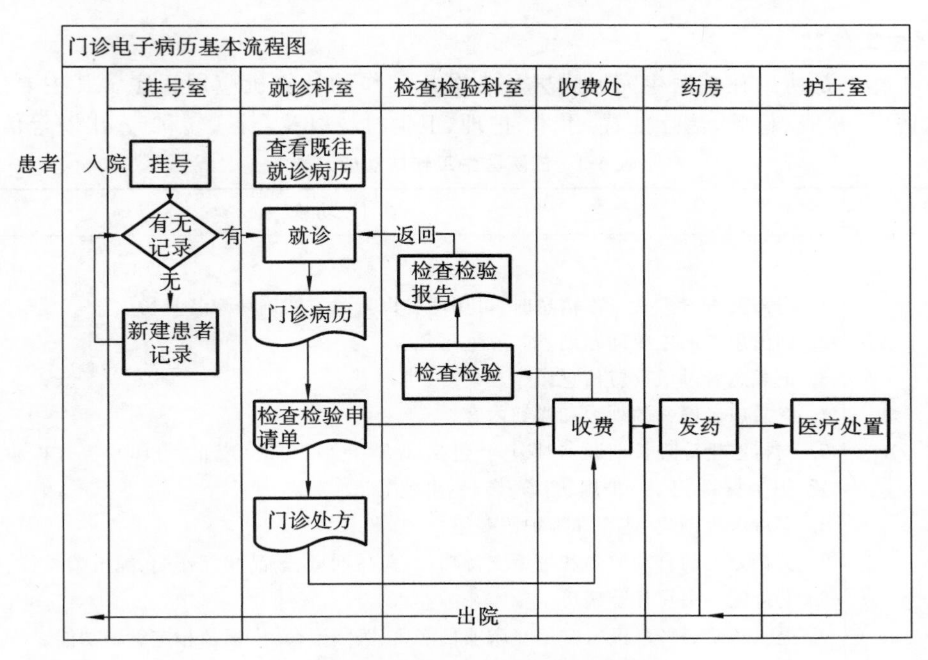

图 6-2　门诊医生工作流程图

表 6-2　门诊医生工作站功能列表

功能类别	具体功能
直接医疗	1. 支持医生处理门诊记录、检查检验、诊断、处方、治疗处置、卫生材料、手术、收入院等诊疗活动。 2. 当需要查看患者基本信息时，可用两种以上的方式确认患者身份。 3. 列出患者的主要问题列表。 4. 记载患者过敏反应信息。 5. 查看患者医嘱的列表和详细内容。 6. 支持医生创建、使用和维护医嘱组。 7. 支持处方的自动监测和决策支持功能：药品剂量、药品相互作用、配伍禁忌、适应证等。 8. 提供医院、科室、医生常用临床项目字典、医嘱组套、模板及相应编辑功能。 9. 自动审核录入医嘱的完整性，记录医生姓名及时间，一经确认不得更改。 10. 所有医嘱均提供备注功能，医生可以输入相关注意事项。 11. 支持所有处方和申请单打印功能，符合有关医疗文件的格式要求，必须提供医生、操作员签字栏，打印结果由处方医生签字生效。 12. 提供医生权限管理，如部门、等级、功能等。 13. 支持医生门诊工作管理
互操作	1. 从入出院处等获取患者基本信息：就诊卡号、姓名、性别、年龄、门诊病历号、医保费用类别等。 2. 从社区卫生服务中心等获取患者近期的用药清单和过敏史。 3. 从收费系统获取项目名称、规格、价格、医保费用类别、数量等费用信息。自动核算各项费用，支持医保费用管理。 4. 从药物知识库等获取常规用法及剂量、费用、功能及适应证、不良反应及禁忌证等合理用药信息。 5. 将检查检验申请等发送或更新到 RIS、LIS、PACS 等其他信息系统。 6. 从 LIS、RIS 等系统接收检查检验结果。 7. 将医嘱单发送到药房

2. 住院医生工作站

住院医生工作站是协助住院医生完成病房日常医疗工作的计算机应用程序。其主要任务是处理病历记录、诊断、医嘱、检查、检验、治疗处置、手术、护理、卫生材料以及会诊、转科、入出院等信息(表 6-3)。

表 6-3 住院医生工作站功能列表

功能类别	具体功能
直接医疗	1. 当需要查看患者基本信息时,可用两种以上的方式确认患者身份。 2. 列出患者的主要问题列表。 3. 记载患者过敏反应信息。 4. 查看患者医嘱的列表和详细内容。 5. 支持医生处理长期和临时医嘱(包括开立、更新、更改、废止、打印):检查检验、处方、治疗处置、卫生材料、手术、护理、会诊、转科、出院等。 6. 支持医生创建、使用和维护医嘱组。 7. 支持处方的自动监测和决策支持功能:药品剂量、药品相互作用、配伍禁忌、适应证等。 8. 支持医生书写住院病历。 9. 提供医院、科室、医生常用临床项目字典、医嘱组套、模板及相应编辑功能。 10. 支持医生按照国际疾病分类标准下达诊断(入院、出院、术前、术后、转入、转出等);支持疾病编码、拼音、汉字等多重检索。 11. 自动审核录入医嘱的完整性,提供对所有医嘱进行审核确认功能,根据确认后的医嘱自动定时产生用药信息和医嘱执行单,记录医生姓名及时间,一经确认不得更改。 12. 所有医嘱均提供备注功能,医生可以输入相关注意事项。 13. 支持所有医嘱和申请单打印功能,符合有关医疗文件的格式要求,必须提供医生、操作员签字栏,打印结果由处方医生签字生效。 14. 提供医生权限管理,如部门、等级、功能等。 15. 支持医生临床工作管理
互操作	1. 从入出院处等获取患者基本信息:姓名、性别、年龄、住院病历号、病区、床号、入院诊断、病情状态、护理等级、费用情况等。 2. 从门诊、社区卫生服务中心等获取患者近期的用药清单和过敏史。 3. 从门诊等获取诊疗相关信息:病史资料、主诉、现病史、诊疗史、体格检查结果等。 4. 从收费系统获取项目名称、规格、价格、医保费用类别、数量等费用信息。自动核算各项费用,支持医保费用管理。 5. 从药物知识库等获取常规用法及剂量、费用、功能及适应证、不良反应及禁忌证等合理用药信息。 6. 将检查检验申请等发送或更新到 RIS、LIS、PACS 等其他信息系统。 7. 从 LIS、RIS 等系统接收检查检验结果。 8. 将医嘱单发送到护士工作站和药房。 9. 将出院小结、出院医嘱等发送到药房、门诊和社区卫生服务中心、医保等系统

3. 护士工作站

护士工作站是协助病房护士对住院患者完成日常的护理工作的计算机应用程序。其主要任务是协助护士核对并处理医生下达的长期和临时医嘱,对医嘱执行情况进行管理,同时协助护士完成护理及病区床位管理等日常工作(表 6-4)。

表 6-4 护士工作站功能列表

功能类别	具体功能
直接医疗	1. 床位管理 (1) 病区床位使用情况一览表(显示床号、病历号、姓名、性别、年龄、诊断、病情、护理等级、陪护、饮食情况)。 (2) 病区一次性卫生材料消耗量查询,卫生材料申请单打印。 (3) 入出院、转科床位管理。 2. 医嘱处理 (1) 医嘱录入。 (2) 审核医嘱(新开立、停止、作废),查询、打印病区医嘱审核处理情况。 (3) 记录患者生命体征及相关项目。 (4) 打印长期及临时医嘱单(具备续打功能),重整长期医嘱。 (5) 打印、查询病区对药单(领药单),支持药单分类维护。 (6) 打印、查询病区长期、临时医嘱治疗单(口服、注射、输液、辅助治疗等),支持治疗单分类维护;打印、查询输液记录卡及瓶签。 (7) 长期及临时医嘱执行确认。 (8) 填写药品皮试结果。 (9) 打印检查化验申请单。 (10) 打印病案首页。 (11) 医嘱记录查询。 3. 支持护理管理 (1) 护理记录。 (2) 护理计划。 (3) 护理评价单。 (4) 护士排班。 (5) 护理质量控制。 4. 费用管理 (1) 护士站收费(一次性材料、治疗费等),具备模板功能。 (2) 停止及作废医嘱退费申请。 (3) 病区(患者)退费情况一览表。 (4) 住院费用清单(含每日费用清单)查询打印。 (5) 查询病区欠费患者清单,打印催缴通知单。 5. 支持医嘱执行的记录、体温单等的记录
互操作	(1) 从入出院处等获取患者基本信息:姓名、性别、年龄、住院病历号、病区、床号、入院诊断、病情状态、护理等级、费用情况等。 (2) 从门诊、社区卫生服务中心等获取患者近期的用药清单和过敏史。 (3) 从门诊系统、住院系统等获取诊疗相关信息:病史资料、主诉、现病史、诊疗史、体格检查结果等。 (4) 从收费系统获取项目名称、规格、价格、医保费用类别、数量等费用信息。自动核算各项费用,支持医保费用管理。 (5) 从药物知识库等获取常规用法及剂量、费用、功能及适应证、不良反应及禁忌证等合理用药信息。

4. 基础架构基本功能

基础架构指在后台支持门诊医生工作站、住院医生工作站、护士工作站等临床信息系统的基础系统(表 6-5)。

表 6-5　基础架构功能列表

功能类别	具体功能
注册数据与服务	1. 客户注册 2. 用户注册 3. 位置注册 4. 术语注册
信息安全管理	1. 用户身份鉴别 2. 用户授权 3. 用户访问控制 4. 用户访问管理 5. 不可抵赖管理 6. 安全数据交换 7. 安全数据通路 8. 通知确认 9. 患者隐私保护
辅助数据与服务	1. 医学知识库管理 2. 临床决策支持规则维护
纵向记录服务	1. 业务规则管理 2. 电子病历索引 3. 标准术语和术语模型 4. 标准术语的更新维护 5. 术语映射 6. 消息结构维护
医疗信息交换	1. 交换标准 2. 交换标准的更新维护 3. 基于标准的应用集成 4. 交换协议 5. 通信总线配置

五、两个主要的电子病历系统功能规范介绍

(一) HL7 电子病历系统功能模型

HL7 组织是美国主要的医疗信息标准开发组织，目前在国际上有 30 多个国际成员，其开发的 HL7 标准是目前世界通用的医疗健康信息交换标准。除了信息交换标准外，近几年来，HL7 组织扩大了标准的制定范围。从 2003 年起，HL7 组织下的电子病历特别兴趣小组开始研究电子病历系统功能模型，经过多年的努力，这一标准于 2007 年 2 月 21 日获得美国国家标准学会(ANSI)的批准成为美国国家标准。这个标准凝聚了全球众多专家的智慧，对于我国电子病历标准的制定具有十分重要的参考价值。

HL7 开发电子病历系统功能模型的目的是明确电子病历系统应该具备的功能，这些功能按用户的视角描述，使电子病历系统的功能表达标准化；同时，通过建立特定服务单元和区域的功能范例(functional profiles，FP)，使不同国家、不同卫生机构电子病历系统的功能描述有统一的方法和共同的理

解。这些特定的服务单元和区域可以是同一个国家的不同医疗机构(如重症监护室、心脏病区、诊察室),也可以是不同国家的医疗机构(如不同国家的社区卫生保健机构)。电子病历系统与功能模型、功能范例的关系见图 6-3。

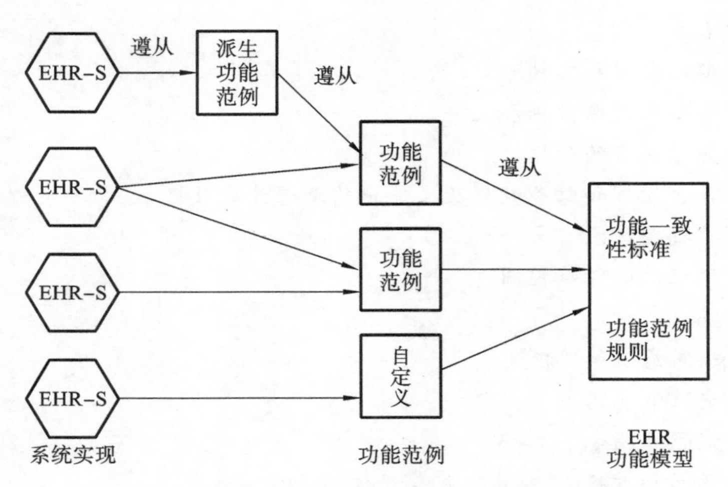

图 6-3　电子病历系统与功能模型、功能范例的关系

1. 功能模型的基本内容

HL7 开发的电子病历系统功能规范由直接医疗功能、支持功能和基础架构功能三个部分组成,用来概括所有可能用到的电子病历系统功能(共 140 个),其中直接医疗信息包括 3 个子目录,65 个基本功能;支持信息包括 3 个子目录,50 个基本功能;基础架构包括 7 个子目录,25 个基本功能。每个功能有名称、功能陈述和一致性标准(标准)以及其他有关的信息。功能范例只包含准备使用的电子病历系统功能。功能范例必须受功能框架的三个组成部分的约束(图 6-4)。

总体而言,功能模型的目的是包含功能的扩展集,用户可以由此生成子集,用来说明它们自己的电子病历系统需要什么。任何一个特定的电子病历系统只需使用来源于扩展集的一个子集。

EHR-S 功能概要为层次型结构,父代功能衍生出子代功能,形成树状结构,功能列表最多有 4 级目录,如图 6-5 所示。

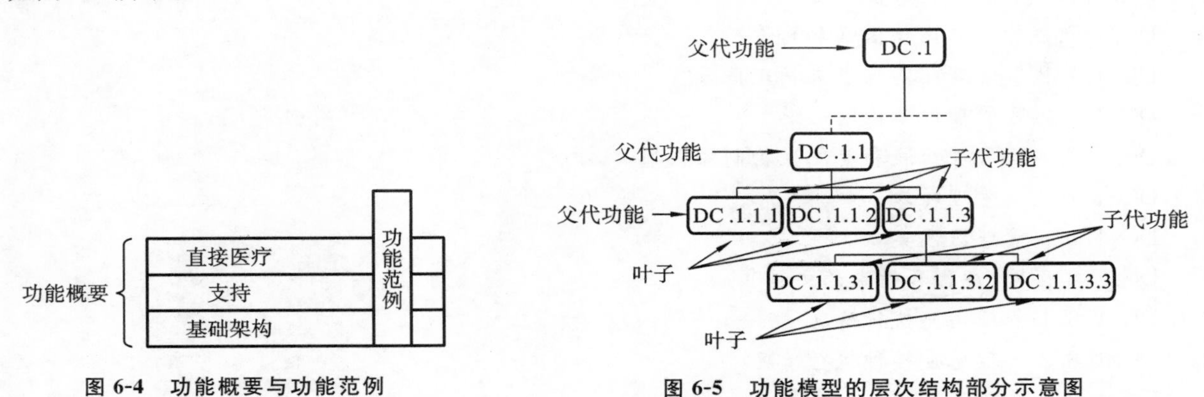

图 6-4　功能概要与功能范例

图 6-5　功能模型的层次结构部分示意图

例如 DC.1 为直接医疗的一级目录,表示医疗管理;DC.1.1 为二级目录,表示医疗管理中的记录管理;DC.1.1.1 为三级目录,表示医疗管理→记录管理→患者记录的标识和维护;DC.1.1.3.1 为四级目录,表示医疗管理→记录管理→来自外部的数据和文档→从外部临床来源获取数据和文件。最底层的目录为功能构件名称。

2. 直接医疗功能

直接医疗功能列表有 3 个一级目录、65 个基本功能构件。

DC.1 医疗管理

DC.1.1 记录管理

DC.1.1.1 患者记录的标识和维护

DC.1.1.2 管理患者基本信息

DC.1.1.3 来自外部的数据和文档

DC.1.1.3.1 从外部临床获取数据和文件

DC.1.1.3.2 获取源于患者的数据

DC.1.1.3.3 获取来自管理和财务数据及文件中的患者健康数据

DC.1.1.4 生成医疗摘要记录

DC.1.1.5 展现健康记录的特殊视图

DC.1.2 管理患者病史

DC.1.3 意愿、指令、同意书和授权

DC.1.3.1 管理患者及家属意愿

DC.1.3.2 管理患者预立指令

DC.1.3.3 管理同意书和授权

DC.1.4 摘要列表

DC.1.4.1 管理过敏、不耐受性和副作用列表

DC.1.4.2 管理药物列表

DC.1.4.3 管理问题列表

DC.1.4.4 管理免疫列表

DC.1.5 管理评估

DC.1.6 护理计划、治疗计划、临床指南和协议

DC.1.6.1 为计划医护提出指南和协议

DC.1.6.2 管理患者特有的医护和治疗计划

DC.1.7 医嘱和转诊管理

DC.1.7.1 管理药物医嘱

DC.1.7.2 管理非药物医嘱和转诊

DC.1.7.2.1 管理非药物患者护理医嘱

DC.1.7.2.2 管理诊断检验医嘱

DC.1.7.2.3 管理血液和其他生物制品医嘱

DC.1.7.2.4 管理转诊

DC.1.7.3 管理医嘱集

DC.1.8 医疗、评估和结果的文档

DC.1.8.1 管理用药执行情况

DC.1.8.2 管理免疫接种执行情况

DC.1.8.3 管理结果

DC.1.8.4 管理患者临床测量

DC.1.8.5 管理临床文件和注释

DC.1.8.6 管理决策支持提示的临床反应的记录

DC.1.9 产生和记录患者特异性的用法说明

DC.2 临床决策支持

DC.2.1 管理提供决策支持信息的卫生信息

DC.2.1.1 支持标准化的评估

DC.2.1.2 支持患者上下文驱动的评估

DC.2.1.3 支持潜在问题和趋势的鉴定

DC.2.1.4 支持患者和家属的选择

DC.2.2 医护和治疗计划、指南和协议

DC.2.2.1 支持基于医护和治疗计划、指南和协议的限制

DC.2.2.1.1 支持标准化的医疗计划、指南和协议

DC.2.2.1.2 支持敏感的医疗计划、指南和协议

DC.2.2.2 支持患者组或人群的一致医疗管理

DC.2.2.3 支持患者医护的研究协议

DC.2.2.4 支持自我医护

DC.2.3 用药和免疫接种管理

DC.2.3.1 支持用药和免疫医嘱

DC.2.3.1.1 支持药物交互作用查对

DC.2.3.1.2 支持个体化用药定量和警告

DC.2.3.1.3 支持用药推荐

DC.2.3.2 支持用药和免疫管理

DC.2.4 医嘱、转诊、结果和医护管理

DC.2.4.1 创建医嘱集模板

DC.2.4.2 支持非用药医嘱

DC.2.4.3 支持结果解释

DC.2.4.4 支持转诊

DC.2.4.4.1 支持转诊处理

DC.2.4.4.2 支持转诊推荐

DC.2.4.5 支持医护提供

DC.2.4.5.1 支持安全血液管理

DC.2.4.5.2 支持准确标本采集

DC.2.5 支持健康维护:预防医护和健康

DC.2.5.1 显示预防医护和健康警报

DC.2.5.2 预防医护和健康的通知和提醒

DC.2.6 支持人群健康

DC.2.6.1 支持人群中的临床健康流行病学调查

DC.2.6.2 支持通知和答复

DC.2.6.3 支持对特定患者健康的监测答复通知

DC.2.7 支持知识访问

DC.2.7.1 访问临床服务指南

DC.2.7.2 患者知识访问

DC.3 操作管理和通信

DC.3.1 临床工作流任务分配

DC.3.1.1 临床工作任务分配和安排

DC.3.1.2 临床任务联系

DC.3.1.3 临床任务追踪

DC.3.2 支持临床通信

DC.3.2.1 支持机构内部通信

DC. 3. 2. 2 支持与药房的通信

DC. 3. 2. 3 支持机构与患者或患者代理人间的通信

DC. 3. 2. 4 支持对患者、家属和护理者的教育

DC. 3. 2. 5 医疗设备间的通信

3. 支持信息功能

支持信息功能列表有 3 个一级目录，分别是：S. 1 临床支持，S. 2 测量、分析、研究和报告，S. 3 管理和财务，共有 50 个基本功能构件。

S. 1 临床支持

S. 1. 1 注册通知

S. 1. 2 供体管理支持

S. 1. 3 提供者信息

S. 1. 3. 1 提供者访问水平

S. 1. 3. 2 提供者在机构中的位置

S. 1. 3. 3 提供者待命的位置

S. 1. 3. 4 提供者位置或办公室

S. 1. 3. 5 提供者群(组)注册信息或目录

S. 1. 3. 6 提供者业务量/面板

S. 1. 3. 7 提供者注册信息或目录

S. 1. 4 患者目录

S. 1. 4. 1 患者基本信息

S. 1. 4. 2 患者在机构中的位置

S. 1. 4. 3 用于服务供给和管理的患者住处

S. 1. 4. 4 患者床位分配

S. 1. 5 去标识的数据请求管理

S. 1. 6 计划表

S. 1. 7 医疗资源的可用性

S. 1. 8 信息视图

S. 2 测量、分析、研究和报告

S. 2. 1 测量、监测和分析

S. 2. 1. 1 结果测量和分析

S. 2. 1. 2 绩效和责任测量

S. 2. 2 报告生成

S. 2. 2. 1 健康记录输出

S. 2. 2. 2 标准报告生成

S. 2. 2. 3 特殊查询和报告生成

S. 3 管理和财务

S. 3. 1 医护管理的就医/诊疗

S. 3. 1. 1 特殊视图

S. 3. 1. 2 就医特有功能

S. 3. 1. 3 从临床记录自动生成管理和财务数据

S. 3. 1. 4 支持远程医疗服务

S. 3. 1. 5 其他就医和诊疗过程支持

S. 3. 2 辅助用途的信息访问

S.3.2.1 规则驱动的临床编码辅助

S.3.2.2 规则驱动的财务和管理编码辅助

S.3.2.3 整合的成本/财务信息

S.3.3 行政事务处理

S.3.3.1 患者注册登记

S.3.3.2 有效范围的资格核实和判定

S.3.3.3 服务授权

S.3.3.4 支持服务请求和申报

S.3.3.5 费用补偿的申报和就医报告

S.3.3.6 医护期末的卫生服务报告

S.3.4 管理执业医师/患者关系

S.3.5 对象与对象的关系

S.3.5.1 家族相关关系

S.3.5.2 保险相关关系

S.3.5.3 生存环境相关关系

S.3.5.4 其他方面的相关关系

S.3.6 紧急与危重度

S.3.7 辅助功能的维护

S.3.7.1 临床决策支持系统指导方针更新

S.3.7.2 患者健康教育材料更新

S.3.7.3 患者提示信息更新

S.3.7.4 公共卫生相关更新

4. 基础架构功能

基础架构功能列表有7个一级目录、25个基本功能构件。

IN.1 安全

IN.1.1 实体认证

IN.1.2 实体授权

IN.1.3 实体访问控制

IN.1.4 患者访问管理

IN.1.5 不可抵赖管理

IN.1.6 安全数据交换

IN.1.7 安全数据通路

IN.1.8 信息认证

IN.1.9 患者隐私和机密性保护

IN.2 健康记录信息和管理

IN.2.1 数据保持、可用性和销毁

IN.2.2 审核纪录

IN.2.3 同步

IN.2.4 健康档案信息抽取

IN.2.5 健康档案信息的存储与管理

IN.2.5.1 非结构化健康档案信息的管理

IN.2.5.2 结构化健康档案信息的管理

IN.3 注册和目录服务

IN.4 标准术语和术语服务

IN.4.1 标准术语和术语模型

IN.4.2 标准术语的更新维护

IN.4.3 术语映射

IN.5 基于标准的互操作

IN.5.1 交换标准

IN.5.2 交换标准版本和更新维护

IN.5.3 基于标准的应用集成

IN.5.4 交换协议

IN.6 业务规则管理

IN.7 工作流管理

5. 建立一致性功能范例

功能模型的具体应用要通过创建功能范例来实现。功能范例是为了适应特定目的、特定用户、特定保健机构、区域等而选择的一套功能，用来管理功能主列表，每个单独的电子病历系统只用到整个功能框架包含的部分功能。所以，电子病历系统不直接遵从功能模型，而是遵从功能范例。创建功能范例的步骤如下。

（1）提供一般的范例信息。所有范例都需要有一个唯一的标识来说明该实例的一般信息，包括标识该实例和作为该实例产生基础（该实例将要遵从）的功能模型，说明为何要创建该功能范例、如何使用该范例等，还包括该功能范例拟应用场合（应用软件）的描述和定义，说明其理念、范围、目标读者，可举例说明。

（2）创建一致性条款。一致性条款要回答如下问题：用什么表明该功能范例与功能模型具有一致性？该问题为功能范例创建者，电子病历系统开发、认证和测试组织者，用户之间提供了沟通的可能性，使得在本领域内使用“一致性系统”“兼容性系统”或“一致性功能实例”等词汇时有明确的标准。一致性等级表达方式有三种。①必须（shall）：表示强制性，是必须的行为。②应该（should）：表示特别适用的推荐行为。③可以（may）：表示可选择、可允许的行为。

所有功能都被设置了三个优先程度，即目前必需、将来必需或可选。

（3）选择功能。从功能模型中选择满足所要创建的范例的功能构件；尽量使用与功能构件一样的ID号和功能的名称、陈述，只允许有限的、可控的本地化。允许增加新的子功能或将一个功能分解或增加一个新的子功能；为所选的功能设置优先；为所选的功能或添加的功能创建一致性标准。

（4）创建一致性标准。一般情况下，功能范例直接从功能模型继承一致性标准或者从功能模型中的一致性标准派生出一致性标准。范例必须继承所有功能模型中的强制性条款。

总体说来，HL7电子病历功能模型是电子病历产品开发的高层框架标准，通过创建功能范例，可以用标准的方法描述特定电子病历产品所具有的功能。很显然，只有在明确功能的基础上，才能进一步开发电子病历的下层标准。

（二）美国医疗信息技术认证委员会（CCHIT）标准简介

美国医疗信息技术认证委员会成立于2004年，是一个私营的非营利组织，致力于通过可信高效的认证来加速具有互操作性的医疗信息化技术的应用。2005年9月，美国卫生部与CCHIT签署了委托协议，由CCHIT负责制定一套可靠和有效并可持续发展的认证机制，对医疗IT产品进行认证。2006年，CCHIT获得美国卫生部的认可成为唯一的医疗IT产品和系统认证机构。CCHIT与HL7、HITSP等机构有广泛合作。在电子系统认证标准的制定过程中，大量参考了HL7的电子病历功能模型。目前，CCHIT主要开展以下三类产品的认证：①门诊电子病历产品；②住院电子病历产品；③医疗信息交换。

除了这三项认证标准外，CCHIT还制定急诊、儿科、心血管科等专科的电子病历认证标准。根据

CCHIT已经颁布的认证标准，凡是得到该委员会认证的电子病历产品，在性能上、互通性上和安全性上都必须满足最基本的要求。电子病历系统认证的意义还在于，在为医疗IT产品的使用铺平道路的同时，也使医疗IT的投资风险得到一定的控制，使医疗机构能够了解到所购买的产品在性能上和互通性上都符合相关要求，通过这些电子病历系统能够将高质量的医疗提供给患者。

六、电子病历的应用评价

美国等部分发达国家由于数字化基础和信息化环境较好，电子病历发展起步早，从2000年开始重点发展电子病历，在电子病历评估方面做了很多工作，尤其是美国医疗卫生信息与管理系统协会(HIMSS)，提出了一种电子病历应用系统功能评估方法EMRAM。在该方法中，根据实现功能的不同将医院电子病历整体应用水平划分为0～7级，共8个等级。

2011年，我国卫生部发布《电子病历系统功能应用水平分级评价方法及标准(试行)》，以期帮助医疗机构沿正确路线发展电子病历系统，引导电子病历系统向着科学、高医疗管理水平、高质量的方向发展。2018年12月3日，国家卫健委发布了《电子病历系统应用水平分级评价管理办法(试行)》和《电子病历系统应用水平分级评价标准(试行)》，将电子病历系统应用水平划分为9个等级。每一等级的标准包括电子病历各个局部系统的要求和对医疗机构整体电子病历系统的要求。

1. 0级：未形成电子病历系统

(1) 局部要求：无。医疗过程中的信息由手工处理，未使用计算机系统。

(2) 整体要求：全院范围内使用计算机系统进行信息处理的业务少于3个。

2. 1级：独立医疗信息系统建立

(1) 局部要求：使用计算机系统处理医疗业务数据，所使用的软件系统可以是通用或专用软件，可以是单机版独立运行的系统。

(2) 整体要求：住院医嘱、检查、住院药品的信息处理使用计算机系统，并能够通过移动存储设备、复制文件等方式将数据导出供后续应用处理。

3. 2级：医疗信息部门内部交换

(1) 局部要求：在医疗业务部门建立了内部共享的信息处理系统，业务信息可以通过网络在部门内部共享并进行处理。

(2) 整体要求：

①至少3个部门的住院、检查、检验、住院药品等医疗信息能够通过联网的计算机完成本级局部要求的信息处理功能，但各部门之间未形成数据交换系统，或者部门间数据交换需要手工操作。

②部门内有统一的医疗数据字典。

4. 3级：部门间数据交换

(1) 局部要求：医疗业务部门间可通过网络传送数据，并采用任何方式(如界面集成、调用信息系统数据等)获得部门外数字化数据信息。本部门系统的数据可与其他部门共享。信息系统具有依据基础字典内容进行核对检查功能。

(2) 整体要求：

①实现医嘱、检查、检验、住院药品、门诊药品、护理至少2类医疗信息跨部门的数据共享。

②有跨部门统一的医疗数据字典。

5. 4级：全院信息共享，初级医疗决策支持

(1) 局部要求：通过数据接口方式实现所有系统(如HIS、LIS等)的数据交换。住院系统具备提供至少1项基于基础字典与系统数据关联的检查功能。

(2) 整体要求：

①实现患者就医流程(包括用药、检查、检验、护理、治疗、手术等处理)信息在全院范围内安全共享。

②实现药品配伍、相互作用自动审核，实现合理用药监测等功能。

6. 5级：统一数据管理，中级医疗决策支持

(1) 局部要求：各部门能够利用全院统一的集成信息和知识库，提供临床诊疗规范、合理用药、临床路径等统一的知识库，为本部门提供集成展示、决策支持的功能。

(2) 整体要求：

①全院各系统数据能够按统一的医疗数据管理机制进行信息集成，并提供跨部门集成展示工具。

②具有完备的数据采集智能化工具，支持病历、报告等的结构化、智能化书写。

③基于集成的患者信息，利用知识库实现决策支持服务，并能够为医疗管理和临床科研工作提供数据挖掘功能。

7. 6级：全流程医疗数据闭环管理，高级医疗决策支持

(1) 局部要求：各个医疗业务项目均具备过程数据采集、记录与共享功能。能够展现全流程状态。能够依据知识库对本环节提供实时数据核查、提示与管控功能。

(2) 整体要求：

①检查检验、治疗、手术、输血、护理等实现全流程数据跟踪与闭环管理，并依据知识库实现全流程实时数据核查与管控。

②形成全院级多维度医疗知识库体系（包括症状、体征、检查检验、诊断、治疗、药物合理使用等相关联的医疗各阶段知识内容），能够提供高级别医疗决策支持。

8. 7级：医疗安全质量管控，区域医疗信息共享

(1) 局部要求：全面利用医疗信息进行本部门医疗安全与质量管控。能够共享本医疗机构外的患者医疗信息，进行诊疗联动。

(2) 整体要求：

①医疗质量与效率监控数据来自日常医疗信息系统，重点包括院感、不良事件、手术等方面安全质量指标，以及医疗日常运行效率指标，并具有及时的报警、通知、通报体系，能够提供智能化感知与分析工具。

②能够将患者病情、检查检验、治疗等信息与外部医疗机构进行双向交换。患者识别、信息安全等问题在信息交换中已解决。能够利用院内外医疗信息进行联动诊疗活动。

③患者可通过互联网查询自己的检查检验结果，获得用药说明等信息。

9. 8级：健康信息整合，医疗安全质量持续提升

(1) 局部要求：整合跨机构的医疗、健康记录、体征检测、随访信息用于本部门医疗活动。掌握区域内与本部门相关的医疗质量信息，并用于本部门医疗安全与质量的持续改进。

(2) 整体要求：

①全面整合医疗、公共卫生、健康监测等信息，完成整合型医疗服务。

②对比应用区域医疗质量指标，持续监测与管理本医疗机构的医疗安全与质量水平，不断进行改进。

电子病历系统分级测评主要从两个方面进行评估：一是对局部应用情况进行评价，主要是针对医疗机构中各个环节的医疗业务信息系统情况进行评估；二是对整体应用水平进行评价，主要是针对医疗机构电子病历整体应用情况的评估。根据《电子病历系统功能规范（试行）》《电子病历应用管理规范（试行）》等规范性文件，局部应用评价确定了医疗工作流程中的10个角色、39个评价项目。就39个评价项目分别对电子病历系统功能、有效应用、数据质量三个方面进行评分，将三个得分相乘，得到此评价项目的综合评分。将评测项目按照10个角色（病房医生、病房护士、门诊医生、检查科室、检验处理、治疗信息处理、医疗保障、病历管理、电子病历基础和信息利用）、39个业务项目进行划分，评测指标包括必选的基本项及可选项。整体应用水平主要根据局部功能评价的39个项目评价结果汇总产生医院的整体电子病历应用水平评价，具体方法是按照总分、基本项目完成情况、选择项目完成情况获得对医疗机构整体的电子病历应用水平评价结果。

为持续推进以电子病历为核心的医疗机构信息化建设，卫健委要求：①地方各级卫生健康行政部门要加大工作力度，组织辖区内有关医疗机构持续推进电子病历信息化建设，提高医疗服务、管理信息化水平；②2020 年，所有三级医院要达到分级评价 4 级以上，二级医院要达到分级评价 3 级以上；③卫健委对每年度电子病历应用水平分级评价情况进行通报，委医院管理研究所承担相关具体工作（表 6-6）。

表 6-6　电子病历系统应用水平分级

等　级	内　容	基本项目数（项）	选择项目数（项）	最低总评分（分）
0	未形成电子病历系统	—	—	—
1	独立医疗信息系统建立	5	20/32	28
2	医疗信息部门内部交换	10	15/27	55
3	部门间数据交换	14	12/25	85
4	全院信息共享，初级医疗决策支持	16	10/23	110
5	统一数据管理，中级医疗决策支持	20	6/19	140
6	全流程医疗数据闭环管理，高级医疗决策支持	21	5/18	170
7	医疗安全质量管控，区域医疗信息共享	22	4/17	190
8	健康信息整合，医疗安全质量持续提升	22	4/17	220

第三节　电子病历结构化

一、电子病历结构化的出发点和优势

在传统的病历中，病历一般都是以自然文本形式来记录，特别是在纸质病历中，这种情形延续到电子病历中。多项欧洲研究课题的调查表明，临床医生更多地使用计算机来查询患者数据，而在患者数据录入方面所做的工作则很少。

电子病历在建设之初，就被人们认为具有应用到临床医护、决策支持、科学研究、管理支持、公共卫生等方面的重大价值，而仅仅是自然文本形式的数据显然难以实现深层次的数据挖掘应用。早期的电子病历是以 WORD 等文字处理软件来处理病历的文本内容，以提高病历书写速度，降低医生的劳动强度，但很快人们就发现，这种病历存在先天性不足，并由此引发了一系列问题，如病历内容张冠李戴、男性患者出现月经史等。虽然通过这种方式产生的电子病历能够方便地打印成符合国家规范的病历，但大量临床积累的病历资料及有用的数据以计算机无法理解的形式存在文本中，并不能直接用于统计分析和数据挖掘等，更谈不上支持辅助临床医疗、决策支持等。

为了弥补早期电子病历的缺陷，人们开始从两个方面着手进行电子病历的结构化：一是结构化数据录入，即在数据录入时就引入结构化录入方法，这样，由医生录入的信息本身就已经是结构化文本；二是自然语言处理，对现有电子病历系统制作完成的文本病历进行自然语言处理，从而生成结构化的电子病历。

病历的结构化与标准化是密切相关的，如果没有信息的标准化，则电子病历的结构化仅仅达到了信息的语法层次，无法实现信息的语义表示，而导致信息无法有效利用，可以说病历结构化本身，就是信息标准化的过程，如果离开标准化，结构化也是没有意义的。图 6-6 所示的是电子病历标准化和结构化的层次关系。

图 6-6 中，我们将电子病历的结构化和标准化分为了五个层次。

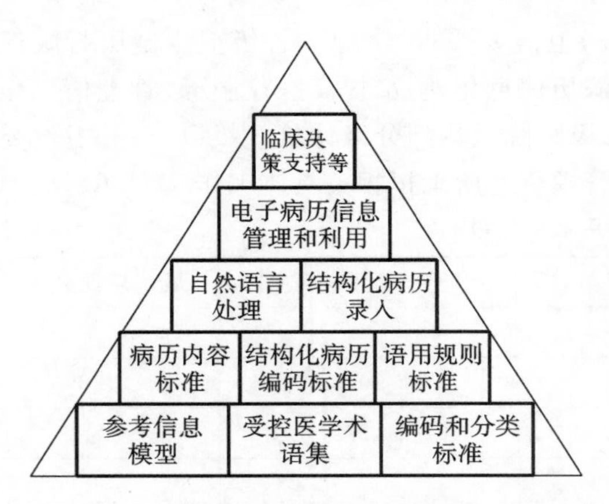

图 6-6　电子病历标准化和结构化的层次关系

(1) 该模型中最基础的是医学信息基础标准和框架研究,该层次的研究决定了其上各个层次的水平,没有这个层次的标准化建设,上层的信息标准化就无从谈起。目前 HL7V3 的参考信息模型已经成为国际性的标准,而受控医学术语集方面,SNOMED CT 和 LONIC 已经取得广泛的认可,中文的医学术语集还有待开发。编码和分类标准一般与各国和各医疗机构的实际情况有关,也有待制定中。

(2) 第二层主要是从语法、语义、语用三个层面制定电子病历的标准,在语法层面,既有如《病历书写基本规范》这种规定,也需要如病历元素规范这样的病历标准。在语义层面,则强调对病历内容的编码化,对照受控医学术语集,将病历以编码化的形式组织起来,这方面的标准如 HL7 CDA、DICOM SR 协议等。而语用层面,则几乎还没有合适的标准规范,尽管 RDF 等标准已经出现。

(3) 第三个层次主要涉及具体的结构化电子病历生成方法。不同的信息表示会采用不同的数据生成方法,将直接影响电子病历的临床适用性。医学自然语言处理是一种不改变医生病历录入习惯就可以获得所需结构化信息的技术,但目前的研究都还不成熟,效果较差。对于结构化数据录入方法开展了很多研究,以期更方便地直接生成结构化的数据,并对标准化的问题给予了充分关注。

(4) 第四个层次主要是对电子病历信息的管理和利用,这需要制定相关国家法律如《电子病历管理办法》,也需要制定医院内部的管理和使用规范。这些标准的制定有利于在保障信息安全的前提下实现电子病历的共享。

(5) 最上层的标准制定针对电子病历数据的深层次利用,如计算机辅助决策支持、公共卫生研究、医学科学研究、循证医学应用、最优临床路径等。可以让电子病历产生巨大的价值,也是电子病历的终极目标。

二、病历结构化表示方法

传统病历的信息是通过自然语言文本来表示的。自然语言具有强大的和灵活多变的表达能力,医生们也已经习惯了这种方式,但由于自然语言处理技术长期进行缓慢,这种方式存储的病历很难用计算机进行处理和分析。在这种情况下,人们探索用结构化表示方法来表示数据。

这里所讲的“表示方法”是一种知识表示方法,是指用机器表示知识的可行性、有效性的一般方法,它是一种数据结构和控制结构的统一体,既考虑知识的存储,又考虑知识的使用。“表示”从某种意义上讲,可视为数据结构及其处理机制的综合:表示 = 数据结构+处理机制。知识表示方法有很多,传统的知识表示方法有四种:谓词逻辑、产生式规则、语义网络和框架。

(1) 谓词逻辑:采用谓词合适公式和一阶谓词演算,把要解决的问题变为一个有待证明的问题,然后采用消解定理和消解反演来证明一个新语句是从已知的正确语句导出的,从而证明这个新语句也是正确的。谓词逻辑是一种形式语言,能够把数学中的逻辑论证符号化。谓词逻辑常与其他表示方法混合使用,灵活方便,可以表示比较复杂的问题。

(2) 谓词逻辑:谓词逻辑适合表示如下方面。①事物的状态、属性、概念等事实性知识。②事物间确定的因果关系,即规则。对于事实可以用如下逻辑符号表示,即“¬”表示“非”、“∧”表示“与”、“∨”表示“或”;对于规则可以用“蕴涵(→)式”表示,例如:如果 x,则 y 就可以表示为“x→y”。用谓词表示知识时,还要遵循两个步骤,即首先定义谓词,其次用连接符号连接相应的谓词。我们看相应的例子:

假设有这样一个知识需要表示:小潘是计科系的学生,但他不喜欢编程。我们用一阶谓词逻辑来表示它就需要采用如下的步骤。

首先，定义谓词：Computer(x)：x 是计科系的学生

Like(x,y)：x 喜欢 y

其次，用谓词公式表示之：

Computer(xiaopan) ∧ ¬Like(xiaopan,programing)

(3) 产生式规则：在条件、因果等类型的判断中所采用的一种对知识进行表示的方法。其基本的形式是 P→Q，或者是 if P then Q。这里这个产生式规则与刚才的谓词逻辑中的"蕴涵(→)式"表示还是有区别的，后者是一种精确的匹配，即如果 x，则 100%的会是 y，而前者则可以表示一种模糊匹配，有一定的置信度，即发生概率。

例如：if"咳嗽 and 发烧"，then"感冒"，置信度 80%。这里 if 部分表示条件部，then 部分表示结论部，置信度表示当满足条件时得到结论的发生概率。这整个部分就形成了一条规则，表示的就是这样一类因果知识："如果患者发烧且咳嗽，则他很有可能是感冒了。"

(4) 语义网络：一种结构化表示方法，它由节点和弧线或链线组成。节点用于表示物体、概念和状态，弧线用于表示节点间的关系。语义网络可用于表示多元关系，扩展后可以表示更复杂的问题。

(5) 框架：一种结构化表示方法。框架通常由指定事物各个方面的槽组成，每个槽拥有若干个侧面，而每个侧面又可拥有若干个值。大多数实用系统必须同时使用许多框架，并可把它们连成一个框架系统。框架表示已获广泛应用，然而并非所有问题都可以用框架表示。

在表示比较复杂的问题时，采用单一的知识表示方法是远远不够的。往往必须采用多种方法混合表示。例如，综合采用框架、语义网络、谓词逻辑的过程表示方法(两种以上)，可使所研究的问题获得更有效的解决。

但上述表达方法中，并未解决所要表示的概念到底是什么的问题，而本体论从概念出发研究"存在"。目前医学信息学领域的本体论研究主要应用于标准术语、数据模型和信息参考模型的建设，比如 SNOMED CT UMLS 等。目前电子病历表示的首要目标是满足计算机对病历信息的自动处理，同时还要满足其他病历应用场景的需求。

而在临床上病历信息往往是复杂而且具有强烈上下文关联的，往往一个症状体征的表示需要有许多属性来补充说明，传统的二维关系数据模型往往难以有效表达。以"头痛"为例，它一般用疼痛程度、一个数值和一个时间单位(天、小时)来表示，但是有时候我们往往需要其他的相关信息，如诱因(受寒、外伤)、部位(前额、下肢等)、变化情况等，所以研究电子病历的表示框架意义重大。

电子病历结构化表示框架应该从语法、语义、语用三个层面制订一系列的规范。第一层为语法层次，它提供了计算机的结构化解析能力，比如我们常用的 XML 为文本信息提供了一种语法的规范，支持 XML 的软件可以解析出符合 XML 语法的文件中的结构化内容，但 XML 本身并不解决任何语义和语用上的问题。第二层次为语义层次，它提供了计算机的语义理解能力，如 HL7CDA 基于 HL7 RIM 实现并兼容基于各种标准术语的 HL7 V3 数据类型，通过对内容的编码，CDA 文件能够被计算机所理解；第三层为语用层次，它提供文档内容进行理解应用的需求，比如我们需要验证当患者性别为"男"时，不应该出现月经史。语用层还处于探索阶段。这三个层次是一个整体，组成了电子病历，表示必须具备的不同层面。

(一) 病历的结构化技术

病历结构化数据的采集主要涉及两种方法：自然语言处理和结构化数据录入，下面我们分别作简单的介绍。

1. 自然语言处理

自然语言处理(NLP)是计算机科学领域与人工智能领域中的一个重要方向。它研究能实现人与计算机之间用自然语言进行有效通信的各种理论和方法。自然语言处理是一门融语言学、计算机科学、数

学于一体的科学。自然语言处理并不是研究一般的自然语言,而在于研究能有效地实现自然语言通信的计算机系统,特别是其中的软件系统。因而它是计算机科学的一部分。长期以来,用自然语言与计算机进行通信是人们一直追求的目标。

自然语言处理的最大优点在于可应用已有的自由文本,而这些文本可以通过自由文本录入、语音识别等多种方式来取得,而不需要强迫用户改变习惯。这在电子病历系统中具有巨大的价值,许多医生不习惯使用计算机,采用自由文本输入使医生书写病历不受限制。但自然语言处理,即实现人机间自然语言通信或实现自然语言理解和自然语言生成是十分困难的。造成困难的根本原因是自然语言文本和对话的各个层次上广泛存在的各种各样的歧义性或多义性。

尽管受控医学术语集和语言结构知识(语法、词法等)有助于分析自由文本的句子。比如用自然语言处理对所用的术语建立索引,这些索引可提取含有一个或多个指定术语的文本。然而,如检索关键词“咳嗽”,其检索结果不仅包含“咳嗽”,还包含“不咳嗽”。这种结果类似于今天我们使用网络搜索引擎得到的结果。

医学方面的准确编码要求具有关于医学术语的语义学、同义词及如何组合成有意义表达式等知识。因此,人们开始尝试引入语义网络,例如,“胃:一个器官”“咳嗽:一种症状”“艾滋病:一种疾病”“呼吸困难:与呼吸短促类似”“疼痛:可通过定位、严重性、性质、放射部位、诱发因素描述”。

电子病历中的语义分析主要应用医学领域中文本句法、常用术语和语义学方面的知识。毫无疑问,这样一来,数据结构化与前面提到的两种结构化方法相比其难度大大增加了。就汉语来说,如果允许医生完全自由地记录病历,那么要让计算机能够理解医生记录的内容,就必须首先模拟人脑给计算机建造一个静态语义网。从理论上说,用来做语义分析的静态语义网应当是汉语语义知识的全集。这个全集十分复杂庞大,而且充满了各种各样的广泛的语义关系,从工程实施的角度出发,不可能立刻建立一个完善的静态语义网,而只能建立一个属于这个全集的子集。基于这样一个子集的静态语义网,在词量、义项、领域、层级等方面都受到限制。因此,通过语义分析来自动实现患者数据结构化的方法,其结构化结果的准确率是难以得到保证的。

国内目前上海某公司尝试开发自然语言处理来对电子病历进行结构化,并取得了初步的成果。图6-7所示的是全结构化电子病历生成组件服务总体架构图。

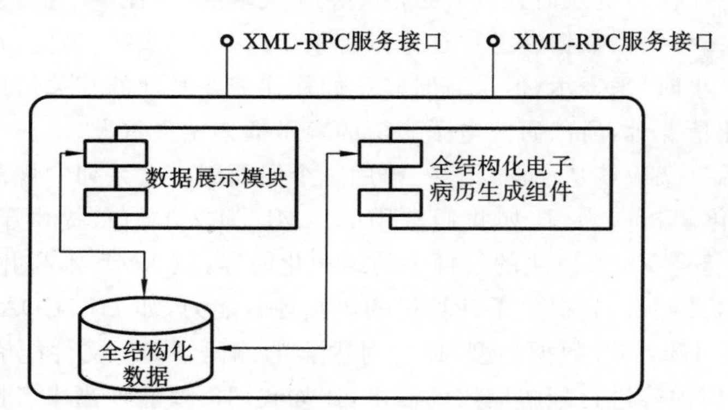

图 6-7 全结构化电子病历生成组件服务总体架构图

从理论方法的角度看,由于采集、整理、表示和有效应用大量知识的困难,这些系统更依赖于统计学的方法和其他“简单”的方法或技巧。而这些统计学的方法和其他“简单”的方法似乎也快达到它们的极限了,因此,目前在自然语言处理界广泛争论的一个问题:要取得新的更大的进展,是主要有待于理论上的突破呢,还是通过目前已有方法的完善和优化来实现?大致上,更多的语言学家倾向于前一种意见,而更多的工程师则倾向于后一种意见。回答或许在“中间”,即应将基于知识和推理的深层方法与基于统计等“浅层”方法结合起来。

2. 结构化数据录入

结构化数据录入是目前电子病历结构化研究的热点,为了实现结构化数据录入,专门设计结构化录入编辑器是必不可少的工作。早期的结构化数据录入一般采用固定表格式录入，参见图 6-8。

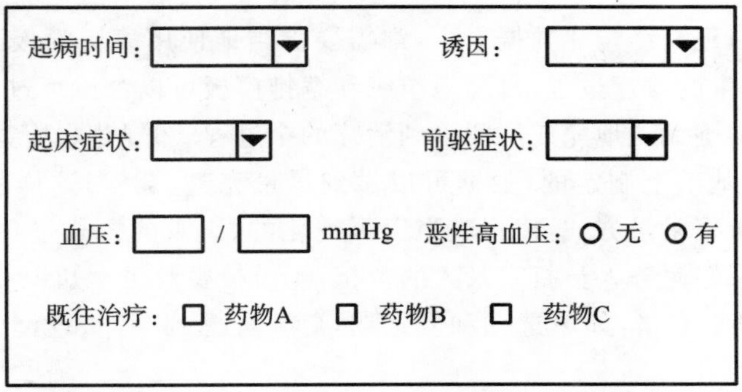

起病时间：　　诱因：

起床症状：　　前驱症状：

血压：　/　mmHg　恶性高血压：○ 无　○ 有

既往治疗：□ 药物A　□ 药物B　□ 药物C

图 6-8　固定表格式录入

这种录入方式很快就反映出了先天的局限性。第一，这种表格限制了医生的思维，强迫医生按表格逐项录入。第二，由于患者病情复杂多样，需要填写的病历也多种多样，故不同患者需要填的病历差异很大，而面面俱到的病历制作复杂且项目多，造成填写困难。第三，固定的病历结构无法灵活配置，比如有些项目需要重复填写，则无法实现，造成临床使用困难。可见，固定表格录入方法为了实现数据的结构化，牺牲了数据录入的灵活性与方便性，因此，它主要适用于病历中结构相对固定并且医生主观描述性内容比较少的部分，如“体格检查表”。

后来人们开发了自由结构化录入的方法，这种方法在实现病历结构化的同时，又兼顾了病历录入的灵活性和方便性。它通过在电子病历模板中设置结构标志来存储结构，并且以允许进行自由文本录入为前提。医生每打开一个项目都有相应的模板，不同的模板中设置相应的结构，医生可根据需要调用不同的模板，调用模板的同时也提取了结构，这样就可产生许多不同的结构，从而应对复杂的医疗文书录入。若医生不调用模板，也可进行自由文本录入，这就兼顾了医生书写病历的自由性。而且在进行自由文本录入时，提供了知识库以提高录入的速度和准确性。图 6-9 是国内某公司开发的结构化病历录入界面。

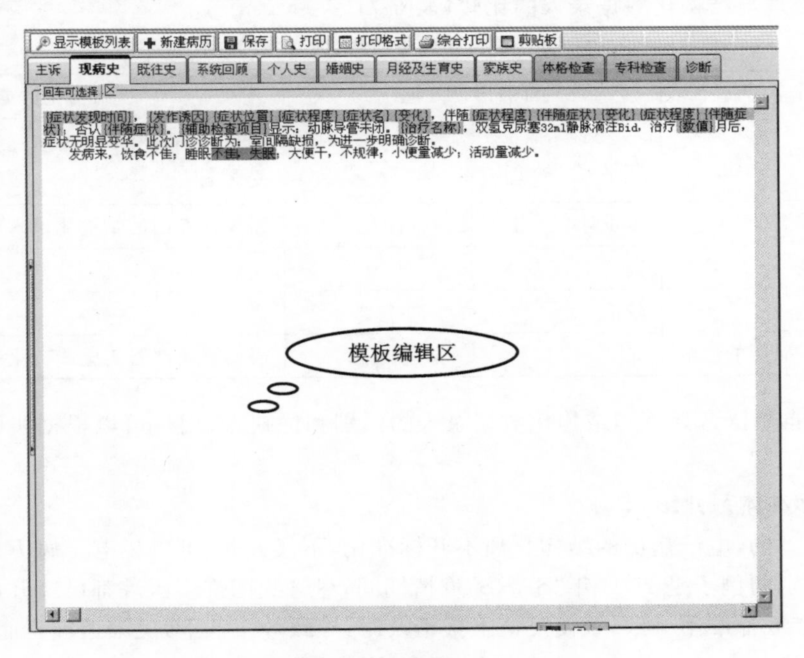

图 6-9　自由结构化录入

结构化数据录入是相对于自由文本录入而言的，在结构化录入中限制用户使用其限定的词汇，同类的临床事件采用同样的结构进行叙述。虽然结构化数据录入的结果可以满足计算机对信息的处理能力，但它的缺陷是剥夺了用户自由描述的权利，从而很难满足用户表达真实意思的需求。

3. 电子病历模板技术

无论是自然语言处理，还是结构化数据录入，都需要恰当地使用病历模板。电子病历模板的作用如下：①规范、提醒和引导医生的诊疗过程，合理地组织和编排模板可以令诊疗过程清晰明确。医生只需要按照模板的流程，就可以准确无误地完成从问诊到治疗的全过程；②规范病历数据的内容，模板是在充分借鉴了权威书籍和文献的基础上制定的，数据可以做到尽量完整、翔实，这样就可以最大限度地避免漏问、漏测、漏诊；③简捷的数据采录方式，模板应当以可视化的、直观的方式呈现数据，尽量用单选或复选的方式完成数据的录入，减轻医务人员打字录入的负担；④模板要对医学知识和规范进行整合，电子病历的模板不能简单地照搬医学表格，如单选题和复选题，更要考虑到存储、查询、交换、打印等后续操作的需要。

从临床医学角度分析，病历基本上为层次结构。最顶层是问诊、观察、检查、诊断和治疗，每一项根据专科或者疾病的特点，再分为许多特征点，每个特征点又可以由一些症状或者反应来具体描述。虽然每一层基本上都可以由单选、复选或者陈述的方式来表达，但病历的复杂性在于其层次发展的不固定性，即因人而异，因病情而异。如同一棵有着繁杂分枝的树一样，要根据具体情况正确选择某一些分枝路径才能到达合理的诊断和治疗终点。可以说病历书写过程基本上就是一个边采集边分析数据的过程，它是医生的医学知识和临床经验不断积累和探索的过程。

目前的电子病历模板大概可分成以下三种类型。①从操作界面到存储结构都完全固定，主要应用于一些诊疗都比较成熟的专科和疾病。②操作界面的项目固定，部分内容可以编辑和修改，存储结构固定。换言之，某些数据项不是在程序设计时就确定其内容，而是另用一个单独的表来保存，医生可以通过编辑这个表来决定显示的内容。③操作界面和存储结构都可以编辑和修改。这种模板只提供最基本的结构，如患者编号、病历编号、就诊时间、就诊医生，其他项目细节由医生自己确定，比较符合医生个性化的意愿，但操作界面和方式比较单调，类似于有些电子病历系统采用 Excel 或 Word 设计的模板，但两者在存储方式和结构上还是有本质区别的。

4. 自然语言处理与结构化数据录入的比较(表 6-7)

表 6-7　自然语言处理与结构化数据录入的比较

项　　目	自然语言处理	结构化数据录入
对用户的影响	无影响	用户需结构化录入，录入可能受限，录入速度受影响
对系统设计的影响	需设计自然语言处理软件	需设计专门的结构化录入软件
实现难度	高	一般
数据质量	较低	高
对现有非结构化电子病历的影响	无	需要重新部署实施或转化

表 6-7 反映了自然语言处理与结构化数据录入的区别和优缺点，用户可以根据实际情况选择合适的方法。

5. 电子病历标准体系介绍

正如前面所提到的，电子病历的结构化离不开标准化，不仅如此，可以说电子病历的实现处处都离不开标准化。一个特别的例子是 2003 年"SARS"疫情期间，尽管我国许多医院都已经开展了医院电子化建设，但由于缺乏标准或标准不一致，致使疫情上报不及时，导致效率低下，决策迟钝。而在电子病历时代，电子病历信息的交换和共享达到了更高的层次，因此迫切需要电子病历标准体系作为基础性的支持。电子病历标准体系不仅可以指导和控制电子病历领域的标准化建设，而且可以分清标准制定的轻重缓急和类型。图 6-10 是电子病历标准体系的草图，从图中可以看出，基础通用标准与其他领域的标准具有通用性，而后三类标准是当前我们当前应该关注的重点。

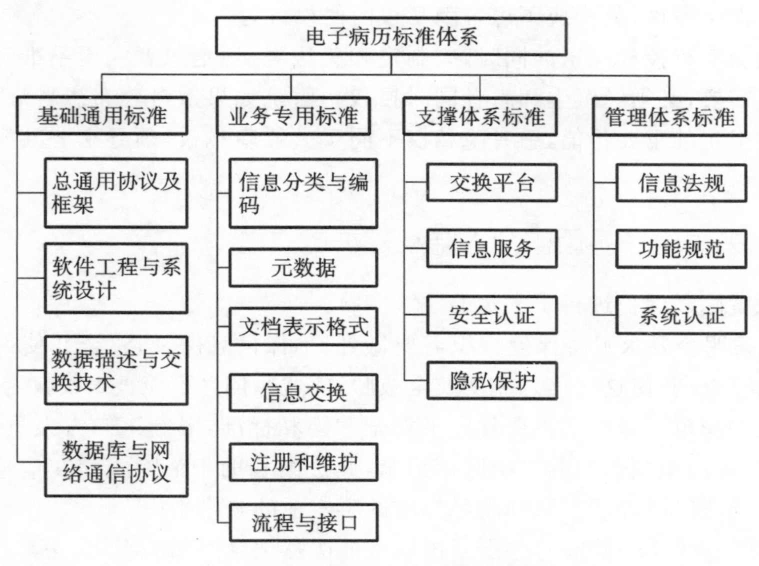

图 6-10 电子病历标准体系

第四节 电子病历信息交换与安全机制

一、电子病历与患者隐私保护

(一) 隐私权的定义

隐私权是指公民依法享有的与他人或与公共利益相对无关的一切个人信息不被非法刺探、收集和公开,私人生活安宁不被非法侵扰的独立的人格权,而且权利主体对他人在何种程度上可以介入自己的私生活、对自己是否向他人公开隐私及公开的范围和程度等具有决定权。隐私权具体包括隐私保密权、隐私利用权、隐私维护权及隐私支配权四方面内容。

隐私权是随着人类文明进步与发展,直到 19 世纪末才出现的一项人格权。它的出现具有重大意义。科学技术大发展的同时,侵犯个人隐私的技术手段也日益发达,侵扰他人生活与安宁的案例也不断出现,严重影响了公民的生活质量。隐私权制度的确定,一方面保护个人隐私权不受侵犯,另一方面在隐私权受到侵害时,予以法律帮助,从而极大保证了公民的生活安宁与幸福。

(二) 电子病历运用对个人隐私保护的挑战

电子病历的运用给人们带来巨大的便利,但同时也将人们的隐私置于极为尴尬的境地,隐私权保护正在经受前所未有的挑战。患者的隐私权是指在就医过程中,患者对自己的心理、生理及其他方面的隐私要求保密的权利,主要有两部分内容:一是患者个人生活方面的隐私,如心理和行为等方面的情况,由于这些隐私多半是患者与医务人员建立了信任关系后提供的,与诊疗行为没有太直接的关系,故医务人员对其有无条件保密的义务。二是与患者诊疗护理相关的隐私内容,如病因、家族遗传性疾病、诊疗发现和预后等信息,这部分隐私往往涉及多边价值,医务人员只能对其进行有条件的保护,保护范围应结合实际合理确定。

患者隐私权的侵权行为的构成须符合以下四个要件:医务人员实施了侵犯患者隐私权的行为;医疗机构或医务人员有主观侵权过错;侵权行为造成患者的损害后果;隐私权侵权行为与损害后果有因果关

系。只要同时满足这四个条件，就构成了患者隐私权的侵权行为。

在医院对电子病历实行授权保密的同时，应制定相关法规，规定患者病历不准随意提供给别人公开查阅、摘抄，如果确实需要，必须经医生和患者同时授权。医院如果擅自公布患者病历，要负相关法律责任。由于病历对公共卫生的重要价值，患者隐私权不同于一般隐私权，须寻求公共安全与维护个人隐私之间的平衡。

（三）世界各国关于电子病历中个人隐私保护的立法

世界各国对于患者隐私保护进行了大量的立法实践。

美国 HIPAA 法案明令要求卫生保健组织需要做到：确保信息保密；整合并使得所有受保护的卫生保健电子信息可以及时查询；使这些信息免受安全威胁；使这些信息不能被未授权者访问和使用；确保行业内工作人员遵守这些规范。该法案主要规定了安全和隐私标准，限制第三方人员调阅医疗记录，禁止雇主、保险公司和执法部门滥用公民的电子医疗记录，此法案有助于消除人们在信息时代中对泄露自己的健康记录的恐惧。此法案已经成为联邦隐私标准的事实上的安全指南。

另外，克林顿于 2000 年 12 月 20 日签署了国家级的医疗记录隐私法案，该法案相当严格地保护了个人健康医疗信息隐私，任何人，无论是以口头还是书面的方式，在没有经过当事人的同意之前，都不能将病历中的医疗信息传播出去，医生或医院做例行性的用途都不例外。根据这部法案，患者有对自身医疗记录的掌握权，医疗记录只能用于医疗用途，触犯者将负刑事及民事责任。这为人们的个人信息安全提供了严密的保障。

日本政府颁布的《关于诊疗记录用电子媒体保存》，从情报通信领域、电子媒体保存规定、医疗现场、医疗管理者责任、患者医疗信息相互利用等方面对电子病历进行了规范。其第三条“其他重要条款”中(b)条第二款规定了保护患者隐私，在(d)条中更是鲜明地指出：必须将保护患者的隐私放在首位。此后，日本政府又颁布了《有关个人信息的保护的法律》，加强了对患者隐私的保护。

（四）对我国电子病历立法中个人隐私保护的思考

我国现有的法律尚未专门对公民隐私权作出规定，而是将其作为名誉权加以保护，采取的是间接保护的方式。《最高人民法院关于贯彻执行〈中华人民共和国民法通则〉若干问题的意见（试行）》中规定：以书面、口头等形式宣扬他人的隐私，或者捏造事实公然丑化他人人格，以及用侮辱、诽谤等方式损害他人名誉，造成一定影响的，应当认定为侵害公民名誉权的行为。但该保护方式明显存在不足，在 2021 年 1 月 1 日施行的《中华人民共和国民法典》中，已把隐私权作为一项独立的人格权纳入其中，并规定公民都享有隐私权。

由于患者隐私权的特殊性，医疗机构及医务人员在履行医疗职责时，稍有不慎就有可能构成侵权。因此，加强医疗机构及其医务人员保护患者隐私权的法律意识，并制定医疗机构特别是电子病历关于患者个人隐私保护的法律法规，是十分必要的。参阅其他国家或地区的法律，我们应该遵循“涉及患者的隐私保护时，应取得大众健康公共安全与维护个人隐私之间的平衡”的原则，在医师（研究）、政府部门、保险公司、雇主（大公司）之间寻求平衡，规定好电子病历的应用情况和范围，既要保护患者的个人隐私，又要维护社会公共利益。

在电子病历的制作、修改、保存、调用、交换等过程中，医疗机构及其医务人员因业务而知悉或持有他人的秘密，不得无故泄露；医务人员接受有关机关询问或委托鉴定时，不得做虚伪的陈述或报告；公务机关对个人资料的利用，应在法律规定的职责范围内进行，并与收集的特定目的相符；除涉及对患者实施医疗活动的医务人员及医疗服务质量监控人员外，其他任何机构和个人不得擅自查阅患者的病历；因科研、教学需要查阅病历的，需经患者就诊的医疗机构有关部门同意，阅后应当立即归还或销毁，不得泄露患者隐私。

在隐私保护原则中，除了患者的隐私权外，还应在电子病历的应用中充分考虑患者的知情权、参与权、选择权、安全权等各种权利。

我国目前已经开始制订《个人信息保护法》，如能获得通过，将极大推进隐私保护工作，切实维护个人的隐私权。

我国台湾地区对于患者隐私保护的规定较为详细。

医师受有关机关询问或委托鉴定时，不得为虚伪之陈述或报告；医师因业务而知悉他人秘密，不得无故泄露；医疗机构及其人员因业务而知悉或持有他人之秘密，不得无故泄露。

在应用计算机处理个人资料时：公务机关对个人资料之利用，应于法令职掌必要范围内为之，并与收集之特定目的相符；医师为研究需要，影印病历并摘出使用，尚无不可。医疗机构应建立严谨之病历管理制度，以杜弊端。且该医师应遵法不得无故泄露患者病情之规定；故以研究为目的拟运用病历资料，应仍以不得无故泄露病情为原则。

符合下列条件可以应用患者隐私。

(1) 应符合特定目的。

(2) 并符合下列要件之一：

①经当事人书面同意者；

②与当事人有契约或类似契约之关系而对当事人权益无侵害之虞者；

③已公开之资料且无害于当事人之重大利益者；

④为学术研究而有必要且无害于当事人之重大利益者；

⑤其他法律有特别规定者。

另外我国台湾地区对保险公司有如下规定：保险公司因业务需要，要求医疗机构提供病历相关资料，仍以患者或其家属亲自提出申请为原则，但医疗机构如基于便民，凭保险公司所提足资认定已获患者同意之证明文件而提供病情资料，尚无不可；唯所称足资认定已获患者同意之证明文件，至少应有患者亲自签署之书面同意文件，且该书面同意文件并经载明患者同意提供特定之病情资料者，始足当之，以杜争议；其他机关(构)因业务需要，于有法令依据之前提下，请求病历资料时，以透过卫生机关办理为宜。

二、电子病历信息共享的基本原则

目前已普遍认为，电子病历不仅能在医院内部使用，而且还能跨医院、跨区域、甚至跨国进行信息交换；不仅直接供临床医生和患者等直接利益者使用，也供临床医学科研、公共卫生管理等相关人员使用。电子病历的信息共享原则应该考虑多方利益。医疗活动是很特殊的活动，在某些极端条件下，如患者昏迷情况下就医，就无法取得患者授权而查看病历，患者隐私权被侵害时可以寻求法律的补偿。另外，注意建立电子病历的初衷就是为了病历信息共享，过分强调隐私权而放弃信息共享是不切实际的。

下面我们总结了电子病历信息共享的十条基本原则。

(1) 病历信息属于患者隐私，应当得到依法保护。

(2) 出于医疗目的，与医疗有关的医务人员有权查阅患者的所有病历，无须征得本人或监护人同意。

(3) 对于特别疾病信息，患者有权要求医疗机构仅在有限范围内传阅，经其本人许可才可查阅。

(4) 出于公共卫生安全出发，相关机构有权取得患者相关病历。

(5) 报销有关医疗保险时，在经过患者许可的情况下，可以取得与患者所报销医疗费用相关的病历。

(6) 从事科学研究使用原始病历的，必须经过患者许可，经相关部门批准，可以将去除个人身份标识信息的病历用于科学研究，无须经患者同意。

(7) 公安机关等出于需要，经过法定授权，可以不经过患者同意取得患者的病历。

(8) 患者或监护人可依法查阅病历，除此之外的任何人，仅在获得患者或监护人授权许可的情况下，方可查阅病历。

(9) 任何将患者病历信息泄露或用于除患者许可以外的范围的，应该受到处罚，构成侵犯隐私权的，承担相应法律责任。

(10) 病历信息共享应在统一可控的范围内进行。

以上原则可用于指导电子病历信息访问控制原则的制订。

三、信息交换和访问控制

在信息共享之前,我们要明确一点,我们应共享哪些信息? 一般而言,电子病历信息可分为两部分:一是个人病历信息;二是医院内部信息,比如财务信息等。对医院内部信息的共享争议不大,与其他行业有很大的相似性,可参考 ISO/IEC17799。个人病历信息的共享则有多个问题要理清,首先它的所有者是谁? 目前广泛的观点认为在医院服务过程中所产生的信息的所有者是医疗机构,但还存在一定的争议。即使属于医疗机构,但由于涉及患者隐私,所有的信息共享仍需要得到患者本人或代理人的同意。医院信息共享的复杂性在于有共享需求的主体多,主要有:①医护人员;②患者及其家属;③患者代理人;④医院管理人员;⑤医疗保险等相关人员;⑥政府机构;⑦医学研究者等。他们要求信息共享的内容各有不同,而且共享都必须以不侵犯患者的个人隐私为基础。同时个人病历信息也是社会信息资源的一部分,在某些情况下可以例外(不经"所有者同意"),如医疗保险获取医疗费用相关信息,对传染病患者的疫情监测等。

因此,我们考虑采用信息分级的办法,表 6-8 所示的个人健康信息分级表有助于理解病历信息的分级层次。

表 6-8 个人健康信息分级表

信息归类	信息级别	信息内容
个人可识别信息	个人保密信息(最高级,限本人及监护代理人)	本人保密信息,如密码、银行账号等
	高度敏感信息(高级,限授权信赖者使用)	病历中住院信息(含未确定部分),检查记录,手术记录,基因信息,脏器供者信息等
	中度敏感信息(中级,限医疗协作者)	详细生命体征等
	低度敏感信息(低级,限一般专职者)	姓名等个人情况,一般生命体征,防疫检查信息等
个人不可识别信息	作为社会信息资源开放	不与个人相关联的信息

病历信息的共享必须要有法律保障,在保护病历信息主体隐私权的同时又使病历信息能成为社会资源的一部分。我国《医院信息系统基本功能规范》等包含相关内容,但缺少明确的法规。

在实际医院信息化中,我们会发现,即使根据同样的标准开发的信息系统,也会因为采用不同的操作系统(如 Windows、LINUX 等)、不同的后台数据库(多用 Oracle,SQL Server,CACHÉ 等)和不同的开发工具(如 VC++,JAVA,Delphi 等)而无法实现信息共享,因此我们要借助"平台"这个中间媒介,通过中间件技术把不同的系统整合起来,应用 Web service 等技术来实现系统间互联互通。病历信息库在地理上是分散的,最终目标是建立数据网格。

实现信息共享的目标是确保每一个使用者随时随地得到所请求并有权共享的资料,这就需要各个信息系统间进行信息交换,要满足这一需求主要从以下几方面着手。

1. 做好电子病历系统规划

由于电子病历系统涉及多个信息系统、多种软硬件设备、多种实体和参与者,所以需要自上而下地制定电子病历系统规划,从宏观层面把握信息资源和交换需求。电子病历系统规划的制定应先从信息资源规划的角度,建立电子病历的概念模型、功能模型和数据模型,这个过程中一般参考国家或区域级的标准或指导文件。在模型的基础上,构建电子病历的临床业务架构、信息架构、系统架构和技术架构。

2. 建立信息交换基础设施

由于医疗的需要，电子病历系统需要 7×24 小时不间断，以保证授权用户在任何时间、任何地点获取所需要的信息，这对信息基础设施提出了很高的要求，尤其在跨院信息交换上对实时性的要求更高，因为某些关键信息甚至决定患者的生死。基础设施既包括服务器、终端计算机、交换机、通信网络等硬件，也包括操作系统、数据库、网络系统等软件，还包括信息管理人员等人力资源保障，这些需要按照规划的要求，统一部署、分步实施、逐步完善。

3. 基于通用标准的可共享病历信息库和交换平台的建立

基于通用的电子病历标准，结合医院实际，建立病历信息库。这里特别强调建立各个信息系统统一的基于通用标准的医疗信息交换平台，以达到各医院间信息互联互通。医疗信息交换平台将电子病历交换的需要、安全机制、数据存储层与应用层的隔离等有机地结合起来，使用电子病历的应用与底层的数据结构和存储无关。各应用系统与医疗信息交换平台相连，通过网络交换平台实现路由、数据交换，为各个应用系统的有效协同提供支撑，同时又能保证各应用系统的相互独立性和低耦合性，从整体上提高电子病历系统的系统运行效率和安全性。

4. 用户角色、信息级别体系和安全控制流程的建立和实施

在信息共享过程中主要有以下几种角色：①患者本人及监护代理人；②直接医护人员；③医疗协作者；④医疗保险及疾病控制机构等相关人员；⑤未指定者。

电子病历系统应针对以上用户建立统一的注册体系、安全管理和隐私保护策略，并建立符合临床业务标准的安全控制流程，在保障信息安全的情况下实现信息交换和共享。

5. 建立具有信息共享功能的软件体系

具备了信息共享的条件，最终要靠软件来实现信息共享。电子病历系统应符合系统规划和交换平台的要求，带有标准的接口。各个应用系统间相互独立，但松散耦合，在这个基础上，将来有条件时进一步实现远程医疗数据共享。

四、电子病历与信息安全

信息安全是一门涉及计算机科学、网络技术、通信技术、密码技术、信息安全技术、应用数学、数论、信息论等多种学科的综合性学科。从广义来说，凡是涉及网络上信息的保密性、完整性、可用性、真实性和可控性的相关技术和理论都属于信息安全的领域。

目前主要的信息安全威胁包括窃取、截取、伪造、篡改、拒绝服务攻击、行为否认、非授权访问、传播病毒等。

信息安全是指保护与其价值信息及由于损失、非法泄漏或非法使用所导致的风险相关的信息。信息将成为一所数字化医院最重要的资源，因此信息安全意义重大。目前许多医院的信息化是建立在内部局域网上的，在要求满足跨医院信息共享的前提下，信息安全措施必须得到加强。图 6-11 所示的是信息安全的层次结构图。医院的信息安全要落实到各层级上。

结合目前已广泛应用的金融及其他行业信息安全，归纳出的医院信息安全的基础主要包括以下几方面。

（1）系统软硬件平台解决方案的选择。这一方面目前的资料较多，厂家也会提供很多好的方案。建议在硬件上选择较成熟的大厂方案，如思科、3COM 等；在操作系统上，Windows、Linux 均可；网络安全软件各有所长，但目前能满足医院要求的还很少，原因后面将详述。

（2）医院信息化软件的选择。

（3）安全管理制度的制定和实施。从许多安全案例来看，很多医院要么未制定安全管理制度，要么制定的安全管理制度得不到实施。严格执行安全管理制度是信息化医院每个职工的义务。

（4）设立首席信息官（CIO）和加强员工培训，成立安全小组。CIO 在医院信息化中的重要作用正逐

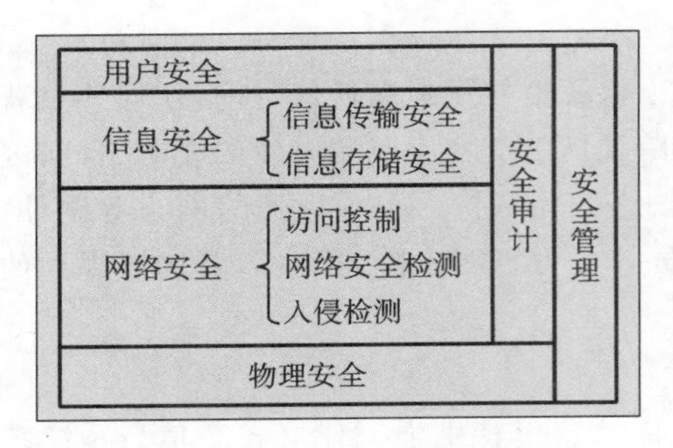

图 6-11　信息安全的层次结构图

步显现，医院内部员工计算机知识特别是信息安全知识的缺乏是医院信息化的一大隐患，特别是在信息化医院成为信息化社会一部分时。加强对员工安全知识的培训刻不容缓。将信息安全意识较强的员工集中成立安全小组更有利于把信息安全落到实处。

(5) 实施不断改进的安全策略。

随着信息化的飞速发展，新的安全问题也在不断出现。对信息系统进行经常性的审计并对安全指标进行不断的改进是使安全投入收到成效的唯一途径。

美国、日本等国家在电子病历相关立法中加入信息安全内容，如美国和 HIPAA 法案提供了个人医疗信息的保护规则，日本的《关于诊疗记录用电子媒体保存》就信息安全方面做了相应的明确规定。

保障电子病历应用的安全，既是电子病历立法的重要任务，又是其基本原则。电子病历的应用必须以安全为前提，它不仅需要采用先进的技术手段，保障计算机、网络等技术上的安全，同时也需要从国家的安全和利益出发，重视法律上的安全。

在电子病历立法中，我们需要对信息安全进行规定，具体内容如下。

(1) 根据医疗机构信息安全的基本要求，需要规定实施电子病历的医院需加强信息安全管理，设立专人对信息进行管理，同时采用切实技术保障信息安全，对关键部分做了特殊规定，如电子病历需同时保留备份信息等。

(2) 明确电子病历相关系统的安全要求和准入门槛，设置最低安全要求，保障医疗机构电子病历的安全。

(3) 加强对信息安全的监督，授权卫生行政主管部门对医院信息安全进行检查和监督。

(4) 对危害电子病历信息安全的行为予以打击，造成严重后果的予以严惩。

第五节　基于电子病历的医院信息平台

近年来我国医院信息系统的发展取得了卓越的成就。政府和医疗机构都在电子病历和医院信息系统建设等方面投入了大量的人力、财力、物力。信息系统建设的整体质量对医院的效率、效益以及管理等都有着直接影响，这也促使医院相关管理层对信息系统建设的重要性和必要性有了更深入的了解，从而保证医院信息平台建设能得到发展和完善。

一、基于电子病历的医院信息平台概述

(一) 基于电子病历的医院信息平台的概念

基于电子病历的医院信息平台(hospital information platform，HIP)是指以患者电子病历的信息采集、存储和集中管理为基础，连接临床信息系统和管理信息系统的医疗信息共享和业务协作平台，是医院内不同业务系统之间实现统一集成、资源整合和高效运转的基础和载体。医院信息平台也是在区域范围支持实现以患者为中心的跨机构医疗信息共享和业务协同服务的重要环节。

以电子病历为核心的医院信息平台体现了以患者为核心的医疗服务，建立基于电子病历的医院信息平台是医院信息化建设的发展方向，是数字化医院的基础设施，基于电子病历的医院信息平台也是在区域范围内支持实现以患者为中心的跨机构医疗信息共享和业务协同服务的重要环节。

（二）医院信息平台建设的作用

医院信息平台建设的主要作用包括以下几方面。

(1) 集成接入医院业务系统。

(2) 实现医院信息的统一管理：患者主索引、电子病历、决策支持数据、业务协同数据、对外服务数据、区域卫生共享和协同数据。

(3) 实现医院业务系统之间的协同。

(4) 基于以上开发新型应用，包括医疗一卡通、电子病历共享、医院管理服务决策支持、临床辅助决策、医院业务协同、对外公众服务、区域卫生共享和协同应用。

二、医院信息平台建设需求

医院信息平台建设要求以支撑医院信息体系平稳运转，建立一个标准化、集成化的信息平台，达到信息资源广泛共享、互联互通的目的。

形成一个标准化、集成化的信息平台：对内集成临床信息系统、医院管理信息系统、电子病历浏览器；对外连接医保、公共卫生、区域卫生、社区卫生等多个信息系统，实现医院信息的规范化、一体化管理。

具体的业务需求内容描述如下。

1. 集成需求

目前，医院信息化建设经历了 20 多年的发展，财务、药品、临床和管理等部门已经分别建立了各自的信息系统，均可独立处理各部门事务。但是，由于早期的医院信息化建设受当时所处的历史因素影响，没有统一规划，这些系统大多数分散建设，导致整体集成出现困难。

随着医院信息化建设的不断发展，医院内运行的软件系统越来越多，一个软件开发商不可能包揽一个医院的所有信息系统。这就需要一个医院信息平台以解决医院临床信息系统、医院管理信息系统、电子病历浏览器等系统的集成问题。

2. 继承需求

目前医院内某些系统在建立时并未充分考虑到医院信息系统的集成，或者当时医院信息系统并不具备集成的条件，因此成为孤立的系统。随着医院信息化的发展，这些孤立系统不能与医院信息整体集成，或者由于厂商更迭，导致这些孤立的系统不得不推倒重建，这不仅导致资金的浪费，而且原来系统中保存的数据很难在新系统中继承下来。

3. 互联互通需求

医院信息化不是简单的医院管理流程计算机化，医院信息平台应以患者信息的共享为核心，包括医院各个科室之间、医院之间的互联互通，最大限度地方便患者就医，方便医院一线医护人员工作，方便各类管理人员分析决策。

医院信息平台应重点解决医院信息系统的系统异构集成、数据共享和数据交换传输标准等关键性技术问题，在医院内部可涵盖门诊及住院、检验中心、影像中心、医技科室、行政管理等多个部门，全方位覆盖医院所有业务，使医院内部信息得以互联互通。

4. 安全共享需求

医院信息化面临着医疗体制改革和城乡医疗体系建设新形势的挑战，面临着与公共卫生信息体系、社会保障管理体系、社区基层医疗体系等方面信息共享的要求。

医院信息平台应使医院信息系统能够与区域卫生信息平台及其他外部系统进行信息共享，如与医疗保险、公共卫生、区域健康、社区卫生等进行有效衔接、安全共享和交换有关数据。

5. 科研需求

医学科学研究活动离不开大量病例的总结、分析、提炼和管理。在日常的医疗服务过程中，通过医院信息平台，制度化、流程化地将电子病历数据以及医院管理数据及时汇集到医院临床数据中心。通过医院信息平台提供各种服务，为临床医疗活动、医院管理、科学研究提供数据和信息的支撑。

6. 信息综合应用

临床和管理活动积累了大量的基础数据，充分整理、挖掘和利用医院信息资源，对于提高临床服务能力、提升医院管理水平都具有重要的意义。对于这些信息资源，最佳的应用模式是通过医院信息平台提供不同层次、不同类型的服务。

三、基于电子病历的医院信息平台的体系架构

根据《基于电子病历的医院信息平台建设技术解决方案(1.0 版)》，基于电子病历的医院信息平台的总体架构如图 6-12 所示。医院信息平台的总体架构分为以下几个部分：医院信息平台门户层、医院信息平台应用层、医院信息平台服务层、医院信息平台信息资源层、医院信息平台信息交换层、医院业务应用层、信息基础设施层，以及信息标准体系、信息安全体系与系统运维管理。图 6-12 上半部分包括的医院信息平台门户层、医院信息平台应用层、医院信息平台服务层、医院信息平台信息资源层、医院信息平台信息交换层均属于医院信息平台的软件部分，主要服务于医院信息系统应用整合；医院业务应用层是目前医院内部的业务应用系统，是医院信息平台的基础；信息基础设施层及信息标准体系、信息安全体系与系统运维管理服务于医院业务应用系统和医院信息平台，信息基础设施层主要服务于医院信息系统基础设施整合。

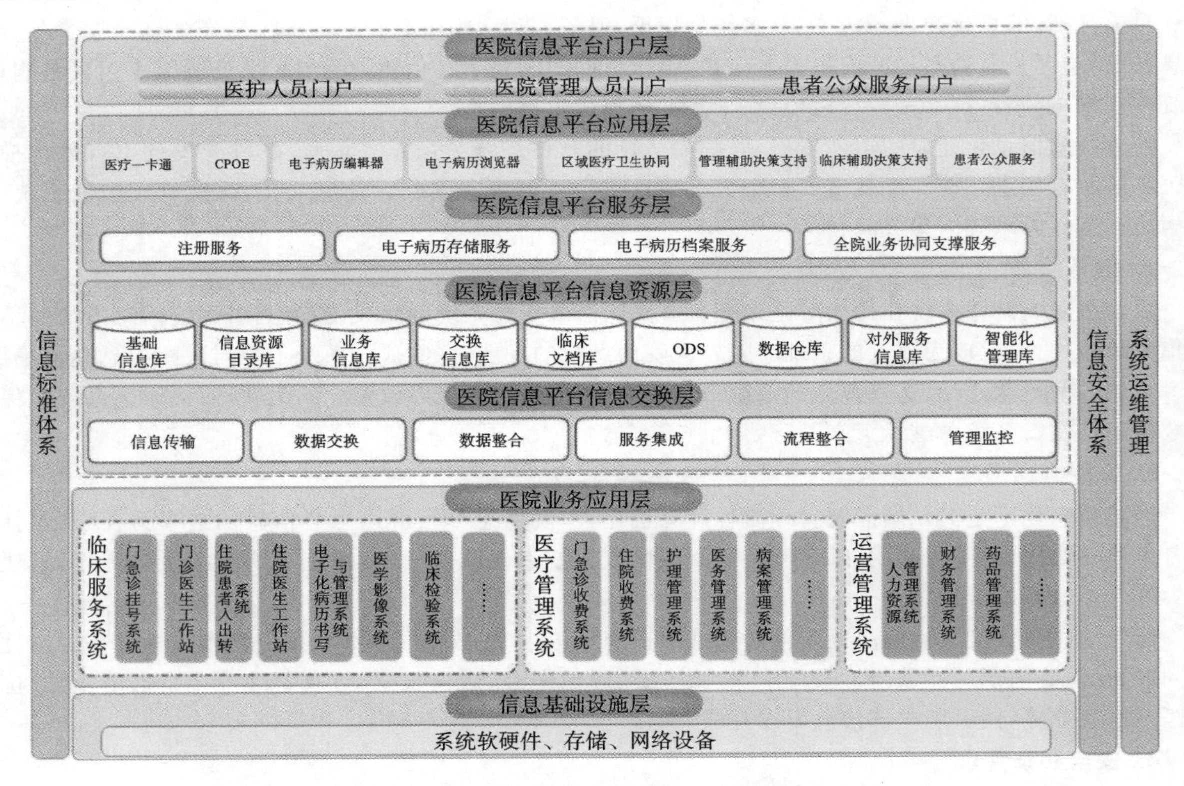

图 6-12　基于电子病历的医院信息平台的总体架构

医院信息平台信息交换层，主要用于实现全院级应用系统互联互通的需求；医院信息平台信息资源层，主要实现建立全院级的患者主索引的需求、建立全院级电子病历的需求，并为医院信息二次利用、为患者提供公众服务、与外部互联奠定数据基础；医院信息平台应用层包含建立在医院信息平台信息资源层、医院信息平台服务层、医院信息平台信息交换层基础上的全院级应用。

（一）医院信息平台门户层

医院信息平台门户层是整个医院信息平台对内和对外使用和展示的界面，根据不同的使用者可以分为以下几方面。

1. 医务人员门户

针对医务人员，提供 Web 应用的统一入口，医务人员所有的医院 Web 应用在该门户上使用。

2. 医院管理人员门户

针对医院管理人员，提供 Web 应用的统一入口，医院管理人员所有的医院 Web 应用在该门户上使用，特别是提供统一的管理辅助决策和临床辅助决策应用。

3. 患者公众服务门户

针对患者，提供各项信息化的医疗服务。

（二）医院信息平台应用层

医院信息平台应用层基于医院信息平台，通过基础业务数据的交换、共享和整合，结合实际的医疗业务和管理需要，建立扩展应用。医院信息平台应用层主要包括医疗一卡通、计算机化医嘱录入（CPOE）、电子病历编辑器、电子病历浏览器、区域医疗卫生协同、管理辅助决策支持、临床辅助决策支持和患者公众服务等。

（三）医院信息平台服务层

医院信息平台服务层的主要任务是为平台提供各种服务。

（四）医院信息平台信息资源层

医院信息平台信息资源层是对整个平台各类数据进行存储、处理和管理，主要包括基础信息库、信息资源目录库、业务信息库、交换信息库、临床文档库、操作数据存储（ODS）、数据仓库、对外服务信息库、智能化管理库。

（五）医院信息平台信息交换层

医院信息平台信息交换层的主要任务是以满足临床信息、医疗服务信息和医院管理信息的共享和协同应用为目标，采集相关业务数据，对外部系统提供数据交换服务，包括与区域平台的数据交换。

医院信息平台信息交换层为整个平台的数据来源提供了技术基础和保障，通过信息标准、交换原则的制定，对业务系统提供标准的信息交换服务，确保数据在交换过程中的安全、可靠，实现数据在系统平台范围内自由、可靠、可信的交换。

（六）医院业务应用层

医院业务应用层是医院信息平台的基础，包括三大类业务系统，即医疗服务系统、医疗管理系统以及运营管理系统。医院业务应用层要接入到医院信息平台，向平台提供诊疗数据，同时，也要从平台获得业务协同支持。

1. 临床服务系统

临床服务系统是指以患者为中心，实现患者临床诊疗活动全过程的数字化运作。临床服务系统主要包括门急诊挂号系统、门诊医生工作站、住院患者入出转系统、住院医生工作站、电子化病历书写与管理系统、医学影像系统、临床检验系统、住院护士工作站、分诊管理系统、合理用药管理系统、超声/内镜/病理管理系统、手术麻醉管理系统、临床路径管理系统、输血管理系统、重症监护系统、心电管理系统、体检管理系统。

2. 医疗管理系统

医疗管理系统是指对医院医疗活动和医疗费用进行全过程监控，保障医院医疗活动的质量和安全，合理控制医疗费用。医疗管理系统主要包括门急诊收费系统、住院收费系统、护理管理系统、医务管理系统、病案管理系统、院感/传染病管理系统、科研教学管理系统、医疗保险/新农合接口、职业病管理系统接口、食源性疾病上报系统接口。

3. 运营管理系统

运营管理系统是指医院物流、资金流、信息流、业务流的统一管理。运营管理系统主要包括人力资源管理系统、财务管理系统、药品管理系统、设备材料管理系统、物资供应管理系统、预算管理系统。

（七）信息基础设施层

信息基础设施层是支撑整个医院信息平台运行的基础设施资源，主要包括各类系统软件、系统硬件、数据存储设备、网络设备、安全设备等。

（八）信息安全体系与系统运维管理

信息安全体系与系统运维管理是整个平台建设和运作的重要组成部分，应贯穿项目建设的始终。其中，信息安全不仅包括技术层面的安全，如网络安全、系统安全、应用安全等，而且还包括各项安全管理制度，因为只有在一系列安全管理规章制度实行的前提下，技术才能更好地作出贡献。同时，完善的系统的运维管理也是系统稳定、安全运行的重要保障。

（九）信息标准体系

标准规范应该贯穿医院信息化建设的整个过程，通过规范的业务梳理和标准化的数据定义，要求系统建设必须遵循相应的规范标准来加以实施，严格遵守既定的标准和技术路线，从而实现多部门（单位）、多系统、多技术以及异构平台环境下的信息互联互通，确保整个系统的成熟性、拓展性和适应性，规避系统建设的风险。应紧密围绕卫生健康事业发展和信息化发展总体需求，有针对性地研制、推广和普及应用健康信息标准，有力促进健康信息化建设工作，实现健康医疗数据互联互通，全面建成基础资源、全员人口、居民电子健康档案、电子病历 4 大数据库并实现共享，为健康医疗大数据应用 、“互联网＋医疗健康”建设奠定坚实基础。

四、医院信息平台总体设计思路

（一）基于医院信息平台的业务整合与数据共享机制

医院信息平台是一个集成各类应用系统以及日常运营的数据交换和业务协作平台。在此平台之上实现医院内部业务应用系统的协同性和互操作性，最终形成一个互联互通、支持辅助决策的医院业务协作平台。

医院信息平台需要支持不同系统之间的医疗数据的整合和交换，快速实施应用程序节点部署以及各医疗子系统之间的协同。医院信息系统的各子系统，比如 HIS、CIS、LIS、RIS、PACS 等，传递和展现整个医疗过程中的相关信息。

通过医院信息平台建设，需要规避系统之间“点对点”式的信息共享与交换机制，并使得医院可以基于信息平台整体上进行业务流程优化与管理，对内提高管理水平，对外以标准化的方式接入区域卫生信息平台，更好地为区域人群健康服务。

（二）以电子病历为核心载体的患者诊疗数据组织与共享模式

电子病历是健康档案在医疗机构的特定表现方式，标准化的电子病历数据是区域卫生信息化和健康档案建设的关键。

以电子病历为核心载体强调以患者为中心，将患者全部的诊疗资料以统一的形式组织起来，通过医院信息平台以统一的方式向外展示，并使之与电子健康档案有机结合，形成以电子病历基本架构与数据标准为基础的患者诊疗数据标准化、规范化的共享与利用模式。

（三）基于医院信息平台的临床服务与医院管理的协同机制

医院管理分为医疗管理与运营管理。医疗管理通过对医院诊疗活动各个方面的直接与间接管理来保障临床服务工作的质量；而针对医院人、财、物的运营管理是为医院临床工作提供后勤保障的，其最终目标依然是为临床服务。医疗管理与运营管理需要同临床服务共享和交换各类数据，以实现相应的管理目标，促进临床服务质量的改善。在这个过程中，需要共享和交换的数据种类繁多，几乎涵盖医院信息系统的各个部分，因此需要建立基于统一的医院信息平台的数据共享和交换机制。另外，医院管理与医疗服务在业务流程上也需要有机地结合起来，如药品从采购到患者服用是一个非常严密的过程，流程上的差错有可能最终导致医疗差错甚至医疗事故的发生。因此，如何将医院管理与医疗服务的业务流程有机地结合起来并建设这两方面工作的协同机制，是医院信息平台的核心目标之一。

（四）以患者为中心，实现医疗协同服务的建设原则

深化医药卫生体制改革的核心是强调“以人为本”。要求从卫生服务理念、卫生服务模式和服务手段等各方面充分体现以服务居民个人为中心的改革思想，提高有限卫生资源的可及性和公平性，促进解决老百姓“看病难、看病贵”等社会问题。以居民健康档案和区域卫生信息平台建设为重点的医药卫生信息化战略规划和各项任务的提出，正是贯彻落实“以人为本”改革思想的具体举措。

为适应新形势的要求，在业务应用系统建设上，应树立以“人的健康”为中心的全程服务理念，以实现居民全生命周期健康管理为目标。医院信息系统的建设，一定要站在服务全局的高度，体现以患者为中心的思想，通过区域卫生信息平台实现区域上的医疗协同服务。

五、医院信息平台与区域卫生健康信息平台

基于电子病历的医院信息平台是区域卫生信息的重要数据来源。电子病历是居民健康档案的主要信息来源和重要组成部分，医院信息平台采集、存储院内的电子病历信息，通过区域卫生信息平台集合到区域卫生数据中心，将分散在不同医疗机构的健康数据整合为一个逻辑完整的信息整体，最终形成健康档案，以满足与其相关的各种机构和人员健康数据共享和利用的需要。各医疗机构按照区域卫生信息平台的要求提供数据，就诊患者在联网医院内接受了一次完整的医疗服务之后，医院信息平台将该患者就诊时的资料按照区域卫生信息平台规定的内容和格式，对数据进行采集和汇总，提交到区域卫生信息平台。基于电子病历的医院信息平台作为区域健康档案的重要数据源，必须遵循健康档案的相关标准，产生“标准的数据”，通过居民主索引和电子健康档案的主框架实现医疗卫生资源纵向和横向的整合，充分利用信息资源实现各医疗卫生机构之间的协作。实现区域范围以居民个人为主线的临床信息共享和医疗机构协同服务。使卫生管理者能动态掌握卫生服务资源和利用信息，实现科学管理和决策，从而达到有效控制医疗费用的不合理增长、减少医疗差错、提高医疗与服务质量的目的。

医院信息平台需遵循区域信息平台的标准和规范。区域卫生数据中心应基于数据元技术进行设计，以健康档案为中心，按照卫健委标准健康档案理论进行构建。为保证健康数据能实现区域内共享，区域卫生信息平台需提供标准的维护和发布功能，医院信息平台与区域卫生信息平台对接，保证区域内健康数据标准化和一致性。

通过区域卫生信息平台和医院信息平台的对接实现区域医疗业务协作和业务联动。在医疗卫生服务过程中，借助区域卫生信息平台和医院信息平台，实现区域内电子病历的共享和利用，形成区域统一的

电子健康档案，使医疗服务人员在任何时间、任何地点都能及时获取必要的信息，以支持高质量的医疗服务；使公共卫生工作者能全面掌控人群健康信息，做好疾病预防、控制和健康促进工作；使居民能掌握和获取自己完整的健康资料，参与健康管理，享受持续、跨地区、跨机构的医疗卫生服务；通过开展区域内医疗业务协作，提高整个区域医疗服务质量和紧急医疗救治能力，实现区域内医疗过程监管。

章后案例

面向产科的专科门诊电子病历设计与实现

1. 需求分析

产前检查是医院产科门诊工作的重要组成部分，产前检查贯穿整个预产周期及产程、产后。真实地记录各项数据，对医疗工作和科研有着重要的作用。某医院产科平均日门诊量约 500 人次，过去的产科门诊专科病历一直是纸质的表格形式的手写病历。由于人口政策放宽，就诊人数不断增加，传统的纸质病历手工录入方式已无法负荷日益增多的诊疗工作。因此，为提高产科专科病历的信息化水平，结构化产科专科门诊电子病历管理信息系统应运而生。

如何制定出既符合产科门诊实际需求，又符合医疗规范的结构化的产科门诊电子病历模板，是系统需求中非常重要的一部分。根据经验丰富、资深的产科门诊临床专家的意见和建议，依据国家卫健委对于预产保健工作的有关规范，结合医院产科门诊业务工作，对既往史、孕产史、体格检查等各模块中每个项目进行结构化处理。使用结构化产科电子病历模板对于防止漏诊和误诊，以及低年资医生进行产前检查和妊娠判断有着非常重要的作用。

2. 系统设计

(1) 病历数据结构化。

由于各种疾病的体征、检查内容、用药、治疗过程不同，各专科都有自己专业的一套针对某病种发展变化规律特性的诊察、治疗内容，把这些内容用模板和组套技术编写成计算机程序就是某专科门诊的录入内容和处理方法。产科门诊电子病历与普通门诊科室相比有其特殊性，它的主要特点是孕妇需定期产检，与一般的诊疗行为不同。所以产科的门诊电子病历不但包括普通病历的内容，还包括孕期时间轴、孕期检查数据等。孕期时间轴即将 40 周孕期分成 8 个小周期，每个周期注意事项和医生所需要备注的信息都可以通过这个孕期时间轴来完成。孕期检查数据即每次医生对孕妇进行检查的数据的记录，包括腹围、宫高、胎心音等信息。这些数据通过图表的方式呈现，让医生一目了然，如图 6-13 所示。

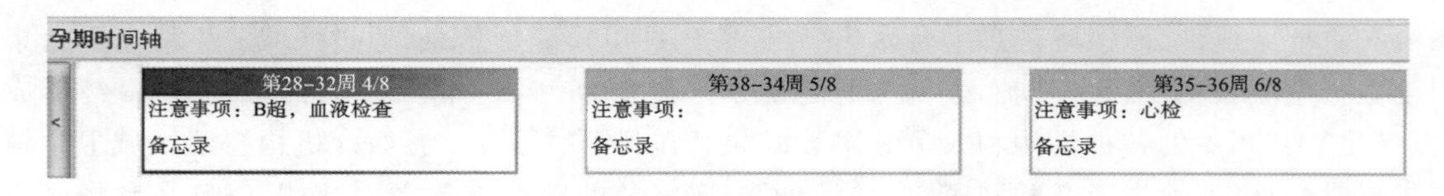

图 6-13 孕期检查数据

(2) 孕保系统上传自动化。

以往医生对孕妇的检查记录都是手工记录在纸质的大卡上，每次孕妇来做产检都需要相应的护士帮助找大卡，大卡的保存、交接都很烦琐。通过将院内的产科门诊电子病历系统和孕产妇保健系统建立相应的接口，孕妇首次前来建卡时，产科登记的护士只需要刷孕妇的身份证、就诊卡，就能通过区域的孕产妇保健系统读取相关信息，然后填入孕产史等信息即可。孕保系统上传数据也能通过接口实现自动上传，减少二次录入。

(3) 基础信息集成采集。

以往产科门诊病历基本是手工填写的纸质大卡及粘贴其中的各种检验、检查报告。结构化产科门诊电子病历的数据来源分为两部分：一部分是孕妇的各类检验、检查报告，这些都可以从医院的 HIS、LIS、RIS 中提取，如孕妇的尿常规、B 超、胎心监测等信息；另一部分是在每次产检时，由医生通过本系统直接录入产科门诊电子病历，如骨盆测量、胎心音的监测、妊娠风险预警评估分类等信息。经过系统的整合，采集的数据被结构化地存放在数据库中，并最终形成了结构化产科门诊电子病历的数据采集方式。

3. 系统特色

(1) 高危数据监控，减少医疗风险。

借助结构化的产科门诊电子病历系统，可以对产科中高危孕产妇进行更好监管。通过统计界面，可以对孕产妇按照风险高低进行统计筛选。一旦有些孕妇出现异常指标，如血糖过高、唐氏筛查检查异常等，系统可以提供短信通知，方便医护人员对这类孕妇进行及时告知以及做好相应的应急预案。该系统的使用对医疗风险的规避和避免医疗纠纷的产生起到很大作用，促使产科门诊的规范化诊疗进入良性循环。

(2) 数据查询方便，提供科研数据。

产科门诊电子病历的实现给产科的诊疗工作带来了很多的便利，并且为之后的学术研究奠定了重要的基础。系统提供很多统计报表，如高危分类统计、产科待产查询、建卡人数统计等，医生和护士通过这些统计报表，对于孕产妇产前、产时、产后及新生儿监护各个环节有了更全面的掌控。

(3) 统一数据接口，促进信息系统互连。

产科门诊电子病历系统使用 HL7 医疗接口规范，该规范使得医疗数据结构更加规范化。在已结构化的产科门诊电子病历中，直接集成了检验、检查结果，无须对原有的数据库进行重新构建，这大大降低了医院信息系统互连的成本，提高了医院信息系统之间信息共享的程度。

本章关键词中英文对照

1. 电子医疗记录　electronic medical record，EMR
2. 电子患者记录　electronic patient record，EPR
3. 电子健康记录　electronic health record，EHR
4. 医院信息平台　hospital information platform，HIP

思　考　题

1. 什么是病历？什么是电子病历？
2. 与纸质病历相比电子病历具有哪些优势？
3. 一个完备的电子病历系统通常包括哪些部分？
4. 电子病历信息标准体系有哪些？
5. 电子病历信息共享的基本原则有哪些？
6. 试述基于电子病历的医院信息平台体系架构。

（刘智勇　向菲）

第七章　临床决策支持系统

提高患者安全和临床服务质量的重要挑战在于临床活动本身的复杂性及其结果的不确定性。临床决策支持系统(clinical decision support system,CDSS)是用以支持医生在面对患者开展各种临床实践过程中进行科学决策的计算机辅助系统。其潜在作用在于预防临床活动中差错的发生,帮助医生管理临床活动,促进行医过程的规范化,尽可能消除临床结果的不确定性,进而提高患者安全和服务质量。当前,电子病历在医疗机构中得到越来越广泛的应用,这为临床决策支持系统提供了现实环境与实践基础。同时,临床决策支持系统也被认为是有意义地使用电子病历的一部分。更为重要的是,临床决策支持系统有助于促进现有的服务模式转向以价值为基础的医疗服务。本章将从临床活动的特点出发,系统介绍临床决策支持系统的相关原理、基本方法与架构,以及相应的应用实例。

第一节　临床决策及临床决策支持系统简介

一、临床决策

在医疗实践活动中,质量受到多方关注并贯穿始终。20 世纪 90 年代后期,卫生保健质量是一个热门话题:提高患者的安全和保健质量,减少保健费用,成为发达国家卫生保健系统所关注的重点。1999 年,美国医学研究所(Institute of Medicine,IOM)发表了名为《人非圣贤,孰能无过——建立更加安全的卫生体系》的报告,估计美国医院每年因可预防的医疗差错而死亡的人数高达 4.4 万～9.8 万,超过美国每年因车祸而死亡的人数。高质量的临床服务要求患者在适宜的地点由适宜的人提供适宜的诊治方案,并尽量避免伤害。这同医疗实践中的决策活动密切相关。临床决策涉及医疗实践中的各个环节,是医疗人员针对患者诉求与客观事实所做的专业判断与选择,对于保证医疗服务质量至关重要。

(一) 临床决策过程

医疗实践是随着时间展开不断反复的过程。其基本过程包括了获取患者数据、评估数据、制定决策和执行方案等四个主要步骤(图 7-1)。临床上,通常这一过程开始于患者提出的不适或者某种健康问题,医生围绕着了解患者情况进行数据收集,展开评估,进而做出决策形成诊疗方案,并实施相应的方案。接着,在下一轮循环中评估患者的问题是否得到解决或者缓解,进行新的决策并更新诊疗方案。据此,临床决策在医疗实践过程中总是处于核心位置,其优劣直接关系到患者的健康。为了避免错误,医生进行临床决策时常常需要依照包含“最佳实践”的诊疗标准或规范。同时,医生也会考虑一些日积月累获得的经验性技能或者隐性知识。因此临床决策是一个非常复杂的过程,通常可以概括为假设-演绎推理过程。

医生首先应掌握和理解患者疾病相关事实和所处的环境,然后根据相应的标准及规范或者他们积累的经验来判断。在此过程中,医生一方面要考虑事实和标准之间的联系,同时也要考虑判断和标准之间的联系。据此,医生决定是否需要采集额外的数据来消除中间潜在的不确定性。以诊断决策为例,医生对患者疾病事实和环境的掌握源自与患者的交流、体格检查、实验室检查、影像学检查等临床观察结果。医生根据临床观察结果做出假设。医生通常只考虑与这些假设相符的诊断。然而,当考虑最可能的诊断

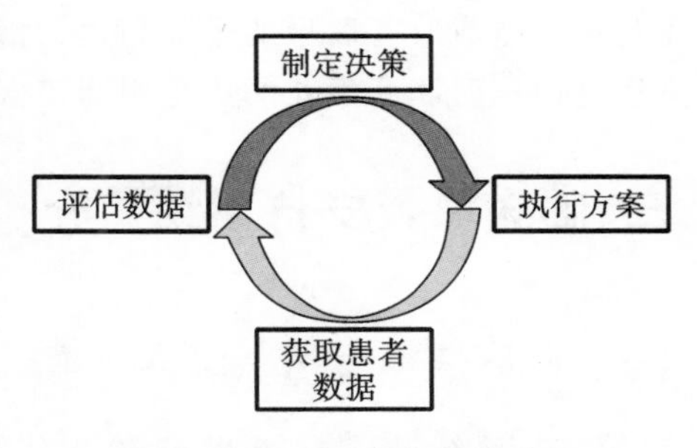

图 7-1 医疗实践的基本过程

时，医生通常根据症状诊断关联出现的频率进行推理。例如，在患者出现胸痛时，医生首先考虑冠状动脉疾病，肺栓塞或主动脉夹层，而不考虑较少发生的病因。基于对每个诊断的考虑，医生寻找其他临床观察结果以验证假设是否成立。例如，在假设为冠状动脉疾病的情况下，医生会根据个人或家族病史、疼痛位置、心电图检查结果等予以判断。在该过程结束时，如果只有一个假设，那它就是相应的“诊断”；如果有几个假设，则应重复这个过程，同时扩大临床观察的范围；如果没有成立的假设，则重复该过程，同时考虑扩大假设范围，并将最初排除的罕见诊断也包含进来，直到最终令人满意的假设成立。

（二）临床决策的影响因素

现代生物医学科学和技术的快速发展，一方面为临床医生在诊治患者时提供了更多更有力的支撑，客观上使得人类期望寿命得到延长；另一方面也在改变着医疗实践活动的特征，使临床决策面临的复杂性与日俱增。

从获取患者数据和评估数据的角度看，数据和相关联的知识正变得更多、更复杂。患者数据的来源越来越多，类型也越来越复杂，既有传统临床观察获得的数据，也包括新兴的基因组学、蛋白组学、影像处理与分析数据等，这些数据不仅量大，而且类型多样，结构不一。另外，从文献发表的数量来看，传统以随机对照为基础的临床证据越来越多，以组学研究为基础的精准医学相关证据日渐增多，可供临床医生选择的药物及其他干预选项也在不断增加。这些增加的数据、知识往往会给临床决策带来更多不确定性。

从制定决策与执行方案的角度看，临床医生比过去面临更大的压力。他们需要考虑日益严苛的质量与要求，需要考虑成本控制及相关监管规范，还需要满足个性化的患者偏好。这为临床决策带来了额外的约束条件，也使得医生在决策过程中处于更为紧张的状态。

二、医疗错误发生的因素及环节

上述种种因素都会增加临床决策的不确定性。而不确定性正是医疗错误形成的根本原因。医疗错误几乎在整个医疗实践活动过程中都有可能发生，但最为常见的环节集中在诊断相关环节和治疗相关环节上。前者包括疾病的误诊、故障诊断、延误诊断、使用不被推荐的或过时的测试等；后者指干预实施过程中的错误，如给错了药、错误的患者、错误的剂量、错误的时间、错误的路径等。

（一）诊断错误

总体上，诊断错误发生的因素可分为两大类：系统性因素和认知性因素。系统性因素往往与医疗服务管理相关，如医疗机构中诊疗团队内部沟通问题、实验室检查结果报告单延误等。认知性因素通常和临床医生的认知特征和能力相关，如对临床观察结果解释不当、对患者数据记忆模糊、实验室检查和影像学检查选择错误、缺乏特定领域的专门知识等。

（二）用药错误

用药错误是指任何可预防的不当药物使用所致的患者伤害。药物通常由医疗专业人员或患者自己控制。用药错误是治疗相关医疗错误最主要的类型。这类错误可能与专业实践、卫生保健产品、程序和系统有关，包括处方、医患沟通、产品标签、包装和命名、配药、分发、管理、教育、监控和使用等各环节。用药错误可能涉及由医生负责的治疗适应证或处方方式，也可能涉及由护士或药剂师负责的转录，或由护士负责的配药或药物管理。用药错误，特别是与医嘱有关的，在儿童和成人中都同样存在，但与成人相比，在儿童中造成有害后果的风险高达三倍，其中儿科和新生儿科因换算导致的错误频率更高。急诊部门、重症监护病房和新生儿病房是用药错误发生的高风险场所。

三、临床决策支持系统简介

（一）临床决策支持系统的基本概念

决策支持系统最早于20世纪70年代提出，是在管理信息系统基础上发展起来的概念。如今，决策支持系统已经在国民经济各行各业中得到广泛应用，如制造工业、保险金融、电子商务、航天军事等。决策支持系统（decision support system，DSS）是以控制论、行为学、运筹学、管理学等为方法学或理论基础，综合应用各种通信与信息技术领域的技术手段，面向非结构化或者半结构化决策问题，能够支持决策活动，具有一定智能程度的人机系统。决策支持系统针对决策活动的各种影响因素，为决策者提供支持，能够有效提高决策效率和质量。

如前所述，决策活动几乎贯穿于整个医疗实践过程之中。临床决策的优劣很大程度决定了医疗服务质量的高低及患者的安全能否得到保障。医疗实践与日俱增的复杂性及临床决策面临的不确定性客观上对决策支持系统提出了需求。广义上，临床决策支持系统（CDSS）是为医生、患者或个人提供医疗健康知识、个体/群体信息，在适当时机智能化地加以呈现或筛选，从而提供更好的医疗健康服务，促进个人和群体健康水平提高的计算机系统。狭义上，临床决策支持系统是将现有医学知识应用于特定临床问题，从而为某个或多个临床诊疗流程中的决策问题提供解决方案，为医疗人员进行临床判断与决策提供辅助，从而提高临床服务质量的计算机辅助系统。

临床决策支持系统是医学知识工程和医学人工智能的重要分支，也是循证医学（evidence-based medicine）、精准医学和个性化医疗的重要支撑。随着信息技术在卫生系统的广泛使用和医学科学的进步，临床决策支持系统将会有更好的物理基础和知识基础，其与医疗实践流程的融合将更加紧密，能更加有效地整合患者数据和临床证据为医疗人员在诊断病情、制定治疗干预方案时提供有力支撑，以预防医疗差错，促进诊疗水平提高，改善人群健康水平。

（二）临床决策支持系统的类型

根据不同的分类准则，临床决策支持系统可以分为不同的类型。根据应用目的，临床决策支持系统可分为临床诊断决策支持系统和治疗决策支持系统。根据影响决策的机制，临床决策支持系统可分为被动式临床决策支持系统和主动式临床决策支持系统。前者被动地为医疗人员提供建议，后者视情形主动地为工作流程提供知识或传递信息。根据推理方法，临床决策支持系统可分为硬编码规则、规则链和概率推理决策支持系统。根据架构部署，临床决策支持系统可分为孤立系统和嵌入式系统，前者需要用户的直接输入，后者常与电子病历系统和工作流程整合在一起。根据知识应用的角度，临床决策支持系统则可分为以知识为基础的系统和非知识决策支持系统，前者建立在知识工程的基础之上，后者则依赖历史数据进行机器学习和模式识别。本章将重点介绍诊断决策支持系统及用药和处方决策支持系统。

（三）临床决策支持系统的发展

事实上，从决策支持系统概念提出伊始，临床上就开始探索将其应用到实践活动中。最早的临床决策支持系统可以追溯到20世纪60年代中后期提出的急性腹痛诊断支持系统AAPHelper。不同时期临床决策支持系统的方法学基础重点和呈现形态均有所不同，表7-1列举了不同时期临床决策支持系统的发展重点。

表 7-1　临床决策支持系统发展重点

年　代	方法/技术重点
20 世纪 60 年代	以贝叶斯定理为基础的诊断决策支持系统，早期人工智能/专家系统应用；重视患者历史数据的采集，聚焦特定专题诊疗流程的某个环节
20 世纪 70 年代	聚焦核心环节或操作的警示或提醒
20 世纪 80 年代	聚焦临床指南和临床路径的应用与管理
20 世纪 90 年代	根据诊疗流程的需要，开发相关操作集合或者医嘱集合以支持订单式决策；实现情景相关信息资源的检索，并按用户特征进行定制
21 世纪	强调可视化的方法支持临床认知活动与决策，重视机器学习/模式识别在临床决策中的应用

第二节　诊断决策支持系统

一、诊断决策支持系统的方法学基础

（一）统计方法

用于医学诊断决策的统计方法主要基于多变量分类技术，尤其是判别分析。比如，我们考虑一组样本中 N 个观察对象（患者）由 k 个变量（实验室测试的体征、症状和结果）描述，被分为 n 类（诊断）。

判别分析的目的是产生由原始变量的线性组合构成的新表示方法。这可改善类与类之间的区分度，构建能够基于患者表征的变量所采用的值来预测患者类别的分类函数。因此，该技术类似于机器学习中有监督的学习。

比如，要区分患者和健康人（这里 $n=2$），我们须找到 k 维空间用以描述观察值的变量中能最好地区分对应于患者的点和对应于健康人的点。从训练样本中学习相应的函数，并在另一个数据样本上进行测试以评估其有效性，然后应用到需要诊断疾病的新患者当中。

（二）基于贝叶斯定理的概率方法

类似地，我们使用含有 N 个观察值的一组样本。每个观察值由 k 个变量 X_j 描述，构成向量 X，并分成 n 个类，考虑为 n 个诊断 D_i。对于每个新患者，贝叶斯定理允许计算不同诊断假设的后验概率 D_i：

$$\forall i=1,\cdots,n \quad P(D_i/X)=\frac{P(X/D_i)\cdot P(D_i)}{P(X)}$$

$P(D_i)$是所考虑的不同诊断的“先验”概率。它们是由 D_i 的频率估计的。假设诊断 D_i 是详尽的（D_i 实际上涵盖了所有可能的诊断）和排他性的（不能同时拥有 D_i 和 D_j），则有：

$$\forall i=1,\cdots,n \quad P(D_i/X)=\frac{P(X/D_i)\cdot P(D_i)}{\sum_{i=1}^{n}P(X/D_i)\cdot P(D_i)}$$

贝叶斯方法已经得到了广泛的应用。来自利兹的 De Dombal 及其同事对急性腹痛的诊断结果尤为明显。每个患者由大约 40 个变量定义，如疼痛程度，恶化因素，愈合状态，是否存在恶心、呕吐、发烧等。病症的独立性假设可写为：

$$P(X/D_i)=\prod_{j=1}^{k}P(X_j/D_i)$$

AAPHelper是典型的基于贝叶斯定理的诊断决策支持系统。它涵盖了以下急性腹痛的诊断可能：阑尾炎腹痛、急性胆囊炎腹痛、肠梗阻腹痛、胰腺炎腹痛、溃疡穿孔腹痛、急性憩室炎腹痛、非特异性腹痛以及其他疼痛。计算机系统诊断的准确率为91.8%，显著高于该领域人类专家的诊断(79.6%)。

然而，基于数理方法的决策支持系统在临床上并没有得到很好的应用。一方面，数值方法，无论是统计方法还是概率方法，都是基于数据库，例如在概率方法的情况下，应学习先验概率 $P(D_i)$ 和边际概率 $P(X/D_i)$，并且数据库必须是使用系统站点的本地数据库，这限制了它们的传播和共享。

(三) 临床评分

当前已有许多临床评分来帮助医生进行医学诊断决策。其中一部分是医生众所周知的，如简易智能精神状态检查量表(MMSE)，广泛用于检测老年人痴呆。诊断评分系统的原理如下：给予医生固定数量的标准化问题，答案为两分类(真/假)、序数或数值的；最后的分数通常采用对问题答案的结果进行求和(加权或不加权)的形式；依靠阈值进行判断，得出结论(如智力下降：无、中等、高)。

以MMSE为例，医生向患者询问30个标准化问题(图7-2)，以考察下列能力：时间和空间的定位、学习和转述信息、注意力和心算、信息的回忆和记忆、语言等。MMSE的计算机化使其在诊断中更容易使用。医生只需点击相应的方框，总分将自动计算。

满分	分数	
5		定位 ·现在是哪一年？（季节）（日期）（日）（月）？
5		·我们在哪里？（市）（乡）（镇）（医院）（楼）？
3		学习和转述信息 ·说出3个物体的名称：1秒内说出每个物体，然后在你说完后问患者这三个问题。答案正确每个得1分。然后重复，直到患者都学会了。计算试验次数并纪录。测试项目__________
5		注意力和心算 ·专注连续7秒。答案正确每个得1分，5个答案后停止。或者倒拼“World”这一单词。
3		回忆 ·要求复述上面的3个物体。每个正确答案得1分。
2		语言 ·出示铅笔和手表，询问这是什么东西。
1		·重复以下内容：“没有如果、和或但是”。
3		·遵循三步命令：“手里拿张纸，对折起来放在地板上。”
1		·（闭上眼睛）请你念念这句话并按你所阅读的意思做。
1		·写一个句子。
1		·复制下面的图案。

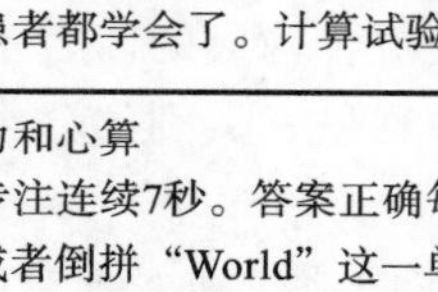

图7-2 MMSE的标准化问题

二、人工智能与专家系统

随着人工智能(artificial intelligence,AI)的出现,一种新的基于计算机的医学诊断决策支持方法被提出。AI 被其创建者定义为设计计算机程序以支持人类更有效地执行任务,因为这些任务需要高级的思维过程。由于这些程序能够模拟专家的推理(从数学家到医生),被称为专家系统。基于给定领域知识的形式化,可以从数据或事实中得出结论或行动。

"专家系统"这个术语多用来描述任何被设计用来模拟人类专门知识的计算机系统。专家系统是一种程序或软件,它需要大量的知识,并且能够在有限的领域内再现人类专家的全部或部分行为。该定义有以下特点:①它既不限制专家的功能,也不限制活动的类型。②它不限于诊断推理过程或解决问题。最后,这个定义强调了知识的重要性。实际上,这些系统也被称为基于知识的系统或认知系统。

专家是可以通过应用知识有效地解决所面临的问题的人。此外,只有在许多同行都承认其专家资格时,才可指定这种专家资格。专家系统必须满足这两个要求,即能够通过运用大量知识解决问题,并成功通过验证测试。

医学专家通过应用知识来参与诊断推理过程。医学专家进行推理、推测、比较、类比,并可以在任何时候再次定位这一探索过程。推理过程可以表示为一系列明确的操作,也可以表示为一种难以形式化的认知过程,因为这种认知过程大多是无意识的。在所有情况下,这些活动都有一个共同点:它们应用的是知识,无论是理论的还是实践的,明示的还是隐含的。因此,专家行为的特征,以及专家和新手之间的区别,本质上是专家能够在任何时候调动一项知识的能力,这通常是书本上学不到的,是多年实践和大量案例分析的结果。

知识主要指对领域的描述:专家通常对情况有一个结构化的综合观点,根据经验,将重要的概念组合在一起并将其联系在一起。这种全面的理解并不排除需要更多的技术知识。

专家知识也与有效利用事实有关。当专家掌握完整的信息时,就为其推理提供了无可争辩的结果,并且解决过程始终会产生解决方案。在这种情况下,推理机制可以复制,而且通常可以很容易地计算机化。当"不确定性大于确定性"时,找到解决方案需要一种特定类型的知识,大多数情况下用"启发式"来表示。启发式允许将可能的原因与数据集相关联,组合不确定的事实,并进行近似推理。与确定性情境中的推论不同,启发式方法不能保证得到结果,只引导探索走向有希望的方向。

综上所述,专家系统的目的在于模拟专家的行为,这意味着一个具有人机界面的软件可以再现上述任务和推理过程。实际上,计算机化系统不再执行事先详细描述并在程序中编码的一系列操作,但是它们可以从其直接环境中提取所需的信息并推理,或者至少解决通常算法没有解决的问题,或者因为组合复杂不能使用传统技术的情况(Shortliffe 1986)。

(一) 专家系统的一般结构

计算机"快速而无意识地计算"的特点已经显示出其局限性和缺点。因此,专家系统的重点是引入知识。首先考虑两种相反的解决方案:第一种解决方案是在程序主体中编码知识,例如专家系统 Dendral 采用的方法,旨在从质谱和核磁共振谱中识别材料的化学成分或者将知识编码与其他程序分开,特别是从推理机制的编码中分离出来。第二种解决方案则是基于 Meta-Dendral 的模块化编码推理机制。后来证明第二种方案比第一种解决方案更好。因为领域知识是特定的给定应用的先验知识并且受到演化的影响,而推理的信息处理机制(推论)是稳定的 Dendral 则被修改为从知识库中分离出称为 Meta-Dendral 的模块编码推理机制。从专家系统的结构的分析可以发现在专家系统中的知识,无论是专家的、描述性的还是关系性的,必须在与用于处理机制编码的模块不同的模块中表示。

专家系统由三个主要模块组成(图 7-3)。

- 知识库包含专业领域的专业知识,在案例中,它是诊断推理过程所需的理论和实证医学知识(启发

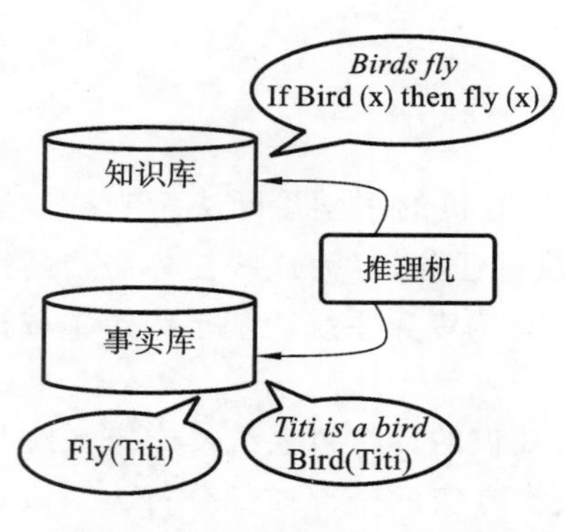

图 7-3　专家系统的三个模块

式)。

· 事实库包含描述用以解决问题的数据，在案例中，医生寻求建立医学诊断的临床案例的描述。

· 推理机是从知识库和事实库进行推理，生成决策支持的模块，以产生决策支持。推理过程基于逻辑原理。

目前，知识表示和获取的方法由一个活跃的知识工程科学界的研究团体通过设计复杂的形式体系得到广泛地研究。

(二) 知识库

专家知识可以分解为小型同质单位。每个单位都代表了一个基本的专业知识，称为模块化。此功能非常重要，因为可以灵活地使用知识并改善知识管理。有许多知识表示形式并且每一个都有特定的表现力。

1. 产生式规则

产生式规则(由逻辑学家 Post 定义)用于表示基本的知识片段，它们表现为“If (条件语句) Then (执行语句)”，条件语句和执行语句可以是原子公式，也可以是复杂公式。规则中的条件语句或左侧部分也称为规则的前提：

If((蛋白尿＞ 5 g/L)and(有水肿)and(白蛋白＜30 g/L))，Then 确诊肾病综合征

这种“僵化”的规则并不能处理不确定性情况。因此，确定性因素与非确定性规则相关联。确定性因素是数值，是介于−1 和 1 之间的先验知识，用来量化专家对规则的信任度。通过制定产生式规则来把控推理过程涉及确定性因素的组合(例如，在分离时选择最大系数，在连接时选择最小系数等)。

例如，(Mycin 专家系统)：If((该菌染色为革兰氏染色)and(该菌的形态为杆状染色)and(该菌的好氧性为好氧))，Then 该菌属肠杆菌科，可信度 0.8。

2. 决策树

一个专家系统的医学知识可以表示为决策树(decision tree)。在确定性版本中，决策树由一组决策节点组成。每个节点对应一个条件。每个条件检验一个诊断标准的值，例如，在医疗诊断决策支持的情况下，一个表征或一个症状(临床、实验室测试结果或成像标志)的值。表征的值与来自节点的弧的标签相对应。叶子代表诊断结果。

决策树是分类过程的图形表示。实际上，每个患者只与一条路径相关联，因此只有一个诊断结果。这种关联是由从根到叶遍历决策树过程中发现符合患者条件的弧线(标准)时建立的。诊断结果与和病情描述相匹配的叶子是相关联的。图 7-4 显示了诊断半乳糖血症的决策树。在美国，半乳糖血症的筛查通常是在婴儿时期进行的。患半乳糖血症的婴儿表现为胃肠无力、呕吐、腹泻、发育不良和黄疸等症状。这些症状都不是半乳糖血症特有的，因此常常导致确诊延迟。幸运的是，大多数半乳糖血症患儿都是通过新生儿筛查确诊的。

在考虑到不确定性时(图 7-5)，决策树的节点有两种类型：即决策节点(弧线 D_1 和弧线 D_2)和机会事件 E_i(导致患者状态的事件)。对于每个决策，我们会计算导致当前患者状态的效用函数，最佳决策是使期望效用最大化的那个决策。

3. 语义网络

语义网络最早用于认知心理学中对记忆表征和常识知识进行建模，是古老的表征形式主义知识之一。它们用来将由语义关系连接的概念集表示为图形(原则上是非循环图形)。节点表示概念，弧表示这些概念之间的关系。

(1) 连接“is-a”：如人类 is-a 哺乳动物、哺乳动物 is-a 脊椎动物、哺乳动物 is-a 猫科动物、猫科动物 is-a 食肉动物等。

(2) 连接“part of”：如头部是 part of 身体、躯干是 part of 身体等。

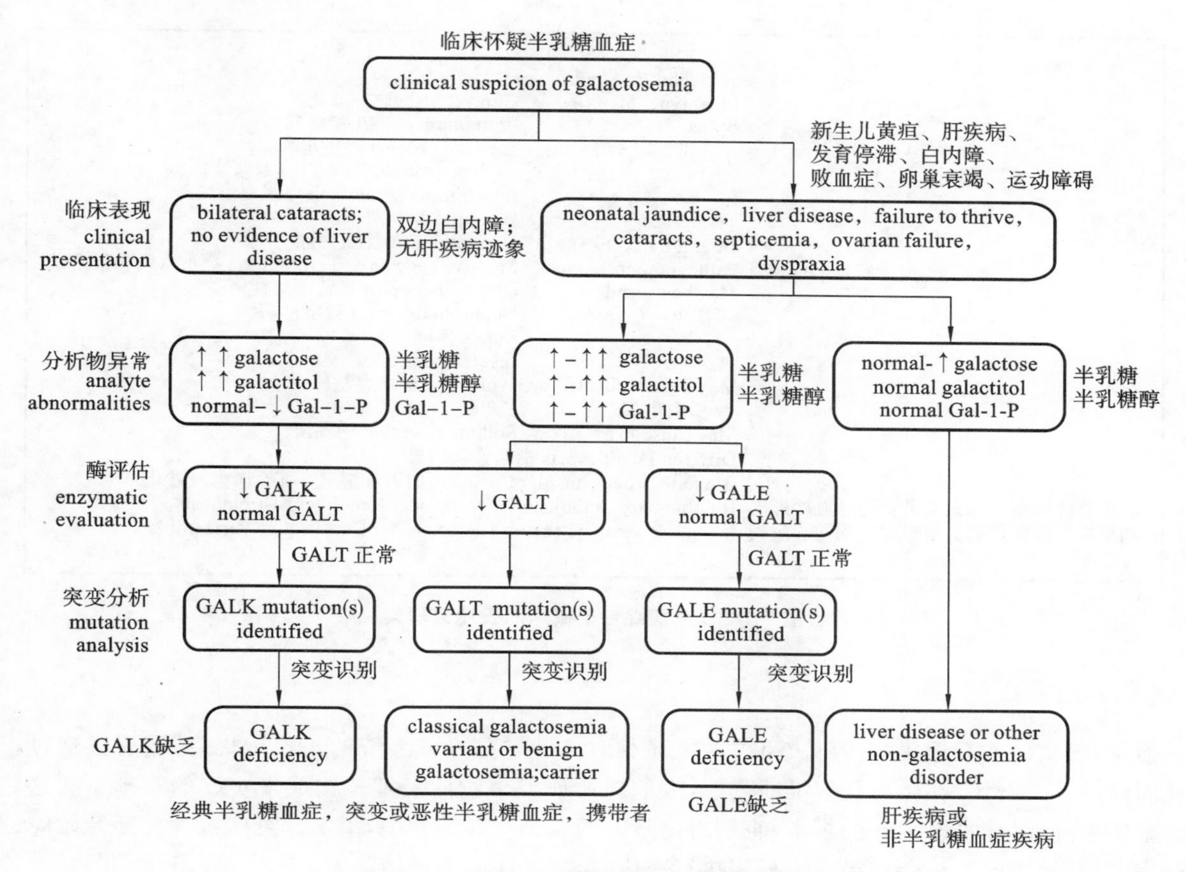

图 7-4　支持半乳糖血症诊断的决策树

（3）连接“has”：如哺乳动物 has 身体、哺乳动物 has 毛发等。

图 7-6 展示了代表这些关系的语义网络。当遵循“is-a”或“part of”关系时，属性是可以继承的。在使用模式匹配方法时，还可以执行其他推理机制。

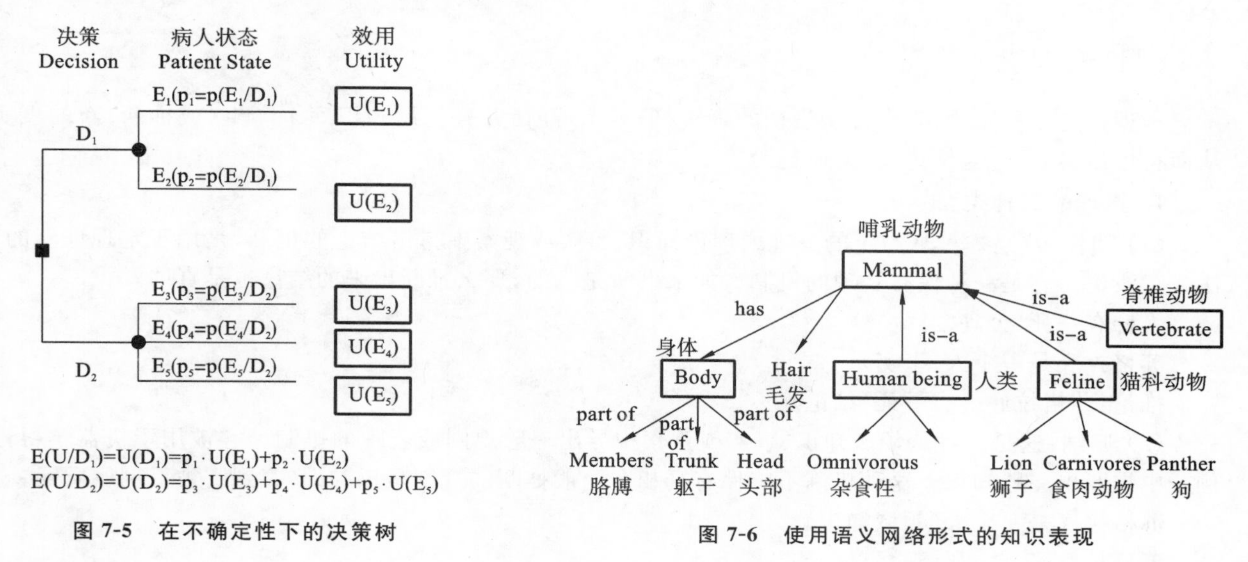

图 7-5　在不确定性下的决策树

图 7-6　使用语义网络形式的知识表现

4. 框架

当使用产生式规则或语义网络时，知识是分散的。Minsky 在 20 世纪 70 年代引入的框架是一种知识表示形式体系，他提出以观点聚合为概念。图 7-7 为一个框架示例。框架将对情况的描述作为一组属性与信息结合起来，这些信息是关于如何使用这些描述的。

	Frame Nephrotic Syndrome 肾病综合征框架	
	Is–a–type–of	Clinical State 临床状态
	Signs	Proteinuria > 5 g/L蛋白尿>5 g/L
	是一部分	Massive oedema 严重水肿
	体征	High plasma cholesterol 高血浆胆固醇
		Low plasma albumin 低血浆白蛋白
		Lipiduria 脂肪尿
	Does not have没有	No proteinuria 无蛋白尿
特殊病症体征	Pathognomonic signs	Massive oedema and proteinuria 严重水肿和蛋白尿
	May be caused by	Glomerulonephritis 肾小球性肾炎
	可能由……导致	Nephrotoxic drugs 肾毒性药物
		Lupus 狼疮
		Insect bites 蚊虫叮咬
	May be complicated by	Hypovolemia 血容量减少
	可能并发	Cellulitis 蜂窝织炎
	May cause 可能导致	Sodium retention 钠潴留
	Differential diagnosis 不同诊断结果	
	If Ascites Then consider Cirrhosis 如果有腹水，那么考虑肝硬化	
如果有肺栓塞，那么考虑肾静脉血栓形成	If Pulmonary Embolism Then consider Renal Vein Thrombosis	
如果有颈静脉扩张，则考虑收缩性心包炎	If Jugular Vein Distension Then consider Constrictive Pericarditis	

图 7-7 以肾病综合征概念的表述为框架

(三) 事实库

通常，事实库或数据集与待解决事件的描述相对应。它是专家系统的工作记忆，并随着推理过程的进展而演进。一开始，在做出任何推断之前，人们对所研究事物的了解是构成事实库的基础。从这些最初的事实中，有可能推断出新的事实，直到得出最终的结论。在医学中，事实库可能包含推断开始时的症状列表，以及结束时的诊断结果。当程序执行完成时，事实库就会被清除。

事实通常是定性数据(如颜色、质量、属性等)或数值。同样的事实可以用语言表达出来，即“患者有发烧情况”，也可以通过测量，即“患者体温为 39 ℃”。在后一种情况下，我们可以用〈属性，值〉对来表示事实。更一般地，事实可以表示为三元组〈对象，属性，值〉。例如，患者的体重可以用〈患者，体重，180〉表示。

(四) 推理机

推理机是一种算法，它允许从最初的事实(事实库)开始并且使用知识库来产生(或推断)新的事实，从而得出最终的事实、结论、决策或行为。

1. 推理的三种类型

(1) 演绎：这是一种从给定的公理或理论知识、事实或观察中得出结论的机制，是用于定理证明的方法或三段论。它是一种保有真理的机制。如果事实是真的，那么推断出来的结论也是真的。

人皆有一死(公理)

苏格拉底是一个人(事实)

推论：苏格拉底终有一死(结论)

(2) 归纳：这是一种从领域知识、事实或观察中导出一般规则或公理的机制。它被用于机器学习，从例子中推断出一般知识。这种机制不能保有真相。一般推断的规则是正确的，直到它被反例所质疑。

苏格拉底是一个人(领域知识)

苏格拉底终有一死(观察/例子)

推论：人是会死的(概括)

(3) 溯因：这是一个从已知的公理或理论、事实或观察得出前提的过程。例如：

人是会死的(理论)

苏格拉底终有一死(观察)

推论：苏格拉底是一个人(判断)

溯因通常用于医学诊断决策支持的专家系统，这是一种以因果关系为原则而不确保真相的机制。

流感＝温度＞ 38 ℃

患者××的体温＞ 38 ℃

推论：患者××得了流感

2. 形式逻辑原理

当前，我们谈论的数字技术包括所有与信息技术硬件有关的东西，其实计算机是最早的逻辑机器。

逻辑语言是由句法定义的，即由符号和规则组成的系统，可以将符号组合成称为合式公式。语义学与语言是联系在一起的。语义学可以解释语言，即赋予公式和符号一定的意义。一个演绎系统可以通过构造演示来进行推理。逻辑包括古典命题逻辑(也称为命题演算)和谓词逻辑(谓词演算)。

(1) 命题演算：命题是一个声明，它给予一个对象或一个人某种特性：如海是平静的，约翰是一个医生等。为了完成字母，我们定义了逻辑运算符(连接器)：逻辑非(¬)、逻辑或(∨)，逻辑与(∧)，蕴含(→)，等价(↔)。使用这些规则，使得通过逻辑连接词将不包含变量的合式公式定义为关联原子命题成为可能。

这些公式可以通过对原子公式和与这些公式中使用的连接词相关联的真值表的解释来求值。

双重否定：¬(¬)P＝P

分配律：P1 ∧(P2 ∨ P3)＝(P1 ∧ P2)∨(P1 ∧ P3)

　　　　P1 ∨(P2 ∧ P3)＝(P1 ∨ P2)∧(P1 ∨ P3)

蕴含：P1 ＝＞ P2 ↔ ¬ P1 ∨ P2

　　P1 ∨ P2↔ ¬ P1 ＝＞ P2

　　P1＝＞ P2 ↔ ¬ P2 ＝＞ ¬ P1

德摩根定律：¬(P1 ∧ P2)↔ ¬ P1 ∨ ¬ P2

　　　　　　¬(P1 ∨ P2)↔ ¬ P1 ∧ ¬ P2

(2) 谓词演算：谓词是关于对象(包括可以实例化的变量)的一般语句。对于所有 x 的取值，或者至少其中一个 x 取值，P(x)这样的公式的解释都是正确的，有两个量词来表示这种情况。

①全称量词“一切”表示为“∀”，因此，所有“人都终有一死”可表示为：(∀x)(人类(x)＝ ＞ 死亡(x))。

②存在量词“有些”表示为“∃”，因此，有些“人有棕色头发”可表示为：(∃x)(人类(x)∧ 头发(x，棕色))。

谓词演算的正则表达式可以是全称命题，也可以是特称命题。谓词演算之所以称为一阶演算，是因为只有变量才能被量化，而函数或谓词本身不能被量化。

综上所述，在专家系统中，其原理是运用领域知识从事实出发进行推理，产生新的事实，以获得待解决难题提出的问题的答案，它遵循正确的推理过程。因此，大多数专家系统都是基于现有的形式逻辑机制。最简单的专家系统依赖命题逻辑，只使用对或错的命题。其他系统是基于谓词逻辑(也称为 order 1 逻辑)，这些逻辑很容易通过算法实现。

推理机可以通过正向推理或反向推理来操作。正向推理是一种推理方法，它应用从前提出发的规则来推导新的结论。推理过程产生的结果丰富了工作记忆，成为新规则的前提。相反，反向推理则是从结论出发，回到前提，来判断当前提为真时，结论也为真。

3. 正向推理

当达到目标或者不再有规则被触发时，那些前提为真的规则就会被触发。我们分析每一个事实，并审查所有的规则，规则中这一事实作为前提出现。在事实库上增加了触发规则的结果。我们说事实是传播的。新推导出的事实是最终结果的一部分。它们自己再一次被传播，直到所有的事实都已产生。下面给出了正向推理过程的一个简单用法。考虑以下知识库：

R1:如果产奶,那么是哺乳动物

R2:如果有毛发,那么是哺乳动物

R3:如果吃肉,就是食肉类的

R4:如果(有爪子和锋利的牙齿)那么是食肉类的

R5:如果(是食肉的哺乳动物,浅黄褐色和有黑点)那么是豹

R6:如果(是食肉的哺乳动物,浅黄褐色和黑条纹)那么是老虎

R7:如果(是食肉的哺乳动物,趾行类的)那么是猫

R8:如果(是猫科动物,浅黄褐色)那么是狮子

假设我们以给定某一动物已知或观察到的事实为事实库,例如,(有毛发、食肉的、浅黄褐色和有黑点),我们想知道这种动物是什么。通过对一组规则进行简单的迭代,推理机触发规则 R2 并获得一个新的事实,即哺乳动物,然后是规则 R3 并获得一个新的事实,即食肉动物,最后是规则 R5 给出结论,即豹。正向推理机是一种迭代算法,易于编程,它是由数据驱动的,根据事实库中包含的事实进行操作。

4. 反向推理

反向推理的机制是从人们希望建立的目标开始的。这个原则包括搜索得出该目标的所有规则,然后列出这些规则的前提,这些前提必须被证明能够触发这些规则。同样的机制也被递归地应用于包含这些前提列表的事实中,这些事实成为需要证明的新目标。我们使用前面的例子来说明反向推理过程的应用。

考虑到已知的或观察到的某一动物的事实构成了事实库,如(有毛发、食肉的、浅黄褐色的和趾行动物),这就引起了这个动物是否是狮子的问题。

推理过程是从规则 R8 开始,该规则的结论与要证明的目标相匹配。要触发规则 R8,我们需要浅黄褐色和猫科动物两个属性是真实的。浅黄褐色是真实的,因为它是在事实库中。因此,我们只需要证明猫科动物。我们考虑到规则 R7 结论为猫科动物。我们必须证明食肉类和哺乳动物这两个子目标,因为趾行动物这一属性是事实库中的,因此我们触发规则 R2,因为有毛发的条件为真,并且它是在事实库中,再触发规则 R3,因为食肉条件为真,也是在事实库中,这就可以得出结论:狮子判断为真。

如果我们把目标设定为豹或虎就不能得出结论,因为有黑点和黑条纹的事实都不存在于事实库中,也不能从现有的事实中加以证明。尽管如此,在推理过程中总有可能取得进展,方法是拓展询问用户的可能性,例如询问在事实库中可能缺失的新事实。因此,反向推理机是目标驱动的,并以递归的方式进行,直到证明第一个目标。

三、临床诊断决策支持系统案例

(一) Mycin 专家系统

Mycin 专家系统是 20 世纪 70 年代初由 E. Shortliffe 等人在斯坦福大学设计的,其目的是支持医生诊断传染病和确定恰当的抗生素治疗方式(这解释了系统的名称,因为大多数抗生素的名称以霉素结尾,例如红霉素)。该知识库由约 500 条产生式规则组成,以确定性因素为权重。推理机反向推理运作。由于其应用于(传染病)医学专业的重要性,特别是其高质量的诊断和治疗选择,人们对 Mycin 专家系统进行了广泛的研究和讨论。Mycin 专家系统受医生的欢迎,因为它具有基于自然语言的界面,但出于伦理方面考虑,该系统从未在临床常规中使用。

(二) Internist /QMR 专家系统

Internist/QMR 专家系统是由匹兹堡大学开发的,是一个应用于内科的专家系统。该知识库包括 650 种疾病的概况和大约 4500 种症状和体征,每个症状都与它可能发生的所有疾病有关。这种关联被

两次量化，以表达这种关联的频率和疾病症状的唤起力。该程序从临床观察的要素出发，提出与假设相一致的诊断清单，从而再现医生的假设-演绎推理。评分会用于对结果中不同的诊断进行分类。

该系统虽然是实验性的，但却是评价较高的专家系统之一。它的表现接近人类专家。然而，由于系统的计算时间与会诊时间不一致，因此没有投入常规使用。Internist 的优化版本已经开发了，名称为 Caduceus。PC 机上提供的另一个版本是用于训练目的的 QMR（快速医疗参考）专家系统。

（三）当代临床诊断决策支持系统

当前，一些临床诊断决策支持系统的作用已经被广泛认可。它们可能是专业的，也可能是通用的。前者是在给定的领域提供诊断决策支持，例如 MMS 可以确诊智力衰退。可以通过研发的计算机程序进行临床评分的计算，以及决策树的提取。按照 Internist 等系统的开发原则，普通类系统允许录入患者的特征，并根据其概率排序提供可能的诊断建议。这一类决策支持几乎覆盖了医学的所有领域。

另一知名的决策支持系统 DXplain™的开发则是从 1984 年开始由马萨诸塞州总医院进行的。在最新的版本中，DXplain™是基于描述 2400 种疾病中可能出现的症状的知识库。患者资料包括近 5000 个临床体征、症状、实验室结果、放射学和内镜检查。每一种疾病的体征频率包含在知识库中。疾病的流行程度是由定性的值来量化的，如非常常见、常见、罕见和罕见等。当用户录入患者的数据时，系统会提出一组按概率递减顺序列出的可能诊断。用户可以知道为什么会提出某个特定的诊断，可以很容易地获得关于在某一特定疾病中可观察到的各种体征的更多信息，并获得关于最具鉴别性特征的信息。研究表明使用 DXplain™可以节省医院费用。

第三节 用药和处方决策支持系统

一、计算机化的医嘱录入系统（computerized physician order entry system，CPOE）

用药错误中常见的是剂量错误、药物的相互作用及不符合适应证等。因此，计算机辅助药物处方系统得到了发展，其主要目的是确保每种药物的处方安全。

（一）医嘱录入系统架构

CPOE 并不是一个独立的软件，这些系统实际上是作为模块来构建的，集成在执业人员的应用软件中，用于管理门诊患者，或在医院信息系统中。CPOE 共享一个公共架构，它们通常与电子病历相连，也可能与药房相连。计算机化药品处方系统的体系结构如图 7-8 所示。

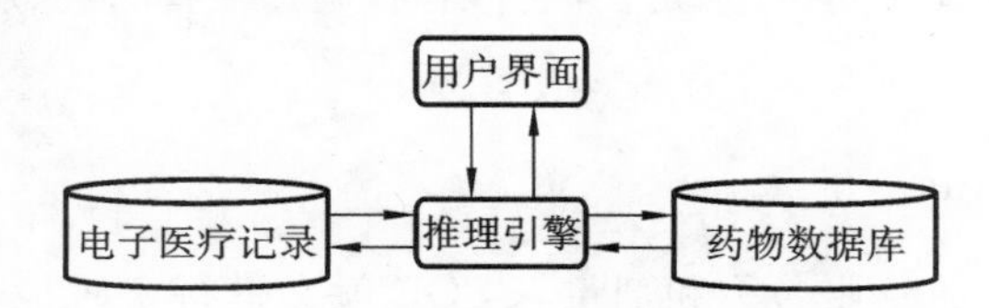

图 7-8 计算机化药品处方系统的体系结构

· 用户界面：医生使用该用户界面录入处方药物和剂量，并读取推理引擎可能产生的错误提示。

· 药物数据库：对于每一种药物，无论是商业销售的，还是在医疗机构中使用的，药物数据库都提供了关于推荐剂量、适应证、药物相互作用、禁忌证，尤其是过敏、使用注意事项和警告的所有信息。为了便于处理，必须对药物特征数据进行结构化和编码。

· 电子医疗记录（electronic medical record，EMR）：医生在开药时必须考虑患者的一些信息，以使治疗适合患者的症状。因此，EMR 必须提供患者的年龄、性别、身高、体重以及有关症状（如肾功能衰竭等）

的信息，还包括血清肌酐、肝功能衰竭、耐受不良、对活性物质过敏和已知影响等辅助信息。若患者为女性，还要提供是否怀孕/孕妇预期的分娩日期/产妇是否正在哺乳。已经纳入患者长期治疗的药物应在电子病历中注明，使药物处方体系能够从整体上考虑给药治疗，使其有效运行。

· 推理引擎：推理引擎是药物处方系统的核心部分。对药物数据库的访问允许生成药物列表（商业名称），适合医生选择的针对患者适应证的剂量，以及各种类型的警报。与 EMR 的交互提供控制处方和生成警报所需的患者信息，以及药品、医嘱记录。经系统分析后，借助推理引擎，处方可以直接传送到药房。

（二）录入处方

一项项地录入要开的治疗药物的名称费力且容易出错。相反，开处方的医生会列出一个与处方相关的专业列表，并从药物列表中选择所需的产品。专业列表可以根据不同的模式生成。

CPOE 提供的进入药品医嘱的主要方式如下。

(1) 按商业名称搜索。医生录入所开具药品的商业名称的第一个字母。系统根据录入的开头字母生成药品列表。医生在此列表中选择要开具的药物，列表包括药物的商业名称、剂量（如 500 mg）、剂型（如片剂）以及说明书。

(2) 使用国际非专有名称（INN）进行搜索。医生录入活性分子的国际非专有名称的首字母，一旦选择了国际非专有名称，系统将显示包含该特定国际非专有名称的所有商品。

(3) 通过导航在治疗分类中搜索。该系统提出了一级药物治疗分类，如解剖治疗化学（ATC）。医生选择他想要开具药物的剂量（如皮肤科）。该系统提出了相应的第二级的所有可能值。然后医生选择想要的二级（如抗银屑病）等。这个过程重复进行，直到达到分类的叶节点，处方医生得到了预期的相关商业产品列表。

一些系统能够生成具有相同适应证的治疗专科的列表（例如，所有适应证中有高血压或心绞痛预防的产品），或某一制药公司销售的产品。各国处方可以或必须使用国际非专有名称，药剂师必须按顺序指定的国际非专有名称（如医生录入阿莫西林 500 mg 片剂，药剂师配发克拉莫西林 500 mg 片剂）配发。在这种情况下，系统不再生成药品清单，而是生成涉及国际非专利名称、用量和形式的“虚拟药品”清单。

一旦药物被选择，系统就会给出与治疗适应证相关的常用剂量清单。使用剂量一般取决于年龄、体重、身高、体重指数、体表面积等参数。剂量计算由 CPOE 自动执行，这为处方医生节省了宝贵的时间，降低了出错的风险。处方医生根据所在国家的法律，选择合适的剂量，填写疗程。

为了帮助减少无效处方的成本，一些 CPOE 会自动向处方医生提供每个医嘱的成本、医疗保险的报销以及患者的花费等信息。医生应该为每一个医嘱给出该处方（适应证）的理由。此信息在处方上不可见，但存储在 EMR 中。在某些情况下，处方医生可能会建立自己的预购基础作为一套商业产品，具有常用的用量和疗程。这有助于节省时间，特别是在流行期间（病毒性胃肠炎、病毒性鼻咽炎等），因为医生不必单独录入每个专科的剂量。

（三）预警（early warning）

一旦医疗人员录入了处方的专业名称和剂量，CPOE 就会进行实时检查：确认对处方药物没有已知的过敏，确认处方剂量符合患者特征（我们体重、身高、体表面积、肾或肝功能等）。这些检查可能导致警报的产生，以减少药物错误。为了避免信息过载，或干扰医生的判断并打断其工作，警报通常不显示为阻塞窗口，而是通常由用于用户界面（按钮、图标、医嘱）特征的颜色代码（红色、橙色等）来表征。然后，医生可以单击这些功能来获得关于警报性质的更多信息。在这种情况下，会显示一条注释（例如，“此药在哮喘中是禁忌证”）。

一些警报可能表明所规定的药物不适合患者的病情。这是对剂量、妊娠或哺乳、过敏、不耐受或禁忌证进行检查的情况。只有在 CPOE 和 EMR 之间的接口允许导入编码数据时，才能生成这些类型的警报。

电子病历中的药品禁忌证的控制必须满足两个条件：医生必须在电子病历中使用与第二章中详细描述的术语相似的术语对患者的疾病进行编码；每个治疗专科的禁忌在药物数据库中编码时，必须使用与电子病历中用于编码疾病的术语相同的术语。然后选择的编码系统应该允许以同样的方式表示病案中的疾病以及药物数据库中的适应证和禁忌证（例如在 CISP2 中，我们应该找到 1 型糖尿病和 2 型糖尿病的概念，而不是胰岛素依赖型和非胰岛素依赖型糖尿病的概念）。

有些警报并不取决于患者的情况，而是取决于同时处方的其他药物的性质。这些警报是通过搜索药物-药物相互作用或物理和化学不相容性而产生的。当检测到处方药物中存在的活性分子冗余时，会产生其他警报。根据这些警报及其严重程度，医生可能需要修改其命令。这当然不是强制性的，并且医生始终是其处方内容的最终拥有者。

（四）医嘱归档

一旦在 CPOE 中录入，药物处方就会保存在 EMR 中。根据国家的政策，它可以打印并交付给患者，也可以直接发送到药品处方服务器，或者在患者知道的情况下，直接发送到患者购买药物的药店。

与手写医嘱相比，印刷医嘱对于患者和分配药物的药剂师具有许多优点：

- 它易于阅读。
- 关于如何使用每种药物的建议可以自动打印，例如“饭时用水服用”。
- 这些专业的名称并不含糊，因为手写处方常常忘记剂量和形式。

二、用药决策支持系统结构与实现

与 CPOE 系统一样，支持用药的临床决策支持系统（CDSS）也集成在医疗专业软件中。类似地，它们的体系结构依赖于基本的 CDSS 组件，包括：①具有 EMR 的 API 来访问与当前问题相关的患者数据；②特定知识库；③专用的推理引擎，其角色是将适当的知识匹配到患者。

（一）临床实践指南和建议

在 20 世纪 90 年代，医学实践发展到遵循循证医学原理并将科学知识或“证据”整合到医学推理中。David Sackett 等人提出了循证医学的概念，被称作“在作出关于个体患者医疗保健决策时审慎、明确和明智地使用当前最佳证据，将个体临床专门知识与来自系统研究的最佳可获得的外部临床证据相结合”。实践循证医学是指以严格的方式和为每个医学决策考虑临床研究的科学结果。这些结果应该从方法学上进行良好的研究发表，并通过在科学期刊（Lohr 和 Carey 1999）上发表来验证。它们代表了当前的“最先进的技术”。在发达国家推行循证医学，对于推广最佳的医疗实践，并以最佳的成本提供优质的医疗服务，是一个重大的挑战。卫生保健机构和个人的临床专业知识或临床实践评估程序的发展充分证明了这一趋势。然而，循证医学仍然处在一个理想化的状态，难以在实践中推广。事实证明，临床医生很难用最先进的技术水平来系统地评估每个患者的情况。

临床实践指南（clinical practice guides，CPGs）是目前针对某一医学问题的科学成果的综合，旨在为医疗专业人员提供指导。在全人群、公共卫生相关的问题（如 2 型糖尿病或动脉高血压的治疗管理），或特定的医学问题（如阿尔茨海默病的诊断）中，通常会开发出 CPGs。CPGs 由专业协会（例如加拿大医学协会）或国家卫生机构（例如美国的 AHRQ、英国的 NHS 等）出版。它们主要是一组叙述性的、结构化的与推荐的管理计划或治疗处方相关联的特殊识别临床情况的文档。

考科蓝（Cochrane）协作组的 EPOC 组（有效实践和护理组织）是一个国际研究小组，重点关注旨在改进卫生保健服务的提供、实践和组织，并衡量其对个人或人群健康的影响的干预措施。人们认识到，简单地传播文本 CPGs 对临床医生的行为影响非常小。将这些材料用于个人护理确实是困难的。例如有一个62岁的患者，他有心肌梗死的病史，并患有糖尿病和心绞痛。医生首先要查明患者的主要健康问题。然后，医生应该寻找与已发现问题相关的CPGs，获取并完整阅读，决定哪些部分与当前的临床情况相关，评估建议及其在现有资源方面的适用性，并考虑患者的偏好。

最后，医生必须决定什么是最佳的行动顺序，并将结果记录在患者的病历中。在下一次患者探视期间，医生将检查新的建议是否已经公布，并应纳入护理计划。在临床实践指南计算机化的情况下，这一程序的工作量可以大大减少。计算机化临床实践指南是一个先决条件。这提高了建议的可及性和可用性，因为可以将建议集成到日常护理中，只在决策制定的时间和地点下交付与特定背景相关的内容。临床决策支持系统(CDSS)依赖于形式化的知识嵌入CPGs，并能够提供特定患者的建议。使用CDSS具有改进医疗保健专业人员实施CPGs的潜力，并提高质量。

（二）从文本CPGs到知识库的转化

CPGs知识最初是用单词和句子来表达的，使用的是有CPGs使用意图的人们(从业者、患者)可以轻松掌握的通用词汇。人类的智力确实可以很容易地理解隐含或非形式化的信息。它可以处理模棱两可的问题，解释、选择、优化和限定表达叙述性文本的信息。但是，CDSS是一种软件，它只能处理形式化知识，即以逻辑和结构化对象表示的知识，其中每一段信息都必须是显式的和被编码的。

因此，在计算机化CPGs之前，将嵌入CPGs中的医学知识形式化是一个必由之路。这是一个复杂的翻译过程。

首先，不存在一个唯一且一致的CPGs代表模型，而是依赖于多因素的几个模型。根据对要实现的目标(期望的功能、提供的信息的粒度等)所做的分析，计算机化的CPGs模型及其在CDSS中的实现是不同的。这种不同是知识表示标准化的首要障碍，也是决策支持材料共享的首要障碍。幸运的是，现有模型之间有相似之处，可以考虑建立一个协调一致的模型，或者至少可以促进不同系统之间的互操作性。

其次，CPGs最初是作为叙述性文件制定的。文本CPGs的计算机化通常遵循不同的步骤。

- 选择文本中应该格式化和编码的部分。
- 识别医学概念并将复杂概念分解为原子概念。将原子概念表示为原语或模型可以支持的代码。
- 识别不能统一表示的模糊或抽象的概念(例如，为了确定某一患者是否存在“高心血管风险”这一概念，有必要明确界定这一概念的所有标准)。
- 当临床情况描述不完全或缺少建议(“知识差距”可能是偶然的，也可能是由于缺乏证据而存在的)时进行检测，决定是否用专家的意见来弥补这些差距。
- 使用目标形式化的方法编码CPGs。

图7-9中显示了将文本CPGs转换成可执行的CPGs的步骤和顺序。CPGs中包含的信息有两种，一种关注文献概念(标题、关键词、版本、编辑等)，另一种关注决策。决策信息必须由CDSS直接或间接地评估和使用，以便为特定的临床环境确定适当的建议或行动。一般来说，决策信息是由变量组成的，这些变量的值反映了患者的临床情况(如患者数据、可用资源、紧急情况等)。将决策信息规范化是提供决策支持的关键，以便能够从给定的临床资料中自动推断出患者的具体建议。因此，开发了“文件工具”，以促进将最初的整体文件切割成结构化的元素，如准则元素模型(GEM)(Shiffman等人提出)。

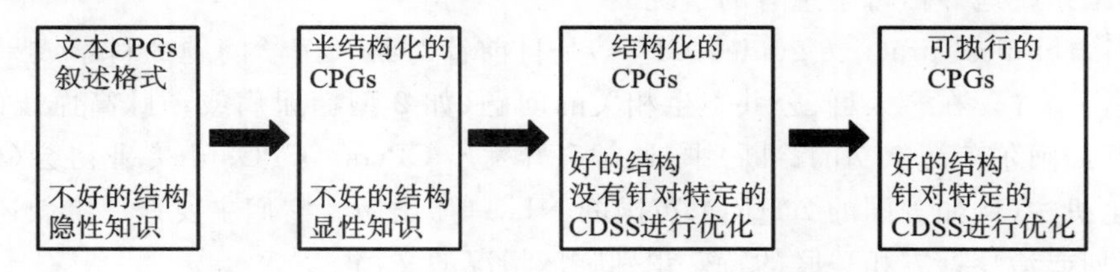

图7-9 从文本CPGs到可执行的CPGs

GEM的知识组成元素的层级结构如图7-10所示。GEM不是CDSS，它是一个用于构造文本CPGs的模型。CPGs的GEM实例可以用作初始文本和一种适用于计算机解释的可执行格式之间的关键

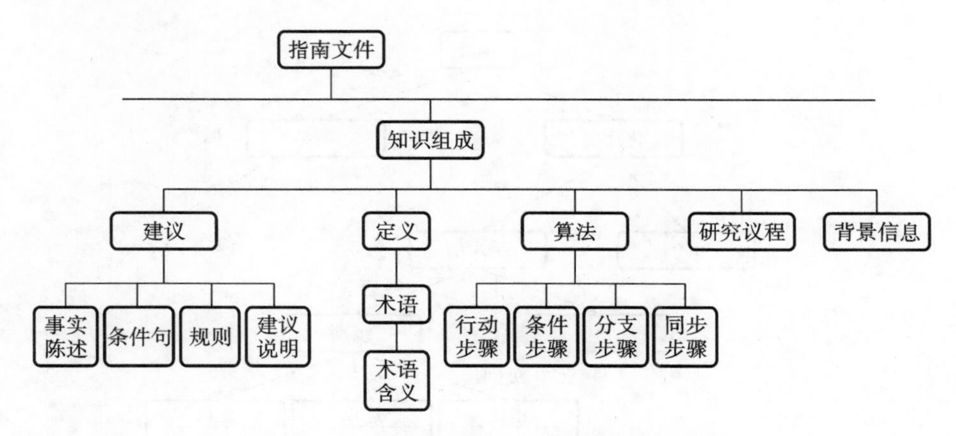

图 7-10 GEM 的知识组成元素的层级结构

表示。

（三）知识表示形式

自从产生式规则在第一批医学专家系统中使用以来，知识形式化表达已经演变成表示指南特定特征的复杂性（图 7-11）。较早的形式化语言是 Arden 语言、决策树、EON 和 GLIF。

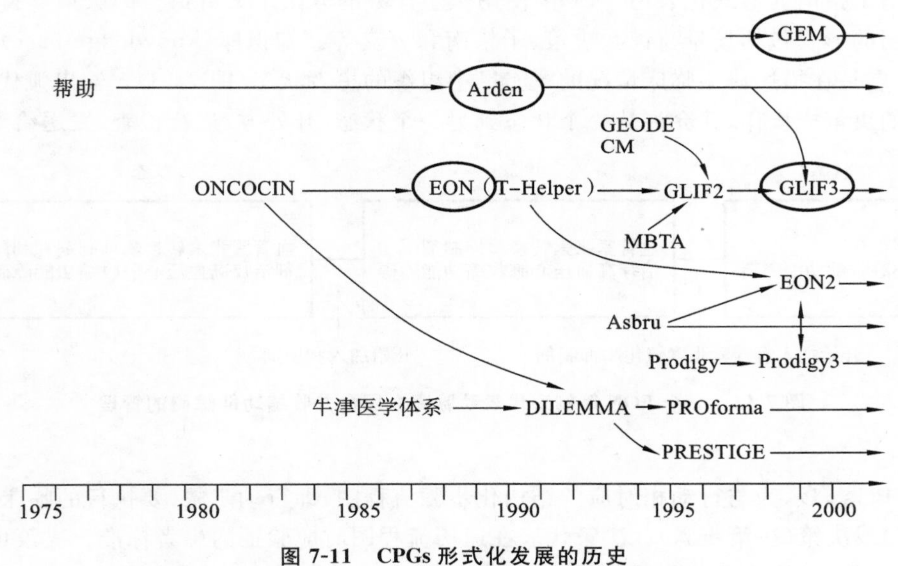

图 7-11 CPGs 形式化发展的历史

1. Arden 语言

在众多的数字化临床指南模型中，Arden 语言是一个最为公开且成熟的语言。Arden 医学逻辑模块语言于 1989 年首先由 Arden Homestead 会议提出，1999 年被 HL7 所采用。Arden 语言是一种基于规则的临床指南表达语言，将医学知识表示为独立的单元——医学逻辑模块（MLMs）。可将 MLMs 视为产生式规则的扩展。当患者标准（多数从 EMR 中提取）映射到 MLMs（在“If”部分中）描述的临床情况时，推理引擎（事件监视器）触发 MLMs 并提供“Then”部分中建议的患者管理。一些 CPGs 可以用 MLMs 序列表示。Arden 多用在以事件驱动（event driven）的单步警报和提醒中。

2. 决策树

决策树也是一种形式化表达方式，用于将 CPGs 表示为给定病理中遇到的所有可能临床情况的树（图 7-12）。节点对应于描述患者状态的变量，而弧是这些变量的形式。路径是实例化变量（具有给定值的变量，例如“Grade＝2”）的序列，表示在叶级与建议相关联的临床概要。当患者标准（可能从 EMR 中提取）与描述为决策树路径的临床情况相对应时，推理引擎提供叶子推荐的治疗。

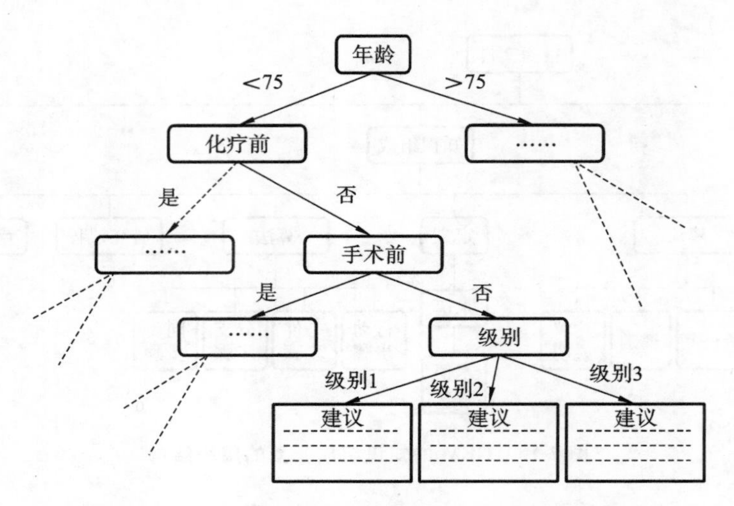

图 7-12　使用 OncoDoc 系统的一个决策树简例

3. EON

EON 是斯坦福大学医学信息学系 Musen 教授主导建立的一个临床指南知识表达模型，其目的是构建一套基于组件和接口的体系结构，使开发者能够利用其构建临床决策支持系统。其特征是一种以患者状态为中心的基于指南的形式化表达。EON 使用基于任务的方法定义可执行的决策支持服务。医疗行为表达成活动图的形式包括场景、行为、决策、子指南和分支等。知识库(knowledge base)用图形方式实现结构化，其节点是在描述典型临床情况的“场景”中组织的患者状态(图 7-13)。输出弧代表在给定的患者状态下推荐的决策或操作，并允许从一个状态到另一个状态(开处方、进行检查、发送给专家等)。

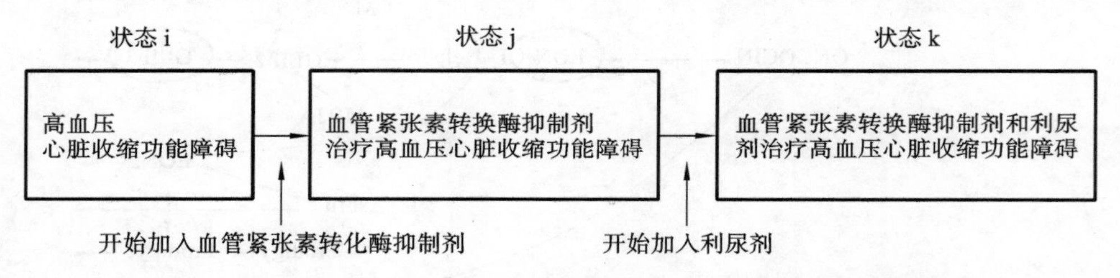

图 7-13　一个 EON 简例来代表动脉高血压合并收缩功能障碍的管理

4. GLIF

GLIF 将 CPGs 表示为与行动相对应的结构化步骤流程图，即行动步骤(要执行的临床行动，如“启动治疗教育计划”)或决策(决策步骤)。决策代表在遍历流程图时应验证的患者标准。决策可能是“确定性的”(病例步骤)，因此可能是自动化的(例如，“高胆固醇血症的诊断”基于从患者病历中提取的胆固醇水平评估，如图 7-14 所示)。当它们涉及患者安全时，或者当需要的信息不可得时，或者当需要进行人体验证时，它们也可能需要医生的干预(选择步骤)。

(四) 推理引擎

Hunt 等人在对使用计算机系统进行医疗实践干预的文献进行系统回顾时，将 CDSS 定义为将患者的特征与计算机结构化知识库相匹配以生成针对患者的建议或评估的任何软件。

该定义的经典解释与在推理引擎控制下 CDSS 的自动执行相对应。一旦从 EMR 中自动识别出患者的临床情况，推理引擎就会触发足够的知识结构来生成针对患者推荐的治疗。有以下两种操作模式可供选择。

一种是自动的方法。当医生开出的治疗与推荐的治疗不匹配时，评论模式发出警告。在这种指导模式下，医生不需要输入处方。该系统帮助医生将患者临床情况形式化，从而最终进行推荐的治疗方案。

另一种方法则相反。CDSS 不能自动匹配患者数据和知识，而匹配是由医生完成的。在这种情况

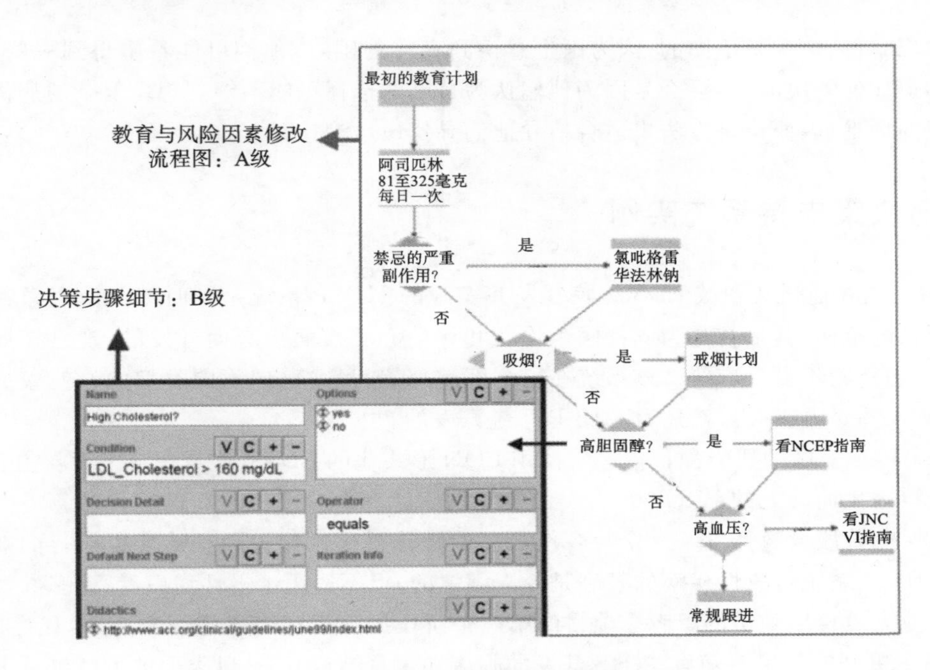

图 7-14　心血管危险因素管理指南的 GLIF 表示

下，推理引擎被简化为最简单的形式，计算机系统只是用来支持用户导航的知识库。因此，在该方法中，医生通过知识库操作超文本导航：在遍历过程中，医生扮演中介角色来提供描述患者特征的数据，而不需要对这些数据进行编码，并根据患者的临床背景解释所提供的信息，这种方法被称为“记录”方法。

在完全自动的方法和完全记录的方法之间有一个连续统一体。一些研究者提出了知识形式化之前的中间阶段可以帮助医生比在原先文本中更容易找到针对患者的建议，同时保持医学概念解释的灵活性。因此，即使知识库是半结构化、结构化或完全形式化的，它也不会自动执行。图 7-15 展示了不同的指南知识库，从文本的 CPGs（左），如国家机构开发的指南，到完全结构化的自动执行的知识库（右）。在中间阶段，方法是混合的：知识库可以由医生浏览，也可以自动执行。

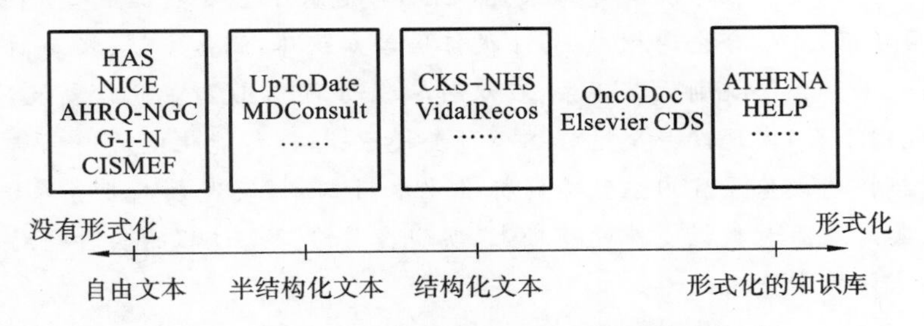

图 7-15　运行 CDSS，从阅读自由文本到执行知识库

在基于警报的方法中，CDSS 起到了保护作用。它们非常容易“使用”，因为 CDSS 在必要时自动运行。然而，在实际应用中很难得到正确的校准，使 CDSS 工作处于一个完全令人满意的方式。在数据缺失、错误的数据编码、冗余警报、明显警报的“噪声”等情况下会常常出现“静默”。此外，对患者情况的解释缺乏灵活性也经常受到批评：如果将患者的奇异性简化为一组编码数据是记录 EMR 的必要步骤，那么决策过程中涉及的医学推理有时需要对更广泛的医学概念进行灵活的语境解释。这种困难被称为形式化偏差。患者减少一组数据，虽然对电子病历是必要的，但这就不能完全反映现实，从而表明医学实践不是一门科学。相反，记录法允许医生使用非编码的患者数据，并根据特定的患者语境解释信息。

这两种不同的方法可能满足不同但互补的需求。在“简单临床病例”的管理中，医生认为自己事先不需要任何帮助，医疗决策通常依赖于有限数量的标准，而基于报警的决策支持（评论模型）在技术上是可行的，具有潜在的有效性。此外，在简单的案例中，医生肯定知道正确的解决方案，但不会为了得到“正确”的方案而进行信息检索，甚至不会亲自检查。因此，为了避免错误，必须提供基于警报的决策支持。

对于复杂的临床案例，情况是不同的，因为医生意识到存在的困难，他们可能希望得到一些支持，要么是因为他们不知道如何解决问题，要么是因为他们认为自己的选择可能不够理想。复杂的病例往往涉及许多过去和现在的标准，因而记录方法更适合指导他们寻找最佳治疗。

三、用药决策支持系统实例

1967年由美国犹他州盐湖城LDS医院开发并实施的HELP系统是同时结合使用患者病历和决策支持工具的项目的范例（其最初是为支持医生诊断和评估心脏疾病患者而开发的，现已扩展到其他临床领域传染病、预防药物不良反应等），该系统在很多医院部署，目前已向不同类型的专业人员（如药剂师、护士等）开放。Arden语法最初就是为HELP系统开发的。

一些促进CPGs实施的研究项目依赖于使用EON形式化的CDSS，这是在英国为与主要医疗软件供应商合作的全科医生而开发的PRODIGY项目的案例。计算机化CPGs涵盖了各种急慢性病的治疗管理。项目的前两个阶段导致开发了一个与合作厂商的计算机化医疗记录相结合可执行的知识库。对该系统的评价表明，该系统对急性疾病的管理是令人满意的，但不适用于慢性病患者、许多共病患者以及需要不同临床专业人员长期随访的患者。项目的第三个阶段抛弃了产生式规则的使用，代之以EON来表示CPGs，取得了更好的效果。随后，NHS开发的临床知识总结或CKS以类似的方法继续PRODIGY项目，但其重点是通过结构化建议使用文档导航，而不是与电子病历集成。类似的，ATHENA高血压管理系统也是使用EON开发的。它集成在VistA系统（退伍军人事务部VA的信息系统）中，并自动运行，可进行评论和指导。

章后案例

基于全量数据中心及人工智能技术的辅助临床决策支持

在国家政策及大数据、人工智能技术发展的驱动下，北京大学第三医院结合医院实际需求进行临床决策支持研究，建立了一套契合临床诊疗流程、高效实用的综合性临床决策支持系统，以提高诊疗效率、减少医疗差错、提升医疗质量。临床决策支持系统（CDSS）是基于全量数据中心，深入挖掘医院10年来累积的大量历史病历数据，并融合全球权威BMJ循证医学知识库，涵盖文献、指南、循证医学证据一千四百多万条，制定全科及专科预警规则近2万条，在双引擎驱动下，实现智能化诊断及治疗的辅助决策。该系统构建综合预警规则平台，实现诊疗全过程综合预警提醒；搭建智能化病历内涵质控平台，实现实时统一的病历内涵质量控制；建设基于院内主数据的标准化术语本体，实现融入业务系统的基于语义的知识检索服务；在多系统集成及海量数据支撑的基础上，实现覆盖诊疗全过程的实时辅助诊疗决策，有效降低了误诊率，提升了临床诊疗水平及效率。

一、解决问题

有研究表明，因决策失误所致的用药错误或处置不当是造成医疗差错甚至责任事故的重要原因。随着医院就诊人数攀升和向患者提供优质服务需求的增加，为降低误诊率，临床决策支持系统成为各大医疗机构关注与发展的热点。现行临床工作在很大程度上依赖于临床经验，承担一线工作的低年资医生临床经验不足、医学知识体系不完善，需要基于循证医学实践及医院临床实践的便捷辅助决策支持工具。

二、数据内容

临床决策支持系统（CDSS）的系统架构如图7-16所示。底层由数据中心、BMJ数据库、临床指南数据库作为数据基础，经过数据处理、整合得到医院最佳临床实践库和循证医学最佳实践库，通过算法分析、构建模型，搭建后台支撑体系，支持前端临床应用。

三、关键技术

1. 病历多层次医疗术语抽取

病历文书及检查报告应用的基础是非结构化文件的处理，这里使用病历多层次医疗术语抽取方法，

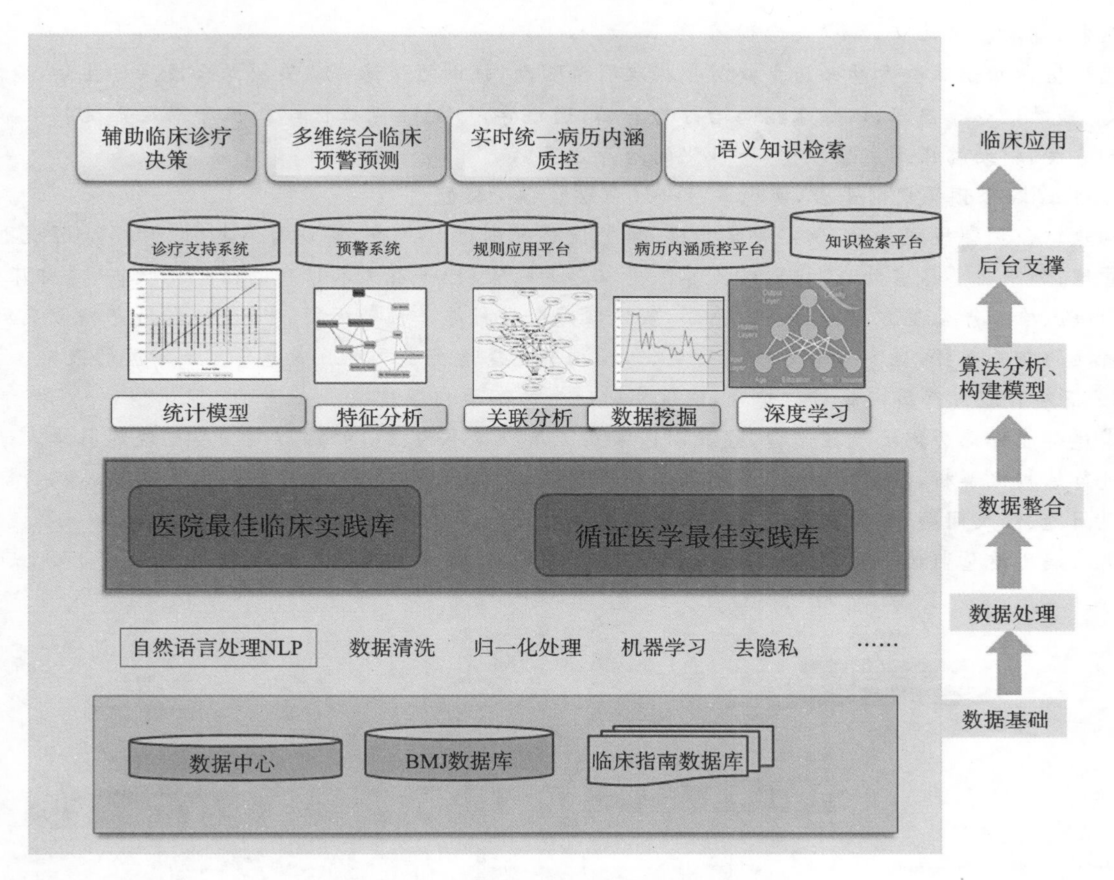

图 7-16 临床决策支持系统的系统架构

在本体的术语标准化基础上，以极细的颗粒度，对症状、体征、持续时间、治疗手段、治疗效果等实体进行提取，并按照时间关系加以组织，最终完成病历的后结构化处理，为形成医院临床最佳实践库提供数据支撑。

2. 双引擎驱动的辅助诊疗决策推荐

CDSS 基于真实最佳临床实践案例和 BMJ 循证医学知识库双引擎驱动，利用神经网络、随机森林等机器学习算法来搭建诊断及治疗方案推荐模型，实现智能化诊断及治疗的辅助决策。

3. 临床数据实时处理

CDSS 提供的诊断及治疗方案推荐、预警提醒、病历质量监控等有一定的实时性，系统根据当前患者的病历、检查/检验指标变化，提供推荐和提醒服务。如病历内涵质控中，当临床医生书写病历时，辅助临床决策系统需完成与应用系统的数据传输、系统的数据处理及结果返回。这对临床应用系统与临床决策系统之间的信息交互及临床决策系统的处理服务提出了更高要求。

4. 系统异步通信

CDSS 与临床应用系统采用异步通信，在提供推荐、提醒服务的同时，为了不影响临床业务处理速度，还提供非打断式提醒服务。

四、应用成果

CDSS 建立诊疗模型，搭建预警系统，构建规则应用平台、病历内涵质控平台、知识检索平台。在多系统及平台的支撑下，实现面向临床的辅助临床诊疗决策、多维综合临床预警预测、实时统一病历内涵质控、语义知识检索服务。

1. 双引擎驱动实现智能化诊断及治疗的辅助决策

CDSS 结合当前患者病历，借助双引擎驱动，实现诊断决策导航，具体包括诊断概率列表直接推荐、检查项目推荐辅助确定诊断、鉴别诊断推荐验证诊断等。通过提供有概率比较的诊断列表，以及多渠道验证机制，辅助临床诊断，减少误诊误治。

循证医学知识库检索结合历史病历挖掘双引擎驱动，辅助临床治疗决策。结合患者的主诉、既往史、现病史、辅助检查等内容，以临床指南治疗为基础，通过学习BMJ循证医学知识库以及医院相似病例经典治疗方案，辅助临床形成精准化、个性化的治疗方案。

2. 构建综合预警规则平台，实现诊疗全过程综合预警提醒

构建综合预警规则平台，制定异常指标、预警提醒规则近2万条，实现异常指标、预警提醒规则的可配置管理；利用自然语言处理、机器学习算法提取患者检验、检查及文本信息的结构化数据，对临床诊断、用药、检验、检查等处置方案进行规则判断，实现诊疗全过程综合预警提醒。通过提取历史相似病历危急重症情况的相关数据，监测患者各项指标变化，预测患者病情发生及发展成危急重症情况的概率。

3. 搭建智能化病历内涵质控平台，实现实时统一的病历内涵质控

搭建智能化病历内涵质控平台，建立以国家病历质控标准为核心的病历内涵质控规则引擎。通过对病历进行结构化解析，实现实时、统一标准的病历数据智能化问题检出，辅助临床医生在书写病历环节及时发现问题、修改问题，有效提高病历的书写质量。

借助病历质量监控平台，帮助病历质量管理者实现全院高效病历质量水平监管，如图7-17所示。

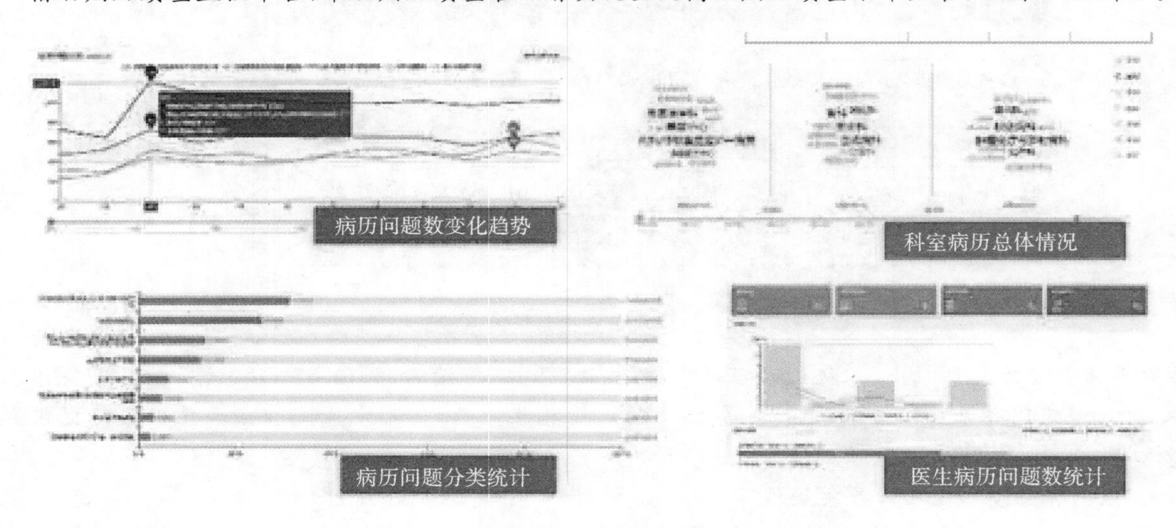

图7-17　病历质控监控平台

4. 提供融入业务系统的基于语义的知识检索服务

在院内主数据标准化基础上建设标准化术语本体，完成疾病、药品、体征及层级关系的对照，有强大的医学知识库支撑，并将检索服务集成于业务系统，提供融入业务系统的基于语义的知识检索服务，如图7-18所示。

五、应用成效

分析2017年的既往病例，推荐诊断的第一命中占比为75.46%，前三命中占比高达87.53%。推荐诊断准确率高。分析上线前5个月24个病区初诊准确率为70.4%，上线后5个月相同病区的初诊准确率为72.6%。提高了初诊准确率。分析上线前5个月24个病区平均确诊时长为3.25天，上线后5个月相同病区平均确诊时长为2.27天，减少了近1天，缩短了确诊时长。其中，第一命中是指出院主诊断位于推荐诊断第一位，前二命中是指出院主诊断位于前二位，前三命中同理；推荐诊断准确的判定为推荐诊断是出院主诊断或上一级诊断；初诊准确率的判定为入院主诊断等于出院主诊断；确诊时长的确定方式为文书中记录确诊的上级医师查房记录时间减去入院时间。

分析上线前后10个月6个科室24个病区的病例，推荐诊断平均覆盖总诊断数的81.04%，覆盖疾病范围广。在有推荐诊断的病例中，各年龄段的前三命中占比平均值为86.44%，命中比例高达93.33%，推荐诊断覆盖全年龄段。表7-2中，诊断数指病例中出现的诊断数量；推荐诊断命中数指有推荐诊断并

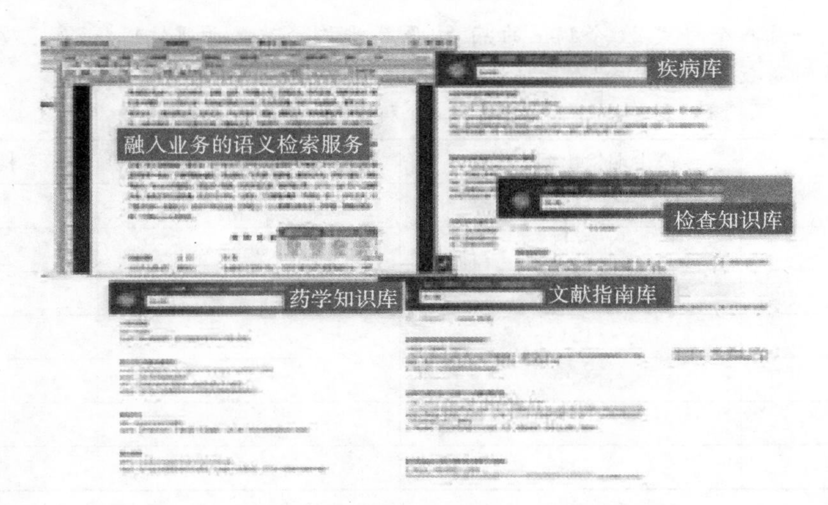

图 7-18 基于语义的知识检索服务

命中的诊断数量；推荐命中占比(%)＝推荐诊断命中数/诊断数×100%；表 7-3 中，前三命中占比指出院诊断出现在推荐诊断列表前三位的百分比；命中占比指出院诊断出现在推荐诊断列表中的百分比。

表 7-2 推荐诊断与总诊断数的占比表

科 室 名	诊 断 数	推荐诊断命中数	推荐命中占比
A	198	163	82.32%
B	325	266	81.85%
C	156	131	83.97%
D	483	393	81.37%
E	208	180	86.54%
F	144	94	65.28%
总计	1514	1227	81.04%

表 7-3 各年龄段推荐诊断命中情况表

年 龄 段	前三命中占比	命 中 占 比
0～9 岁	94.64%	96.43%
10～19 岁	73.06%	85.39%
20～29 岁	84.06%	91.21%
30～39 岁	86.46%	92.59%
40～49 岁	87.20%	93.79%
50～59 岁	86.26%	93.38%
60～69 岁	87.40%	93.88%
70～79 岁	86.61%	93.92%
80～89 岁	85.26%	94.10%
90～100 岁	85.45%	94.55%
总体	86.44%	93.33%

分析上线后5个月6个科室24个病区的病历，医生平均修改率为73.41%，如表7-4所示。某科上线后2018年12月问题数与2017年12月病历问题数相比较，从308降到了105。

表7-4 上线后5个月6个科室医生修改率情况表

科室名	医生端检出问题条数	提醒后医生修改问题条数	检出修改占比
A	1829	1276	69.76%
B	752	569	75.66%
C	982	736	74.94%
D	1218	950	77.99%
E	639	480	75.11%
F	519	349	67.24%
总计	5939	4360	73.41%

通过推荐诊断准确率、初诊准确率、确诊时长3个指标来评估智能辅助决策推荐诊断的有效性，从推荐诊断覆盖率、年龄段覆盖率2个维度来分析推荐诊断的适用性，从病历平均修改率和病历问题数2个角度分析病历质控有效性。通过这些数据分析，可以看到辅助诊疗体系对临床工作起到了较好的辅助作用。

本章关键词中英文对照

1. 临床决策 clinical decision
2. 临床决策支持系统 clinical decision support system，CDSS
3. 循证医学 evidence-based medicine
4. 临床实践指南 clinical practice guide，CPG
5. 决策树 decision tree
6. 计算机化的医嘱录入系统 computerized physician order entry system，CPOE
7. 知识库 knowledge base
8. 人工智能 artificial intelligence，AI
9. 事件驱动 event driven
10. 预警 early warning

思考题

1. 简述临床决策支持系统的概念和意义。
2. 简述临床决策影响因素。
3. 临床决策支持系统的类型有哪些？请举例说明。
4. 临床决策支持系统的方法学基础有哪些？
5. 以HELP系统为例，说明临床决策支持系统结构。
6. 结合本章案例论述决策支持系统的发展趋势。

（马敬东）

第八章　护理信息学

随着信息通信技术在护理领域的应用越来越广泛，护理学和信息科技的跨界融合将对护理管理、护理质量、临床实践、患者健康结局、护理决策、护理教育、学科发展等产生系统性的变革和影响。《全国护理事业发展规划（2016—2020年）》中提出要加强护理信息化建设。由此可见，在国家政策的支持下，护理事业信息化、智能化将成为现代信息科技社会发展的必然趋势。随着护理信息化进程的快速发展，基于信息技术的护理信息学作为护理学的重要分支应运而生，并在护理信息化的进程中发挥着越来越重要的作用。在全球医疗信息化建设过程中越来越多的专业人士重视护理信息建设，希望通过信息技术提高护理水平和护理质量。随着"互联网＋"的提出，"互联网＋护理"的研究与应用也悄然兴起，临床护理、重症监护、护患关系、护理教学、护理科研等传统护理工作与移动互联网、云计算、大数据、物联网的交叉融合，使传统的护理模式焕然一新。目前，我国有很多医院已经在护理业务管理过程中使用计算机网络技术，极大地提高了护理人员的工作效率，减轻了护理人员的工作强度。

第一节　护理信息学概述

一、护理信息学的定义

护理信息学（nursing informatics，NI）是一门结合护理科学、计算机科学以及信息科学的新兴交叉学科，在护理的相关角色和背景中通过信息化结构、信息化程序、信息化技术推动数据、信息、知识和智慧的融合，以支持患者、护士和其他保健服务人员的决策过程。具体来说，护理信息学应该是用信息科学理论和技术方法，以研究解决护理学科所提供的问题的专门学科。其供体学科是信息学，受体学科是护理学。

二、护理信息学的研究内容

计算机科学、信息科学与护理科学是三门各自独立发展起来的学科。护理信息学是三者的结合，是一门交叉学科，所研究的重点集中归纳为以下几个方面。

（一）护理作为一门科学的信息化问题

护理作为一门科学，其信息化至少需要解决三个方面的问题。①护理学的知识表达，如术语及分类标准化、数据编码和信息标准等，支持全领域信息化。②现代信息技术和研究理念在护理科研中的应用，如护理知识的组织和检索、数据挖掘、支持循证护理实践、科研辅助软件开发等。③关注护理领域信息化的宏观管理和政策。国际研究的热点课题包括护理数据和术语标准化及其与卫生保健术语的整合、循证护理实践基础上的知识更新等。

（二）护理作为一类实践的信息化问题

护理实践服务于人的健康、亚健康、疾病治疗和康复，其信息化集中在护理数据的收集、管理和利用，是最受关注的护理信息学研究领域。计算机、互联网和信息系统技术在临床护理实践中的应用一直是近20年来护理信息学的研究主题，其主要研究实践内容有医院护理信息系统的研发与升级、护理临床决策支持、电子病历、个人健康档案、移动计算技术的应用、社区（家庭）护理的信息支持等。近年国际学者还特别关注通过信息学的工具和途径改善患者安全、护理质量和健康结局，以及电子健康档案相关课题。

（三）护理作为一个教育专业的信息化问题

护理教育的信息化包括护理教学环境、护理学习内容和护理学习方式变革三个方面，参与者来自护理院校、医院、培训机构、软硬件厂商等。护理教学环境信息化包括基础信息设施建设、软硬件研发和服务人员培训；护理学习内容信息化包括课程资源的数字化和信息技能教育；护理学习方式的信息化主要是护理课程在线学习和信息化实验教学。

三、护理信息学的特点

从20世纪中叶开始至今的全球信息化，深刻改变了人类社会生产生活方式。20世纪60年代后期，美国、加拿大、英国、瑞典、日本、韩国等国在护理实践中开始引入信息技术。全球范围的信息与生物技术革命、社会老龄化和疾病谱的改变，引领着护理信息学向纵深发展，使之呈现出以下特点。

（一）实践需求的主导地位

护理行业的信息化需求与护理信息学之间的关系极为密切，前者是后者产生的土壤并赋予其存在的价值。而护理信息学的研究、实践和人才培养必须在实践需求之下才能获得有意义的发展。护理行业的信息化又是护理行业发展的工具和现象，最终目的是服务于人的健康。脱离实践需求谈论护理信息学是没有意义的。

（二）多学科的辐射与交叉

护理信息学是多学科交叉的专业领域，而且不断有新的学科加入。新学科强化了该专业的服务能力，从简单的信息再现走向护理决策支持和信息整合开发。多学科交叉的方式是以护理行业信息化实践需求为中心，向护理科学、计算机科学、信息科学、管理科学等学科辐射状交叉。

（三）服务范围和人群的扩大

护理信息学服务的领域从单纯的临床护理实践扩展到护理管理、教学、科研等护理领域的其他部分。与此同时，从服务于临床护士和护理管理者，走向其他健康服务者，走向护理学者、教师和学生，走向患者和家庭；从医院走向康复服务机构，走向科研院校、行政部门和社区，成为全社会的健康资源。

四、标准化护理术语

护理术语及分类标准化是护理信息学研究的重要内容之一，也是护理信息系统发展面临的挑战之一。术语是在特定专业领域中一般概念的词语指称。术语标准化则是运用标准化的原理和方法，通过制定术语标准，使之达到一定范围内的术语统一，从而获得最佳秩序和社会效益。护理信息标准化包括护理术语标准化、护理工作流程标准化、护理数据标准化等。目前，国内缺乏统一的信息录入标准，尚未形成统一的护理信息标准体系。因此，如何制定标准的护理信息表达方式、标准的护理病历格式是当前护理电子病历和临床护理决策支持系统开发亟待解决的问题，是护理信息发展面临的重大挑战。

（一）标准化定义

标准（standard）是指获得一致同意的，并由公认权威机构认可的文件，这个权威机构负责为公共和常用事物的活动及结果制定和提供规则、指导原则，其宗旨是使该环境达到最佳有序度。

标准化（standardization）是指针对现有或潜在的问题，为公共的和常用的事物作出某些规定的活动，旨在使该环境达到最佳有序度。因此，标准化是为了所有相关方面的利益，特别是为了最佳经济效果，在所有相关方面的协助下进行有序活动，制定实施各项规则的过程。

（二）护理信息标准化的含义

护理信息标准化的过程，就是指尽可能将护士对患者病情的描述和临床观察用标准化表达方式表示，而这种表达方式应该被护士共同认可、遵循和应用。也就是说，建立关于护理观察、治疗、治疗结果描述的术语系统，而这个术语系统具有为广大护士所接受的结构体系和分类系统。

护理信息标准化是学科现代化的基础性工作，是制订、贯彻、修订学术标准的有组织活动的全过程。具体来讲包括护理学术内容标准化、护理学科信息管理指标体系的建立及护理专业信息分类与编码等三个主要方面的内容。其中护理专业信息分类与编码是护理信息标准化的重要内容，是信息标准化的基础。利用科学的原则和方法对信息进行分类并加以编码，经过和成员协商，并由标准化的权威组织或主管机构发布，作为信息交换的共同语言。在护理信息标准化并对其进行分类和编码时应遵循以下原则。

（1）科学性：要以当代先进的护理科学水平为基础，分类目的有科学依据，分类轴心要体现对象的本质特性，编码有科学意义。

（2）标准化：原则上应直接引用已有的国际标准、国家标准、颁布标准和行业标准，不要盲目制定标准，以保证使用标准的准确性和可靠性。

（3）准确性：分类的类目应独立明确、相互排斥、互不包括。类目下的亚目，从属关系清楚、层次分明。代码确切有序，不要随意空码、跳码。

（4）唯一性：应确定统一的代码元素集，严格做到一码一义，避免一码多义或一义重码，整个分类编码系统井然有序、精确无误。

（5）冗余性：一个分类编码系统除了应包括现有的所有对象及信息外，还应预留一定的空项，以适应随着护理的发展不断涌现出来的新信息。这些预留的空项又必须依据分类编码原理和内在属性关系而定，新的信息将参照其属性及与原有信息的属性关系填充到相应的预留空项中，而不是简单地在原系统堆叠。

（6）结构化：代码与对象的特性以及信息的内涵应有结构化的对应关系，代码的不同位置标识了对象的特性以及它与周围的层次关系。

（7）实用性：分类和代码都要有实用价值，符合护理及医院实际需要，它既不能过于简单而失去准确性，又不能过于烦琐而应用困难。

（8）可操作性：分类编码应力求简单明了，易于学习掌握，同时要便于计算机输入。

五、护理信息学的教育发展现状

（一）美国护理信息学教育发展现状

美国护理信息学教育从 20 世纪 70 年代以来就得到关注和重视。1982 年，护理信息学被正式接纳成为国际医学信息学协会特别兴趣小组（IMIA-NI）。为进一步促进护理信息学的发展，1988 年，美国国家护理研究院（NINR）召集护理信息学小组专家规划学科优先发展项目。1992 年美国护士协会（ANA）正式批准“护理信息学”作为护理的一个专业实践领域，于 1995 年 11 月起将护理信息学作为特定的资格认证领域。同年，卫生保健机构联合认证委员会明确护理管理者应参与健康信息系统的选择和执行工作。1998 年，美国护理高校联盟确认护理信息能力为本科护生的一项核心能力。2000 年，美国大学与研究型图书馆协会制定的美国高等教育信息素养能力标准中，已经把信息素养纳入大学认证标准。2008 年，ANA 推出了最新版的《护理信息学范围与执业标准》，进一步区分护理信息师与专科护理信息师（护理人员达到信息学或相关专业领域的本科学历水平）的工作内容。

1. 学位课程教育

美国国立大学纽约护理学院于 1977 年首次在护理本科学生中开设了“计算机技术在护理中的应用”的课程。该课程的主要内容包括当今社会的科技发展、计算机数据处理的基本概念、计算机在卫生保健和护理中的应用、计算机信息系统对专业实践和患者的影响、信息在计算机系统中的角色以及数据处理的社会伦理及法律议题。

当时没有专门的护理信息学教材，教师将计算机学科的一些材料作为该门课程的主要讨论材料。直到 1984 年由 Bull 和 Hannah 编写的名为《Using computers in Nursing》的护理信息学教材正式出版发行。为推动护理信息学的发展，美国国家卫生院（NIH）将“计算机技术”这门课程列为护理院校和护士继续教育的必修课程。1991 年，美国护士联盟（NLN）通过一项议案，在护理本科专业中应设置计算机课程，并作为专业认证的标准之一，并将信息能力作为护理人才培养的基本能力。

美国护理信息学教育的研究生教育是美国学位教育的一个亮点。所有的申请者必须有硕士研究生及以上学历，基本上所有的学校都要求学生有护理信息学的工作背景。部分学校通过综合考核申请者的语言表达能力、创新精神等来决定录取与否。要获得护理信息学硕士学位，有一定的学分要求，各大学校的要求有所不同，一般来说在 36～45 学分之间。其中核心课程为 8～18 学分；信息学的必修课程（不包括实验课程）为 7～27 学分；实践学分根据实践方向有所不同在 3～6 之间。修读年限也很灵活，全日制的硕士研究生一般需 2～3 年，非全日制的硕士研究生一般需 4～5 年。

2. 继续教育

美国护理信息学继续教育方式灵活多样，针对不同学习需求的群体，提供了不同教学目标的课程，帮助学生在护理信息学上取得进一步的发展和提高。各培训机构也充分利用计算机、多媒体等技术，通过互联网、计算机辅助软件、虚拟实验室等进行交互远程教育，达到教学资源的共享。美国的杜克大学护理学院是世界上第一个开设远程护理信息学硕士学位教育的大学，该课程对富有临床经验的专业护士进行培训，以获取分析、设计、执行和评价信息系统的能力，促进护理实践发展和提高护理质量。美国马里兰大学也根据临床在职护士的信息学教育需求，自 1991 年起，提供了为期 6 天的暑期培训，培训内容包括临床信息系统的使用和发展，以及信息系统的选择、使用技巧等，学习者表示都获得了较好的学习效果。美国的护理信息继续教育的最大特点是课程种类繁多，学习者可以根据自己的水平选择入门型到高级专业型的不同的课程，满足不同层次学习者的学习需求。

（二）我国护理信息学教育发展现状

1. 医学信息学教育处于初级阶段

我国开设医学信息学课程的机构有几十家，除中南大学湘雅医学院信息管理系于 2006 年改名为医药信息系外，其余院校均定名为信息管理与信息系统专业（医学方向）。目前绝大多数学校为本科教育，招收博士、硕士研究生的学校和科研机构较少，没有以医学信息学或者信息管理与信息系统专业（医学方向）命名的研究生学位点，多转化为情报学或图书馆学教育。例如，解放军军事医学科学院医学情报研究所的学位点名称是情报学，研究方向是医药咨询及卫生勤务、医学情报研究、医药情报与项目评估、医学书刊编辑出版、外军卫勤生物医药信息等；华中科技大学同济医学院医药卫生管理学院情报学研究方向是卫生管理信息系统、医学信息管理等。由此可见，医学信息学在我国的发展尚处于初级阶段。

2. 护理信息学教育尚未起步

我国各主要高校护理学院或护理学系，目前暂时还未开设护理信息学系，也没有哪所学校进行护理信息学方面的研究或开发护理信息系统。例如，北京大学护理学院主要科研方向有护理教育、临床护理、社区护理、护理管理及医院感染控制等；山东大学护理学院主要科研方向是护理心理学、护理教育学、临床护理学、危重症护理学、护理管理学、衰老与健康；复旦大学护理学院主要研究方向中也没有护理信息学方向。

我国护理信息学教育多体现在开设文献检索课程和计算机基础课程，如中山大学护理学院只在研究生教学阶段开设了医学文献检索课程；中南大学护理学院要求毕业生掌握文献检索、资料收集的基本方法，具有护理信息学研究的初步能力；吉林大学护理学院开设有情报需求与检索选修课程；西安交通大学护理学专业课程中自然科学类设置了文献检索课程等。

可喜的是华北煤炭医学院（现更名为华北理工大学）、西安交通大学网络学院护理学专升本教育中已设有"护理信息学"课程，课程简介如下：现代信息技术与现代护理学的有机结合，掌握必要的现代信息技术是护理人员必备的一项基础知识和基本技能；系统描述信息、信息资源、数据库技术等基础理论知识，着重介绍计算机在护理中的应用；通过学习该课程，学生能够了解并掌握信息学基础知识、护理管理基本环节、微机系统基本操作技能及应用信息学理论和计算机方法管理护理信息，为今后从事现代护理管理工作打下坚实的理论基础。

2010 年杭州师范大学钱江学院针对全日制本科护理专业学生开设了"护理信息学"课程，率先将自动识别技术、移动计算技术、无线网络技术引入教学和实验中，并和公司联合开发了护理信息系统，建立了模拟医院演示环境，让学生亲身体验当今医院先进的条码扫描跟踪追溯系统、移动护理信息系统、电子病历系统、移动门诊输液系统等。

第二节　护理信息系统

护理信息系统是护理信息学理论在护理实践中的具体应用。现有的纸质患者记录中蕴含了大量的信息，通过对相关指标的获取、统计、分析，能有效地支持临床决策、进行护理评估、开展护理计划、评价护理质量。收集和处理患者信息正是护理信息系统的核心。

一、护理信息系统的定义及发展演化

（一）护理信息系统的定义

护理信息系统（nursing information system，NIS）指一个由护理人员和计算机组成，能对护理管理和业务技术信息进行收集、存储和处理的集合，是医院信息管理系统的一个子系统。护理信息包括医嘱处理、护理工作量、护理质控、护士技术档案、护理教学科研、护理物品供应、差错分析、护士人力安排（排班）等。护理信息系统对信息的处理过程包括收集、汇总、加工、分析、存储、传递、检索等基本环节。

护理信息系统的建立，改变了传统的护士工作模式，如体温单绘制，将体温单电子化，只需输入数据，计算机就能自动生成体温曲线等，使用移动护士工作站时，在 PDA 的用户登录窗口中输入用户名和口令后，护士可随时随地在 PDA 上录入患者的体温、脉搏、呼吸、血压、大便次数、体重、身高、出入量、意识等信息，自动生成体温单。引入一定的信息系统就引入了一定的工作模式、工作内容、工作秩序，人借助信息系统工作，信息系统借助人运行。当前医院信息化建设正在迅猛发展，已经成为医院实现科学管理和可持续发展的重要基础。护理工作作为医院工作的重要组成部分，其专业特点决定了它必然也是医院信息系统应用最广泛的部分。

（二）护理信息系统的发展演化

1. 国外

一般而言，发达国家如美国的护理信息系统的计算机系统包括如下6个环节。

（1）寻找设计信息系统的理论指导框架。

（2）在此框架指导下确定基本的护理信息数据集（包括信息类目、名称、属性及代码）。

（3）结构化这些必需的信息类目，即设计功能模块、每个功能模块包括不同的类目信息、不同信息类目以及不同功能模块间存在一定的关系、同一类目的信息在不同功能模块可以共享。

（4）对信息类目、功能模块及其相互间的关系用计算机语言表达，即编程或计算机化。

（5）配置所需要的软硬件运行环境，使系统得以运行。

（6）系统的持续运行、维护和发展完善。

20世纪70年代，美国率先开始建设NIS，现已在发达国家广泛应用。美国、荷兰、韩国等国家的NIS已经相当发达，除了具有处理护理文书的功能外，还具有寻呼功能。

2. 国内

与国外相比，我国NIS的发展于21世纪初起步，某些军队医院及浙江、江苏、上海和广州等商业发达地区的临床护理信息系统发展较快，护理信息系统的价值已经得到广泛认可。据文献报道，计算机最早应用于国内临床护理是在1987年左右，护士开始利用计算机处理医嘱。而在全国影响较早、较大的NIS可能是石家庄空军医院研发的微型计算机辅助实施责任制护理软件，它按照生物-心理-社会医学模式要求，以辅助实现责任制护理中“计划护理”为目的，至今全国部分医院仍在应用。此后，又有医院或教学机构相继开发了ICU微机管理系统、营养支持微机管理系统、护理部信息综合管理系统、护理人员科技档案管理系统、护理差错事故分析程序、临床护士计算机辅助训练系统、护理学基础试题系统等，在查询患者及护理人员信息、辅助治疗、方便管理者有效管理、教学培训等方面发挥了显著的作用。有些NIS的设计相对较为完善，如包括体温、血压、体重和护理记录时限和频率提醒、药物过敏信息警示、医嘱签名等功能模块，还有些系统使用了无线寻呼和个人数字助理(personal digital assistant，PDA)。

3. 护理信息系统发展的两个阶段

早在20世纪60年代NIS的雏形就产生了，它主要是用文本形式的非格式化自然语言，来传递护理信息和建立护理文档，完成日常的护理工作。随着系统化整体护理的推广应用，NIS进一步发展为主要用格式化的护理信息和护理知识库来进行护理评估，形成护理诊断，制订护理措施。

（1）第一阶段——护理工作站系统。

护士工作站系统是协助护士对患者完成日常的护理工作的计算机应用程序，主要任务是协助护士核对并处理医生下达的长期医嘱和临时医嘱，对医嘱执行情况进行管理，同时协助护士完成护理及病区床位管理等日常工作。这样的系统是以患者疾病护理治疗为中心的，主要数据是人流、物流等。数据为非结构化的，主要采用文本录入的方式（特别是各种护理记录），无护理决策支持功能。

护理工作站系统在实质上还是HIS的一部分，但正向NIS过渡。因此，护士工作站系统是NIS和HIS之间的一座桥梁。它从HIS延伸到NIS，成为NIS的基础之一，并最终被NIS取代。

（2）第二阶段——护理信息系统。

20世纪90年代开始，NIS有了更深入的发展，它的主要研究方向是护理语言规范化和护理决策支持功能，即NIS不仅要完成各种护理文档，而且要形成一种新的技术，即利用已采集的信息，经过分析、处理，做出护理诊断、护理计划、护理评估，直接服务于患者。

这样的系统以解决患者健康问题为中心，以提高护理质量为目的，主要数据与患者健康相关，数据基本为结构化，采用结构化数据录入方式，具有护理决策支持功能，是真正意义的护理信息系统。护士工作站系统与护理信息系统的区别如表8-1所示。

表 8-1　护士工作站系统与护理信息系统的区别

项　　目	护士工作站系统	护理信息系统
系统中心	以疾病为中心	以患者为中心
主要目标	护理事务性管理	护理质量管理
主要数据	人流、物流等数据	患者健康数据
数据特点	非结构化、非规范化	结构化、规范化
录入方式	文本录入	结构化数据录入
护理决策功能	无	有

二、护理信息系统的内容

护理信息系统主要包括护理质量管理系统、护理人力资源管理系统、护理成本管理系统、临床护理信息系统、护理综合信息管理系统五大板块。

(1) 护理质量管理系统。将不同层级护理质量控制小组的检查结果录入计算机。可随时为管理者提供护理质量的相关准确信息、查询手段及规范的决策方案。

(2) 护理人力资源管理系统。通过计算机实现护士个人基本情况和业务技术档案的无纸化管理，便于管理者进行有效的人员调配和对科室护士工作负荷的了解。

(3) 护理成本管理系统。管理者能随时通过网络掌握护理物资的数量、分布及使用情况，便于调配，以达到资源共享的目的。

(4) 临床护理信息系统。应用于临床护理过程中的系统，包括具备患者管理、医嘱处理、药品管理、费用管理等功能的住院护士工作站系统、临床护理记录系统以及各个专科护理系统，如重症监测系统、急诊护理系统、手术护理系统等。目前国内的住院护士工作站系统是护理信息系统发展比较成熟的一个系统，而其他系统处于正在开发与完善的阶段。

(5) 护理综合信息管理系统。主要由人员档案系统、继续教育学分系统、质量控制系统、人力资源调配系统、业务信息系统以及系统模块维护等模块组成，几乎涵盖护理管理工作中涉及的各类信息。

三、护理信息系统的特点

护理信息系统包含以下五大特点。

(1) 来源广泛。护理信息有来自患者的、护理人员的，有来自治疗、护理、科研、教学和管理的，还有来自各种药品、设备、装置的。

(2) 信息复杂。由于护理工作与医疗、医技、药剂、后勤等部门都有着紧密联系，因而其数量非常大，且概念性信息多，量化性信息少，其中病例、医嘱、处方等常因医生的习惯不同、采用的语言不同，书写时往往是英文、拉丁文、中文等不同文化或几种文字混合，所以护理信息具有一定的复杂性。

(3) 相关性强。护理信息大多是由若干相关信息变量构成的信息群，如临床特别护理天数、一级护理患者质量合格率、抢救器材完好率、压疮发生率等，都是由一组相互作用的信息提供的。护理信息的输出模式在以上信息变量相互作用下才能确定，护理病历就是一种较大的护理信息群。

(4) 随机性大。在日常护理工作中，护理突发事件难以预料，且选择性小。如患者的病情变化快，入院、出院、转院随时可能发生，故护理信息的产生、采集、处理随机性很大。

(5) 质量要求高。护理信息直接关系着患者的健康与生命，所以在准确性、完整性、可靠性方面对护理信息管理提出了非常高的要求，使得护理信息管理和研究具有一定的深度和难度，这也是开展护理信息管理的重要性和必要性所在。

四、护理信息系统的主要功能

1. NIS 的基本功能

NIS 的基本功能与护士站工作系统相似，主要有以下几点。

(1) 通过医院局域网，从 HIS 获取或查询患者信息及既往住院、就诊信息。

(2) 实现对床位的管理及对病区一次性卫生材料消耗的管理。

(3) 实现医嘱管理，包括医嘱的录入、审核、确认、打印、执行、查询。

(4) 实现费用管理，包括对医嘱的后台自动计费、患者费用查询、费用清单打印等。

(5) 实现基本护理管理，包括录入和打印护理诊断、护理计划、护理记录、护理评价单、护士排班表等。

2. NIS 的决策支持功能

发达国家已开发利用的辅助护士决策系统有以下几种。

(1) 计算机辅助护理诊断和处理系统(CANDI)，这是一个支持护士根据临床资料自动作出诊断和处理意见的系统。

(2) Creighton 在线多模块专家系统，这是一个辅助护士做出计划和安排的系统。

(3) CAREPLAN，这是一个为协助护士照顾产后患者而设计的系统。

我国一些医院也尝试开发 NIS 的决策支持功能，建立了患者病情(症状、体征)、护理诊断、相关因素、护理措施等字典库，设计了一些决策支持功能，使护士能利用这些字典库，在 NIS 终端可通过相关选择方便地完成护理记录，极大减少了护理书写的工作时间，提高护理记录和护理工作的质量。

3. 为患者提供护理信息

NIS 的健康教育子系统，具有为各种疾病患者提供护理知识的功能，患者可以通过设在门诊大厅或病房休息室的电脑终端自由查询、获取。另外，NIS 护士可为每一个患者制订护理计划，量身定制个性化的“健康处方”。

4. 为护士提供护理知识库

NIS 应具有自身的护理知识库，并提供在线查询检索，使护士能利用 NIS 方便地获取所需要的护理知识。当然，如果这些护理知识是结构化的，则能发挥更大的作用。

5. 护理管理

(1) 护理人力资源。护理人力资源包括人员配置、培训，技术档案管理，薪酬管理，职称与晋升管理，培训与继续教育管理，科室护士配备及调动管理。随着医学模式的改变、整体护理的实施，患者对护理的需求不断增加，使护理人力资源配置不足的情况更显严峻。NIS 的应用有效地解决了传统护理人员编配方法导致的护理人力资源分配失衡，不同程度地克服了“人浮于事”和“超负荷工作”等不良状况，实现了对护理人力资源动态、合理的调配，有效地提高了护理质量，增加了护士对工作的满意度。

(2) 护理质量管理。护理质量管理是护理管理工作的重要组成部分，将电子计算机作为先进的管理手段广泛应用于护理质量的控制与评价，是现代护理思想、方法和手段的集中体现，提高了护理质量现代化管理水平，是护理学科发展的必然趋势。护理质量管理可随时为管理者提供护理质量的相关准确信息、查询手段及规范的决策方案，为护理部月检查、季度分析、质量评比等提供可靠的依据，为管理者提供有效的决策支持；迅速准确地为临床护理工作者提供有效的信息反馈，使各科护士长能及时了解和分析工作中存在的不足，迅速采取管理对策，减少工作失误。

(3) 护理成本管理。护理成本管理包括对人工成本(如护士工资、奖金分配)、材料成本(如卫生材料、低值易耗品)、设备成本(如固定资产折旧及维修)、药品成本(如消毒灭菌等)、作业成本(如卫生业务、洗涤费用)、行政管理成本、教研科研成本等的综合管理。随着医院管理成本化意识的不断增强，越来越多的管理者认识到护理是重要的成本中心。如何降低护理成本，实现护理资源的优化配置，成为管理者关注的课题。

(4) 护理教学管理。护理教学管理包括教学计划课程安排、教学设备、师资配置、教学资料、教学质量、学籍管理、进修护士管理等。

(5) 护理科研管理。护理科研管理包括课题管理、经费管理、资料管理、成果管理等。

五、护理信息系统的结构

1. 结构化的护理术语系统

NIS 要实现其功能，首先应解决数据和知识的结构化问题，即要使 NIS 中的护理信息规范化、结构化，记录及表格的模型结构化。关于护理信息的规范化，发达国家已有一些成功的范例，如 Read 编码中的护理术语系统、NANDA 的护理诊断术语系统、Omaha System 的护理处理术语系统，而国际护理实践分类(ICNP)是描述处理和护理事件专业词汇的参考指南。

2. 护理信息系统的原理

(1) 集成与互操作。

目前国内医院信息系统正由第二代一体化的管理信息系统向新一代临床信息系统发展，如果说中国医院第二代一体化的管理信息系统的重点是以主题数据库为中心而发展的，那么新一代的临床信息系统的核心技术就是信息集成。包括护理信息系统在内的临床信息系统的发展在医院形成了越来越多的信息孤岛。如何实现护理信息与临床信息，管理信息与诊疗信息，临床科室与辅助科室之间的信息共享，如何实现以患者为中心的电子病历共享，这是临床、护理、医院管理、公共卫生所有领域的共同需求。

院内患者信息共享技术统称为集成。院间共享就是在一定的行政区划内的医院、社区、卫生所、疾病控制、卫生监督、行政管理、医疗保险的居民卫生健康信息的共享，又称为互操作。虽然目的都是共享，但所采用的技术方法有很大的不同。

护理信息需要院内集成。护理信息是患者电子病历的重要组成部分：医生需要患者实时的体征信息辅助决策；护士需要患者全方位的临床信息以正确执行医嘱，辅助护理计划护理信息也需要区域内的互操作；社区家庭医疗、家庭护理、计划免疫、计划生育、健康教育、慢性病管理往往更多地涉及护理操作，均要求以患者为中心的电子健康档案信息共享的支持。

(2) 决策支持。

人工智能、知识挖掘与知识管理，这些计算机科学迅速发展的理念与技术正在成为临床护理决策支持类应用的催化剂。

①临床路径。在发达国家，临床路径已成为一种医疗标准，用来控制成本、提高质量，特别是针对诊断相关组(DRGs)制定常见诊断的规范式诊疗护理程序，这种方式比较常见。临床路径有很多叫法，例如地图、疗程、规范、循证医疗实践等。

临床路径是一种管理不同时间点疗效及介入措施的结构性方法。依不同类疾病及其他特征(如手术、感染、患者人口学特征等)事先确定介入治疗流程，信息系统将该流程推荐给医护人员使用，同时获取患者个案的实际治疗过程。信息系统成为护理介入的咨询者，同时也成为一种可以用来评估实际个案进展的比较性工具。当个别患者出现与预设的护理计划不同的结果时，就会自动进入"异常性"管理程序。

②知识发现。要依据知识库的建设要求，规范化表达临床信息，辅以规则引擎和各类推理、判断算法的综合运用，才可能开发出高质量的临床护理决策支持系统。如何从海量数据库中获取有用的知识，需要两种新的处理分析方法：知识发现和数据挖掘。知识发现是指将专家知识与统计及机器学习技术相结合，从收集的大量临床护理资料中辨识出信息的特征、模式和隐藏的规则。这种融合的方法可获得非直觉的、先前未察觉的信息相关性知识。数据挖掘与知识发现是不同的，知识发现指的是发现过程的许多步骤，而数据挖掘则是特指使用算法，分类与关联，分析、归纳与提取知识的特定步骤。知识发现包含五个基本步骤：问题确认、数据获取、数据前处理、数据挖掘、模型的解释与呈现。

(3) 护理流程再造。

美国麻省理工学院 Hammer、Champy 和哈佛大学 Daven-port 等人对业务流程再造进行了定义：业务流程再造就是对企业的业务流程进行根本性的再思考和彻底性的再设计，从而获得可以用诸如成本、质量、服务和速度等方面的业绩来衡量的戏剧性的成就。其中，“根本性”“彻底”“戏剧性”和“流程”是定义所关注的四个核心领域。

护理管理信息系统的深入发展正面临着所谓“彻底的流程再造”这一严峻挑战。不改变原有的仅符合人工处理的流程，护理信息处理就不能称其为系统，只不过是一个工具、附属物，甚至只是装饰品。甚至它不仅不能提高医护人员的工作效率，反而会成为累赘；不仅不能提高医护质量，反而会增加出差错的风险。试图绕过流程再造的难题，达到高效率、高可控性、高质量、低费用、决策支持的目标，这样的捷径是没有的。

应该充分认识到企业级(不仅仅是医院)流程再造实施的困难，文献报道其失败率超过 60%，主要困难包括组织的变更、社会环境容许度、患者的接受程度、院内传统文化习惯的抵制。其中，医院领导层的作用很关键，有没有改革的决心，有没有把握改革进程的能力，目标和范围是否明确和恰当以及是否采用了可行的方法与策略，肯定的回答是避免流程再造高失败率所必备的条件。

(4) 护理信息系统当前面临的三大挑战。

①改造与重建。大挑战是从医疗护理事务支持为主的系统向全面支持护士的临床护理业务转变。支持护理实践，这不仅意味着 NIS 要全面满足临床护理操作实务的要求，而且也意味着传统的手工的护理组织与流程要随着信息化的应用发生根本性的改造与重建。

②集成。另一大挑战是护理信息系统与医院信息系统患者电子病历、区域卫生信息网络的集成。要集成就必须解决信息模型数据表达与传输的格式化与标准化问题。

③最佳护理知识库的建立。智能化的信息系统能为临床护理提供决策支持，解决临床实际问题是 NIS 发展的目标。护理知识库的建设是开发出高质量的临床护理决策支持系统的基础。如何从海量数据库中获取有用的知识，进行知识发现与数据挖掘，同时还能使护理信息交互与共享，也是目前我国 NIS 发展面临的一大挑战。知识发现仅依靠信息技术人员是不够的，还需要具备一定专业知识与信息技术能力的护理专家，与信息人员共同努力完成问题的判断、确认及数据挖掘，建立支持循证护理及以患者为中心的护理决策支持系统，促进 NIS 的发展。

六、患者安全国际目标

美国医疗机构评审联合委员会国际部(JCI)要求所有通过国际医院评审的医院自 2008 年 1 月 1 日起实施患者安全国际目标。实施患者安全国际目标的目的是推动在患者安全方面的特别改进。患者安全国际目标关注医疗服务中容易出问题的领域，并提出以循证或专家共识为基础的解决方案。充分认识到设计完善的制度是保障安全高质量医疗服务的关键，因此在可能的情况下，患者安全国际目标一般要求系统性的解决方案。患者安全国际目标的结构形式与其他标准一样，包括标准(目标陈述)解释和测量要素。患者安全国际目标的评分类似于其他标准的“完全符合”“部分符合”或“没有符合”。评审决策的规则是将医院对患者安全国际目标的符合情况作为一个独立的决策项目，在评审中具有一票否决的作用，因此利用各种有效的方法实施患者安全国际目标是非常重要的，尤其是利用信息技术进行简单便捷的管理，在实践中被证明是行之有效的措施。

1. 准确确认患者身份

在计算机管理中很多中国的医院信息管理体系建设欠佳，在信息化建设过程中没有在数据库中建立不同部门患者的主索引平台，门诊患者、住院患者、体检患者或急诊患者的历次就诊信息应该以患者的唯一号进行档案管理。患者的就诊科室、使用的药物、检验检查信息、手术麻醉信息、病历记录、生命体征信息可以在患者的主索引平台上进行查询和访问。如果一个患者数据库中有多个档案，我们可以通过唯一号的控制和数据归并实现患者唯一号管理。

患者标识是整个医疗活动的基本组成部分，住院患者腕部识别带是患者标识的一种。需要多部门共同协作制订制度和程序来改进患者身份确认的方法，尤其是在给药、输血或血制品、抽血或其他临床检验时，或在提供治疗或操作时都要准确确认患者身份。制度和程序要求至少使用两种确认患者身份的方法，如患者姓名、病历号、出生日期等，患者房间号、床号或特定区域代码不能用于患者身份的确认。制度和程序明确规定在医院内所有场所都要使用两种不同的身份确认方式。推荐使用高质量条码腕带对患者进行身份管理，患者入院后佩戴条码腕带，信息可以被条码阅读器扫描，并在使用血制品、药物、手术、检查等流程中使用，以保证不同科室及医务人员对患者进行正确的身份识别。对婴儿等弱势人群进行条码加 RFID 的追踪定位管理，保证婴儿在医院内的安全，防止婴儿被诱拐。上述手段是在 JCI 检查中具有示范标准的患者身份识别方式。

2. 提高医务人员之间的有效交流

有效交流是指信息发出后，接收者能及时、正确、完整地接收，有效交流在医院这种劳动密集型机构显得尤为重要。信息只有得到有效交流，患者的安全才能有保障。交流可以通过电子、口头或书面形式。最容易出错的信息交流是口头交流或电话下达医嘱(假如地方性法规允许)，其次是报告重要的检验结果，如临床检验科电话通知病房，报告临床危急检验结果。医院信息系统可以起到重要作用，电子病历的使用可以使口头和书面医嘱减少，检验危急值可以通过检验系统进行信息分布，ICU、手术室、急诊室等危重患者的检验结果可以在发布的同时向相关临床医护人员传送，保证检验科与医疗、护理等部门的医务人员的有效交流。

美国、加拿大、澳大利亚等发达国家的医院信息系统基本上建立了以电子简历为中心的临床信息系统(CIS)，把重点放在临床支持上。2000 年 10 月 16 日克林顿签署的关于医疗保险改革医疗电子商务标准化的立法，获得美国国会批准。该立法规定了可以用广域网来处理资料，医院医生和患者可以在网上传输医学资料，这些资料除了文字资料以外还有大量的音像资料，真正实现了无纸化操作。无线技术、条码技术在美国医院临床信息系统的应用和方案的解决日渐成熟，而且相应法律法规日趋完善，医院临床信息系统的应用可以使临床检查室、检验科与医疗部、护理部等部门的医务人员保持便捷、有效的交流。

3. 改进高危性药物的使用安全

药物管理一直是 JCI 检查的中心，有效的药物管理才能真正保证患者安全。高效正确的条码管理流程使口服药物实现单剂量独立包装及分餐配送。条码作为图形自动识别技术具有简单、可靠、准确的特点，采用条码标签能使药物配送及使用前的核对流程简化。患者在接受药物治疗前必须经过腕带条码与药物条码的双重校对。条码校对改变了以往人工核对方式，从根本上杜绝了患者错误、途径错误、剂量错误、药物错误、时间错误等情况。信息管理及智能识别使患者的用药流程简单而安全，包括高危药物在内的药物管理均能满足 JCI 的管理标准。

4. 确保正确的患者、正确的部位、正确的手术/操作

JCI 组织引用"TME-OUT"术语，主要是为了确保正确的手术、操作在正确的患者身上，医生/护士/麻醉师等治疗小组成员在给患者进行手术/操作前，暂时停下手中原来的工作，一起核对患者姓名、病历号、手术/操作名称、部位等信息，核对无误后再开始手术/操作。医院信息系统建设，如电子病历与手术麻醉系统的有效衔接，无线移动设备的使用，术前患者身份及手术内容条码核对程序的使用，可以在任何手术及创伤性检查前登录查看手术患者列表进行手术名称与手术部位的核对，完成"TIME-OUT"。信息管理的核对流程在无线及扫描技术的支持下赋予了"TIME-OUT"的全新含义。

手术是医疗活动中的重要组成部分及高危诊疗手段之一，在手术及麻醉状态下，医疗程序一旦出错，就会危害患者的生命安全。为保证患者安全，减少医疗差错，提高工作效率，可使用二维条码技术来实现手术患者身份核对，患者及药物的匹配管理，不同手术区域的核对信息的无线传送，汇总患者在手术室各区域的状态，实现手术室与手术患者家属等待区之间的信息传递，实现手术室与病区护士之间的信息传递，从而通过简单的方式绝对保证手术患者的安全及信息沟通。

5. 降低院内感染的风险

降低院内感染的有力措施是合理使用抗生素。在医院信息管理系统中加上抗生素电子医嘱使用申请,针对不同疾病、不同发生时间、不同医生,抗生素权限有不同的申请控制,在流程及系统上进行科学的医嘱管理,运用系统模式严格控制抗生素的使用,降低了院内感染的风险,保证了患者的安全。同时,对医务人员洗手依从性的监控是防止院内感染的有效支持。

6. 降低患者跌倒/坠床导致伤害的风险

患者入院后所有的跌倒及坠床均视为医院内不良事件,因此使用信息管理系统在患者入院后,护士开始随时对其进行评估,有潜在风险的患者的评估资料可以由电子病历通过网络被医生及其他部门工作人员随时随地共享,医院任何部门、任何区域、任何工作人员都能及时获得患者的高危评估,最大限度地保证患者安全。

第三节　移动护理信息系统

一、移动护理信息系统概述

根据国外权威调查机构统计,医生的差错有35%可以被药剂师发现,药剂师的差错有20%可以被护士发现,而护士是医嘱的最后执行者,护士的差错该由谁纠正呢?移动护理信息系统(mobile nursing information system,MNIS)是护士工作站在患者床边的扩展和延伸,其解决方案以医院信息系统(HIS)为支撑基础,以掌上电脑(PDA)为硬件平台,以无线局域网(WLAN)为传输交换信息平台,将条码技术作为患者身份和药品信息的识别手段,充分利用HIS的数据资源,使HIS向病房扩展和数据及时交换,实现电子病历的移动化,让护理人员在临床服务中心实时采集数据和实时录入数据,不仅优化了医护流程,提升了护理人员的工作效率,同时杜绝了护理人员的医疗差错,极大地推动了医院的信息化建设和数字化发展。近年来,随着无线网络技术在国内医疗机构的逐步推广和应用,移动护理信息系统在临床护理工作中也发挥出显著的作用。

1. 移动护理信息系统的功能

(1) 确认患者身份、查询与统计患者信息。

患者入院后,打印以住院号编码的条码腕带,佩戴于患者腕部作为身份标识,护士在床旁为患者进行治疗护理时,用PDA扫描患者手上的腕带进行患者身份识别与确认,同时可确认患者给药单的条码与患者腕带上的身份标识条码的信息。通过无线护士工作站可查看患者的基本信息(包括患者的住院号、床号、姓名、性别、年龄、入科时间、临床科室、诊断情况、主治医生、疾病状态、饮食情况、护理级别、体重、身高、手术时间、过敏史、费用等);利用在院患者的入院评估单与护理记录单,可随时获得患者的病情信息。

(2) 生命体征的实时采集。

PDA自动提示生命体征信息采集时间。护士随身携带PDA,将采集的护理数据即时在床头录入,保存后信息直接呈现于医生及护士工作站,HIS即时生成体温单、生命体征观察单、护理记录单等,同时将采集的时间和采集人等相关信息记录到数据库。当多次录入生命体征时,计算机可以自动筛选最靠近体温单记录点的各项生命体征数据并绘制到体温单上,自动识别与生命体征正常值差异最大的数据并绘制至体温单上。与计算机上的HIS相比,PDA还能显示当前发热患者信息,便于医护人员及时发现患者病情变化,采取相应的措施。

(3) 出入量的录入、累加和查询。

PDA明确设置可录入的项目有体重、腹围、大便次数、尿量、呕吐物,各种出入量可随时录入。如果需要记录的项目在PDA里没有设置,可在"补充项目"中自行添加所需项目,并录入相应数据,添加的补充项目会在系统中自动保存，记录用户所录入的项目名称和单位，再次录入此项目时，只需在“项目名称”中选择该项目即可。各种出入量录入后将自动累加，24 小时累加结果自动记录在体温单上。

（4）医嘱查询、执行与统计。

无线护士工作站的设置使医嘱的分时处理成为可能，系统将医嘱按临床路径进行拆分，PDA 上只显示当前班次需要执行的医嘱，并提醒护士需要执行医嘱的时间，当前班次尚未执行的医嘱可选择性地交到下一班，交班后的医嘱在当前班次将不再显示，从而使护理工作程序更为清晰、明了。医生下达医嘱后，信息自动转移到 PDA 上，PDA 会提示有新医嘱，提醒提取，护士可以随时随地在 PDA 上提取和转抄医嘱。经校对后护士可即时进行读取查询、查对与执行。执行医嘱时，执行者只需在指定位置点击，即可自动生成该条医嘱的实际执行人和真正的执行时间。另外，护士可利用 PDA 上的远红外线，扫描患者的腕带和输液袋上的条码，然后简单点击 PDA 上的触屏，就可将医嘱执行时间和执行人等信息直接保存到数据库中。护士长可随时查看全天的医嘱执行情况、各种护理记录的完成情况、病区护理量统计及护士工作量的权重。

（5）患者护理过程的记录及护理工作量的统计。

责任护士随身携带 PDA，特殊的治疗与护理时间可设置提示音，可在病房内随时以点击的方式将患者测量结果、所执行的操作、观察到的病情、治疗和护理等情况以精确的时间记录于 PDA 上，信息直接会传到 HIS。工作中的细节问题可以短信的形式及时发送到医生的 PDA 上，保持有效畅通的工作联系。床旁即时书写护理病历，包括记录单首页、一般护理记录单与危重护理记录单。PDA 内设有常用医学术语及护理记录单模板，简化录入过程，护士可点击选择或利用手写板功能稍加修改即可形成记录，工作效率可大大提高。该系统还设有科主任查房移动记录功能，通过手写功能，查房时护士长可在床旁即时完成查房记录。移动护士工作站充分体现出护理记录的即时性与真实性。系统还可对护理工作项目进行统计，根据护士上班的时间、执行各项护理操作的签名，统计出护士个人病区或者全院某时间段内护理的危重患者人数、一级护理人数以及具体护理操作数量，通过科学加权使护理工作达到了量化，为科室建立二级考评制度提供了数据基础。

（6）护理质量查房移动记录。

移动护士工作站的护理质量检查记录模块分为本病区质量检查与院质量检查记录。院质量检查包括护理部联查和夜值班护士长查房。护理管理者在进行质量检查的过程中，持 PDA 在病区发现问题时，选择检查内容，点击不合格项，当场由责任人口令确认，信息记录于数据库，及时上传到护理部，并自动汇总个人、病区、全院合格率。护理部助理只有查看权，无修改权。用 PDA 进行移动护理质量检查，保证了记录的即时、真实；由管理者与当事人共同签名确认，保证了检查结果的公正、透明。同时，责任到人，为年底病区、个人考评提供了依据。另外，自动汇总功能也使护理部助理减少了以往文件录入及人工汇总时间。

（7）条码扫描检验标本。

无论是传统的手工检验单模式还是标本容器条码化，都不能解决床旁标本采集容易出错的问题。引入 PDA 以后，抽血前护士在床旁先用 PDA 扫描患者腕带识别身份，提取检验医嘱，然后根据提示在试管架中选择所需试管，扫描试管条码后即可采血，省去了人工对照的麻烦，同时保证了试管与患者信息的一致性。

（8）耗材的录入及费用显示。

在护理过程中，可随时点击耗材对话框，选择相应的耗材名称、规格即完成录入，可有效避免遗漏。同时，自动显示患者住院费用，便于通知患者缴纳治疗费用和解释费用支出。现有系统是在医嘱转抄阶段就对其分解的医嘱项目进行收费，如果患者因某种原因终止医嘱流程，护士需通过退药退单等手段将已收的费用退给患者，这种方式易出差错，而移动护士工作站则实现了确认医嘱执行后再收费。

（9）字典库与护理工具库。

移动护士工作站中设立了护理计划中常用的护理诊断等字典库，包括目前北美护理诊断协会

(NANDA)正式通过的148个护理诊断和相关的护理措施等用词,将各种疾病与其主要的护理诊断与措施呈对应关系排列,避免了护理记录的冗繁重复。护理工具库内设置护士工作中常用的计算公式、各种评估表等,方便护士随时使用。

(10) 信息实时传递。

医护人员工作的流动性比较大,PDA提供OAP方式的小区电话短信功能,更适合移动工作的特点,当有紧急情况时,可与医生、护士及时联系。

2. 移动护理信息系统的作用

(1) 优化工作流程,提高工作效率。

因移动护士工作站与HIS资源共享,信息一经录入,多终端读取,简化了护理记录,减少了护士的重复劳动,优化工作流程,使护士有更多的时间护理患者,提高了患者的满意度,增强了记录的准确性和及时性,提高了护理质量和工作效率。

(2) 建立标识系统,减少护理差错。

目前,护理工作中患者的查对有许多不确定性,如同姓名、换床、患者意识障碍等,加上护士查对工作量大,人为出错的概率较大。基于患者标识系统的条码或射频识别技术,护士在床旁为患者进行操作时,用PDA对患者进行确认,极大地提高了患者身份识别的准确性,为临床管理路径提供了辅助手段,确保治疗过程中患者、时间、诊疗行为的准确性。快捷方便、有效的医嘱查询,也能最大限度地防止医嘱漏执行。用PDA床旁扫描检验标本,保证了采样信息的实时性与正确性,彻底解决了因标本采集出错而造成医疗纠纷的问题。

(3) 解决签字问题,规范文书书写。

长期以来医嘱执行的签字问题没有得到较好的解决,特别是长期医嘱,目前HIS中护士站不支持这项功能,而移动护士工作站中医嘱的拆分实现了所有医嘱执行后即可签名的功能。签名方法可直接点击,签名时间为服务器提取数据时的时间。移动护士工作站的使用实现了医嘱全程跟踪,满足了《病历书写基本规范》中长期医嘱执行后应签署执行时间和执行人姓名的要求。另外,使用PDA后,无须再打印各种分类执行单,随着电子病历归档,护理工作真正实现了"无纸化"办公。

(4) 加强质量控制,杜绝护理差错。

移动护士工作站使护理质控深入医疗护理过程的每个环节,实现了实时环节控制,使终末式管理变为环节控制。即时的信息存取,降低了错误率。护士长能够很方便地随时掌握全科的护理工作动态,加大了对工作过程的监控及管理,发现医疗护理过程中各环节的问题时可及时采取相应的措施,将事后管理变成事前管理,增加了护理管理的深度。

(5) 规范护理行为,增强法治观念。

由于每条医嘱与实际执行人形成一对一的关系,记录医嘱的执行时间、用药途径,对病情观察的时间、观察数据即时进行录入,不但规范了护士的行为,同时为护理工作提供了可靠的数据资料,避免了在医嘱执行过程中责任区分不清。

(6) 提供法律证据,避免护患纠纷。

基于HIS的安全机制,移动护士工作站准确、实时、完整地记录了医嘱执行时间和执行人,且医嘱记录能永久保存,为医疗举证提供了法律依据。

(7) 加强医护配合,提高患者满意度。

PDA的医嘱提示音、短信功能等减少了医护语言沟通中的信息传递失误,同时责任护士能及时有效地为患者提供各种治疗与护理信息,有利于良好的护患关系的建立,使患者满意度上升。

(8) 促进管理创新,树立护理品牌。

移动护士工作站的应用,使护理管理更加严谨规范,由定量管理向定性管理转变,由经验管理向科学管理转变,以数据资料为依据,实行对个人、科室、全院护理工作绩效考评,合理调配人力资源,促进了医院护理管理向科学化、正规化发展。实施移动护理信息系统管理,在降低了人力资源投入和耗材成本的同时，提高了工作效率，提高了医院的管理水平，树立了“精美护理品牌”意识，提高了医院的竞争力。

二、移动护理信息系统的整体架构

为了满足医院各种应用的需求，在医院现有局域网的基础上架构无线局域网和医疗物联网，建立信息传输的基础网络平台，为系统应用前端配置无线手持终端，以实现应用实时化和信息移动化，采用中间件技术，建立面向服务的通用数据交换平台，整合医院的各个信息子系统，为医院的应用系统提供统一、标准的接口，便于现有应用系统的维护和未来系统的扩展。

1. 系统结构

整个系统架构在医院原有局域网之上，医院数据中心配置应用服务器与 LAN 相连，提供移动护理信息系统的应用和数据库服务；配置 Motorola 无线交换机与核心交换机连接；在 WLAN 上可配置 WIPS，提供 WLAN 系统的安全和管理服务；根据楼层通道长度在楼层通道配置相应数量的 AP；根据 AP 数量以及连接 AP 的网线长度，在相应楼层（通常为该楼层的弱电井）配置供电交换机；医护人员配置 MC55 应用前端 EDA 设备（针对护士的移动工作站）和 MCA 设备（针对医生的移动工作站），由此组建一个完整的移动护理信息系统。

2. 系统软件结构

移动护理信息系统是建立在医院 HIS 数据中心基础之上的整合型平台，系统以无线网络为依托，使用移动数据终端（EDA 和 MCA），将医院信息管理系统通过无线网络与移动数据终端连接，实现医护人员在病床边实时输入、查询、修改患者的基本信息、医嘱信息和生命体征信息等，以及快速检索患者的护理营养、检查、化验等临床检查报告信息。通过将条码标识技术应用于患者腕带、药品标签、生化标签和标本标签等，采用 MC55 作为手持终端设备扫描腕带等标签信息，快速准确地完成出入院、临床治疗、检查、手术、急救等不同情况下的患者、药品和标本等识别。

三、移动护理信息系统的优势

（一）应用优势

1. 电子病历移动化，将电子病历从桌面应用推向移动应用

当前，国内各大医院都在开展电子病历系统建设，但都只是将电子病历的实际应用局限于桌面级。电子病历系统是解决医疗机构内部支持电子病历信息的采集、存储、访问等问题的医院信息系统，而随着电子病历系统应用的深化，传统的信息采集和调用方式将成为推进电子病历应用的瓶颈，因为它无法解决海量电子病历信息的实时电子化和采集、调用等问题。移动护理信息系统的应用使得医护人员能随时随地访问电子病历，及时记录患者的相关信息并获得完整的诊疗信息。

2. 加强医护工作的过程管理和质量控制，提高医院管理效率和管理水平

移动护理信息系统运用高效、实时移动化的信息处理方式，实时记录医院各个环节的医疗信息、医疗和收费过程，便于医院管理者及时准确地掌握医院各项信息，从而利于管理层根据情况实时作出决策判断，完善了医院的考核体系，提高了医院管理效率和管理力度。

3. 减少医疗差错和事故

利用一、二维条码和 RFID 技术，标识和识别药品、生化标本、设备、医护工作人员及患者身份等信息，通过运用 PDA 进行条码扫描不仅可以快速进行信息对应关系的确认，而且也可有效杜绝人工判断差错的产生。

4. 提高病床周转率，提升医院效益

引入标准化和过程化的护理模板功能，减少护理环节的差错，缩短患者康复周期，提升医院的病床周转率,同时标准化的护理模板功能对于缩短新进护士的护理业务学习和熟悉周期也非常有效,进而提升医院效益。

5. 减轻医护工作人员的工作强度,提高医护人员的工作效率

PDA 的应用使医护人员能随时随地获得和处理患者诊疗信息,大大减轻了医护人员的工作强度和工作压力,同时也全面提高了医护人员的各项工作效率。

6. 优化信息存取流程

借助条码和 RFID 技术等各种成熟技术,可大大减少医护工作中处理海量信息录入、手工抄写等工作环节。

7. 实现"以患者为中心"的医院管理理念

医护工作人员通过使用 PDA,实现实时获取和处理信息,确保了患者能在第一时间得到恰当的诊疗;同时工作效率的提高能够进一步解放医护人员的工作时间,为患者提供人性化的就医环境和服务。

(二)技术优势

移动护理信息系统在医院信息系统中是直接面向一线医护人员的,因此必须保证所选择技术的先进性、实用性、可靠性和安全性。系统的整体建设主要通过以下 4 项先进技术来满足实际需求。

1. 移动计算和 EDA 技术

移动计算技术是采用智能计算终端设备在无线环境下解决多个网络的无线接入,实现移动计算、数据传输及资源共享,将及时准确的信息提供给任何时间、任何地点的任何用户。

为了满足实际应用移动性和便携性的需求,Motorola 结合移动计算、无线呼叫、VOIP 条码和 RFID 扫描及成像等技术,推出比传统移动计算设备更具功能和使用优势的企业数字助理(EDA)。具有企业级应用程序操作性能的移动数据终端 EDA 不仅具有传统移动计算设备所具备的功能,而且还支持一维、二维条码和 RFID 标签信息采集、灵活的语音和数据通信以及方便的无线局域网(WLAN)同步等功能。在结构设计上,不仅小型轻便,而且具有防水、防尘和抗摔等特性,可承受在多种环境中长时间使用的严格考验。

2. 无线网络技术

无线网络技术带来的核心优势就是移动性。医疗机构信息非常庞大,无线网络在医疗机构中的应用能满足建立"以人为本"医疗模式的需要。而医院应用的特殊性,要求所提供的无线局域网不仅能满足普通覆盖、简单接入等功能,也要求具有全楼宇无缝漫游以及全面安全接入保障等功能。

3. 中间件技术

医院的数据中心包含医院信息系统(HIS)、临床信息系统(CIS)、检验信息系统(LIS)、影像存档及信息系统(PACS)、管理信息系统(MIS)及输血信息系统(BIS)等数据库服务。为了保证移动护理信息系统的模块化、兼容性和扩展性,我们采用中间件技术以屏蔽各业务系统的硬件平台的差异性、操作系统与网络协议以及各个系统接口的异构性,使移动护理信息系统软件能够平滑地运行于不同平台上。

移动护理信息系统采用融合中间件平台,实现了移动护理信息系统中重要的数据交换平台,大大提高了各组成部分建设的灵活性,便于已有系统和以后可能建设系统的集成,同时协调不同用户的系统需要。

融合中间件实现的服务包括如下几种。

(1) HIS 数据中心各子数据库之间的数据交互服务。

(2) HIS 数据中心与系统应用前端的临床、移动终端(MC55)之间的数据交互服务。

(3) HIS 数据中心与系统应用前端的院内固定点应用之间的数据交互服务。

(4) HIS 数据中心与系统应用前端的外网应用之间的数据交互服务。

(5) HIS 数据中心今后增加数据库服务后,与前端应用的数据交互服务。

4. 条码和 RFID 技术

条码和 RFID 技术在医院信息系统中的重要性主要体现在以下方面。一方面医院在诊疗过程中每天都有大量的患者诊疗信息、药品信息及标本信息等需要录入、检索和识别；另一方面每个患者又会涉及各种医疗、药品和费用等信息。这些数据处理结果如果仅仅依靠人工判断对应来完成，不但效率低下而且会有大量错误判定的出现。为了避免人工判断差错的出现，提高医院工作效率，移动护理信息系统通过条码和 RFID 技术来构建信息的主索引。条码扫描技术不仅能快速进行信息对应关系的确认，也杜绝了人工判断所造成的差错产生。

（三）结构优势

一套完善的医院信息系统必然有一个先进、合理的系统结构。吸收、整合了全球医疗机构临床信息应用的实际需求以及实施经验，提出先进的数字化医院框架理念，全新设计了移动护理信息系统的结构，具体表现在以下四个方面。

1. 数据总线化

面对医院庞杂的信息，移动护理信息系统采用数据总线的方式，利用美国 BEA 公司中间件技术的开放性建立一个数据交换平台，简化信息流，实现数据面向服务的应用，为各种应用前端提供各自所需的数据服务。

2. 网络总线化

系统通过采用 Symbol 无线局域网技术，实现有线网络和无线网络的有机结合，构建医院各类信息，包括文字、语音、图像、医疗设备数据以及与外网连接的数据传输的物理平台。

3. 信息索引化

通过条码和 RFID 技术的应用，实现患者与相关诊疗信息一一对应，患者、医护人员、药品及标本等条码标签化管理，使得患者身份及其诊疗信息的确认快捷、方便、准确。

（四）设备优势

移动终端的特点如下。

（1）坚固耐用、便携美观、小巧轻便：达到 IP54 密封标准，可承受从 1.2 米高落至水泥地面的冲击，可以全年全天候在各种环境下使用。

（2）为移动性设计的强大微处理器 XScale pxa270@520MHz：其性能与台式机媲美，但耗电量更低。

（3）3.5 英寸高分辨率的彩色 QVGA 显示屏（分辨率 320×240），可在任何照明条件下轻松查看。

（4）Microsoft 的操作系统（Windows mobile 6.1）：改进了与现有企业基础架构的互操作性，增强了安全功能，研发平台更为灵活，改善了移动信息业务合作。

（5）2.5 G WWAN：通过蜂窝网络进行的 GSM/GPRS/EDGE 宽带连接，高性能无线宽带，具有世界上分布最广的语音和数据服务，适用于室外工作人员。

（6）灵活支持 VoIP（VOWLAN）的 802.11a/b/g WLAN 连接（仅限 MC590；MC5574：802.11b/g）：在办公室和热点区域均能提供语音和数据连接。

（7）WPAN：蓝牙 v2.0 增强型数据传输速率（EDR），可以无线连接到调制解调器、打印机、耳机等，v2.0 提供附加的吞吐量、改进的安全性及附加配置信息，可连接到更多类型的设备。

（8）SiRFstarlI gsc3ef/LP GPS 芯片组（仅限于 MC5574）：为基于位置的强大应用程序提供辅助和自治的 GPS 支持；与 SUPL1.0 兼容；高性能的节能处理器，可以在信号很微弱的区域中获得、保持并锁定信号，扩展了 GPS 应用程序的覆盖范围；缩短首次定位时间（TTFF）；可灵活选择以独立模式或辅助 GPS（aGPS）模式运行（取决于运营商），以便更为快速、准确地定位（特别是在极具挑战的区域中）。

（9）高品质免提电话、麦克风和传感器：一流的音质和音效。

（10）多语音模式：听筒、免提电话和蓝牙耳机，可灵活地选择，在合适时间使用合适模式。

(11) 多模式数据采集:条码扫描以及具有解码能力的200万像素、带闪光自动对焦的可选彩色摄像头,可以采集高品质照片、单据签名以及一维和二维条码,提高了工作团队的自动化程度和工作效率,减少了误差的发生。

(12) 移动平台体系结构(MPA):实现从其他摩托罗拉移动数据终端植入应用程序,简便且经济。

(13) 整个 MC55 系统:包括所有型号、电池以及电源相关配件(如通信座和充电电缆)都符合 IEEE1725 标准。减少电池系统故障,将整个 MC55 系统的可靠性、质量和安全性提升到一个新水平。

(14) 多键盘选件:包括数字、QWERTY、QWERTZ、AZERTY 和 NAV PIM(仅限于 MC5590),灵活满足不同用户和应用需求。

(15) 用户可操作的 microSD 卡插槽:提供附加内存和可扩展功能。

(16) 128 MB RAM/256MB 闪存:提供实现数据库应用程序强大性能所需的内存空间。

四、移动护理信息系统的典型应用

1. 患者信息的床边输入和查询

移动护理信息系统的应用改变了医护人员在患者床边手工记录患者信息和纸质查询诊疗信息的工作模式,使医护人员可以随时随地获得和处理电子化的患者相关信息。

2. 医疗管理中的实时审批

在医院管理和医疗管理中涉及诸多审批流程,移动护理信息系统将使审批可以随时随地地进行(如抗生素、麻醉药品的管理)。这样既减轻了临床医护人员的工作强度,又可使患者得到及时的治疗,从而使医院的审批制度既严格又切实可行。

3. 护理人员的工作业绩考核

移动护理信息系统将医护人员的操作实时准确地记录到临床信息系统中,为医院管理者提供了准确的数字化考核依据。

4. 药物条码化管理

移动护理信息系统可以实时跟踪药品的使用记录和管理药品的使用期限,从而有利于药品管理部门随时随地掌握和了解药品的使用情况,加强了医院对药品管理的力度。

5. 实时计费

移动护理信息系统使医院实现了实时计费的收费模式,在患者诊疗过程中,任何诊疗服务的提供和药品的服用都实时记录到 HIS 数据中心,做到消费明晰、收费明晰、诊疗信息有据可循。

6. 呼叫对讲

移动护理信息系统满足了医院医用对讲、无线点对点呼叫、无线集群呼叫的需求,增强了医护人员之间的沟通和交流,实现了对患者呼叫的实时响应。

第四节　护理信息学的应用及展望

全球信息化的飞速发展及人类健康需求的激增,促进了医联体模式的进一步深化和扩大,深刻改变了人类社会生产方式,也由此催生了护理信息学的发生及发展。自 1980 年 Scholes 提出“护理信息学”一词后,作为护理学科的一个重要分支,护理信息学得到了快速的发展,也由此印证了护理信息学庞大的现实需求和巨大的发展潜力。2013 年国务院办公厅印发《深化医药卫生体制改革 2013 年主要工作安排》,明确提出推进医疗卫生信息化建设,2016 年国务院办公厅印发《国家信息化发展战略纲要》,要求将信息化贯穿我国现代化进程,以信息化驱动现代化。

基于时代发展的需求,国家的持续关注与重视,护理信息学作为一门多学科交叉的专业领域,最终需回归到实践本身，为临床护理、护理管理、护理科研、护理教学以及大数据下的临床护理决策等服务，并蕴含了巨大的发展潜力。

一、护理信息学的应用

（一）护理信息学在临床护理中的应用

伴随互联网技术、信息系统在医疗卫生领域的不断渗透，“以患者为中心”的护理理念的提出，催化护理信息系统产生与快速发展。NIS 是护理信息采集、存储、传输与处理的系统，是医院信息系统的支持系统之一，是信息系统在护理工作中的应用体现。NIS 在临床护理中的应用主要包括护理管理信息系统与临床护理信息系统两大部分。其中，临床护理信息系统指应用于临床护理过程中的系统，含患者管理、医嘱处理、药品管理、费用管理、检验系统、护理文书系统等功能，为临床护理过程提供便捷的操作方式。具体表现为信息的自动查询与录入，数据的整合与分析，各系统之间的相互融合。如在医嘱处理模块中，当医生开具医嘱后，临床护理信息系统会有闪动框提示“××床有更新医嘱”，提示护士及时查看、转抄并最终执行医嘱。减少了以往手写转抄的医嘱模式，实现医嘱自动提取并与费用管理系统整合，有效提高效率，节省时间。PDA 的使用解决了部分临床护理人员缺乏的问题，护士通过手持 PDA 可实现床旁双重身份核对、药物核对以及检验条码核对等。同时，PDA 可实现床旁信息的及时录入，如生命体征信息的录入、入院首次护理评估的完成等，通过系统的整合，实现一站式录入、多系统共享的功能。医生可通过医生工作站随时查看患者生命体征、护理文书记录情况，为下一步的诊疗活动提供参考。护士在 PDA 端实时录入，可通过电脑设备端，直接生成护理文书、体温单、护理首次评估单等，实现一键式打印。同时，可结合科室要求，对数据进行整合、分析和筛查。有效解放劳动力，减少了电脑配备等硬性需求，优化了护理流程，提高工作效率。检验系统则实现了医嘱转抄后检验条码录入、检验单实时打印、标本条码床旁扫描、标本状态查询、标本结果查看等一站式功能。同时，基于检验的多样性和复杂性，在检验条码录入时，系统可显示需要的试管条码号、抽血量、送检科室，帮助临床护理人员方便、快捷、准确地完成检验医嘱。同时，系统自动设置屏障，同一个患者在同一时间不可同时开具血交叉与血型监测医嘱，多重保证输血安全。

（二）护理信息学在护理管理中的应用

作为 NIS 在临床护理中的另一种主要应用形式，护理管理信息系统含护理质量检查管理、护理安全管理、上报事件管理、护理人力资源管理、病区工作管理、满意度调查、护士职业认可度调查、护理指标管理等信息系统。围绕事前、事中、事后三个重要节点对临床护理质量进行控制和监管，从结构—过程—结果多维度对临床护理质量进行全面把控，同时纳入满意度与护士职业认可度，从患者与护士的主观感受上对护理管理进行整体评价。同时，临床护理工作繁重而复杂，涉及环节多、器械多、人员多，纳入专科质量指标作为护理管理信息系统的一部分，可以帮助护理管理者迅速、准确地找出问题，发现症结，为做出科学、有效的临床护理决策提供支撑。再者，护理管理信息系统将以往纸质化、碎片化查房进行整合，通过权限分配，从护理部—总护士长—病区落实三级质控。通过任务自动分配、床旁移动查房、数据实时传输与分析，实现无纸化、高效化、精准化质控，将护理管理者从以往繁重的打印检查表、搜集问题、录入分析数据、出具报表中解放出来，有更多的时间用于思考和筹谋护理管理计划，提升护理质量。最后，护理不良事件的管理一直是护理管理的重点和难点，通过信息化实现不良事件上报、现场还原、原因分析与讨论、事后效果查看一体化，即一张报表呈现整个事件质量管理的 PDCA。同时，通过手机关联，护理部及总护士长可 24 小时收到相应权限范围内的消息提醒与事件查看，可及时给予指导意见和改进措施，有效止损。通过报表格式化，可实现筛选条件下的大样本数据分析，对于护理部从系统层面进行顶层设计提供有力的参考。

临床护理信息系统以患者安全、护士便捷为设计理念，主要服务于临床一线医护人员的实践需求。而护理管理信息系统注重顶层设计，从临床烦琐的信息中进行筛选和提炼，找出主线，并对此进行更进一步的数据挖掘，最终服务于临床。

（三）护理信息学在护理科研中的应用

伴随医学的飞速发展，基于经验式的传统护理模式受到冲击，循证护理越来越受到护理领域的重视。循证护理要求护理人员学会获取信息、评价信息并合理应用信息，在计划护理活动过程中，能审慎地、科学地、明智地将科研结论与临床经验、患者愿望相结合，从而选择最优路径和方法，为临床护理决策提供科学、高效的参考。这就要求临床护理人员具备一定的护理信息素养，来适应、发展甚至引领护理学科。

护理信息学作为一门多学科交叉的临床应用类学科，融合护理学、信息科学以及信息技术方法，其主要目的是教会学习者能运用计算机技术对护理领域的资料和数据进行加工和交流，并将研究成果运用于护理工作实践。可见，护理信息学正符合新形势下循证护理对临床医护人员信息素养的要求，能很好地解决临床护理人员信息查询困难、数据分析能力欠缺的问题。

越来越多的研究表明，基于循证的护理照护模式将为患者带来更大的益处。如我国某三甲医院，基于循证建立的闭合式管理模式在预防管路滑脱中的应用，大大减少每百床位管路滑脱次数，对提升护理质量、保证患者安全发挥了巨大作用。循证护理自 1992 年由加拿大 David Sackett 等提出后，其观念和重要性被全球认可，英国、加拿大、美国等相继开展循证护理研究及实践。通过查阅数据库也可发现基于循证的护理研究文献呈井喷式上升趋势。正是基于医疗界对循证护理的日益重视，产生了对护理信息学旺盛的学习与应用需求。护理信息学紧密贴合实际，有无限发展潜能，也将在循证护理的巨大的市场推动力下，发展壮大。

护理信息学专业团体及学术期刊是护理信息学主要的护理科研资源，它们是推动护理信息学专业向前发展的重要力量。

1. 与护理信息学相关的专业团体

（1）国际医学信息学会（international medical informatics association）：简称为 IMIA/NI。IMIA/NI 是一个国际性非营利性组织，是国际医学信息学领域公认的领导者。IMIA 于 1978 年成立，致力于信息科学和技术在健康领域的应用，活动包括全球的医学信息标准化、统一流程、数据整合研究等。1982 年，护理信息学会被 IMA/NI 接纳为特别兴趣小组，成立了国际医学信息学会-护理信息组（IMIA/NI-SWG）。IMIA/NI-SWG 的目标是服务国际护理信息的活动，并分享及教导护理人员有关护理信息的议题。

（2）美国医学信息学会-护理信息组（American medical informatics association-nursing informatics working groups）：简称 AMIA-NIWG，此专业组织的目标为提升护理信息与临床教育、研究、专业组织的进阶发展。

（3）美国护理信息学会（American nursing informatics association）：简称 ANIA，此学会于 1992 年在加州成立，以提供网络、教育信息资源来强化信息领域中护理人员的角色。

（4）技术信息引导教育改革委员会（technology informatics guiding educational reform）：简称 TIGER。2007 年，来自美国护理行政、临床、教育、信息产业及政府等各界 100 多位的学者、专家聚在一起，讨论如何使未来的护理人员可以胜任信息化环境下的护理工作。TIGER 的目的在于训练临床护理人员可以在信息化普及的临床环境中，为患者提供更安全有效的护理服务。

（5）加拿大护理信息学会（Canada nursing informatics association）：简称 CNIA。CNIA 的目标是努力促进加拿大护理信息学会的发展。CNIA 的存在是为了帮助加拿大护士学习、分享、研究和建立有关信息学的项目和经验，并帮助他们提高信息能力，达到全国水平。

2. 与护理信息学相关的杂志

与护理信息学相关的杂志有《欧洲卫生学信息杂志》《信息学述评》《护理信息技术》《基于计算机的传

播杂志》《医学信息学杂志》。

（四）护理信息学在护理教学中的应用

传统的“一言堂”教学形式单一，无法满足新课改下的教学要求。互联网技术与教学模式的高度结合，创新教学模式、贴合临床实际，更为学生所喜爱和接受。如上海中医药大学应用临床信息模拟系统进行护理信息学课程的授课，学生在学习完理论知识后，进入实验中心进行上机模拟操作。该模拟系统涵盖了临床护理信息系统大部分内容，提前接触和亲手操作利于护生在进入临床工作后，迅速转换角色，提高岗位胜任力。研究结论也显示，学生在应用信息化方法授课的情况下，其理论及操作成绩优于传统授课组。医学是一门关乎生命又复杂多变的人文科学，无论是临床医生、技师还是护理工作者都需要不断练习，提高操作技巧减少操作失误。虚拟现实技术通过互联网、计算机、信息技术与医学交叉融合，可通过对手术过程、局部身体解剖结构的模拟呈现，帮助医务人员进行操作练习、精进技术，还可虚拟成像，模拟不同手术路径下患者的结局，为实际临床决策提供参考。

而《新入职护士培训大纲（试行）》的出台，不仅对护理工作服务的服务内涵和外延提出了新的要求，也促进新入职护士的培训应贴近人民群众多样化、多层次的健康服务需求。高端模拟人通过数码编程、案例录入、路径分析、语音输入等，展示在某种情境下，护理人员进行某项操作时不同的生理、心理应答，模拟临床实际，让新入职护士更深刻感受临床现状，提升护理知识，提高沟通技巧和护理操作水平。

现代信息表现形式逐渐多样化，慕课教学、微信公众号、翻转课堂、护理远程教学等，均是计算机技术、信息科学与护理学相互融合的新兴产物。因为贴近实际，形式多变，越来越受到关注和推广。

（五）大数据时代下护理信息学在临床护理决策中的应用

信息时代的飞速发展，临床护理信息系统的大量应用，为我们带来了便捷，也积累了大量的数据和信息。由于护理信息素养和能力缺乏，我国的护理领域仍然处在数据收集和积累阶段，未充分合理地利用这些数据。数据挖掘是指从大量数据中挖掘有用信息的过程，其应用精髓在于整合统计学、计算机、模式识别和数据仓库等学科。充分挖掘医疗卫生领域数据有助于改善照护方法，促进人群健康，节约医疗费用。护理信息学能帮助护理管理者思索需收集的数据名称、项目，告诉临床一线护理人员如何科学、准确地收集数据，整合统计学方法挖掘、分析数据，如将护理信息学应用于护理不良事件的数据挖掘中。首先，通过格式化上报表单，实现数据提取标准化，即落实数据收集；其次，全院全员上报不良事件，通过对事件的分类、分期，落实数据积累；最后，借助统计学方法、计算机硬软件、护理人员护理信息素养和能力，落实数据挖掘，找出某事件易发生于某类高危人群、某高危时段、某高危地点、某高危环节，从而从烦琐庞大的数据集中抓住重点，改进流程，从系统上查缺补漏，最终改善护理质量。

二、护理信息学的展望

（一）护理人员应具备并提升护理信息素养与能力，适应信息时代对护理人的要求

美国图书馆协会对具备护理信息素养的人进行了描述，从了解自己的信息要求、认识信息的重要性、识别潜在信息源的能力到检索信息、组织应用信息、利用信息解决问题，表达出一个中心思想，即护理人员应灵活应用护理信息知识，并将之转化为智慧，为临床护理决策服务。具备护理信息素养的护理人，才能在持久的学习过程中，持续秉持坚定的学习态度和信念；才能在临床护理、护理管理、护理科研、护理教学以及大数据的挖掘中，知道如何获取信息、分析信息、应用信息，以适应日新月异的医学领域对人才的要求。

（二）NIS 需注重顶层设计，使专门的护理信息专职人员参与到 NIS 的构建与日常维护中来

NIS 在护理信息学中应用最广泛、涉及面最大，信息作为一种战略资源，其顶层设计思路的优劣直接

影响医院发展。NIS的构建需注重顶层设计，考虑到未来发展对信息化的进一步要求、各系统间的兼容等，并不是简单的部分流程再造和方便临床医护人员工作所做的简单的步骤梳理。而护理信息专职人员的培养和设立也正是顺应信息时代的发展要求，专职人员的纳入可对NIS进行持续追踪和改进，同时参与到信息分析与整合，有更多专职时间思索NIS的发展。

（三）护理信息标准化建设意义重大

美国早在20世纪80年代就已发展护理最小数据集，对护理诊断、护理行为、护理相关的患者疗效及护理强度进行标准化描述。而数据的标准化是数据分析的第一步，护理信息标准化能优化数据提取、分析与整合过程，能实现利用大数据为临床护理决策作出智慧的判断。我国现已认识到护理信息标准化的重要性，2016年国家护理质量平台成立，通过线上线下授课、出版书籍等多种形式，将全国300多家三级甲等医院的关键护理信息进行标准化填报。

信息作为一种战略资源，同医疗设备、特色技术等成为推动医院发展的支柱。在市场经济的大环境下，除了高精的医疗技术、优质的医疗服务、先进的医疗设备和合理的医疗收费外，掌握和利用信息的能力也成为医院生存与发展新的竞争焦点。作为新时代的护理人，应拥抱信息时代带来的改革和变化，提升护理信息素养，注重NIS顶层设计，加快护理信息标准化建设，引领护理学科发展。

章后案例

某市人民医院始建于1951年10月，现已成为××省东部地区规模最大，集医疗、教学、科研、预防、保健、康复、急救等于一体的国家三级甲等综合性医院。随着医院规模的扩大，医疗技术水平的提高，在推动护理管理精细化、临床数据处理科学化、工作流程规范化等方面，移动护理信息系统发挥着举足轻重的作用。移动护理信息系统具有界面简洁清晰、功能全面完善、操作方便简单、统计快速高效等优势。有效打通了护士工作站到病房的“最后5米”，实现护理工作站前移，真正实现了将时间还给护士，将护士还给患者。

医院移动护理信息系统包含移动护士工作站、护理文书、护理绩效管理三大系统，可以实现患者信息查看与录入、RFID腕带识别、医嘱执行、入院评估、产程图绘制、排班、工作量统计、绩效分配、条码扫描、智能提示等功能。下面列举三个主要功能。

1. 信息采集录入

病区护士采用PDA＋移动电脑两种方式录入患者信息，使用PDA在床旁对患者进行体征信息录入，同时还可进行各类护理评估工作。以体征信息采集为例，医院单人体征采集时间从使用前的22秒减少到使用后的19秒，节省了14％的时间；全科体征从使用前的49分钟减少到使用后的14分钟，节省了71％的时间。

2. 医嘱执行时间轴

通过不同颜色判断医嘱的执行状态，如绿色代表已执行医嘱，红色代表未执行医嘱，黄色代表暂停医嘱，左侧以时间轴的形式显示医嘱执行的具体时间点，右下角显示执行护士姓名，明确医嘱执行过程中的责任人。此外为避免护士提前执行医嘱，设定护士必须扫描患者腕带条码才可执行医嘱，确保医嘱执行的安全性。

3. 产科特色护理

系统根据医院产科特色为产房提供专业的产科护理记录表单，如产程进展图、产时记录单、催产素引产观察表、中期妊娠引产产时记录单等，满足医院产房实际需求。通过模板匹配，采用勾选方式，方便护士录入。

医院移动护理信息化的效益如下。

1. 提升医疗安全水平

移动护理信息系统通过基于RFID双条码智能识别技术，有效保证患者安全；通过文书后台自动录入，减少文书转抄转录环节所造成的文书差错，降低医疗差错发生的可能性；通过智能医嘱拆分，优化医嘱流程，保障患者安全，降低医嘱执行出错的风险。从整体上帮助医院提升医疗安全水平。

2. 优化医疗流程，提高医院运营效率

通过引入移动护士工作站系统，护理人员可以实时在患者床旁获取患者信息，推动医院无纸化、无胶片和无线网络化的建设。数据的自动导入，节省了转抄环节，规避了安全风险，有助于提升护理人员工作效率、优化护理流程、提高医院的运营效率。

3. 规范临床护理行为

PDA使用时需要使用密码登录。可随时切换用户，每条医嘱与实际执行人形成一对一的对应关系，体征数据即时录入，避免执行护士事后补记护理记录及签名，规范了执行护士的行为。

4. 提高医疗行为质量

通过移动护士工作站采集相关体征数据，自动同步到护理文书系统中，并自动回执护理表单，提高护理作业的效率，护理文书准确率从使用前的77.5%提升到使用后的97.9%，护理文书合格率从使用前的82.3%提升到使用后的98.1%。

本章关键词中英文对照

1. 护理信息学 nursing informatics, NI
2. 护理信息系统 nursing information system, NIS
3. 移动护理信息系统 mobile nursing information system, MNIS

思考题

1. 什么是护理信息学？简要概述护理信息学的标准。
2. 护理信息系统的功能及特点有哪些？
3. 护士工作站与护理信息系统的区别有哪些？
4. 移动护理信息系统的作用有哪些？
5. 护理信息学分别在哪些方面得到应用？

（徐蓉）

第九章　公共卫生信息学

随着我国改革开放和世界经济一体化进程的发展，人们的交流活动增多，人群流动日益频繁。人群流动对社会进步和经济发展产生了积极作用，但也为疾病的暴发与传播创造了条件。同时，环境污染、气候变化、自然灾害等问题，都对人民生活产生了威胁，特别是突发公共卫生事件的出现，不仅影响我国经济发展和居民生活，也对我国原有公共卫生体系和突发公共卫生事件的应对能力提出挑战，2003 年传染性非典型肺炎疫情的暴发与迅速蔓延对国内这一体系建设的薄弱环节敲响了警钟。为加强我国公共卫生体系的建设，国务院提出用三年左右的时间，建立健全国家突发公共卫生事件应急机制、疾病预防控制体系、医疗救治体系和卫生执法监督体系。2003 年 6 月，卫生部下发了《卫生部关于国家公共卫生信息系统建设工作有关问题的通知》，明确了国家公共卫生信息系统建设目标和建设重点。2019 年底暴发的新冠肺炎疫情以及随之而来的各种社会管理问题暴露出我国在公共卫生系统建设上的短板。2020 年 12 月，卫健委办公厅联合国家中医药局办公室制定了《全国公共卫生信息化建设标准与规范(试行)》，进一步明确和强化了全国公共卫生信息化建设的基本内容和建设要求。网络直报系统的建设包括国家公共卫生信息系统基础网络建设和疫情、突发公共卫生事件监测系统建设两大任务。依托国家公用数据网，综合运用计算机技术、网络技术和通信技术，初步建立连接了乡镇、县(区)、地(市)、省、国家五级卫生行政部门、疾病预防控制中心、各级各类医疗卫生机构的多向信息传输网络，形成国家公共卫生信息系统的网络基础，并在中国疾病预防控制中心建立了国家级公共卫生信息网络平台。

第一节　公共卫生信息学概述

一、公共卫生与公共卫生系统

世界卫生组织将公共卫生定义为一门通过有组织的社会活动来改善环境、预防疾病、延长生命及促进心理和躯体健康，并能发挥个人更大潜能的科学和艺术。从这个定义可见，公共卫生的目的不仅是预防疾病，而且还要进一步促进人类健康，并且维护与促进健康的活动是有组织的。因此，为了实现这一目的的所有活动都属于公共卫生的范畴。

公共卫生包含广泛的服务、组织、专业团队、行业和非技术职业，它是一种思维方式、一系列学科、一种社会组织和实践方式。公共卫生专业体系正在不断扩大，对从业人员专业知识和技能的要求也不断提高。公共卫生学科主要包括流行病学、社会医学(健康行为)、卫生服务管理、生物统计学、环境健康学、环境卫生、健康促进和健康教育等。

公共卫生是以持续的全人群健康改善为目标的集体行动。这个定义反映了现代公共卫生的特点：①需要集体的、合作的、有组织的行动；②可持续性，即需要可持久的政策；③目标是全人类的健康改善，减少健康的不平等。公共卫生的基本职能或核心职能是消除影响健康的决定因素，预防和控制疾病，预防伤害，保护和促进人群健康，实现健康公平性的一组活动。公共卫生基本职能涉及的活动不仅限于卫生部门管辖的公共卫生领域，很多活动还需要政府的其他部门以及非政府组织、私营机构等来参与或实施。公共卫生基本职能属于公共产品，政府有责任保证这些公共产品的提供，承担其主要职能，并履行投资的主要责任。

世界卫生组织(WHO)及世界部分发达经济体,如美国、英国、澳大利亚等陆续制定了公共卫生的基本职能或公共卫生体系所需提供的基本服务。美国卫生及公共服务部制定的卫生服务10项基本内容,被认为是公共卫生实践的核心内容。包括:①通过监测健康状况找出社区健康问题。②诊断和调查社区中的健康问题和健康危害。③通过通报、教育,增强人们对于健康问题的应对能力。④动员社区合作伙伴找出和解决健康问题。⑤制定支持个人和社区为促进健康而努力的政策和规划。⑥切实执行为保护健康和确保安全而制定的法律法规。⑦加强人们与个人卫生服务之间的联系,并确保这种基本卫生服务的可及性。⑧确保有一支称职的公共卫生和个人卫生保健的工作人员队伍。⑨评估个人和群体健康服务的效果、可及性和质量。⑩研究发现解决健康问题的新方法和新思路。为了能够提供这些领域广泛的服务,公共卫生部门要求从业人员来自多种专业。

结合我国的现状,公共卫生体系履行的基本职能主要涉及以下三大类的卫生服务。①以人群为基础的公共卫生服务,如虫媒控制、以人群为基础的健康教育活动等。②个体预防服务,如免疫接种、妇女儿童保健。③具有公共卫生学意义的疾病的治疗服务。例如:传染病治疗、肺结核和性传播疾病治疗等,可减少传染源,属于疾病预防控制策略之一;治疗儿童腹泻、急性呼吸道感染、急性营养不良等。

在此基础上,我国公共卫生体系的基本职能包括以下9个方面。

(1) 监测人群健康相关状况。①连续地收集、整理与分析、利用、报告与反馈、交流与发布与人群健康相关的信息。②建立并定期更新人群健康档案,编撰卫生年鉴。

(2) 疾病或健康危害事件的预防和控制。如传染病流行、新发疾病的出现、慢性病流行、伤害事件的发生、环境污染、自然灾害的发生、辐射和生物危险物暴露、突发公共卫生事件等。开展流行病学调查,采取预防和控制措施,对有公共卫生学意义的疾病开展病例发现、诊断和治疗;对可能发生的突发公共卫生事件做好应急准备,包括应急预案和常规储备;对有明确病因或危险因素或具备特异预防手段的疾病实施健康保护措施,如免疫接种、饮水加氟、食盐加碘、职业防护、婚前和孕产期保健等。

(3) 发展健康的公共政策和规划。①发展和适时更新健康的公共政策、法律、行政法规、部门规章、卫生标准等,指导公共卫生实践,支持个体和社区的健康行动,实现健康和公共卫生服务的公平性;②发展和适时更新卫生规划,制定适宜的健康目标和可测量的指标,跟踪目标实现进程,实现连续的健康改善;③多部门协调,保证公共政策的统一性;④全面发挥公共卫生领导力。

(4) 执行公共政策、法律、行政法规、部门规章和卫生标准。①全面执行公共政策、法律、行政法规、部门规章、卫生标准等;②依法开展卫生行政许可、资质认定和卫生监督;③规范和督察执法行为;④通过教育和适当的机制,促进依从性。

(5) 开展健康教育和健康促进活动。①开发和制作适宜的健康传播材料;②设计和实施健康教育活动,发展个体改善健康所需的知识、技能和行为;③设计和实施场所健康促进活动,如在学校、职业场所、居住社区、医院、公共场所等,支持个体的健康行动。

(6) 动员社会参与,多部门合作。

(7) 保证卫生服务的质量,以及公平可及性和安全性。

(8) 加强公共卫生体系基础设施建设。①开展公共卫生人力资源队伍建设。包括开展多种形式有效的教育培训,实现终身学习;建立和完善执业资格、岗位准入、内部考核和分流机制;通过有效的维持和管理,保证人力资源队伍的稳定、高素质和高效率。②建设公共卫生信息系统,包括:建设公共卫生信息平台;管理公共卫生信息系统;多部门合作,整合信息系统。③建设公共卫生实验室,提高实验室检测能力。④加强和完善组织机构体系,健全公共卫生体系管理和运行机制。此项针对的是公共卫生体系基础结构的建设。公共卫生体系的基础结构是庞大的公共卫生体系的神经中枢,包括人力资源储备和素质、信息系统、组织结构等。公共卫生体系的基础结构稳固,整个公共卫生体系才能统一、高效地行使其基本职能。

(9) 研究、发展和实施革新性的公共卫生措施。①全面地开展基础性和应用性科学研究,研究公共卫生问题的原因和对策，发展革新性的公共卫生措施，支持公共卫生决策和实践；②传播和转化研究结果，应用于公共卫生实践；③与国内外其他研究机构和高等教育机构保持密切联系，开展合作。此项职能是为公共卫生实践和公共卫生体系的可持续发展提供科学支撑。

上述9项职能的履行又可具体分解为规划、实施、技术支持、评价和质量改善、资源保障（包括人力、物力、技术、信息和资金等）五个关键环节。不同的环节由不同的部门或机构来承担。

公共卫生体系包括在辖区范围内提供公共卫生服务的所有志愿机构、组织或团体。政府公共卫生机构是公共卫生体系的重要组成部分，在建设和保障公共卫生体系运行的过程中发挥着关键的作用。公共卫生体系还包括：医院、社区卫生服务中心等医疗服务提供者，提供个体的预防和治疗等卫生服务；公安、消防等公共安全部门，负责预防和处理威胁大众健康的公共安全事件；环境保护、劳动保护、食品质量监督等机构，保障健康的生存环境；文化、教育、体育等机构，为社区创造促进健康的精神环境；交通运输部门，方便卫生服务的提供和获取；商务机构，提供个体和组织在社区中生存和发展的经济资源；民政部门、慈善组织等，向弱势人群提供生存救助、保障及发展的机会。

我国公共卫生体系中所涉及的医疗卫生机构（部门）包括以下几个。①疾病预防控制体系：国家、省、市、县和乡镇（社区）卫生院。②卫生监督执法体系：国家、省、市、县卫生监督机构。③公共卫生应急指挥体系：平时设立国家、省、市、县应急协调领导小组，突发事件时转化为应急处置指挥部。④医疗救治体系：各级各类医疗机构、急救中心、采供血机构。⑤监测、预警和报告信息网络体系：连接国家、省、市、县医疗卫生机构及其他部门的信息网络。

二、公共卫生信息学的内涵

在现代公共卫生体系中，信息与信息技术被广泛应用于支持公共卫生活动。公共卫生信息学（public health informatics，PHI）是在公共卫生实践、研究和学习中系统地应用信息和计算机技术的学科，其目标是利用计算机、网络和其他信息技术促进公众健康。伴随着医学信息学学科发展，公共卫生信息学被认为是其重要的分支学科。公共卫生信息学是一个综合了多个学科领域的复合型学科，与其相关的学科领域包括信息科学、计算机科学、管理学、组织理论、心理学、通信技术、政治科学、法学、公共卫生等。Shortliffe指出从更广的角度应用公共卫生信息学所带来的效益以及其作为一个学科发展的必要性，并建议政府和学术机构积极行动，确保公共卫生人员能应用系统、工具来开展公共卫生信息学相关工作。公共卫生信息学的核心是信息，即采用信息技术，解决公共卫生信息发现、创建、识别、收集、结构化、管理、存储、交换、处理、展示和研究的问题。

公共卫生信息学是综合了多个领域的新兴学科，在我国，公共卫生信息学的潜力在于为公共卫生信息化建设提供理论与技术支持，但目前尚未形成一门独立的学科。美国自提出公共卫生信息学的概念以来，公开出版了以《公共卫生信息学与信息系统》为代表的一系列专著，系统阐述了公共卫生信息学的内涵、基本理论和研究领域等，各研究机构也定期发布最新的研究成果，学科体系逐渐形成和完善。由于公共卫生信息化是复杂的行业信息化领域，与之相对应的公共卫生信息学人才需要多方面的知识储备，而不仅仅是将公共卫生和信息学相关学科的知识简单组合在一起。目前我国的公共卫生信息学教育在具体的课程设置上表现为系统的医学知识和零散的信息学知识的简单组合，缺少统一的标准和规划，总体来说还处于探索阶段。

从公共卫生信息化实践的整体来看，我国的公共卫生信息学主要以公共卫生体系信息化建设、卫生信息标准体系建设和公共卫生系统职能中各子系统信息系统建设为主要内容。

三、公共卫生信息化发展历程

我国的公共卫生信息化是卫生信息化的重要组成部分，它与国家信息化密切关联。国家信息化的飞速发展极大地推动了公共卫生的信息化和公共卫生信息系统的建设，促进了公共卫生事业的大发展。

在我国，公共卫生的信息化起步于疾病预防控制的信息化，同时又以疾病预防控制信息系统的发展为主导，疾病预防控制体系信息化的发展带动了公共卫生其他领域的信息化，为公共卫生信息化的大发展奠定了坚实的基础，也使公共卫生信息化真正融入国家信息化，成为国家信息化不可或缺的重要部分。我国公共卫生信息化起步于20世纪80年代中期，到目前已经经历了以下几个主要的发展阶段。

第一阶段，2003年SARS疫情后，开始建立和全面使用基于互联网的传染病和突发公共卫生事件网络直报系统，虽然网络末端是各级医疗机构，但主要工作体系还是在疾病预防控制系统内部，信息化全面服务于疾病预防控制业务，这个体系在汶川地震、玉树地震、雅安地震救治，流感大流行及手足口病防控等一系列重大事件和卫生应急工作中发挥了极其重要的作用。

第二阶段，落实新一轮医药改革卫生信息化总体规划，从主要以疾病预防控制自我业务管理扩展到以全民健康保障服务为核心的信息化总体思路转变，进一步整合和扩展了信息服务对象。按照卫生信息化的总体安排，以中国疾病预防控制中心数据中心建设为依托，积极推动三级平台试点应用，在技术上实现了平台互联互通和数据共享交换。建设完善了1个国家级疾病预防控制数据中心、2个应用平台、3个信息门户和4大业务系统，初步形成了集基础设施、应用系统和运维保障三位一体的公共卫生疾病预防控制信息化综合服务体系。

第三阶段，促进电子病历和电子健康档案的公共卫生应用，使卫生信息化总体规划与公共卫生综合应用"接地气"。加大对地方各级疾控机构的指导，积极推动信息化建设试点应用。一是推动居民电子健康档案、电子病历与网络直报系统的互联互通。二是开展信息化新技术应用试点。三是积极推进疾控数字化建设。

四、我国公共卫生信息化发展的主要建设成就

（一）国家传染病与突发公共卫生事件应急信息系统建设项目

2003年SARS疫情后，国家疾控中心启动了以传染病网络直报系统为核心的中国疾病预防控制信息系统(China information system for disease control and prevention)建设，2007年正式运行至今。目前已建立的国家级疾病预防控制数据中心采用集中式信息管理方式，辐射全国6万多医疗卫生单位。该系统主要包括以个案监测为基础的法定传染病、专病单病、传染病预警等疾病监测信息管理系统，以事件监测为基础的突发公共卫生事件监测系统；以疾病预防控制基本信息为主的基础疾病预防控制信息系统等业务系统，每天接收传染病报告个案2万余条。网络直报的实施为各级卫生行政部门及时掌握疫情信息、迅速应对和科学决策提供了基础条件，已成功应对了手足口病、禽流感、鼠疫、甲型H1N1流感等公共卫生事件，得到了国际社会和世界卫生组织的高度评价。

（二）中国疾控中心新址信息系统建设项目

该项目于2008年立项，2009年实施，项目内容为中国疾控中心新址国家级疾病预防控制数据中心的建设，2012已基本完成IT基础设施的建设和完善、应用平台总体集成、业务系统的开发和迁移、容灾备份中心建设等工作，数据中心初具规模，同时进入全面优化阶段，包括核心业务系统的分布式改造、信息系统安全等级保护评估及建设等。

（三）公共卫生数据统一采集交换平台

公共卫生数据统一采集交换平台是按照"十二五"卫生信息化发展总体规划要求建设的公共卫生监测数据统一采集与交换系统。它采用分布式B/S架构完成数据的采集、存储及反馈交换的全部功能，各级医院、社区卫生服务中心、疾控机构和区域卫生信息平台都可与该平台连接，从技术上实现医院信息系

统与公共卫生信息系统的自动数据交换，公共卫生信息系统与电子病历、电子健康档案的动态连接，以及临床诊疗活动过程中公共卫生监测信息的自动抽取报告，与卫生综合平台间的互联互通。同时该平台在部分医疗机构试点应用，取得了良好效果。

（四）卫生监督信息系统建设

2009 年 11 月，国家级卫生监督信息系统项目启动。该项目的建设内容包括建立和完善国家卫生监督业务应用系统，建立和完善国家级卫生监督信息网络平台，建设国家级卫生监督信息数据中心，建设覆盖全国的卫生监督信息报告网络和食品安全信息发布平台，开发推广应用基本的卫生监督业务应用系统。

（五）公共卫生科学数据中心建设

作为科技部科学数据共享项目的一个子项目，中国疾控中心承担了公共卫生科学数据中心的研究和建设工作。该项目的建设目标是集成分布在公共卫生机构、高等院校、科研院所及科学家个人手中的公共卫生数据资源，在此基础上进行数据整合、挖掘，并通过网络平台向社会发布，以推动中国科学数据的共享，促进科技进步。目前公共卫生科学数据中心已建成，包括数据管理与共享服务基础硬件平台、共享数据资源加工与服务应用软件平台等，已列入可进入共享的历史数据库 400 余个。

五、公共卫生信息标准研发

卫生信息标准是为医学信息产生、信息处理及信息管理等信息工作制定的各类规范和行动准则，涉及整个医学事务处理过程。公共卫生信息标准是卫生信息标准的重要组成部分，是公共卫生领域信息化建设的基础。2003 年，卫生部印发的《全国卫生信息化发展规划纲要(2003—2010 年)》，首次从宏观规划和顶层设计的高度，提出统一标准是卫生信息化建设的基础工作。该纲要的发布，表明我国意识到研发卫生信息标准的紧迫性。2009 年以来，中国卫生信息学会卫生信息标准专业委员会制订并发布了一系列公共卫生领域的数据标准，如《健康档案基本架构与数据标准(试行)》《健康档案基本数据集编制规范(试行)》《健康档案公用数据元标准(试行)》《个人信息基本数据集标准(试行)》等。2011 年 8 月集中发布的《卫生信息数据元目录》，涵盖了人口学及社会经济学特征、卫生机构、卫生管理、卫生人员、健康危险因素、计划与干预等 17 个部分，并于 2012 年 2 月实施。此外，中国疾控中心结合实际工作中的信息管理与交换共享需求，面向各级疾控机构发布了系列数据标准与规范，如《基于 EMR、EHR 交换的公共卫生基本数据集》《慢性病监测信息系统基本功能规范》等。2020 年 12 月，针对全国公共卫生信息化建设现状发布了《全国公共卫生信息化建设标准与规范(试行)》。

六、其他应用研究

在国家科技支撑计划课题“疾病预防控制信息集成适宜技术开发与应用”支持下，中国疾控中心信息中心组织研发了疾病预防控制信息资源与技术共享平台。该平台在基于个性化信息服务的信息资源共享与技术服务模式支持下，用户可上传资源，检索、使用他人提供的共享资源或管理个人资源。平台还将适用于疾控领域的信息技术封装为服务供用户使用，主要提供流行病学通用数据采集平台、日识别数据采集系统、网络地理信息系统、疾病预防控制业务辅助支持平台等服务。中国疾控中心信息中心自主研发了流行病学调查动态数据采集云平台(EDDC)，获得了国家版权局计算机软件著作权。该平台提供实时在线的调查问卷设计、调查任务发布、调查表录入、调查表空间位置地图服务、调查数据查询和标准化数据字典维护等功能，尤其适用于现场流行病学调查、卫生应急监测、快速风险评估调查、疾病监测、现况调查和队列研究等疾控公共卫生等领域。

第二节 公共卫生信息服务

根据《全国公共卫生信息化建设标准与规范(试行)》中公共卫生信息化的要求,针对全国公共卫生信息化建设现状,着眼未来5—10年全国公共卫生信息化建设、应用和发展的基本要求,按照党中央、国务院关于加强公共卫生体系建设的总体要求,综合考虑国内外发展趋势和我国的发展条件,紧紧抓住我国公共卫生发展的需求,深入贯彻新发展理念。明确了各级疾病预防控制中心、二级及以上医院、基层医疗卫生机构、其他公共卫生机构等机构的公共卫生服务和管理业务,业务范围覆盖公共卫生信息化建设和应用的主要业务服务和管理要求,包括管理服务业务、信息技术业务两个部分,其中一级指标21项、二级指标125项、三级指标421项,全面规范了我国公共卫生信息化建设的主要内容和要求。具体建设内容如下。

一、传染病防控信息服务

开展面向公众的传染病监测预报信息服务,包括传染病防控、艾滋病防控、丙型肝炎防控、性病防控、结核病防控、麻风病防控。在服务内容上,提供本地区传染病长期流行趋势分析、短期暴发和流行风险预测预警信息,重点传染病预防建议、旅行卫生提示等公众服务信息;在服务形式上,以地市为单位,依托区域疾病预防控制数据中心建立接入公用互联网的信息服务门户,利用商业智能和可视化技术,提供界面友好的互动查询。

二、寄生虫病防控信息服务

开展面向公众的寄生虫病防控相关信息服务,包括血吸虫病、疟疾、包虫病、黑热病、土源性寄生虫病、食源性寄生虫病、罕见和输入病例防控管理。在服务内容上,首先对流行区基本情况进行调查,实现寄生虫病流行情况的信息管理;其次对病例进行发现、治疗和管理,并且对其他寄主以及疫点进行调查和监测,另外对居民进行健康教育以及对专业人员进行培训等相关信息服务。在服务形式上,省级疾病预防控制中心、地市级疾病预防控制中心、县区级疾病预防控制中心和基层医疗卫生机构对流行区情况、个人基本信息和医疗情况等进行数据录入、审核和统计分析等。

三、免疫规划信息服务

提供面向公众和全国所有预防接种单位的预防接种和免疫规划信息服务。在服务内容上,向公众提供儿童预防接种信息查询和接种日期提醒等服务;向省、市级疾控机构和社区卫生服务中心、乡镇卫生院等疫苗接种单位提供预防接种和疫苗储运过程的信息管理。在服务形式上,升级改造国家、省、市三级预防接种信息管理平台;新建预防接种单位信息管理系统和疫苗储运温控预警信息管理系统,提供儿童预防接种信息的储存、查询服务和疫苗储运过程的信息管理。

四、慢性病防控信息服务

开展面向公众的慢性病防控信息服务,包括2型糖尿病、高血压、慢性阻塞性肺疾病、心脑血管疾病、癌症和其他慢性病管理和服务以及死因和慢性病监测。实现慢性病患者的健康档案、健康体检与基本信息、管理记录、就诊和转诊、年度评估等信息的互联互通,同时利用信息技术手段,针对健康人群、高危人群、慢性病患者进行分类指导干预，开展健康教育、危险因素监测、定期随访、并发症防控等措施。实现慢性病从“发病管理”向“发现管理”、从“单纯服务”向“全程健康干预”的转变，形成主动管理与居民互动的现代健康全程管理模式。

五、地方病防控信息服务

开展面向公众的地方病防控信息服务，包括碘缺乏病、高碘危害、地方性氟中毒、地方性砷中毒、大骨节病、克山病的服务与管理。地方病服务包括诊疗服务、随访服务、预防服务；地方病管理包括对于监测地区基本情况和监测地区病情情况、质量控制、健康教育、专业人员培训等相关信息服务。

六、精神卫生防治信息服务

开展面向公众的精神卫生防治信息服务，包括严重精神障碍患者服务和管理、常见精神障碍患者服务和管理、心理健康服务、大众心理健康服务。对严重精神障碍患者进行病例报告、患者服务以及信息管理，对常见精神障碍患者进行抑郁测评、认知功能筛查及动态监测，对大众进行心理健康素养评估、科普宣教及动态监测等信息服务。

七、癫痫防治信息服务

开展面向公众的癫痫防治信息服务，包括癫痫患者服务以及管理。癫痫防治信息服务要求实现指定辖区内常住癫痫患者个案报告、建档与随访服务以及健康教育的信息管理。

八、老年人健康服务管理

开展面向公众的老年人健康服务管理，包括老年人健康教育、老年人预防保健、失能老年人健康服务及管理、老年人医养结合服务及管理、老年人健康管理、老年人中医药健康管理。老年人健康服务管理要求对老年人进行健康教育和健康宣传，并且建立健康档案，对其进行健康管理、慢性病管理以及疫苗接种等；对失能老年人进行健康评估、健康指导、健康照护等工作；实现65岁及以上老年人医养结合服务工作信息与工作质量的信息管理，对辖区内老年人进行中医体质辨识和中医药保健指导工作的信息管理。

九、妇幼健康服务管理

开展面向公众的妇幼健康服务管理，包括孕产保健、儿童保健、3岁以下儿童中医药健康管理、妇女保健、生殖保健、妇幼健康信息管理、妇幼健康机构管理。孕产保健包括婚前、孕前、孕期、产时、产后各个阶段保健工作，包括母婴传播疾病的预防和地中海贫血防治。儿童保健包括新生儿、婴幼儿、学龄前儿童等不同儿童的保健服务。妇女保健包括青春期保健、更老年期保健、妇女宫颈癌筛查、妇女乳腺癌筛查。生殖保健包括为育龄人群提供避孕药具和避孕节育手术服务及对人类精子库捐精信息的动态监测。另外提供妇幼健康服务及对妇幼健康机构的管理。

十、健康教育信息服务

开展面向公众的健康教育信息服务，包括健康教育服务、中医药健康教育服务、健康促进服务。要求各个相关机构为辖区内常住居民提供健康教育管理服务、中医药健康教育与培训服务及基层健康促进信息服务。

十一、营养健康服务管理

开展面向公众的营养健康服务管理，包括营养健康服务、营养与健康状况监测、食物成分监测。实现人群和营养性疾病高危人群营养健康管理服务，并对居民和学生营养与健康状况以及食物成分进行监测。

十二、健康档案服务管理服务

开展面向公众的健康档案管理服务，包括居民健康档案管理。为辖区内常住居民，提供包括个人基本信息、健康体检、重点人群健康管理记录和其他医疗卫生服务记录的档案管理服务。

十三、伤害防控信息服务

开展面向公众的伤害防控信息服务，包括伤害防控服务和伤害防控管理。实现为辖区内居民提供伤害防控信息查询服务的信息管理及伤害患者个案信息的综合管理。

十四、突发公共卫生事件管理

开展面向公众的突发公共卫生事件管理，包括能力建设、监测预警、防控与应急处置。突发公共卫生事件管理要求实现卫生应急资源、卫生应急队伍、卫生应急预案、卫生应急演练、卫生应急培训、卫生应急资料的信息管理；对突发公共卫生事件进行动态监测和风险评估；当发生公共卫生事件时，应当采取应急值守、联防联控、指挥调度等手段和措施。

十五、环境卫生管理信息服务

开展面向公众的环境卫生管理信息服务，包括饮用水水质卫生监测、空气污染与健康监测、室内环境危害因素与健康监测、人体生物监测管理、农村环境卫生监测、学校卫生监测管理。环境卫生管理要求实现对辖区内供水单位基本情况、监测的饮用水水样、生活饮用水基本情况及疾病预防控制中心水质检测能力等的信息管理；实现监测点及所属采样点的空气污染（雾霾）特征污染物及有毒有害成分、监测点内居民健康因素等的信息管理；实现公共场所或家庭的健康危害因素监测、家庭成员健康状况和防护的信息管理等其他环境卫生监测和管理。

十六、监督执法服务管理

开展面向公众的监督执法服务管理，包括许可与备案、公开公示、投诉举报、从业培训、行政许可、行政检查、行政处罚、行政强制、行政命令、行政稽查、底档管理、信用管理、监督协管、投诉举报。支持公共场所、生活饮用水、消毒产品生产企业等卫生行政许可相关业务办理以及公开，可提供投诉举报渠道并查询投诉功能，对被监管对象从业人员进行培训、考核，建立一单、两库、一细则的随机监督抽查工作机制，采用“双随机”的形式开展监督检查工作，依法进行行政处罚、行政强制、行政命令，对执法过程全记录和法制审核，卫生健康监督执法电子档案翔实记载和反映被监督单位的基本信息和卫生监督执法情况等过程的信息管理。

十七、食品安全风险监测信息服务

开展面向公众的食品安全风险监测，包括污染物监测、微生物监测、食源性疾病病例监测。食品安全风险监测实现对化学污染物监测样本、化学污染物监测机构、样品监测结果信息的管理；实现对微生物样本、采样、监测机构、监测数据、菌株监测信息的管理；实现对食源性疾病病例及其暴露信息、标本及其检测信息、菌株及其监测信息的管理。

十八、职业病防控信息服务

开展面向公众的食品安全风险监测，包括职业病管理、职业病危害防控、职业健康技术服务机构管理、职业病防护设施"三同时"管理、职业健康宣教培训、职业健康风险监控预警。实现劳动者职业健康检查以及职业病诊断和鉴定的信息管理；实现对法定报告职业病患者、用人单位职业病危害因素申报、职业病危害专项治理的信息管理；实现重点职业病和职业放射性疾病、工作场所职业病危害因素、医疗卫生机构辐射防护以及非医疗机构放射性危害因素的监测；实现职业卫生技术服务机构管理、放射卫生技术服务机构、职业健康检查机构、职业病诊断机构、化学毒性鉴定机构管理的信息管理；实现对职业病危害预评价、职业病防护设施设计、职业病防护设施验收的信息管理；实现对专业技术人员、监管人员和用人单位人员培训以及风险监控预警的信息管理。

十九、信息平台管理

开展面向公众的信息平台管理，包括门户服务、用户服务、数据服务、用户管理、数据管理、数据交换、日志管理。实现公共卫生机构各类信息的集成展示和发布及各类信息系统的统一登录与应用，并提供用户注册服务，实现统一应用门户单点登录；对基础数据进行注册登记，建立唯一标识和资源索引，实现用户访问系统及其功能的授权管理；对基础数据提供编码、维护、共享管理和应用，实现平台数据的统一存储、处理和管理；对数据进行质量分析和评价，对业务系统提供标准的数据交换管理和共享服务、属地化共享及跨领域数据共享服务等。

二十、网络安全管理

开展面向公众的网络安全管理，包括身份认证、桌面终端安全、移动终端安全、计算安全、通信安全、数据防泄露、可信组网、数据备份与恢复、应用容灾、安全运维。业务应用系统统一登录门户、数据中心网络设备等提供身份鉴别机制，屏蔽不安全的设备和人员接入网络，采用终端各种安全管理和合理性需求的终端安全管理软件、数据库防火墙和监控数据库系统保证计算安全，遵循国家密码管理局制定的规范，采用加密通道传输数据的专用数据通信设备，保证同行安全，建设可信组网，对数据进行备份与恢复，对灾后重要业务应用进行高可用设计和恢复，实现安全运行与维护。

二十一、新兴技术应用

开展面向公众的新兴技术应用，包括大数据技术、云计算技术、人工智能技术。对于大数据技术，对多源异构数据进行采集与汇聚，以统一的数据标准进行质控和评估，计算、分析与发布，研究可视化展示。对于云计算技术，首先实现云平台的控制节点、网络节点、存储节点等高可用，实现虚拟服务器和网络设备等的管理以及安全防护，并将网络中各种设备进行虚拟化。对于人工智能技术，基于公共卫生监测多元数据流分析数据的变化情况，实时感知各类新发突发传染病、各类病原、公共卫生事件的当前状态及动态变化趋势，发出预警信号。在建立统一接入标准的“国家卫生健康协同服务云”的架构基础上，以面向公众开放个人动态电子健康证明(健康码)和个人电子健康档案查询服务为目标，整合国家、地方现有各级各类卫生健康数据中心计算与存储资源，以“谁采集谁负责，谁接入谁服务”的运营模式，建立统一信息服务门户，提供全国一体化虚拟电子健康档案信息查询与应用服务。

第三节　公共卫生信息系统的架构与建设

一、公共卫生信息系统概述

从系统论的角度出发，公共卫生系统就是在一定环境下，由若干相互作用和相互依赖的子系统组成的能够完成公共卫生功能的有机整体，而公共卫生系统又从属于更大的卫生系统。

公共卫生信息系统(public health information system，PHIS)是综合运用计算机技术、网络技术和通信技术，按照卫生行政、疾病预防控制、卫生监督、妇幼保健等各级各类公共卫生部门的应用目标，对信息进行数字化采集、交换、加工、存储、检索的系统。

我国公共卫生信息系统起步于疾病预防控制信息系统的建设，同时以疾病预防控制信息系统的发展为主导。疾病预防控制信息系统的发展带动了卫生监督、妇幼保健等其他公共卫生领域信息系统的发展。公共卫生系统主要由各级卫生健康行政部门、各级各类医院、疾病预防与控制机构、基层卫生机构和卫生监督机构组成。公共卫生信息系统主要实现对这些机构所涉及的各种信息进行规划和管理。我国公共卫生信息系统的发展经历了三个历史阶段。

(一) 起步阶段(自 20 世纪 50 年代中期至 80 年代中期)

这一时期我国的法定传染病疫情报告系统一直采用以区县为基础进行汇总、利用邮局逐级上报的方式。计算机与网络技术的发展推动了我国传统法定传染病报告方式的变革，20 世纪 80 年代中期，中国预防医学科学院建立了通过计算机网络传送法定传染病报告的信息系统，实现了疫情数据点对点网络传输，这是我国建立的第一个公共卫生信息系统，是公共卫生信息化的第一座里程碑。

(二) 快速发展时期(20 世纪 90 年代至 2003 年)

在国家的信息化发展思路的指导下，1997 年 12 月，卫生部召开了全国卫生信息化工作会议，要求各级卫生行政领导利用国家信息化及卫生信息化来促进卫生事业的发展及卫生改革的深入。1999 年 7 月公布的《国家卫生信息网项目建议书》的总体方案，提出要优先建立卫生防疫网，并启动了以法定传染病报告、救灾防病和突发公共卫生事件监测报告为核心的“国家疾病报告管理信息系统”的建设，这一时期建设的系统有结核病、艾滋病等单病监测信息报告系统，公共卫生业务管理及单位内部管理信息系统，卫生监督业务报表管理信息系统。

(三) 有序发展时期(2003 年至今)

2003 年以后，公共卫生信息化进入了一个有序的快速大发展时期。2003 年非典疫情的发生和蔓延，充分暴露出当时我国公共卫生信息系统存在的信息报告时效性差、缺乏国家统一的公共卫生信息平台、卫生信息网络覆盖面小和信息整合能力差等缺陷。因此，从中央到地方各级政府加大投入、加强公共卫生信息系统建设。2003 年 7 月卫生部出台了《关于国家公共卫生信息系统建设工作有关问题的通知》(卫办发〔2003〕212 号)，制定了《国家公共卫生信息系统建设方案》，提出建设公共卫生信息系统基础网络、疫情和突发公共卫生事件监测系统、医疗救治信息系统、卫生监督执法信息系统。各地纷纷响应，如北京市委市政府印发的《关于加强首都公共卫生应急管理体系建设的若干意见》中特别提出要建立健全"一个机制、四个体系"，其中公共卫生信息体系建设是四个体系之一。因此，自 2003 年之后，全国公共卫生信息系统的发展进入高潮。

目前，在网络基础建设方面，国家公共卫生信息系统网络已经建立，实现了"纵向到底、横向到边"，为公共卫生信息系统的应用奠定了基础。在应用系统建设方面，以传染病与突发公共卫生事件监测报告系统为核心的中国疾病预防控制系统自 2004 年建立以来不断完善，已包含 20 个不同的疾病监测分系统，各省（直辖市）也相继建立省级的公共卫生信息系统，如卫生监督执法系统、妇幼保健信息系统、血液管理系统等，公共卫生信息系统建设在国家和地方政府的支持下，成效显著，为公共卫生服务和管理及应急指挥决策提供了支持和保障。2017 年 9 月发布的《中国健康事业的发展与人权进步》白皮书指出，国家已建成全球最大规模的法定传染病疫情和突发公共卫生事件的网络直报系统。

1. 国家公共卫生信息系统网络结构

国家公共卫生信息系统纵向网络建设的目标是形成"五级网络、三级平台"。五级网络就是依托国家公用数据网，综合运用计算机技术、网络技术和通信技术，建立连接乡镇、县（区）、地（市）、省、国家五级卫生行政部门和医疗卫生机构的双向信息传输网络，形成国家公共卫生信息虚拟专网。三级平台就是在地（市）、省、国家建立三级公共卫生信息网络平台。

国家公共卫生信息系统横向网络建设的目标是形成"区域卫生信息网"。区域卫生信息网就是指按照区域卫生规划要求和属地管理原则，在地（市）建立区域公共卫生信息网络平台的基础上，形成区域内各级卫生行政部门和各级各类医疗卫生机构有效的网络连接。

2. 国家公共卫生信息系统网络功能

(1) 乡镇和基层医疗卫生单位的网络接入及功能：有条件的乡镇卫生院或基层医疗卫生单位建立计算机工作站，条件不足的单位购买专用上网电话机，以拨号方式接入国家公用数据网络，与县及县级以上公共卫生信息网络连接。按照国家法律规定和卫生行政部门的要求，报告疫情、突发公共卫生事件、资源及相关信息。

(2) 县（区）级公共卫生信息系统的网络接入及功能：在县（区）卫生行政部门和医疗卫生机构建立计算机工作站，有条件的县（区）可以建立局域网，通过拨号或专线方式接入国家公用数据网络。卫生行政部门、疾病预防控制机构、卫生监督机构和医疗机构按照各自职责分工和任务要求，完成数据收集、上报、下载、建立基本数据库和分析报告工作。

(3) 地（市）级公共卫生信息网络平台及其功能：在全国以地级市（包括计划单列市和省会城市）建立公共卫生信息系统平台。通过建立局域网，以专线方式接入国家公用数据网，与县（区）卫生行政部门、各级各类疾病控制机构、卫生监督机构、医疗机构连接，形成区域公共卫生信息网。地（市）级公共卫生信息网络平台功能主要包括区域各类公共卫生数据库、数据传输、预警预报、医疗救治、指挥调度、视频会议、信息发布等功能。

(4) 省级公共卫生信息网络平台及功能：在全国以省为单位建立省级公共卫生信息系统，系统平台设在省级卫生行政部门。其网络平台及其功能与地（市）级类似，主要包括本省公共卫生数据库和指挥所建设，具有数据传输、预警预报、指挥调度、视频会议、信息发布等功能。

(5) 国家级公共卫生信息网络平台及功能：包含国家公共卫生信息网络平台、数据所、指挥所功能。国家在中国疾病预防控制中心建立全国疫情与突发公共卫生事件报告与监测数据库；在卫生监督所建立全国卫生监督执法数据库；在统计信息所建立全国卫生资源和医疗救治信息数据库；在卫生部（现变更为卫健委）建立国家综合公共卫生信息网络平台，作为国家突发公共卫生应急指挥所重要组成部分。通过公共卫生信息系统的建设，可以全面支持疾病预防控制、卫生监督执法管理、紧急医疗救援、健康管理等公共卫生服务，支持公共卫生信息的收集、整理和分析，以达到提高医疗救治、公共卫生管理、科学决策及突发公共卫生事件应急指挥能力的目的。

建设公共卫生信息系统主要包括应用信息系统建设和基础网络平台建设，以及公共卫生信息标准的制订。应用信息系统包括指挥决策系统、卫生行政管理信息系统、疾病预防控制信息系统、紧急医疗救援信息系统、卫生监督执法信息系统、妇幼保健信息系统、社区卫生服务信息系统、血液管理信息系统、卫生综合服务信息系统等。

2019 年底，新型冠状病毒感染的肺炎疫情暴发。在党中央的坚强领导下，全国上下万众一心，众志成城，打赢了这场疫情防控阻击战。在此次疫情防控实践中充分利用了新兴技术，提高了疫情防治的精准性和应对效率。在新兴技术的支持下，政府、公众、学者、信息技术企业和社会组织等在疫情防治中发挥了重要作用。2020 年 12 月 1 日，国家卫生健康委办公厅、国家中医药局办公室发布《关于印发全国公共卫生信息化建设标准与规范(试行)的通知》，就全国公共卫生信息化建设与应用，制定了统一标准。

二、公共卫生信息系统的特征

(一) 公益性

公共卫生是一项社会系统工程，是整个社会成员预防疾病、促进身体健康的社会公益事业，公共卫生信息系统作为国家公共卫生建设的重要组成部分，同样具有公益性的特点。因此，公共卫生信息系统需要以政府为主体，进行规划、投入、建设和运行维护。

(二) 区域性

公共卫生信息系统大多围绕疾病预防控制、妇幼保健、卫生监督等卫生业务领域的需求进行建设。与医院内的诊疗活动不同，这些业务领域突破了系统应用于一个组织内的局限，而是在区县或省市，甚至在全国范围应用。例如，国家疫情和突发公共卫生事件监测系统覆盖了全国各地，系统连接了乡镇、县(区)、地(市)、省、国家五级卫生行政部门、疾病预防控制中心、各级各类医疗卫生机构。

(三) 规范性

公共卫生信息系统覆盖范围广、用户多。同样卫生业务领域的不同用户却往往有着不同的业务规范、模式和流程，对信息系统建设也有着不同的需求，有的需求差异很大，还有的需求并不符合实际业务规范的要求。而在一项公共卫生信息系统建设项目中不可能满足所有用户的需求，因此公共卫生信息系统在建设的过程中往往要求用户尽可能地统一功能规范、统一业务流程、统一数据指标等。

(四) 依赖性

这里的依赖性主要指公共卫生信息系统的建设和应用对政策法规、公共基础设施，以及卫生系统信息化整体水平的依赖性。

三、公共卫生信息系统建设的主体内容

国家公共卫生信息系统建设的总体目标如下：综合运用计算机技术、网络技术和通信技术，构建覆盖各级卫生行政部门、疾病预防控制所、卫生监督所、各级各类医疗卫生机构的高效、快速、通畅的信息网络系统，网络触角延伸到城市社区和农村卫生室；加强法治建设，规范和完善公共卫生信息的收集、整理、分析，提高信息质量；建立中央、省、市三级突发公共卫生事件预警和应急指挥系统平台，提高医疗救治、公共卫生管理、科学决策以及突发公共卫生事件的应急指挥能力。公共卫生信息系统建设的具体内容包括以下几方面。

（一）国家公共卫生信息系统基础网络建设

国家公共卫生信息系统基础网络建设是一个巨大的工程，纵向连接国家、省、地（市）、县（区）、乡镇五级，触角延伸到村，横向连接各级卫生行政部门、各级医疗卫生机构，建立整个国家和区域公共卫生信息系统互联互通、资源共享的基础信息服务平台。

国家公共卫生信息系统基础网络建设的主要任务如下：县及县级以上卫生行政部门，医疗、预防、卫生监督机构建立局域网或PC工作站，乡镇卫生院、社区卫生服务所和基层医疗机构建立PC工作站或购买专用上网电话，依托国家公用数据网接入三级公共卫生信息网络平台，形成国家和区域公共卫生信息虚拟专网；建立国家、省、地（市）三级公共卫生信息网络平台；保障网络连接和三级网络平台安全性。

（二）疾病监测系统

疾病监测是长期、连续地收集、核对、分析疾病的动态分布和影响因素的资料，并将信息及时上报和反馈，以便及时采取干预措施。疾病监测是一个连续的过程，包括数据的收集、核对、分析及信息的反馈和公布的全过程，目的是及时了解疾病信息，以便及时采取干预措施。疾病监测系统将传统疫情定期报告的逐级统计转为在线报告，满足预警和快速反应的要求。

疾病监测系统的功能如下：疫情与突发公共卫生事件网络收集、分析、预警；其他专病系统资源共享平台；疾病监测内部业务管理；疫情或灾难现场支持与管理。

疾病监测系统的范围为疾病控制中心、医疗机构和其他报告机构。

（三）医疗救治信息系统

医疗救治信息系统是突发公共卫生事件应急机制和反应能力的重要组成部分。医疗救治信息系统采用平战结合的运行管理模式，在一般情况下，服务于卫生管理、医疗服务、日常救治、远程医学等业务工作，同时在医疗机构、紧急救援机构和疾病预防控制机构之间建立畅通的信息沟通机制，尤其是发挥基层医疗卫生机构哨点监测作用，做到“关口”前移，实现早发现、早报告、早隔离、早治疗；在疫情和突发公共卫生事件等重大危害时期，该系统担负区域医疗资源统一调度、院前急救、医疗救治、远程医疗、远程培训等医疗救治信息服务和管理职能。

医疗救治信息系统建设的工作思路如下。

(1) 医疗救治信息系统的业务应用功能：应急救治专家调度、医疗资源管理、病情统计分析、应急培训、医学情报检索、日常管理、信息发布功能。

(2) 医疗救治信息系统的数据中心：国家、省、市三级中心，汇集本级业务系统开展医疗救治工作所需要的数据资源。

(3) 医疗救治信息系统的网络系统：数据交换、信息安全、网络管理。

（四）卫生监督信息系统

卫生监督信息系统是目前卫生信息化建设的薄弱环节，也是公共卫生信息系统建设的重要内容。卫生监督信息系统除了具有与疾病控制、医疗救治信息系统类似的功能外，其特殊性还表现在不仅对医疗卫生机构自身行为的监督执法，而且对全社会与健康相关的环境、产品、服务的监督执法，包括经常性卫生监督、预防性卫生监督、突发事件报告等。

卫生监督信息系统的功能如下：健康相关环境、产品、服务信息的收集、分析和处理；监督执法活动过程控制；卫生行政许可电子政务。

卫生监督信息系统的范围为国家、省、市、县卫生监督中心。

（五）突发公共卫生事件应急指挥与决策系统

突发公共卫生事件应急指挥与决策系统实现对突发公共事件卫生应急相关资源的有效管理、突发公共卫生事件的动态监测，并提供专业预警信息。面对各级各类突发公共事件，能够快速采集数据，为领导提供决策依据，为卫生应急部门的业务人员和专家提供形势研判所需信息与分析手段、通信和命令指挥等支持。通过网络与国家和省应急指挥与决策系统连接，实现信息报送、指令传递与信息资源共享。

国家突发公共卫生应急指挥与决策系统建设主要任务如下：建立国家公共卫生信息系统网络平台；建立国家公共卫生及其相关信息数据仓库；完成指挥所与决策系统软件开发；建立与相关部门的信息交换机制和协调机制；按照平战结合原则，建立和规范指挥所业务流程，数据库、知识库、模型库更新的频率和方式，以及与信息来源系统的关系。

第四节　公共卫生大数据建设应用

一、公共卫生大数据的分类

公共卫生信息化的快速推进，以及信息平台和业务信息系统的逐步建立和完善，积累了丰富的公共卫生数据资源。实时分析这些公共卫生大数据，能够提高疾病预警能力及公共卫生事件的辨别、处理能力，有效调度各种资源，对危机事件作出快速反应和有效决策。

目前公共卫生大数据的主要分类如下。在业务领域上，这些数据资源包括传染病、慢性病、健康危害因素数据等；在数据类型上，有以人群为基础的个案信息、以实验室为基础的生物与环境信息，以组织机构为基础的管理信息，以人群社会活动为基础的结构化、半结构化和非结构化信息；在数据来源上，有调查问卷、访谈记录等手工录入信息，以及电子病历、互联网舆情信息、卫星遥感信息等机器自动产生的信息。这些信息汇集起来，不仅数量庞大、数据结构复杂多样，而且对数据真实性要求高、价值密度低，符合典型的大数据特征。

二、公共卫生大数据的应用

大数据技术参与了一系列公共卫生创新，这些创新已成为数百年来疾病预防和控制策略的关键。与其他部门相比，公共卫生在大数据创新方面的进展较慢，2019 年世界卫生组织才发布了第一份有关加强卫生系统的数字化卫生干预措施的指南。新冠肺炎疫情带来了前所未有的人道主义和经济需求，推动了大数据技术的大规模和快速的开发和应用。公共卫生大数据利用在线数据集支持流行病学情报、确定病例和感染人群、快速追踪接触者、在封锁期间监测旅行模式以及大规模开展公共卫生信息传递等方面具有巨大潜力。其具体应用如下。

（一）数字化流行病学监测

应对传染病突发公共卫生事件需要了解传染病发生的时间、地点和在人群中的传播情况，并确定疾病的危险因素，以指导有效的干预措施。首先，对于早期疾病检测的网络数据源，已建立的人群监测系统通常依赖于实验室与健康相关的数据，临床医生诊断的病例通知以及症状监测网络。来自在线新闻网站、新闻汇总服务、社交网络、网络搜索和社区参与式研究的数据都在不断丰富这些数据库。其次，对于用于决策支持的数据可视化工具，数据可视化面板在疫情大流行中广泛使用，用于整理实时公共卫生数据，包括确诊病例、死亡和检测数据，使公众了解情况，并支持决策者改进干预措施。

（二）疑似患者快速识别

在疫情大流行期间，早期和快速地发现疑似患者对于减少继续传播和了解主要风险及传播模式至关重要。数字化技术可基于症状进行病例识别，广泛在社区进行检测，通过自动化向公共卫生数据库报告。

（三）中断社区传播

在确诊和隔离病例之后，需要迅速追踪和隔离密切接触者，以防止进一步传播。在高危传播地区，实施和监测这些干预措施的规模需要增强，这对于传统手段具有挑战性。首先，数字化追踪工具减少了对人类记忆的依赖，特别是在人口密集、人口流动的地区。在新冠肺炎疫情大流行中，已开发了数字化接触追踪应用程序，这些应用程序所依赖的方法和技术以前从未如此大规模地尝试过。其次，可利用流动数据评估干预措施。智能手机可以通过 GPS、蜂窝网络和 Wi-Fi 收集并汇总位置数据，监测实时人口流动，识别潜在的传播热点，洞察公共卫生干预措施的有效性。

（四）公共传播：通告群众

疫情大流行期间干预措施的有效实施依靠公众教育与合作，并以适当的传播战略作为支撑，其中通过社区群众的积极参与以确保公众的信任。通过数字化平台进行有针对性的通信有可能大规模地鼓励、动员社区群众。

三、公共卫生领域大数据分析方法和技术

大数据需要经过相关处理后才能凸显其潜在价值。纵观当前我国公共卫生大数据的研究状况，目前在大数据分析上数据挖掘与传统统计分析两大方法共存，二者相互补充。此外，人工智能（如自然语言处理、模式识别、机器学习）等新方法也逐渐用于大数据分析中。

公共卫生领域常用的数据挖掘方法如下。

（1）关联规则是通过关联分析找出数据中隐藏的关联，利用关联根据已知情况对未知问题进行预测，它主要反映事件之间的依赖或关联，描述数据之间的密切程度。有研究者将关联规则运用于细菌性痢疾和甲型肝炎的疾病风险预测中，通过对疾病和气象数据的分析，得到易理解的疾病与季节气象等影响因素之间的关联关系。

（2）神经网络模拟大脑的神经组织结构和工作机制，由节点和相互连接的输入输出结构构成自适应非线性预测模型，能够适应环境、总结规律、完成运算识别，具有良好的预测效果。有研究利用遗传神经网络模型模拟了登革热的时空扩散，基于环境、气象、人口等数据，分析与登革热相关的影响因子，将所有因子代入模型，通过数据训练、机器学习、模型优化，最终构建一个基于复杂地理因素驱动的遗传神经网络模型，模拟效果较好。

（3）决策树是一种分类方法，利用信息增益寻找最大信息量的属性建立节点，自顶向下根据节点属性取值建立分支，构建树的模型，使分类规则可视化。例如，将气象因素用于疾病预警，把每日发病信息及相关气象资料存入数据仓库，利用决策树挖掘算法建立实时预警预报模型，实现突发公共卫生事件早期预警。

（4）聚类分析是根据特征的相似性将对象分类，主要用于模式识别。有研究利用聚类分析对流行病学调查资料中的混杂因素进行分层，提高了分层分析效率，解决了混杂因素分层界限不清时分层困难的问题。数据可视化分析是以图形、图像、虚拟现实等易为人们理解的方式展现原始数据间的复杂关系、潜在信息及发展趋势。有研究根据 1973—2010 年的食源性疾病暴发和弧菌监测数据，利用可视化分析软件研究食源性疾病传染源、传播途径等，从而指导暴发调查。

（5）由于公共卫生数据大都具有空间属性，进行大数据分析时也常结合地理信息系统（GIS）来分析研究其空间特征和规律。GIS 是指能够对地理相关信息进行获取、存储、分析、展示等的计算机系统，近年来在公共卫生领域得到广泛应用。将 GIS 空间信息与电子健康档案（EHR）信息进行对接，充分挖掘 EHR 的数据价值，多维动态地展现疾病、健康危险因素等的空间分布情况，能够更好地指导疾病预防和

健康管理。

(6) 联机分析处理(OLAP)是一种基于多维方法的数据探索和分析工具，它可根据不同人群的需求按照不同的维度汇总和呈现历史数据。有研究将 GIS 与 OLAP 相结合提出了一种新的分析工具 SOLAP，将其用于环境卫生研究，增强了 GIS 的分析能力，更好地分析危险因素、聚集、干预和结局的相互关系，从而用于决策。

四、遇到的问题和挑战

当前公共卫生大数据的广泛应用面临着很多问题，主要体现在以下方面。

(一) 数据共享和数据质量

大数据和人工智能方法的效果取决于输入的经验数据集，但出于隐私和安全方面的考虑，详细的公共卫生和私人数据集往往难以获取，而且往往缺乏标准化格式或不完整数据。研究人员呼吁科技和电信公司以一种“相称的、合乎道德的和保护隐私的方式”分享数据，同时，政府应提供相应的规范和帮助。

(二) 证据的有效性和监管

任何新技术有效性的证据都需要得到更广泛的采用，但是由于当前的疫情大流行仍在继续，许多数字技术尚未经过同行评审，已集成到公共卫生系统中。尽管具有挑战性，在疫情大流行的情况下，评估干预措施的有效性仍至关重要。

(三) 法律、道德和隐私问题

用于公共卫生监控的详细信息或个人数据引发了法律、伦理、安全和隐私方面的担忧。在许多情况下，广泛采用与有效性有关，这凸显了公众信任和参与的必要性。令人担忧的是，紧急措施开创了先例，并可能在紧急情况之后仍然存在，这将导致有关公民私人信息的收集持续进行，而可能与紧急情况无关。所有系统都需要防止隐私受到侵犯，并需要遵守适当的法律、伦理和临床治理原则。可以根据法律合同共享数据，以明确目的和时间，并要求进行独立审计，以确保数据不用于无关的目的。

(四) 不平等与数字鸿沟

2018 年，世界卫生大会关于数字健康的决议确认了数字技术在推进全民健康覆盖和可持续发展目标方面的价值。尽管趋势正在缩小，但今天仍存在数字鸿沟，当前 51% 的世界人口没有使用移动互联网。统计研究表明，不同年龄段互联网的使用也存在巨大差异。因此，必须开发可访问的，可根据具体风险、语言和文化背景进行调整的工具和信息传递。

(五) 人员和组织上的障碍

新型冠状病毒肺炎疫情的蔓延提示了政府需要加快对数字技术的评估和采用。成功的战略实施需要政府、监管机构、公司、非政府组织和患者团体等多个领域的合作和协调。与其他卫生领域的资金相比，公共卫生领域的资金长期缺乏。人才教育和技能上的大量投资对于增强数字化公共卫生领导至关重要。

第五节　电子健康档案与区域卫生信息平台

电子健康档案，又称电子健康记录(electronic health record，EHR)，2005 年美国医疗卫生信息与管理系统协会(HIMSS)提出了电子健康档案的概念,指出 EHR 是深度数字化的、关联的个人终身医疗保健记录,从时间跨度上覆盖个人从生到死的整个生命周期,从内容上强调完整的个人健康信息。EHR 是 EMR 在概念上的延伸和扩展,EMR 是 EHR 的主要信息来源和组成部分。两者在概念上没有本质的区别,区别在于 EMR 更关注临床信息,而 EHR 则扩大到整个卫生信息领域(临床医疗+公共卫生)。

国外关于电子健康档案的通用定义为以计算机可处理形式存在、关于医疗保健对象健康状况的信息资源库。EHR 的首要目的是支持持续、有效、高质量的医疗集成,其内容包括回顾性的、当前发生的,以及将来可以预期的信息。EHR 最重要的特征是信息可以共享,支持跨机构的医疗协同服务。它有一个标准化的或被普遍认可的逻辑信息模型,以及标准化的术语、原型和模板,以实现语义层的互联互通。

2009 年卫生部出台的《健康档案基本架构与数据标准(试行)》以及《基于健康档案的区域卫生信息平台建设指南(试行)》对我国电子健康档案进行了定义。健康档案是居民健康管理(疾病防治、健康保护、健康促进等)过程的规范、科学的记录,是以居民个人健康为核心,贯穿整个生命过程,涵盖各种健康相关因素、实现多渠道信息动态收集,满足居民自我保健和健康管理、健康决策需要的信息资源。电子健康档案的内容主要来源于区域范围内的各类医疗卫生机构运行的包括电子病历在内的相关业务应用系统。电子健康档案对这些系统的信息需求并非全部,具有高度的目的性和抽象性。

一、健康档案信息架构概述

居民的健康档案信息客观上来讲源于众多医疗卫生服务机构,只有将这些分散在不同地点、以不同形式表示和存储的数据信息通过统一的标准汇集和交换,才能形成统一和完整的居民电子健康档案,实现信息共享。居民健康档案信息架构,是为了让区域卫生信息平台建设者,依照统一的建模方法和技术路线,把分散的、不一致的信息资源,规范并整合为一个完整的逻辑主体。信息架构是基于健康档案的区域卫生信息平台的核心,在构建信息架构时必须充分考虑到区域中各种卫生及相关业务活动的业务要求。

(一)信息架构的内容

信息架构包括数据模型、数据存储模式与数据管理三个部分。数据模型是对卫生领域各种活动所产生和使用信息和数据的抽象表述,为卫生信息领域中不同应用开发者提供统一的建模工具和方法,保证数据定义和表述的一致性。数据模型进一步细分为数据概念模型、数据逻辑模型、数据物理模型,以及相对应的数据标准。数据存储模式是指数据的存储框架,其所研究和解决的是共享数据资源在空间上如何分布和存储的问题。数据管理主要是制定贯穿健康档案数据生命周期的各项管理制度。信息架构涉及的内容如图 9-1 所示。

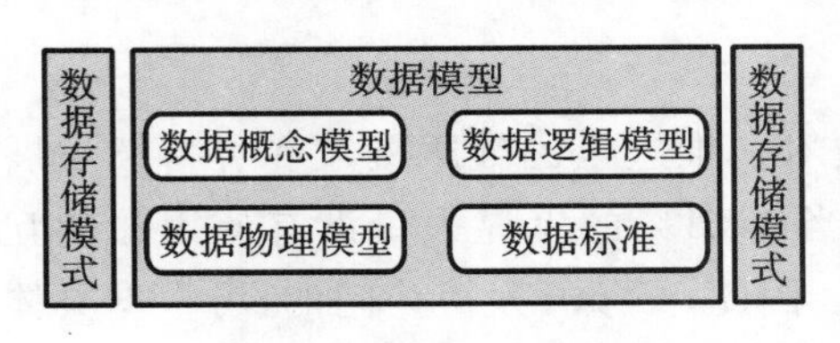

图 9-1 信息架构涉及的内容

1. 数据模型

数据模型是平台信息架构规划中最重要的内容,定义良好的数据模型可以反映业务模式的本质,确保信息架构能为业务需求提供全面、一致、完整的高质量共享数据,且为划分应用系统边界、明确数据引用关系、定义应用系统间的集成接口提供开发依据。良好的数据建模与数据标准的制定是实现数据共享、保证信息一致性、完整性与准确性的基础。在这一基础上,区域卫生信息平台才能通过信息系统的应用开发,实现基于数据的管理和决策功能。

数据模型分为数据概念模型、数据逻辑模型、数据物理模型和数据标准。数据概念模型是卫生领域各种数据的最高层抽象,用来描述卫生信息的概念化结构、数据范围以及数据之间的联系等,与具体业务域和技术实现方法无关。数据概念模型的特点是凌驾于个别业务需求之上,满足全局的共性需求。数据逻辑模型是用户对某一业务域内数据的抽象描述,是从具体的一个业务域提出对数据内容和逻辑关系的理解，而与信息技术实现方法无关。数据逻辑模型的特点是技术无关性。数据物理模型是描述数据具体存储实现方式，例如使用哪种数据库系统或使用何种存储介质。数据模型是本章描述的重点。关于数据标准部分，可参考相关的国际和国内标准。

2．数据存储模式

对于基于健康档案的区域卫生信息平台来说，数据存储模式是信息架构要考虑的一项重要内容。对于区域卫生信息的使用者而言，没有必要关心数据的存储模式。比如从互联网上查找新闻时，大家并不关心存储这条新闻的服务器放在哪个国家，即不必关心数据存储模式。但是区域卫生信息平台的设计者，需要从经济可行性、技术可行性和管理可行性方面去考虑选择不同的数据存储模式。

数据存储模式种类有以下三种：集中式、分布式和联邦式。集中式是建设一个统一的数据中心，把一个区域内需要共享的数据集中全部存储在数据中心。分布式是一个区域内没有统一的数据存储中心，数据可以分散在不同的机构和地点。例如，某个患者需要访问上个月的X射线检查资料，区域卫生信息平台会将该患者的访问需求转移到他上个月去的医院的系统，将存储在该医院的数据提供给患者使用。联邦式是集中与分布相结合的数据存储模式，将用户经常访问的数据集中在数据中心，其余分散在不同地点或机构。

3．数据管理

数据管理主要是制定贯穿健康档案数据生命周期的各项管理制度，包括数据模型与数据标准管理、数据存储管理、数据质量管理、数据安全管理等制度。基于健康档案的区域卫生信息平台的数据管理制度将在平台的建设过程中逐步完善。

4．数据模型的重要性

数据概念模型提供了一个易于理解的健康档案的整体信息定义框架，是健康档案信息模型的基础架构。在数据概念模型的指导下，可以针对各个具体的业务域建立相应的逻辑数据模型。因此，数据概念模型将为基于健康档案的区域卫生信息平台的开发提供一个整体信息框架和数据应用指南。

数据逻辑模型描述具体的健康档案信息，它与数据概念模型一样独立于任何具体的信息系统。其作用是为健康档案中来源于各种卫生服务活动的所有记录信息，建立一个统一的标准化的数据表达模式和信息分类框架，便于对健康档案信息的快速理解和实现健康档案的信息共享。

在基于健康档案的区域卫生信息平台中，数据模型有利于支持多个信息系统的开发，减少重复性工作，降低开发成本，加快系统的开发速度。在同一个数据模型指导下开发的多个系统间具有良好的信息一致性，为系统间的数据交换与共享奠定了基础。

数据分类虽然与数据模型之间有着内在的关系，但数据分类不能代替数据模型。数据分类框架关心的是对数据的分类，确定数据所在的位置，以便用户存放、查找及使用数据，但并不涉及对于主题域、类之间的关联以及类属性的描述。而建立数据模型的目的是更全面地理解信息和描述信息。

二、健康档案的系统架构

（一）建立以人为中心的健康信息设计模型

从居民一生中连续的健康迁移状态为分析路径，分析其连续的健康状态下与各类服务机构的关联，这是健康档案模型建立的基础。以人为中心的健康信息设计模型如图9-2所示。

健康档案的系统架构是以人的健康为中心，以生命阶段、健康和疾病问题、卫生服务活动（或干预措施）三个维度构建的一个逻辑架构，全面、有效、多视角地描述健康档案的组成结构以及复杂信息间的内在联系。通过一定的时序性、层次性和逻辑性，将人一生中面临的健康和疾病问题、针对性的卫生服务活动（或干预措施）以及所记录的相关信息有机地关联起来，并对所记录的海量信息进行科学分类和抽象描述，使之系统化、条理化和结构化。

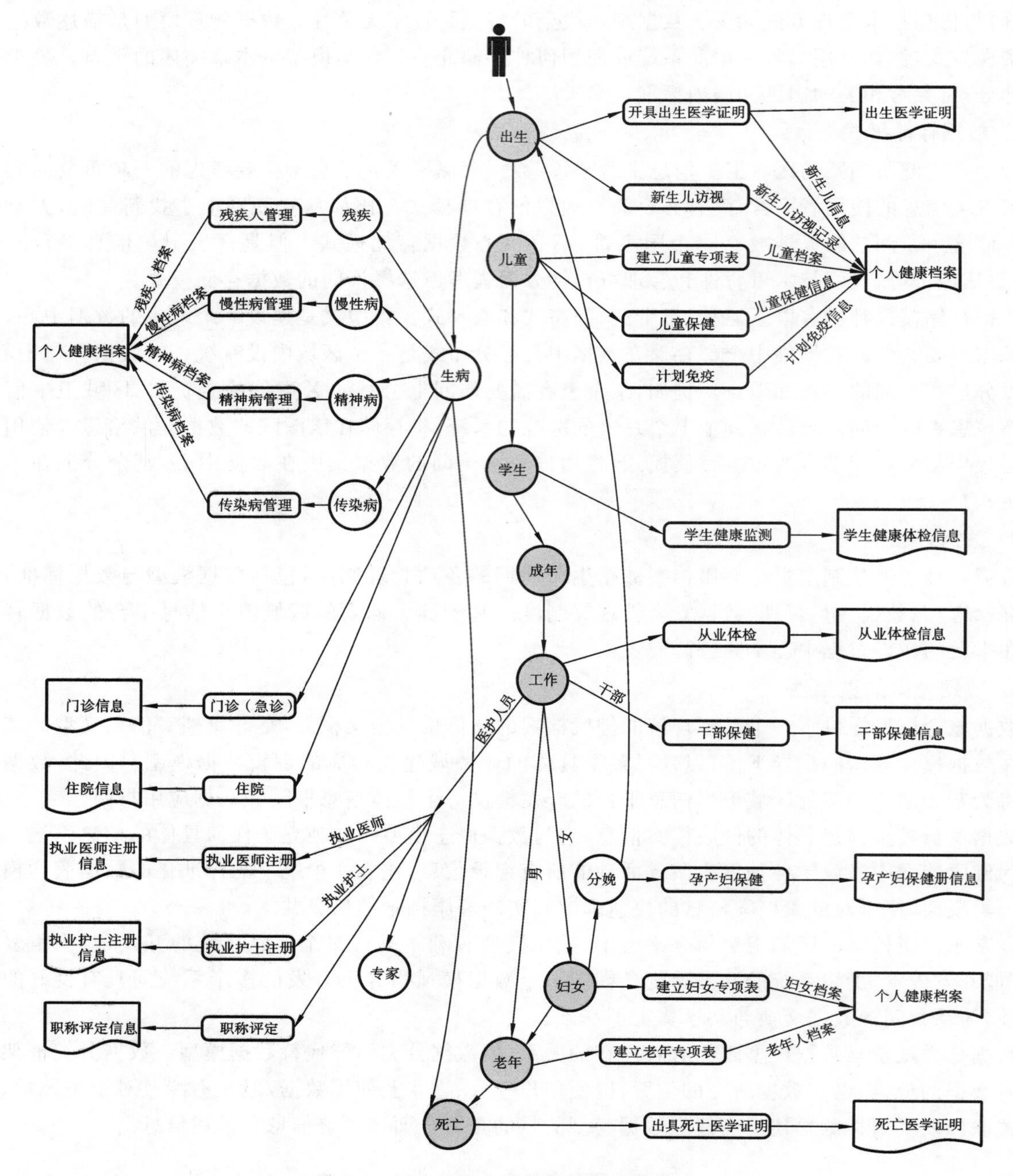

图 9-2　以人为中心的健康信息设计模型

健康档案的三维系统架构如图 9-3 所示。

1. 第一维(*X* 轴):生命阶段

按照不同生理年龄可将人的整个生命进程划分为连续的若干生命阶段，即婴儿期(0～1 岁)、幼儿期(1～3 岁)、学龄前期(3～6 岁)、学龄期(6～12 岁)、青春期(12～20 岁)、青年期(20～45 岁)、中年期(45～60 岁)、老年期(60 岁以上)八个生命阶段。也可以根据基层实际工作的需要，将人群划分为儿童、青少年、育龄人群、中年和老年。

2. 第二维(*Y* 轴):健康和疾病问题

每一个人在不同生命阶段所面临的健康和疾病问题不尽相同。确定不同生命阶段的主要健康和疾病问题及其优先领域，是客观反映居民卫生服务需求并进行健康管理的重要环节。

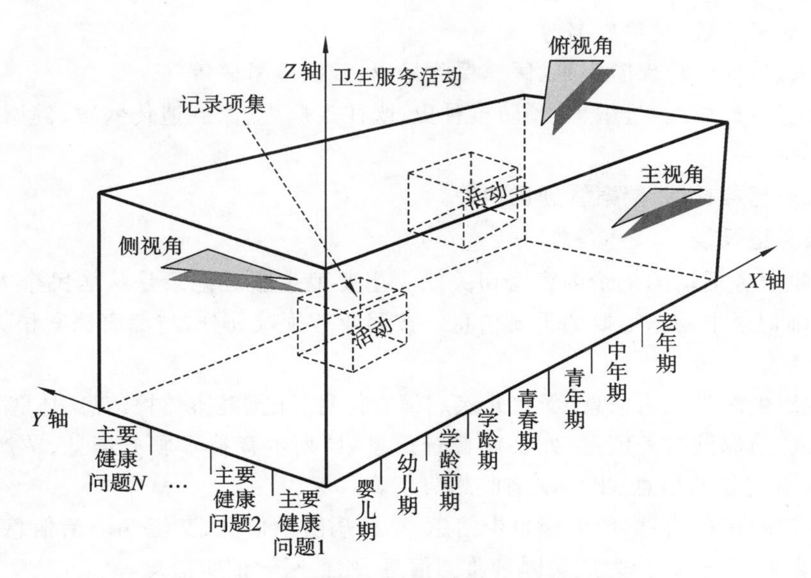

图 9-3　健康档案的三维系统模型

3. 第三维（Z 轴）：卫生服务活动（或干预措施）

针对特定的健康和疾病问题，医疗卫生机构开展一系列预防、医疗、保健、康复、健康教育等卫生服务活动（或干预措施），这些活动反映了居民健康需求的满足程度和卫生服务利用情况。

健康档案的三维概念模型，可以清晰地反映不同生命阶段、主要疾病和健康问题、主要卫生服务活动三者之间的相互联系。同时，坐标轴上的三维坐标连线交叉所圈定的空间位置（域），表示人在特定生命时期、因特定健康问题而发生的特定卫生服务活动所需记录的特定记录项集。由于三维空间中的任意一个空间位置都对应着某个特定的健康记录，从而构成了一个完整、立体的健康记录，这些健康记录全面地反映了个人健康档案内容的全貌。

健康档案的三维概念模型为健康档案内容的规划与设计提供了一个科学、合理、灵活的指导框架。由于人的健康状况及健康危险因素很大程度上受到社会经济和环境因素条件的影响，因此在不同的社会经济发展阶段、不同的地区和环境条件下，所需重点关注的主要健康问题以及所需记录的主要健康信息必然存在差异。在进行健康档案的规划设计时，应因地制宜，在三维概念模型的指导下，根据不同环境条件和关注的重点选取适合本地需求的主要健康问题和记录项集；并可根据实际情况进行灵活的调整（更新、缩减或扩展），使有限的卫生资源得到合理的分配和充分利用。

另一方面，与特定健康问题和卫生服务活动相对应的记录项集的内容，即内部记录项也不是一成不变的。在所关注的健康问题及卫生服务活动的深度和广度不断调整、完善的过程中，健康记录的内容可以随着居民健康管理需求或干预措施的变化与改善而进行适时调整。

由此可见，用于描述健康记录的数据模型必须具备良好的可扩展性，在满足所记录的健康内容不断变化的同时，能够保持数据模型的稳定。

（二）健康档案的基本内容

根据健康档案的基本概念和系统架构，健康档案的基本内容主要由个人基本信息和主要卫生服务记录两部分组成。

1. 个人基本信息

个人基本信息包括人口学和社会经济学等基础信息以及基本健康信息，其中一些基本信息反映了个人固有特征，贯穿整个生命过程，内容相对稳定、客观性强。

（1）人口学信息：如姓名、性别、出生日期、出生地、国籍、民族、身份证件、文化程度、婚姻状况等。

（2）社会经济学信息：如户籍性质、联系地址、联系方式、职业类别、工作单位等。

（3）亲属信息：如子女数、父母姓名等。

（4）社会保障信息：如医疗保险类别、医疗保险号码、残疾证号码等。

（5）基本健康信息：如血型、过敏史、预防接种史、既往疾病史、家族遗传病史、健康危险因素、残疾情况、亲属健康情况等。

（6）建档信息：如建档日期、档案管理机构等。

2. 主要卫生服务记录

健康档案与卫生服务活动的记录内容密切关联。主要卫生服务记录是从居民个人一生中所发生的重要卫生事件的详细记录中动态抽取的重要信息。按照业务领域划分，与健康档案相关的主要卫生服务记录如下。

（1）儿童保健：出生医学证明信息、新生儿疾病筛查信息、儿童健康体检信息、体弱儿童管理信息等。

（2）妇女保健：婚前保健服务信息、妇女病普查信息、计划生育技术服务信息、孕产期保健服务与高危管理信息、产前筛查与诊断信息、出生缺陷监测信息等。

（3）疾病预防：预防接种信息、传染病报告信息、结核病防治信息、艾滋病防治信息、寄生虫病防治信息、职业病信息、伤害中毒信息、行为危险因素监测信息、死亡医学证明信息等。

（4）疾病管理：高血压、糖尿病、肿瘤、重症精神疾病等病例管理信息，老年人健康管理信息等。

（5）医疗服务：门诊诊疗信息、住院诊疗信息、住院病案首页信息、成人健康体检信息等。

3. 健康档案的信息来源

健康档案信息量大、来源广且具有时效性。其信息收集应融入医疗卫生机构的日常服务工作中，随时产生、主动推送，一方采集、多方共享，实现日常卫生服务记录与健康档案之间的动态数据交换和共享利用，避免成为“死档”，并减轻基层卫生人员的负担。

由于人的主要健康和疾病问题一般是在接受相关卫生服务（如预防、保健、医疗、康复等）的过程中被发现和被记录，所以健康档案的信息内容主要来源于各类卫生服务记录。这些卫生服务记录主要有三个方面：一是卫生服务过程中的各种服务记录；二是定期或不定期的健康体检记录；三是专题健康或疾病调查记录。

卫生服务记录的主要载体是卫生服务记录表单。卫生服务记录表单是卫生管理部门依据国家法律法规、卫生制度和技术规范的要求，用于记录服务对象的有关基本信息、健康信息以及卫生服务操作过程与结果信息的医学技术文档，具有医学效力和法律效力。

三、健康档案数据建模的方法

健康档案的数据模型用于描述健康档案信息，帮助健康档案的管理和使用者更加全面地理解健康档案信息。在数据和信息模型方面，目前最有影响力和发展前景的无疑是 HL7 的 RIM 模型。HL7 是卫生信息交换第七层协议的英文缩写。HL7 是一个非营利性的自愿组织，由对开发和促进卫生领域的临床和管理标准感兴趣的医院、信息技术厂商、医疗保险机构及政府协会组成。HL7 于 1987 年 3 月在美国宾州大学医院组建，其宗旨是解决不同厂商设计的信息系统如何实现信息交换和数据共享的问题，至今已逾 30 多年。

HL7 研究和开发 RIM（reference information model）模型的目的是解决大家开发和制定的信息标准不一致的问题，需要为标准开发和制定者提供一个最高层次的参考模型。RIM 是一个纯粹的对象结构模型，某一个业务域的专家在开发数据标准中，其所使用到的任何元素、数据类型、词汇或代码如果都是衍生自 RIM 规范要求，就可保证与其他业务域一致。

目前，国外一些健康档案的数据模型工作很多都是基于 HL7 RIM 或采用了 HL7 RIM 的思想和方法。虽然起初 HL7 主要是针对临床信息的交换而开发的，但随着 HL7 的发展，尤其是引入 RIM 之后，HL7 的模型和方法已经不再局限于临床，而是能够满足患者管理、财政、公共卫生、EHR、基因组学等更广泛领域的建立信息模型的需求。考虑到与国际主流信息模型接轨的需要，可采用RIM以及HDF数据模型开发框架作为健康档案数据建模的方法。

（一）数据概念模型

数据概念模型与具体业务域和技术实现方法无关，仅仅描述数据范围以及数据之间的联系，健康档案的数据概念模型完全对应于HL7 RIM，使用六个主题域去抽象描述涵盖卫生及相关域的全部数据信息内容。

现实世界是由各种各样的实体（事物、对象）所组成的，每种对象都有自己的内部状态和活动特征，不同对象间的相互联系和相互作用构成各种不同的系统。人们为了更好地认识客观世界，把具有相似内部状态和活动特征的实体（事物、对象）综合在一起，称为类，类是具有相似内部状态和运动规律的实体的集合。我们从一个个具体的事物中把共同的特征抽象出来，形成一个一般性的概念，这就是"归类"。例如，把转诊、报销、检查、开医嘱等工作归类为"活动"。

HL7 RIM模型把全部卫生信息（数据）抽象为六类，因此健康档案数据模型也用六个类表述，称为"域"或"主类"。这六个"域"或"主类"中两个最基本的主类是活动和实体；另外两个主类连接活动和实体，它们是参与和角色；最后两个主类是活动关联和角色连接。它们之间的关系如图9-4所示。

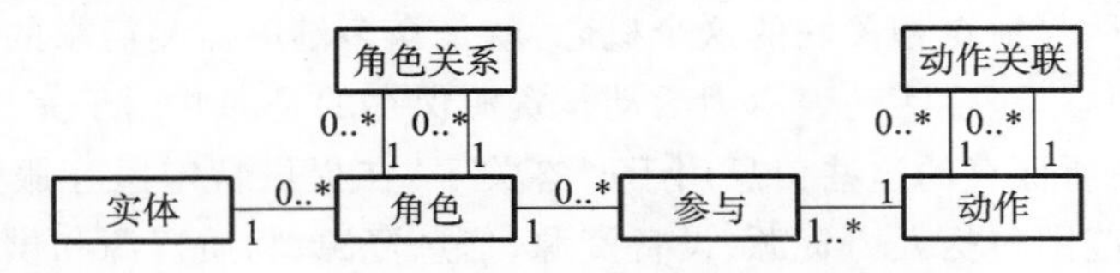

图9-4　数据模型的主类示意图

各个主类的含义如下：

①活动：表示卫生服务活动（或干预措施），这些服务活动或干预措施产生相关的健康档案记录信息。

②实体：物理意义上的人和物，包括所有生命体（如人和动物）、机构（正式的和非正式的）、材料（如持久和非持久的货物、食物、组织、容器）和场地。

③角色："实体"在"参与"卫生服务活动（或干预措施）过程中所扮演的各种角色。

④参与：定义"角色"和"活动"之间的关系，是指"实体"通过扮演的"角色""参与"卫生服务活动（或干预措施）的行为方式。

⑤活动关联：描述"活动"之间的相互关系。

⑥角色关系：描述参与卫生服务活动（或干预措施）的各个角色之间的关系。

以下是对各个主题域的进一步说明。

（1）活动。

活动是从数据角度定义健康档案信息模型的基础。在健康档案平台中共享的各种数据通常都关联到生成它的主要卫生服务活动（或干预措施）。活动域表示发生在与健康档案平台相关的各个系统中的不同活动类型。它的范围仅限于有值的活动类型，这些值用于居民电子健康记录的共享。

通过活动，可以记录在特定时间（或时刻）对所感兴趣的特定对象的状态所发生的变化。这里所说的时间概念可能是一个时间点（时刻），也可能是一个由开始时间和结束时间所定义的时间段。

（2）活动关联。

活动关联描述的是活动之间的关联关系。活动在发生时就会被记录在健康档案的信息平台之中。

根据向健康档案信息平台提供活动数据的医疗机构内部信息系统应用程序的能力的不同，用于确定某个特定活动如何与早已记录在某一个人的健康档案之中的其他活动相关联的数据，可能存在关联，也可能不存在关联。例如，当产生一项检验结果并将其录入实验室机构信息系统之中时，该系统就会将该结果发布到健康档案信息平台。

不过，健康档案信息平台预期支持的是将不同活动彼此关联起来的能力，而活动关联则用于表达支持这一能力。健康档案信息平台需要识别的是活动之间不同类型的关系，如历史型活动关系、组成型活动关系、依赖型链接关系和相关型链接关系。

（3）实体。

实体包括人、地点、环境、资源、资料等。

人包括参与医疗保健系统的人员、组织机构或其他类型群体的所有实体或信息类。基本来说，人旨在表示在健康档案信息模型之中，要使我们能够确定出一个医疗活动是关于谁的，即患者；谁参与了与该活动相关联的医疗服务提供过程，即医疗服务提供者以及他们所属的组织机构。人的定义中所包括的一个关键概念就是分组的概念。此概念可表示一组正在作为医疗活动对象的患者。关于这个概念的一个具体例子就是，在公共卫生服务域中，传染病暴发所涉及的一群患者。

地点概括为描述健康档案信息模型之中位置概念的信息。地点用于回答个人健康档案之中关于医疗活动“在何处”或者“在哪”发生的问题。在信息模型中采用地点，就可以让健康档案信息模型包含医疗活动在哪发生，机构位于何处，某个设施位于何处，事故发生在何处，患者在哪接受家庭护理服务之类的信息。

环境描述健康档案信息模型中位置概念所处的环境信息。

环境是指特定时刻表现在地点上的理化特性。当环境因素影响个人健康时，或者当需要对传染病的媒介或携带者加以隔离时，与地点相关联的这个概念，就是众多健康监测需求的关键。

在健康档案信息模型中，医疗活动表示为活动。资源保存的是那些用于完成医疗活动的不同类型资源的有关信息。资源之中所保存的这些信息用于回答关于“在提供特定医疗服务的过程中，究竟涉及哪些资源”的问题。资源的范围包括人力资源、设备资源、信息资源、物质资源和供应品资源。

在健康档案信息模型中，资源的能力是运用政策和业务规则时所需的一个关键信息。比如，资源能力可能会声明，“医生”类型的某人力资源不能在某个时间段内开展医疗活动。

（4）角色。

角色中保存的是关于特定类型实体在其参与医疗服务提供或获取时表现出来的那些职能信息。通常将角色分配给人员。角色的类包括服务提供者、服务接受者或客户、支持人员、经授权的信息接收者、经授权的系统用户、经授权的应用程序管理者或管理员等。

（二）数据逻辑模型

健康档案的数据逻辑模型是通过继承数据概念模型并对数据概念模型进行细化（演绎）而产生的。健康档案的概念数据模型采用 HL7 RIM，健康档案的逻辑数据模型也可采用 HL7 的信息模型建立方法，并最大限度地遵循已有的 HL7 的内容。由于 HL7 到目前为止并没有提出一个完整的健康档案的信息模型，加上我国健康档案信息有着一定的特殊性，当采用 HL7 RIM 和 HL7 的方法论建立健康档案的数据模型时，必然存在着对 HL7 的扩充工作。因此，我国标准的、完善的健康档案数据模型的建立也必然要经历一定的发展历程。

1. 数据逻辑模型概述

RIM 是一个抽象的数据概念模型，本身并无法用于表述具体的数据或含义。要实现对某域中具体健康档案数据的描述，要在 RIM 的基础上派生和细化（演绎）为域信息模型 D-MIM（domain message information model）和精细化消息模型 R-MIM（refined message information model）。R-MIM 是对一个具体业务活动的数据进行规范表述的模型，如“注射单”具体应包含哪些项目，每个项目用什么方式描述。D-MIM 是一个业务域的数据逻辑模型，该域中所有 R-MIN 都继承和依从 D-RIM 模型，而 D-MIM 模型又完全继承和依从 RIM 模型。

目前 HL7 已经开发出常用的 D-MIM 和 R-MIM 模型，提供给应用开发者直接使用。在数据模型的层次上，RIM 属于数据概念模型，而 D-MIM 和 R-MIM 都对应于数据逻辑模型，HL7 的 RIM、D-MIM、R-MIM 与数据模型的层次关系如图 9-5 所示。

（1）HL7 域信息模型 D-MIM。

D-MIM 是 RIM 的派生，它包括在特殊域（domain）中适用的经过充分扩充的类克隆（class clone）、属性和关系。类克隆是用来满足特定目的而设计的精细化的 RIM 基础类。精细化的过程可以约束 RIM 类的属性和关系，但不能添加 RIM 基础类中未出现的任何属性。D-MIM 是构建域中所有精细化消息信息模型（R-MIM）的共同基础。

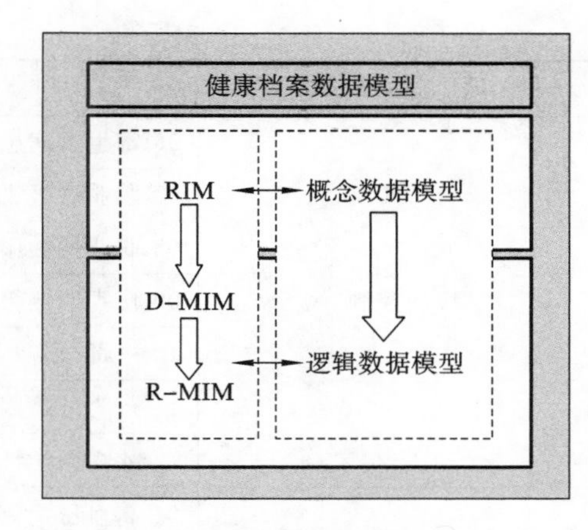

图 9-5　数据模型与 HL7 模型之间的层次对应关系

对于健康档案的数据模型来说，D-MIM 侧重于描述健康档案所涉及的某个域的数据模型，这个数据模型反映了某个域的数据模型全貌（如类克隆、属性和类关系），但还不包含健康档案逻辑数据模型所需要的一些信息内容细节。

（2）HL7 精细化消息信息模型 R-MIM。

R-MIM 是带有注释的一个或一组消息的信息内容，是 D-MIM 的一个子集。R-MIM 表达了一个或多个层次消息描述的信息内容，它源自由 R-MIM 入口点标示的根类。R-MIM 是所有其他 HL7 消息制品的源，这些制品可以是一组 XML Schema 或者其他格式的消息制品。

对应健康档案的数据模型，R-MIM 描述了具体的健康档案信息，R-MIM 所描述的逻辑模型可以用于指导进一步的数据库设计。

2. 数据模型域

在继承数据概念模型建立相应的数据逻辑模型时，需要根据健康档案的信息内容划分出不同的域，先建立反映一个域的信息模型 D-MIM，然后再细化并生成描述具体信息内容的信息模型 R-MIM。

对应于健康档案的信息内容，将健康档案数据模型对应的域划分成五大业务域组和 31 个子域，如表 9-1 所示。

表 9-1　健康档案的数据模型对应的子域

域分组	各子域
1 儿童保健	01 出生医学登记
	02 新生儿疾病筛查
	03 儿童健康体检
	04 体弱儿童管理
2 妇女保健	01 婚前保健服务
	02 妇女病普查
	03 计划生育技术服务
	04 孕产期保健服务与高危管理
	05 产前筛查与诊断
	06 出生缺陷监测
3 疾病控制	01 预防接种
	02 传染病报告
	03 结核病防治
	04 艾滋病综合防治
	05 血吸虫病患者管理

续表

域分组	各子域
3 疾病控制	06 寄生虫病患者管理
	07 职业病报告
	08 职业性健康监护
	09 伤害监测报告
	10 中毒报告
	11 行为危险因素监测
	12 死亡医学证明
4 疾病管理	01 高血压病例管理
	02 糖尿病病例管理
	03 肿瘤病例管理
	04 精神分裂症病例管理
	05 老年人健康管理
5 医疗服务	01 门诊诊疗
	02 住院诊疗
	03 住院病案登记
	04 成人健康体检

数据模型的域在整个健康管理过程中并不是独立的，而是存在着一定的关系。如“出生医学登记”将产生“预防接种”服务；“传染病报告”的信息可来源于“医疗服务域组”“疾病管理域组”“儿童保健域组”或“妇女保健域组”的卫生服务活动所产生的信息。数据模型的域如图 9-6 所示。

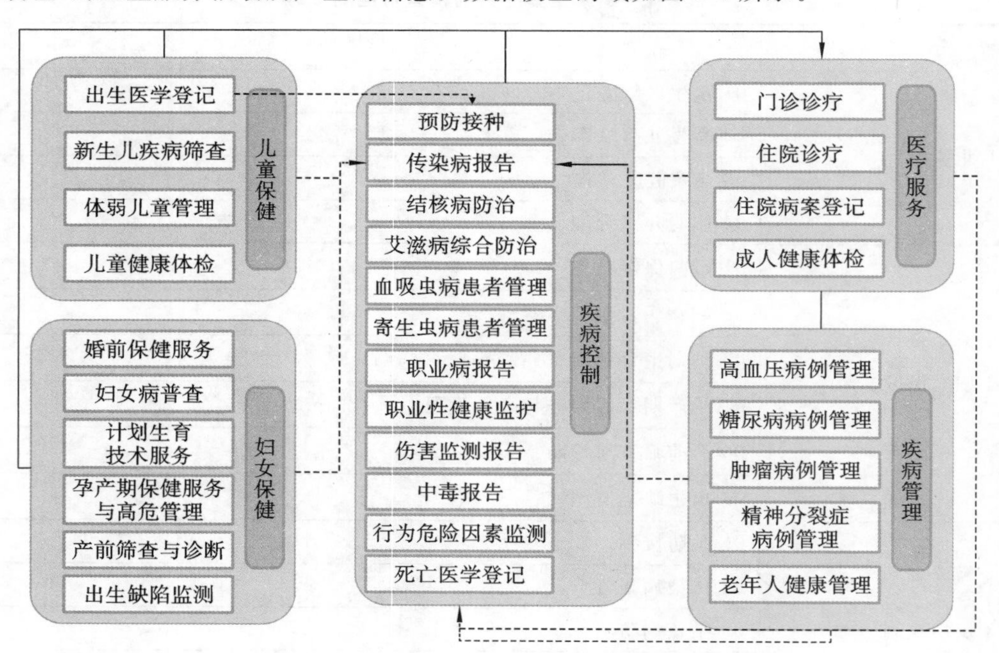

图 9-6 数据模型的域示意图

(1) 儿童保健域组。

儿童保健工作是卫生工作的重要组成部分，属于专业公共卫生的范畴。

各级卫生行政部门是儿童保健工作的主管部门，负责制订儿童保健工作方针政策、发展规划、技术规范与标准，并组织实施。妇幼保健机构作为辖区妇幼保健的技术指导中心，根据职责分工，对社区卫生服务机构、乡镇卫生院和其他医疗机构的儿童保健工作进行技术指导和业务培训，推广适宜技术。

儿童保健服务的对象年龄为0～18岁。儿童保健管理包括散居儿童保健管理、托幼机构卫生保健管理、儿童保健信息管理等。根据不同年龄儿童生理和心理发育特点，为胎儿期、新生儿期、婴幼儿期、学龄前期、学龄期及青春期儿童提供基本保健服务，具体内容包括生长发育监测、喂养与营养指导、儿童早期发展促进、心理行为发育评估与指导、免疫接种、常见疾病防治、健康安全保护、健康教育与健康促进等内容。

（2）妇女保健域组。

应做好妇女卫生保健工作，保障妇女儿童的身心健康，因为这关系到每个家庭的幸福，关系到整个中华民族素质的提高，关系到计划生育国策的贯彻落实。

各级卫生行政管理部门应设立相应的机构（如妇幼卫生处等），负责分管妇幼卫生工作。各级妇幼卫生专业机构、综合医院妇产科、儿科、保健科等科室和厂矿企业等有关部门具体负责妇女保健工作的执行。

妇女保健工作的内容主要如下：推广科学接生，实行孕产妇系统管理；积极防治妇女常见病、多发病；妇女经、孕、产、哺乳、更年期的卫生保健工作；进行卫生学调查，提出妇女劳动保护和卫生保健的建议，并督促实施以及出生缺陷筛查与管理（含新生儿疾病筛查与治疗）。

（3）疾病控制域组。

疾病预防控制工作是提高全民健康水平的重要内容。各级卫生行政管理部门都设置了疾病预防控制中心作为疾病预防控制工作的直接管理部门。

疾病控制工作的内容主要如下：传染病（如艾滋病、结核病、霍乱、乙肝等）防治；预防免疫接种服务；慢性病（如糖尿病、高血压等）防治；职业病防治；地方病防治；职业健康监护；疾病预警预测等。

（4）疾病管理域组。

疾病管理是公共卫生服务的重点内容之一。

疾病管理工作主要通过疾病预防控制机构、社区卫生服务机构、乡镇卫生院及相关医疗机构等开展。

疾病管理工作的内容主要如下：以社区或乡镇为中心开展的高血压病例管理、糖尿病病例管理、肿瘤及精神病病例管理等。

（5）医疗服务域组。

医疗服务以门诊诊疗服务和住院诊疗服务为主，同时还包括家庭病床及健康体检等方式。

各级各类医疗机构为国民提供医疗服务，包括医院、妇幼保健院、乡镇卫生院、社区卫生服务机构、疗养院、诊所和医务室等。

3. 数据模型的词汇

HL7的词汇域用于表示类的属性。词汇域分“不可扩展”和“可扩展”两种类型。“可扩展”意味着在建立信息模型时，可以通过扩展已有的编码集来满足本地化的需求。

健康档案的数据元和数据集标准为建立健康档案的数据模型提供了重要的参考，大多数数据元可以直接映射到HL7标准中。

（1）健康档案相关卫生服务基本数据集。

基本数据集是指构成某个卫生事件（或活动）记录所必需的基本数据元的集合。与健康档案相关的每一个卫生服务活动（或干预措施）均对应一个基本数据集。基本数据集标准规定了数据集中所有数据元的唯一标识符、名称、定义、数据类型、取值范围、值域代码表，以及数据集名称、唯一标识符、发布方等。

针对健康档案的主要信息来源，目前已制定出健康档案相关卫生服务基本数据集标准共32个，按照业务领域（主题）分为3个一级类目：基本信息、公共卫生、医疗服务。其中，公共卫生包含4个二级类目：儿童保健、妇女保健、疾病控制、疾病管理。

表9-2列出了健康档案相关卫生服务基本数据集标准目录。如“出生医学证明基本数据集”的数据集标识符为“HRB01.01_V1.0”，表示该数据集标准属于“健康档案领域（HR）”中的一级类目“公共卫生

(B)”下的二级类目“儿童保健(01)”，数据集顺序号为“01”，数据集版本号为“1.0”。

表 9-2　健康档案相关卫生服务基本数据集标准目录

<table>
<tr><th>序号</th><th>一 级 类 目</th><th>二 级 类 目</th><th>数据集标准名称</th><th>数据集标识符</th></tr>
<tr><td>1</td><td>A 基本信息</td><td></td><td>个人信息基本数据集</td><td>HRA00.01_V1.0</td></tr>
<tr><td>2</td><td rowspan="27">B 公共卫生</td><td rowspan="4">01 儿童保健</td><td>出生医学登记基本数据集</td><td>HRB01.01_V1.0</td></tr>
<tr><td>3</td><td>新生儿疾病筛查基本数据集</td><td>HRB01.02_V1.0</td></tr>
<tr><td>4</td><td>儿童健康体检基本数据集</td><td>HRB01.03_V1.0</td></tr>
<tr><td>5</td><td>体弱儿童管理基本数据集</td><td>HRB01.04_V1.0</td></tr>
<tr><td>6</td><td rowspan="6">02 妇女保健</td><td>婚前保健服务基本数据集</td><td>HRB02.01_V1.0</td></tr>
<tr><td>7</td><td>妇女病普查基本数据集</td><td>HRB02.02_V1.0</td></tr>
<tr><td>8</td><td>计划生育技术服务基本数据集</td><td>HRB02.03_V1.0</td></tr>
<tr><td>9</td><td>孕产期保健服务与高危管理基本数据集</td><td>HRB02.04_V1.0</td></tr>
<tr><td>10</td><td>产前筛查与诊断基本数据集</td><td>HRB02.05_V1.0</td></tr>
<tr><td>11</td><td>出生缺陷监测基本数据集</td><td>HRB02.06_V1.0</td></tr>
<tr><td>12</td><td rowspan="12">03 疾病控制</td><td>预防接种基本数据集</td><td>HRB03.01_V1.0</td></tr>
<tr><td>13</td><td>传染病报告基本数据集</td><td>HRB03.02_V1.0</td></tr>
<tr><td>14</td><td>结核病综合防治基本数据集</td><td>HRB03.03_V1.0</td></tr>
<tr><td>15</td><td>艾滋病防治基本数据集</td><td>HRB03.04_V1.0</td></tr>
<tr><td>16</td><td>血吸虫病患者管理基本数据集</td><td>HRB03.05_V1.0</td></tr>
<tr><td>17</td><td>寄生虫病患者管理基本数据集</td><td>HRB03.06_V1.0</td></tr>
<tr><td>18</td><td>职业病报告基本数据集</td><td>HRB03.07_V1.0</td></tr>
<tr><td>19</td><td>职业性健康监护基本数据集</td><td>HRB03.08_V1.0</td></tr>
<tr><td>20</td><td>伤害监测报告基本数据集</td><td>HRB03.09_V1.0</td></tr>
<tr><td>21</td><td>中毒报告基本数据集</td><td>HRB03.10_V1.0</td></tr>
<tr><td>22</td><td>行为危险因素监测基本数据集</td><td>HRB03.11_V1.0</td></tr>
<tr><td>23</td><td>死亡医学证明基本数据集</td><td>HRB03.12_V1.0</td></tr>
<tr><td>24</td><td rowspan="9">04 疾病管理</td><td>高血压病例管理基本数据集</td><td>HRB04.01_V1.0</td></tr>
<tr><td>25</td><td>糖尿病病例管理基本数据集</td><td>HRB04.02_V1.0</td></tr>
<tr><td>26</td><td>肿瘤病例管理基本数据集</td><td>HRB04.03_V1.0</td></tr>
<tr><td>27</td><td>精神分裂症病例管理基本数据集</td><td>HRB04.04_V1.0</td></tr>
<tr><td>28</td><td>老年人健康管理基本数据集</td><td>HRB04.05_V1.0</td></tr>
<tr><td>29</td><td rowspan="4">C 医疗服务</td><td>门诊诊疗基本数据集</td><td>HRC00.01_V1.0</td></tr>
<tr><td>30</td><td>住院诊疗基本数据集</td><td>HRC00.02_V1.0</td></tr>
<tr><td>31</td><td>住院病案登记基本数据集</td><td>HRC00.03_V1.0</td></tr>
<tr><td>32</td><td>成人健康体检基本数据集</td><td>HRC00.04_V1.0</td></tr>
</table>

(2) 健康档案数据元。

健康档案 32 个相关卫生服务基本数据集中共包含 2252 个数据元。其中 2 个或 2 个以上数据集中都包含的数据元，称为公用数据元。公用数据元是不同业务领域之间进行无歧义信息交换和数据共享的基础。健康档案公用数据元标准规定了健康档案所必须收集记录的公用数据元最小范围及数据元标准，目的是规范和统一健康档案的信息内涵和外延，指导健康档案数据库的规划设计。

健康档案公用数据元标准中共包含公用数据元1163个，191个数据元值域代码表。

制定健康档案数据元字典的主要作用如下：统一和规范健康档案的信息内涵；指导健康档案数据库及相关健康管理信息系统的开发设计；支持健康档案与相关卫生服务活动以及其他信息资源库相互间的数据交换与共享；为相关卫生服务活动的信息管理规范化与标准化提供依据；为构建整体的卫生信息模型和国家卫生数据字典提供基础信息资源。

(3) 健康档案数据元字典。

①基本概念。

数据元字典是列举并定义了特定的语义环境中所有相关数据元的一种信息资源。健康档案数据元字典的特定语义环境是指健康档案，健康档案数据元字典中包含的是健康档案记录内容所涉及的所有数据元。健康档案的内涵和信息来源特征，决定了健康档案数据元字典中的数据元来源于与健康档案相关的各个卫生服务信息基本数据元集，是从各个业务数据元集中抽取的与个人健康管理相关的数据元。健康档案数据元的纳入原则主要有以下两点。

一是公用数据元，即在2个或2个以上业务数据元集中都包含的数据元。公用数据元体现了相关卫生服务活动对基于健康档案的数据交换和共享的需要。

二是健康档案信息利用者所需要使用的非公用数据元，如某些居民健康管理和健康监测的需要、卫生管理统计指标的需要、与外部卫生相关部门进行数据交换的需要等。

②数据元字典的特性。

业务无关性。当所有从各个业务数据元集中抽取的数据元组成健康档案数据元字典后，即表现出与业务的无关性，即健康档案数据元字典中的数据元是独立于任何具体的卫生服务活动(业务应用系统)的，虽来源于相关业务，但已不再隶属于某个特定的业务环境。

灵活性。健康档案数据元字典中数据元的业务无关性，为卫生服务模式的改革发展及业务流程的再造与不断优化提供了灵活的指导框架。譬如：根据某个新开展的卫生服务活动的需求，可以从健康档案数据元字典中，提取任意一组所需要的数据元来组装成一个新的卫生服务基本数据元集，并指导重新设计一个或一组能适应新的卫生服务活动要求的卫生服务记录表单。而且这些新的数据集和记录表单将自然符合既往的相关规范和标准，满足信息资源整合的需要。

可扩展性。随着卫生改革的发展，根据各项卫生服务活动在广度和深度上不断调整和完善的实际需求，健康档案相关卫生服务基本数据集的内容也将相应变化，不断推出新的标准版本，而且健康档案数据元字典的数据元纳入原则也会根据实际情况适时调整。因此，健康档案数据元字典是可扩展的。

四、我国对区域卫生信息平台建设的政策基础

2008年4月卫生部启动了区域卫生信息平台建设方案研制工作。由于该项研究工作涉及业务、技术和管理等多个领域，技术体系复杂，因此，以多条主线分期完成此项工作。首先，完成《基于健康档案的区域卫生信息平台建设指南(试行)》(以下简称《EHR指南》)的研制工作，并在此基础上完成《基于健康档案的区域卫生信息平台建设技术解决方案(试行)》(以下简称《EHR方案》)的研制工作。统计信息中心同时组织专家编写了《卫生综合管理信息平台建设指南(试行)》，以及基础卫生信息技术管理规范，如《卫生系统电子认证服务管理办法(试行)》。

《EHR指南》站在国家和宏观的高度给出了区域卫生信息平台的框架、原则和建设思路。该指南为推进区域健康档案信息的交换和共享提出架构框架和共同的定义，为国内区域卫生信息化建设提供战略性参考文件。指南从技术角度提供了平台件和软件服务的相关概念定义和建设思路，在概念层次上对工作流程、信息与功能进行介绍，使开发商能够清晰地了解平台建设需求，缩短平台建设周期，提高基层卫生信息平台的设计效率。

《EHR方案》在《EHR指南》的基础上，针对区域卫生信息平台建设，进一步明确和细化建设内容与

建设方案,更具操作性和可实施性,可帮助各地区在区域卫生信息化建设实施前获得清楚、详细的理解,更好地指导区域卫生信息平台的设计与建设。《EHR 方案》所涉及的系统包括网络、数据处理与存储中心建设、医疗服务点(医院、诊所、社区卫生服务中心、站)系统,专业卫生服务管理(传染病、慢性病、免疫接种、计划生育、血液、突发公共卫生事件、医疗救助)和卫生行政事务管理与医疗卫生信息的二次应用。以及这些应用系统的需求定义、体系框架、功能描述、系统架构、信息模型与基本流程、安全性、与平台的对接、资源的估算、项目部署模型与项目管理等一系列问题。

《卫生综合管理信息平台建设指南(试行)》以资源整合和信息共享为目标,为卫生管理与决策人员提供高效的信息支持和服务,实现部门之间信息共享和业务协同,提高管理效率和科学决策水平,提升落实医改各项任务和应对突发公共卫生事件的能力。《卫生综合管理信息平台建设指南》根据综合卫生管理目标要求,界定了卫生综合管理信息平台的建设目标、边界范围、技术路线、发展策略,提出了卫生综合管理信息平台的业务需求,数据标准体系、系统架构、技术架构、安全体系设计等设计参考依据,为综合卫生管理信息平台的管理者、业务用户、系统开发和建设实施单位进行方案设计工作提供参考依据。

由于卫生系统业务复杂,卫生信息系统在身份认证、授权管理、责任认定等方面的信息安全需求日益强烈。《卫生系统电子认证服务管理办法(试行)》的制定,能保障卫生信息系统安全,规范卫生系统电子认证服务体系建设。

五、区域卫生信息平台的核心构成

区域卫生信息平台,是连接区域内的医疗卫生机构基本业务信息系统的数据交换和共享平台,是不同系统间进行信息整合的基础和载体。从业务角度看,平台可支撑多种业务,而非仅服务于特定应用层面。基于健康档案的卫生信息平台是以区域内健康档案信息的采集、存储为基础,能够自动产生、分发、推送工作任务清单,为区域内各类卫生机构开展医疗卫生服务活动提供支撑的卫生信息平台。区域卫生信息平台的基本构件包括服务点应用、专项业务应用和集成平台三个部分。

(一) 服务点应用

服务点(point of service,POS)应用系统是机构内部直接面对日常业务的应用软件系统,如医院信息系统、妇幼保健院信息系统、社区卫生服务中心乡镇卫生院信息系统,社区卫生服务站/村卫生所信息系统、卫生厅/局医疗行政管理信息系统、疾病预防控制中心与预防信息系统、卫生监督信息系统、体检中心信息系统、卫生监督信息系统、血库/血站信息系统等。这些系统直接面对本机构的日常业务活动:有的是相当复杂的,是由多个医疗活动或者多个子系统相互协同工作共同完成的,如医院患者的诊疗活动;有的会涉及多个领域,如社区卫生服务站的医疗服务、传染病报告、防疫免疫、慢性病管理、计划生育、妇幼保健、健康教育等。这些系统的共同特点是需求来自机构内部,系统基于日程业务,较少与其他机构发生关系,最易发展成为信息“孤岛”。

(二) 专项业务应用

有一类业务应用会涉及多个业务机构,例如传染病管理,慢性病管理。从横向上看,信息源可能来自所有医疗服务提供机构(如医院、诊所、妇幼保健院、体检中心、社区、卫生院)的业务活动;从纵向上看,各级卫生管理机构(如疾病预防控制中心、卫生厅局)则在完成各自的业务管理业务的基础上还要向上级报告。此类应用最易发展成为“烟囱式”的独立系统。

(三) 集成平台

通常卫生领域网络分为两层:一层称为居民电子健康档案管理/集成平台;另一层称为业务集成平台。将区域卫生网络平台区分为两层的主要理由有以下四点。

(1) 中国特色:对区域卫生网络平台要求太高,希望一揽子解决所有的临床信息共享与特定业务领域的公共卫生业务需求,分成两层可以使 EHR 平台简化,业务逻辑清晰,易于实现。

(2) 特定业务的系统设计者可以专注于本业务领域的需求分析与设计,与 EHR 平台的互操作变得简单。

(3) 放开各业务系统开发商的手脚,使他们在没有完善的 EHR 平台的支持下也可能设计和实现相对独立的专业化信息系统,之后待 EHR 平台服务完善后只需进行有限的改造,就可以与 EHR 平台实现互联互通。

(4) 使得集成客观已存在的部门和领域的应用系统有章可循,方便易行。

EHR 平台(区域卫生信息平台)在域内有一个并且只能有一个。它的任务比较单纯,负责接受各业务平台和 POS 提供的与居民电子健康档案相关的各类文档式报告,解析和重构符合标准的 EHR 文档,存储和管理这些文档,为各类用户提供 EHR 的检索、获取与分发服务。当然,为了实现 EHR 平台的安全、广泛共享,它必须有一套复杂的服务以支持互联、互通操作。

六、区域卫生信息平台的系统框架

根据对各地区域卫生信息化发展目标和需求的分析,基于健康档案的区域卫生信息平台建设应该是在目前各医疗卫生机构信息系统的基础上构建一个基于卫生信息数据中心同于 EHA 数据中心,制定统一的标准,有效整合医疗卫生业务应用系统,形成一个互联互通的医疗卫生业务协作网络。

系统卫生总体架构分为两个层次:区域卫生管理层和辖区卫生机构层。

(1) 区域卫生管理层:表示区域卫生信息平台的管理中心,在实际应用中可以是一个地市级卫生信息数据中心,也可以是更高一级的数据中心。区域卫生管理层主要提供一系列服务,作为服务于卫生医疗区域(如省、地市、县市卫生管理机构)的单一实例而存在,主要服务组件包括注册服务、公共卫生数据服务、医疗数据服务、全程健康档案服务、数据仓库服务等。

(2) 辖区卫生机构层:在所管辖的区域范围内相关医疗卫生机构(包括三级医院、二级医院、社区卫生服务中心、公共卫生机构等)的所有业务应用系统,这些系统生成、收集、管理和使用那些可以公布的与区域范围内居民相关的健康数据,包括临床医疗数据、健康档案数据、公共卫生管理数据等。这些系统分布在所有为居民提供医疗卫生机构的服务点,为广大老百姓提供各类健康服务。

区域卫生管理层和辖区卫生机构层之间通过卫生信息应用访问层来进行信息交互,以实现健康档案的互通互联,信息应用访问层所提供的服务主要包括两个方面:一方面提供通信总线服务,如消息传输服务、消息路由等;另一方面提供应用软件通用的系统管理服务,如安全管理、隐私管理、应用审计等。

基于健康档案的区域卫生信息平台系统架构如图 9-7 所示。

七、区域卫生信息平台的功能与运营

(一) 区域卫生信息总平台的基础功能

基于健康档案的区域卫生信息总平台的使用对象主要是医疗卫生人员,最终的服务对象是居民(包括患者)。医疗卫生人员为了更好地为居民(包括患者)提供可靠的、可及的、连续的医疗卫生服务,需要依赖平台提供的众多服务。在平台提供的这些服务中,有些是很基础但又很关键的服务,如个人身份识别服务、健康档案索引服务、以个人为中心的存储服务、数据交换服务及数据调阅服务。下面将分别对这些基础服务进行描述。

1. 个人身份识别服务

为了区域范围内各医疗机构建立业务联动,实现数据共享或业务协同,各医疗机构在个人身份上必

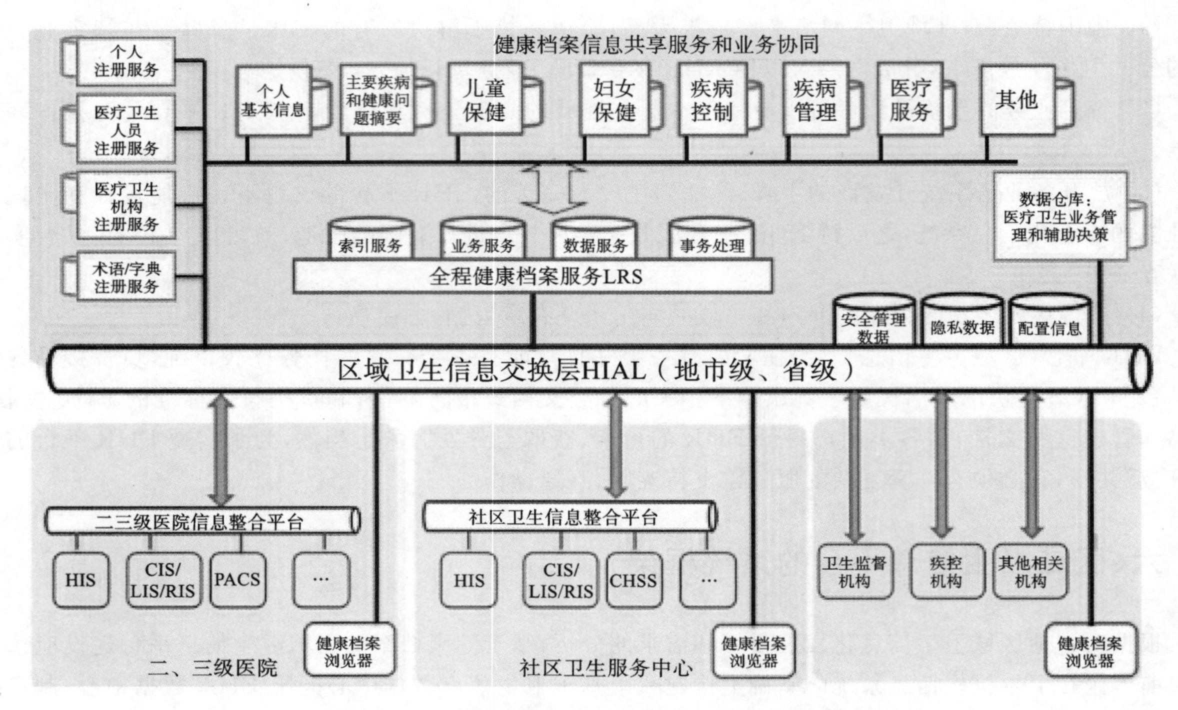

图 9-7　基于健康档案的区域卫生信息平台系统架构

须具有统一的身份识别机制，此项工作是区域卫生信息平台建设最为基本的任务。

2. 健康档案索引服务

健康档案索引服务全面掌握区域卫生信息平台所有关于个人的健康信息事件，包括居民何时、何地接受过何种医疗服务，并产生哪些文档等。健康档案索引服务中主要记录两大类的信息：①健康事件信息：包括时间、地点、健康事件名称等；②文件目录信息：包括临床文档、预防保健文档等。

3. 以个人为中心的存储服务

在区域卫生信息平台中，针对个人的数据包括个人注册信息、临床诊疗信息、公共卫生信息、时序档案信息。个人注册信息主要是指个人身份信息，可供系统唯一标识个体身份，以便使相关业务数据与所记录的对象建立对应关系。临床诊疗信息主要包括就诊患者的基本信息、实验室检验报告、医学影像图像检查报告、医学影像图像文件、住院相关病案及就诊患者的就诊日志信息等。公共卫生信息是指与居民相关的疾病预防控制、精神卫生、妇幼保健等业务数据。时序档案信息是指对与患者相关信息(包括临床就诊数据、疾病控制与管理数据等)建立的索引信息，此外还根据业务流程或预定义的规范对业务信息进行相关处理。

4. 数据交换服务

在区域卫生信息平台中，数据交换服务是一个非常重要的基础功能。平台需要从医疗机构获取各种基础的业务数据，这些数据的获取都是通过平台提供的数据交换服务来完成的。数据交换服务至少要提供如下的功能：适配器管理功能、数据封装功能、数据传输功能、数据转换功能、数据路由功能、数据推送功能、数据订阅发布功能和传输监控等。

5. 数据调阅服务

区域卫生信息平台从医疗机构中采集数据，并经过一系列的处理后存入数据中心。这些过程只解决了数据怎么来、怎么存的问题，还没有解决怎么用的问题，这就要求平台提供相应的数据利用方式来为医疗卫生人员提供服务。这些数据利用的方式包括数据调阅、业务协同、辅助决策等，其中业务协同和辅助决策被看作在平台上加载的应用系统，而数据调阅因其通用性和安全性要求则被视为平台的基础功能给予提供。数据调阅服务是为医疗卫生人员提供的一种基于 Web 方式安全的访问健康档案的服务。

（二）区域卫生信息平台的基本功能

1. 医疗卫生业务协同

业务协同需求是指基于本平台实现医疗机构之间的业务协同，包括医疗机构、社区及纵向业务联动等。医疗机构之间（含医院与社区卫生服务机构之间）在医疗业务上的协同，称为医疗业务协同；如果协同的范围不仅是医院、社区，还有公共卫生机构，协同的内容包括临床和预防保健，称为卫生业务联动。这类应用也是本平台的亮点所在。它集中体现了平台的价值，以及建设平台的必要性。

2. 医疗业务协同

医疗业务协同是指医疗机构与医疗机构之间通过平台实现业务的协同。通过医疗业务协同，可以有效利用医疗资源，降低医疗成本，提高医疗质量，具体包括专家门诊预约、专家远程咨询会诊、跨医院转诊转检、双向转诊，治疗安全警示、药物过敏警示、重复检验检查提示等。

3. 卫生业务联动

卫生业务联动主要体现在区域范围内各医院、社区卫生服务中心与疾病控制、妇幼保健等业务条线的业务联动。由于许多卫生服务的信息源头是二、三级医院，例如产妇在产科医院分娩，患者在二、三级医院手术。产妇出院后，社区可以开展后续的产妇保健工作；同样患者手术出院后需要康复指导。如果信息不通，社区卫生服务人员不能及时获得二、三级医院的信息，就无法开展高效的卫生服务。

4. 医疗卫生业务管理和辅助决策

（1）医疗卫生业务管理：业务管理需求是医疗机构内部信息系统所产生的数据对社区业务和条线机构业务进行管理的需求，包括基本医疗保障业务管理、医疗业务管理、条线业务管理、社区卫生综合管理。此外为了更好地支撑社区卫生服务，还需要对社区全科医生、全科团队和社区卫生机构做绩效考核，对社区卫生机构做财务管理，对社区卫生资源进行管理。

（2）医疗卫生辅助决策：传统的业务管理难以满足管理和决策的需要。管理者/业务人员自身掌握的知识和经验有限，难以从大量数据中得出有价值的信息，从而作出判断或决策。通过辅助决策从大量数据中找出规律，利用数学模型产生信息，为决策者分析问题、建立模型等，帮助管理者/业务人员作出判断或决策。辅助决策需求包括基本医疗保障管理辅助决策、条线管理辅助决策、综合管理辅助决策。

（三）区域卫生信息平台的运营模式

区域卫生信息平台建设非常复杂，因此，当我们讨论构建一个区域卫生信息平台项目的时候，面对的是区域卫生信息技术生态系统的解决方案。

1. 区域卫生信息平台资源供应方

（1）信息提供方：信息提供方产生大量需要共享的信息，经过系统的需求分析，将业务上有紧迫共享需求并可以共享的信息，在标准化处理后，作为信息资源的输入，存储在区域卫生信息平台中。这些信息包括各种医疗机构产生的诊疗结果的记录，如实验室检查结果、诊断结果、治疗方案等；公共卫生机构产生的实验室检验、重点传染病的检测等信息；公众对个人信息的维护等。

（2）技术提供：区域卫生信息化建设的项目采购主要分为三大类项目。

①技术服务：包括区域卫生信息化建设规划、平台和应用系统的设计、贯穿项目始终的项目管理、变革管理，以及长期服务的提供和系统运营维护等。

②软件：包括各种构建在平台上的应用软件，如健康档案浏览器、预约挂号、双向转诊、转检、远程医疗等；系统开发软件，如.net/java的各种开发工具；各种中间件软件，如信息传递中间件、数据清洗中间件、流程管理中间件等；数据库，如Oracle、SQL Server，DB2等；操作系统，如Windows、Unix等。

③基础设施：包括服务器、网络、安全、存储等。

2. 区域卫生信息平台管理组织

由于区域卫生信息平台业务和技术的复杂性，必须有一个常设的机构负责业务监管、运营及技术维护，因此，以各种形态存在的区域卫生信息管理组织是必然的选择，这个组织主要完成的功能包括以下几点。

（1）区域卫生信息平台管理机构的监管功能：监管应融合区域卫生平台的投资方、信息提供方、用户和行政管理机构等多个利益相关方，对区域卫生信息平台发展方向、服务、运营状况等重大问题进行集体决策。

（2）区域卫生信息平台业务运营功能：如设立呼叫中心实现预约挂号及提供客户管理、协调转诊、转检业务等服务。

（3）区域卫生信息网络软硬件运营维护功能：如应用系统软件的维护、升级，基础设施的维护管理等。

（4）区域卫生信息网的运维支持功能：如基于平台的创新服务研究与开发，平台服务的市场推广和具有财务、物资、人事管理等职能。

基于健康档案的区域卫生信息平台应用架构如图 9-8 所示。

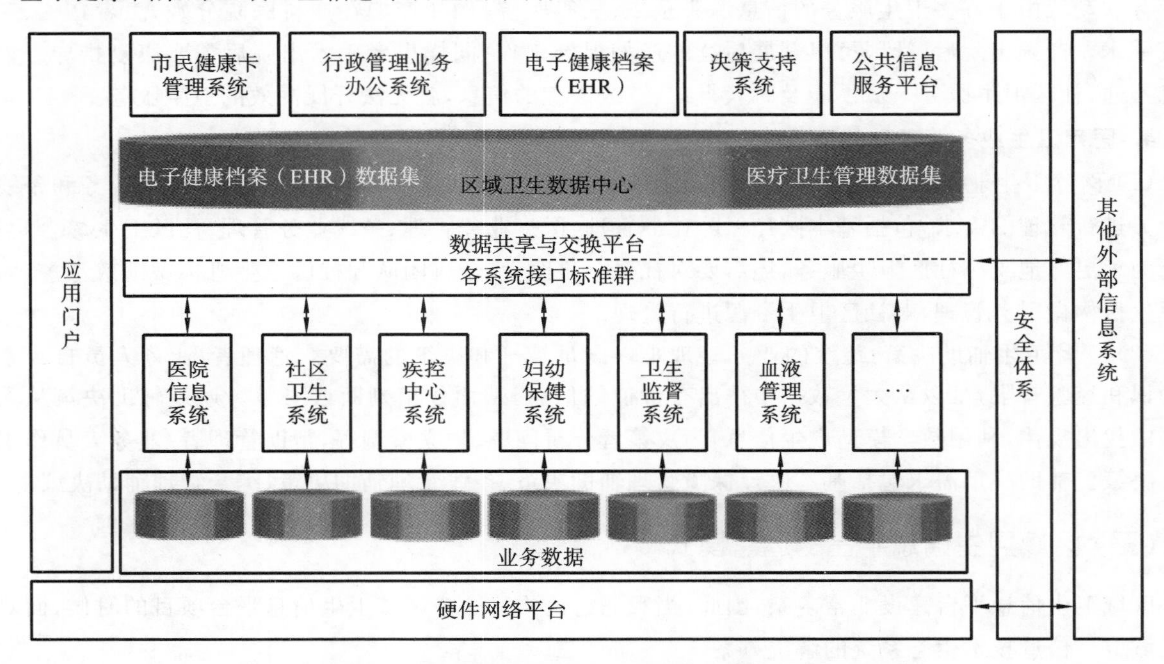

图 9-8 基于健康档案的区域卫生信息平台应用架构

3. 医疗卫生信息平台使用方法

（1）医疗机构：可以通过电子健康档案服务获得患者完整的就诊记录，提高诊疗质量；可以通过转诊、转检服务与协作医院优化医疗资源；可以通过大规模病历记录的分析，助力科研和教学。

（2）公共卫生机构：可以通过平台实现区域内糖尿病、高血压、肿瘤等各种慢性病患者的个案管理，对计划免疫、流行病等业务对象进行检测和研究。

（3）公众、患者：可以实现个人的健康管理，医疗资源的预约，就诊提醒和用药提醒，提高自我保健的意识和对医嘱的依从性。

（4）医疗保险机构：可以通过数据挖掘，将费用与治疗过程联系起来，研究保险政策的制定，减少骗保事件的发生。

（5）医药研究、生产机构：在授权、保护隐私和监管的前提下，可以获得一手的市场数据，对销售策略、产品策略、药品的疗效作出准确的判断。

八、影响区域卫生信息化建设的因素

(一) 区域卫生信息平台标准规范问题

区域卫生信息平台标准规范贯穿于整个区域卫生信息化建设中,由于区域卫生信息平台是一个跨地域、跨机构的大型复杂系统,具有涉及面广、参与单位多、信息交换接口复杂等特点,因此系统建设必须遵循相应的规范标准来加以实施,严格遵守既定的标准和技术路线,只有在标准规范的保障下,才能确保整个系统的成熟性、拓展性和适应性,规避系统建设的风险。

区域卫生信息平台标准规范体系包括总体标准规范、应用功能规范、信息标准化体系、基础设施规范、业务管理规范、信息安全规范六个组成部分。

1. 第一部分:总体标准规范

总体标准规范着眼于建立区域卫生信息平台总体架构以及各领域信息系统架构参考模型,加强信息化建设的全过程管理,其意义在于保证系统的当前建设及未来建设具有一致性、开放性和稳定性。确保项目建设遵循“统筹规划、互联互通、资源共享和安全保密”的基本原则,符合本地区信息化发展规划和卫生信息化发展的总体布局。如国家印发的各种建设指南和建设技术解决方案以及地区制定的规划设计文件等。

2. 第二部分:应用功能规范

应用功能规范根据业务管理规范和底层技术要求,确定具体应用系统的开发规范,如国家印发的各种信息系统基本功能规范、信息技术规范以及地区制定的接口规范等。

3. 第三部分:信息标准化体系

互联互通已经突破了传统的系统集成的概念,强调的是两个及两个以上系统进行协同工作的能力。协同工作的目的就是信息的传递与共享,不仅要有信息交流,而且要彼此能理解信息的内容。遵循“开放标准”来建立健全的信息标准化体系,使得区域卫生信息平台更具灵活性和扩展性,可以更好地适应业务和信息化不断变化的需求,与传统的数据接口方式相比具有更好的经济性。要真正实现平台与区域内各应用系统之间、跨区域之间的互联互通,只有建立信息标准化体系,才能够真正做到信息互认共享。

信息标准化体系是一个覆盖医疗卫生信息化各个层次的完整结构。在业务上,包含医疗行业公认并广泛采用的行业标准,例如术语标准、编码标准、文档格式标准等。在技术上,包含IT行业标准,如XML等,也包含医疗行业内特有的信息模型标准,如RIM等。本节所论述的信息标准化体系是指除IT行业标准之外的医疗卫生行业广泛应用的数据信息的标准体系。

整体来说,医疗卫生行业信息标准化体系大致可以分为三层:第一层是数据标准层,在数据层次上,定义数据的编码、规范、组成、内容等;第二层是信息模型标准层,在数据标准的基础上进一步统一信息的组成与表达,包含统一的概念模型与逻辑模型,以及以此为基础的信息交互消息结构定义;第三层是集成规范标准层,即医用信息系统集成(IHE),在统一数据标准与信息模型标准的基础上,提供统一的业务流程集成规范,从而实现不同系统之间的信息交流与协同(图9-9)。

4. 第四部分:基础设施规范

信息基础设施相关的标准化主要的目的是为基础设施在选择时提供规范的约束和指导。如国家印发的各种信息系统网络支撑平台技术指南以及地区制定的虚拟化服务器和存储技术标准等。

5. 第五部分:业务管理规范

区域卫生信息化建设过程中,必须确保配套政策与管理规范的及时制定和严格落实。新技术的引用一方面会解决旧的问题,但也可能带来新的法律、操作规范等问题。因此在实施过程中,必须确保IT应用与现存政策、法律法规不匹配时,或存在业务规范缺失时,尽快予以解决或完善。

6. 第六部分:信息安全规范

基于健康档案的区域卫生信息平台是庞大的分布式和多源性的数据汇聚点,是区域内各医疗机构最

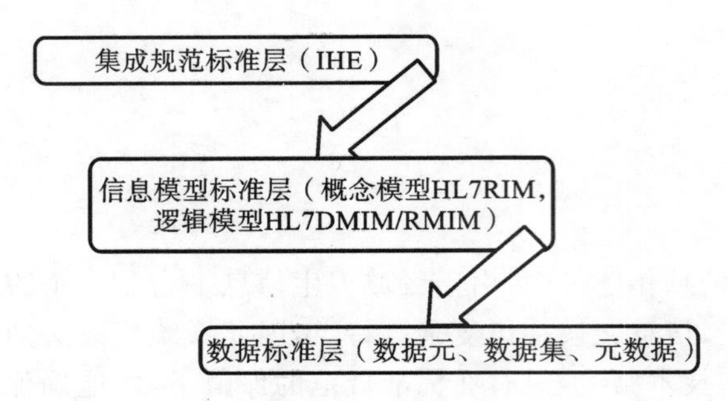

图 9-9 信息标准化体系的三个层次

重要的数据资源，任何形式的数据丢失、差错都将给医疗机构带来无法估量的损失。计算机软硬件以及网络故障、病毒攻击、人为操作故障、资源不足引起的系统灾难都会给医疗机构关键数据带来极大的威胁和隐患，其平台特点是 7×24 小时不断运行的网络系统，其可靠安全的运行不仅关系到数据中心本身的运行，还关系到其他业务部相关系统的运行，因此它的网络、主机、存储备份设备、系统软件、应用软件等部分必须具有极高的可靠性和安全性；它需要解决的问题是确保信息系统中硬件、软件及正在处理、存储、传输信息的保密性、完整性和可用性。完整性，即操作系统的正确性和可靠性、硬件和软件的逻辑完整性，防止信息被未经授权的篡改。可用性，即保证信息及信息系统确实为授权使用者所用，防止由于计算机病毒或其他人为因素造成的系统拒绝服务或者为非法所用却对授权者拒用。还有对计算机安全的威胁扩展到病毒、非法访问、脆弱口令、黑客等。随着区域卫生信息平台建设的深入，其信息数据和应用不断集中，信息安全变得越来越急迫和重要，必须建立信息安全的完整体系。

（二）区域卫生信息平台的目标问题

目前，我国居民的健康相关信息分散在各个卫生服务机构，没有形成统一的居民健康档案。从用户的角度分析，基于健康档案的区域卫生信息平台包括以下几类用户。

（1）居民个人。

（2）医疗卫生服务提供机构：如医院、社区卫生服务中心、妇幼保健院、专科医院等。

（3）公共卫生专业机构：如疾病预防控制中心、卫生监督所等。

（4）各级卫生行政部门。

（5）相关部门：如保险、药监、公安、民政等相关部门。

不同用户对基于健康档案的区域卫生信息平台需求有不同的关注点，具体如下。

（1）居民个人：主要关注的是如何能获得可及的、优质的卫生服务，以及获取连续的健康信息、全程的健康管理等。

（2）医疗卫生服务提供机构：主要关注的是如何保证服务质量、提高服务效率；如何开展有针对性的服务、健康管理的系统化等。

（3）公共卫生专业机构：主要关注的是如何加强疾病管理、卫生管理、应急管理、健康教育等。

（4）各级卫生行政部门：主要关注的是如何提高卫生服务质量、强化绩效考核、提高监督管理能力、防范化解疾病风险等。

（5）相关部门：主要关注的是风险管理、业务协同等。

区域卫生信息化的特点是创新性的信息共享平台的利益相关方众多，直接用户众多，数据和应用的潜在用户更多。因此，保持平台目标的清晰、一致很重要。在执行过程中往往出现误区。首先是目标的宏伟性，其次是目标的抽象性，最后是操作系统的模糊性。我国的区域卫生信息化建设是以医药卫生体制改革目标来驱动的，政府部门的优先重视推进医改目标的需求。区域卫生信息平台建设的首要目标应该就是实现可共享的患者(居民)动态、完整、及时的终生电子健康档案，以提高医疗质量，保证医疗安全；使卫生服务重点向基层，向预防倾斜；提高医疗效率；控制医疗费用等临床服务方面的目标。

（三）区域卫生信息化建设中的非技术因素

技术问题的逐步解决对于区域卫生信息系统的建设是十分重要的，但只是必要条件，不是充分条件。随着中国 IT 技术的加速发展和国际医疗信息技术交流合作的不断深化，原本很多困扰区域卫生信息化应用的技术难题都有望在未来几年内取得重要的突破。而当技术本身越来越成熟、可选择余地越来越大时，体制性、政策性、机制性等软环境的问题会日益突显，并将逐步成为区域卫生信息体系建设的主要问题。技术的突破或者成功应用的背后，实际上还是管理和政策在深层次上起推动和影响作用。这些非技术因素构成了区域卫生信息化系统实施成败最主要的前提与约束。具体而言，以下各方面尤其值得重视。

1. 组织管控

区域卫生信息化的建立需要成立专门的跨职能联合工作组统筹领导。由于区域卫生信息化项目涉及面广，有大量的跨卫生各个领域和超出卫生领域（如民政、公安等）的事务需要确定和协调，因此应成立专门的跨职能领导工作组以确保项目高效有序地推进。

2. 资金保障

充足的资金保障是区域卫生信息化得以实施的基础。政府主管部门的持续、长期投入，对于区域卫生信息化的建设，特别是初期建立十分关键。区域卫生信息化的技术密集和范围广大等特点决定了高投入的特性，其他国家的案例也证明了这点。

3. 运营模式

合理的运营模式和发展的可持续性是成功的关键。虽然政府投资很重要，但区域卫生信息化项目的复杂和长期性，决定了其很难完全靠政府独立投入支撑。确立一个可持续的、良性的多方参与和运营的模式，是其成功的关键性因素。

4. 政策规范

必须确保配套政策与管理规范的及时制定和严格落实。新技术的引用一方面会解决旧的问题，但也能带来新的法律、操作规范等问题。因此在实施过程中，必须确保 IT 应用与现存政策、法律法规不匹配时能尽快予以解决或完善。

5. 激励机制

除了强制执行政策与规范的行政手段（这是中国社会体制下实现医疗信息互联互通的有利因素）之外，如何在市场环境下，辅以必要的激励机制也很重要。首先要有一套明确的保证互联互通的标准，要对集成平台和应用软件进行认证，要有国家级的认证机构和严格的认证测试手段，对通过认证的厂商和购买、应用经过认证产品的用户给予奖励。在区域卫生信息化的长期建设过程中，刺激厂商和用户双方都有实现互联互通能力的积极性。

6. 科学方法

科学的项目管理和实施策略是确保成功的必要条件。区域卫生信息化建设涉及面广、分支任务多、项目周期长，如果没有制订合理的实施策略、采取严格的项目管理规范并划分合理的阶段性目标及评估机制，实施的风险将很大。

章后案例

国家卫生统计直报系统医疗卫生大数据应用实例

1. 甘肃健康医疗大数据应用实践

甘肃省全民健康信息平台，以国家卫生统计直报系统中年月报、病案首页等数据为数据集，利用大数据分析技术，分析近年来甘肃省各地区各医疗机构的下列情况：①卫生资源配置情况，使卫生资源在不同领域、地区、部门、项目、人群中公平有效地分配；②健康扶贫情况，简洁明了地反映了全省因病致贫而发生的治疗费用、基本医疗报销、大病保险费用、自付费用、各年龄段疾病发生率及疾病分布等各个特征；③医疗费用监测情况，根据对全省各级医疗机构人均住院费用、人均门诊费用的监测，发现各个机构不同阶段的医疗费用增长幅度；④公共卫生情况，通过对各地区规范化电子健康档案人数、出生率、死亡率、全省人口性质占比情况的统计，可动态呈现各地区建档人数、出生率和死亡率以及一孩、二孩、多孩出生率等内容，并以动态可视化进程呈现。

2. 四川医疗卫生大数据应用实例

四川省卫生健康信息中心与电子科技大学合作，以分级诊疗为切入点，利用 2015 年度全省 1045 万份病案首页数据，结合医疗机构、疾病病种目录、医保数据等，采用 Gain Ratio Attribute Eval 特征选择算法、RIPPER 分类算法、JRip 分类算法等大数据方法，分析了以下内容：①全省住院患者就医流向，展示了全省各市（州）之间转诊的情况，反映全省双向转诊通道是否通畅；②分级诊疗患者特征，根据患者就诊方式将患者划分为基层就诊、转院、跨级就诊等三类，通过患者、疾病、医疗机构多角度分析影响患者转院或跨级就诊的因素；③县域内患者病种分析，通过常见病、多发病、慢性病的县域内就诊率情况，可发现疾病的县域内就诊率比较差的区县等内容。通过引入大数据分析手段，可以全面、精准地了解全省住院患者流向及特征，综合分析医疗服务供需双方特点及其影响服务提供与利用的因素，反映分级诊疗政策实施后的效果，为医疗资源优化配置、分级诊疗工作的决策与评估提供科学依据。由“经验即决策”过渡到“数据辅助决策”，最终实现“数据即决策”。

本章关键词中英文对照

1. 公共卫生信息学　public health informatics, PHI
2. 公共卫生信息系统　public health information system, PHIS
3. 中国疾病预防控制信息系统　China information system for disease control and prevention
4. 法定传染病直报系统　reporting system of legal infections diseases
5. 服务点　point of service, POS

思考题

1. 名词解释：公共卫生信息系统、突发公共卫生事件、疾病监测信息系统、标准化居民健康档案、电子健康档案的数据逻辑模型、基本数据集、基本数据集标准、最小数据集。
2. 简述公共卫生信息学与临床信息学的区别。
3. 试描述我国公共卫生信息系统架构与功能系统。
4. 简述我国公共卫生信息化建设的现状。
5. 简述公共卫生信息系统概念模型。
6. 简述疫情与突发公共卫生事件应急系统的结构与功能。
7. 简述我国公共卫生信息资源分类。
8. 比较电子健康档案与电子病历关系。
9. 简述电子健康档案的信息模型。
10. 简述我国健康档案的信息来源。
11. 简述我国健康档案卫生服务信息的基本数据集。
12. 简述我国电子健康档案与区域卫生信息化的关系。
13. 简述基于健康档案的区域人口健康信息平台架构与应用架构。

（刘智勇）

第十章　远程医疗与远程医疗系统

医疗资源总量不足与资源配置不均衡等问题是我国卫生事业发展面临的主要问题。在我国，优质医疗卫生资源相对集中在发达地区和主要大城市，中西部地区和基层农村地区的卫生资源不足、卫生医疗服务可及性差、服务效率不高、服务质量参差不齐，从而造成了人民群众看病难的现象。远程医疗克服了传统医学在空间上和时间上的障碍，实现了跨医院、跨区域甚至跨国界的医疗信息和资源的共享；促成了不同学科、不同语言和不同专业的医患沟通和医疗咨询；扩展了医疗、科研和教学等卫生健康活动的边界，改变了医疗服务的模式和理念，使更多人获得优质的医疗资源，从而提升了人们的生命质量。远程医疗已经成为国内外公认的调整医疗资源布局、缩小区域间医疗服务水平差距的有效技术手段。目前，远程医疗服务已被列为我国分级诊疗制度的重要组成部分，通过远程医疗可以整合利用卫生医疗资源、提升偏远地区基层卫生医疗服务能力、促进城乡居民公平利用卫生医疗资源。

第一节　远程医疗概述

一、远程医疗的定义

远程医疗（tele medicine）作为一门新兴学科，概念也随着其发展产生了一系列的改变。国内外学者根据不同时期的远程医疗状况对其进行了概念的界定。

1992 年，勃兰斯敦首先对远程医疗做出描述：远程医疗是利用远程通信技术，以双向传送数据、语音、图像的方式开展的医学活动。

1995 年，格雷格斯认为：远程医疗是利用远程通信技术和信息技术向一定距离以外的患者提供医学服务。

20 世纪 90 年代中期，美国远程医疗协会（American telemedicine association，ATA）和美国国防部卫生事业处对远程医疗做出明确定义：远程医疗是以计算机技术，卫星通信技术，遥感、遥测和遥控技术，全息摄影技术，电子技术等高新技术为依托，充分发挥大医院或专科医疗中心的医疗技术和设备优势，对医疗条件较差的边远地区、海岛或舰船上的伤病员进行远距离诊断、治疗或提供医疗咨询。

我国不同时期的学者也根据我国远程医疗发展的实际状况，从不同的角度对远程医疗进行了描述。有些学者将远程医疗定义为使用远程通信技术和计算机多媒体技术提供医学信息服务。此概念涵盖了远程诊断、远程会诊、远程护理、远程教育、远程医疗信息服务等所有医学活动。还有些学者认为远程医疗是一门发展迅速的跨多学科的交叉学科，将远程通信技术、计算机多媒体技术与医学相结合提供远距离的医疗服务和医学教育及保健服务。

根据远程医疗所涵盖范围的不同，远程医疗可从广义和狭义两个角度来定义。狭义上的远程医疗一般是指采用现代通信技术、电子技术和多媒体计算机技术，实现医学信息的远程采集、传输、处理、存储和查询，从而完成对异地患者的检测、监护、诊断、教育、信息传递和管理等。广义上的远程医疗是指采用信息技术和远程通信技术提供远距离医学服务活动，包括远程诊断等远程医疗活动和远程医疗教育、远程学术交流、远程信息共享等医学信息服务；狭义上的远程医疗是指包括远程诊断、远程护理、远程外科、远程放射、远程病理等与医疗相关的活动。

2014 年发布的《卫生计生委关于推进医疗机构远程医疗服务的意见》明确指出：远程医疗服务是一方医疗机构（以下简称邀请方）邀请其他医疗机构（以下简称受邀方），运用通信、计算机及网络技术（以下简称信息化技术），为本医疗机构诊疗患者提供技术支持的医疗活动。医疗机构运用信息化技术，向医疗机构外的患者直接提供的诊疗服务，属于远程医疗服务。远程医疗服务项目包括远程病理诊断、远程医学影像（含影像、超声、核医学、心电图、肌电图、脑电图等）诊断、远程监护、远程会诊、远程门诊、远程病例讨论及省级以上卫生健康行政部门规定的其他项目。

综上所述，远程医疗是采用现代通信技术、现代电子技术和计算机技术手段，实现各种医学信息的远程采集、传输、处理、存储和查询，从而实现对远程对象的检测、监护、诊断、教育、信息传递和管理等。狭义上的远程医疗是专业医疗人员与患者的互动，广义上的远程医疗则涵盖了所有与医学服务相关的活动。

二、远程医疗的内涵

远程医疗突破了医疗活动的空间限制，是通信技术和医学科学的结合，它不仅包含了医学学科的内涵，而且更多地加入信息通信工程学科的内容，远程医学作为交叉学科的特征，开拓了新的医疗服务模式。总的来说，远程医疗的内涵主要包括以下四个方面。

(1) 远程诊疗：远程诊断、远程会诊、远程手术、远程护理等。

(2) 保健咨询：远程保健、远程健康咨询。

(3) 医疗教育：远程医疗教育、远程医疗学术交流、远程技能培训。

(4) 数据共享：远程医疗数据交流、远程卫生信息交互。

随着可穿戴设备、物联网、云计算等技术的发展，远程医疗的应用不断扩展，其内涵也不断丰富。

三、远程医疗的作用

远程医疗通过现代通信技术和信息技术，克服了医疗服务活动中时间和空间上的障碍，促进了医疗的优化配置，提高了人民对优质医疗服务的可获得性，保证了医疗资源的公平利用。从总体上说，远程医疗具有以下作用。

(1) 拓宽医疗服务范围，优化医学资源配置，减少医疗卫生资源差异造成的医疗水平不均衡，提高偏远地区医疗质量。

(2) 远程医疗可以极大地减少医生出诊和患者去医院就诊所需的时间和费用。

(3) 对特殊患者（如精神病患者、监狱囚犯、传染病患者）或医疗专家不易到达的特殊场合（如宇宙飞船、极地和远洋等），远程医疗具有不可替代的作用。

(4) 远程医疗在灾难发生和遭受意外伤害时能够提供及时的诊断和治疗，为抢救生命争取时间，如地质灾害现场救援、战争中受伤战士的抢救、流行病扩散的预防等。

(5) 实现医疗信息资源共享，远程医疗信息网络的建设为医务人员进行网上科研检索提供了方便，提高了工作效率。医生突破地理范围的限制，共享患者的病历和诊断照片，有利于临床研究的发展。对于偏远地区的医务人员，远程医疗能够提供更好的医学教育。

四、远程医疗的发展历程及发展趋势

(一) 发展历程

“远程医疗”这一概念最早由美国提出。20 世纪 50 年代末期，美国学者 Wittson 等首先在医疗行业中使用双向电视系统，此后一系列的通信和电子技术应用到医学活动中，其发展历程大致可以分为以下三个阶段。

第一代，缓慢发展的局部应用的时代。在早期的远程医学活动中，美国国家航空航天局（NASA）充当了重要角色。20世纪60年代初，人类开始了太空飞行。为调查失重状态下宇航员的健康及生理状况，NASA提供了大量的技术及资金。在亚利桑那州建立了远程医学试验台，为太空中的宇航员以及亚利桑那州Papago印第安人居住区提供远程医疗服务。他们使用的通信手段是卫星和微波技术，传递包括心电图和X光片在内的医学信息。1964年，美国国立精神卫生研究所提供48万美元，支持Nebraska心理研究所与112英里外一家州立精神病医院之间通过双向闭路微波电视进行远程心理咨询。1967年麻省总医院与波士顿洛根国际机场医学中心通过双向视听系统为机场的工作人员及乘客提供医疗服务。阿拉斯加州是美国偏远地区，地广人稀，许多地区没有医生，为提高州内医疗服务水平，1972—1975年该州利用空中AST-1卫星。使州内其他地区通过卫星地面接收装置，直接获得州立医院的医疗服务。参与这项工作的斯坦福大学通信研究所的专家认为，卫星系统可为处于任何地域的人群提供有效的医疗服务。其他早期的远程医疗活动还有1974年NASA与休斯敦SCI系统的远程医疗会诊试验。此后，美国不断有人利用通信和电子技术进行医学活动。并出现了“telemedicine”一词，现在国内专家统一将其译为“远程医疗”或“远程医学”。20世纪60年代初到80年代后期的远程医学活动被美国人视为第一代远程医疗。这一阶段的远程医疗发展较缓慢。从客观上分析，当时的信息技术还不够发达，信息高速公路正处于新生阶段，信息传送量极为有限，远程医疗受到了通信条件的制约。

第二代，随着通信技术的进步，远程咨询、远程会诊、远程医学图像传输等方面也取得了较大的进展；自20世纪80年代后期，随着现代通信技术水平的不断提高，一大批有价值的项目相继启动。在远程医疗系统的实施过程中，美国和西欧国家发展速度最快，联系方式多是通过卫星和综合业务数据网（integrated service digital network，ISDN）进行的。这些国家在远程咨询、远程会诊、医学图像的远距离传输、远程会议和军事医学方面取得了较大进展。乔治亚医学院远程医学中心于1991年成立，1995年该州远程医疗系统建立了包括2个三级医学中心、9个综合性二级医学中心和41个远端站点；州内的乡村医院、诊所可与大的医学中心相联系，患者不必远离家乡，只要通过双向交互式声像通道，就可接受专门治疗。

第三代，21世纪移动通信、物联网、云计算、视联网等新技术的发展推动了第三代远程医疗的发展。近几年来，远程动态监测血压、血糖、心电等众多智能健康医疗产品逐渐面世，促进了穿戴式健康监测设备的技术发展，使远程医疗逐步走出医院大门，呈现出走进社区、走向家庭、更多地面向个人，提供定向、个性化服务的发展特点。高速发展时代以提供个性化面对面服务、形成成熟的商业模式为特征。发达国家在远程医疗服务上已经发展40多年，在技术和实践应用上已经积累了诸多经验，不论是从学术研究上，还是新技术的开发利用上都处于远程医疗发展的前沿。

我国的远程医疗服务起步相对较晚，从20世纪80年代末开始进行研究性远程医疗实验模式探索。1982年首次使用E-mail进行了病历会诊，进行了早期的远程医疗实践活动。90年代中期开始建设和应用具有实际意义的远程医疗系统，逐渐形成“多点开花、专域应用”的发展局面。其中，北京、上海等地一些高等级医院分别建立了联系国内其他地区医院的远程医疗系统；卫生部（现变更为卫健委）、中国医学基金会和中国人民解放军总后勤部卫生部分别启动了中国金卫网络工程、中国医学基金会互联网络和解放军远程医疗系统，为全国多个地区提供信息网络架构和具有实践意义的远程医疗应用。在实际业务的需求和国家政策的引导下，我国东部省市，如上海市、浙江省等积极建设远程信息系统，并且结合对口支援的中西部地区省份的卫生工作，发挥积极的作用。21世纪开始，我国的远程医疗服务建设迎来了快速发展的阶段。2010年和2011年，国家规划和组织实施了两期区域性远程医疗试点项目建设，范围覆盖了12家部属（管）综合医院、22个中西部省（区、市）和新疆生产建设兵团的500个县级综合医院和62个省级三甲综合医院，并依托省级大型医院建立远程医学中心。北京协和医院、中日友好医院等11所医院的高端远程医疗系统已正式投入使用，云南、甘肃、新疆已完成了2010年度和2011年度基层远程会诊系统的项目任务，河南、重庆、湖北等9个省(自治区、直辖市)完成了2010年度基层远程会诊系统的项目任务，取得良好的社会效益。

从总体来看，我国远程医疗系统建设已经渡过了局域性研究试用的第一阶段，正处于区域性集团化建设应用的第二阶段，并将向跨域性一体化协同应用的第三阶段逐步过渡。

（二）发展趋势

从远程医疗的发展历史来看，远程医疗技术的应用领域，已从最初的高科技领域到后来的军用、民用，最终将向社区和家庭渗透，普及到每个老百姓。远程医疗已成为实现人人健康的目标必不可少的技术支撑手段，将最大限度地造福于人类健康。

(1)技术多元化和融合化发展。随着远程通信技术、信息学技术以及医疗保健技术的日益发展和融合，远程医疗技术将呈现多元化发展趋势，主要表现在通用化、专业化、小型化和一体化方面。

(2)应用领域不断扩展并形成体系化医疗服务。远程通信技术和计算机技术的快速发展为远程医疗应用创造了适宜的网络环境，随着材料学与制造工艺的不断革新，远程医疗系统设备趋于体积小、重量轻、功能全。为适合个人健康监护、家庭保健、家庭护理等需要，研制自动化和智能化程度较高、移动性好、便携式的远程医学设备，使远程医疗进入社区和家庭成为可能。在公共医疗保健、各种自然灾害救援和军队平战时伤病救治中，远程医疗正发挥越来越重要的作用。

(3)远程医疗运行机制在探索中不断发展。由于受到远程数据通信技术和计算机软硬件条件的制约，早期的远程医疗主要是应用在一些科研和试验项目上，总体上处于探索阶段。20世纪80年代后期，随着现代通信技术的不断完善，大批有实用价值的项目相继启动，远程医疗得到良好的发展。远程医疗也由较为模糊的概念逐渐发展为具有系统理念(如远程医疗咨询、远程病情监护、远程手术指导、远程家庭保健、远程教学、远程学术交流、远程医学文献共享等)的新医学服务模式。

(4)远程医疗基础平台和医技专科不断融合。实践证明，远程医疗可以广泛应用于几乎所有的医学专业，包括各临床专科、辅助诊断专业以及医学科研、教育等，从而逐步向远程医学拓展。从各个国家的发展经验来看，远程医疗只有结合具体的专科应用，才能最大程度地发挥出远程医疗效益，把最好的医疗专家带到前线。例如，远程放射学和远程病理学主要依赖于成像技术，与放射学和病理学的传统实践模式有着明显的相似性，从而产生了系统技术标准、相关人员的资质标准、质量保证和控制标准等，并已逐渐被业内人士接受和认可，成为远程医学应用的领先学科。

第二节　远程医疗的相关技术

远程医疗是远程通信技术、信息学技术和医疗保健技术结合的新型学科。因此远程通信技术、信息学技术和医疗保健技术组成了远程医疗技术的三大技术支撑。伴随远程通信技术和信息学技术的发展，远程医疗中的技术也经历一系列发展历程，具体如表10-1所示。

表10-1　远程医疗技术的发展历程

类　型	内　容	发展历程
远程通信技术	方法	电话→传真→卫星通信，互联网
	网络	电话网→窄带网络→宽带网络→光纤→无线通信
	信号	模拟信号→模拟数字混合信号→数字信号
	带宽	几十K→几百K→几十M→几百M→几G
	方式	点对点→点对多点→多点对多点

续表

类　　型	内　　容	发展历程
信息处理技术	数据类型	文字→图像→多媒体
	输入方式	手工→扫描→电子病历
	图像类型	静态图像→动态图像
	图像输入	扫描→数字化胶片
	质量	低→中→高
	分辨率	流畅→标准→高清→超高清
	压缩编码	MPEG1→MPEG2→MPEG4

远程医疗技术利用计算机技术和现代通信技术，实现医学信息的远程采集、传输、处理、存储和查询，其本身的内涵与外延不断扩大。许多远程医疗研究者从不同的角度进行了分类与定义，但远程通信技术、信息学技术和医疗保健技术作为远程医疗的三大核心技术已为人们所公认。远程通信技术的应用是远程医疗技术区别于其他医疗技术的显著特征，是促进医疗资源的合理配置和公平利用，提高偏远地区医疗服务水平和质量，降低医疗服务费用，进行医疗资源共享的核心手段。近年来，现代通信技术的发展与普及，也为远程医疗的发展提供了广阔的空间，奠定了良好的基础，同时，远程医疗技术的广泛应用也为远程通信技术开拓了新的领域，为其发展提出了新的要求。

一、远程通信技术

远程通信技术的发展促进了远程医疗的发展，为远程医疗的应用提供了强有力的技术支持。卫生信息的主要形式有数据、文本、音频、图像和视频等。远程医疗可根据卫生信息的不同形式选择不同的通信技术。在远程通信技术的发展过程中，远程医疗主要经历三个发展阶段。

（一）第一代远程医疗网络通信

基于有线电话的是第一代远程医疗系统。它通过固定有线电话线路，传输如心电、血压等常规生理电信号，由医院医生根据接收的生理信号对患者的情况做出判断并反馈给患者。

1. 电话通信网络

电话通信网络包括本地电话网和长途电话网。开展数字数据业务的电话网也称为数字数据网络(digital data network，DDN)，目前中国公用DDN骨干网为CHINADDN。电话通信网络建设历史最久，分布最广，普通用户最容易获得，同时电话通信网络也随着通信技术的发展和消费者需求的增加，不断进行技术改造和升级，实现从模拟到数字的一系列业务。远程医学在其发展历程中，有着众多利用电话通信网络的项目和研究课题。

2. 数据通信网络

电话通信网络实际上是为语音通信设计的，这种电路交换方式对于其他非语音性质的信号传输并不十分适用。因此，需要建设适合数据传输的数据通信网络，以解决电路交换所存在的问题，X.25、帧中继和异步传输模式(asynchronous transfer mode，ATM)数据通信网络应运而生。

X.25是1976年ITU-Y制定的广域网分组交换协议；帧中继是采用虚电路交换技术，提供底层服务的通信方式；异步传输模式是将语音、图像等各种数字信息分解成数据块，只要有空信元就可以传送。ATM网络不仅能适应包括视频和音频在内的各种实时应用，同时支持电子邮件、文件传输等非实时应用。

远程医疗中传输的信息，无论是患者的个人资料、病程记录、检验结果，还是医生的诊断治疗方案等，都可以数字化，从而能够通过数据通信网络进行远程传输；各个医疗机构间的局域网都可以通过数据通信网互联互通，构成广域网，从而可以进行程医学交流、探讨和合作。因此，数据通信网在远程医学中占有重要地位，数据通信技术的快速发展，使得远程医学的应用越来越广泛。

3. 综合业务数字网络

综合业务数字网络(integrated service digital network，ISDN)是ITU-T在1976年提出的一组将数字电话与数据传输服务结合在一起的协议。整个设想是电话网络数字化，利用已有的电话线传输音频、视频和文本等。

(二) 第二代远程医疗网络通信

基于微波和卫星通信的第二代远程医疗系统是伴随微波通信和卫星通信的大规模应用而产生的。同第一代系统相比，它采用卫星和微波通信，给患者提供更大的活动范围，而且可以推广到不通有线电话的偏远地区。从而更有效地处理在航海、航天、极地等特殊条件下的医疗疑难问题。第二代远程医疗网络通信适用的地域范围更加广泛，传输的信息更加完善，同时传送的音频信号和视频图像使医生有更真实的现场感。

1. 有线电视网

目前遍布全国的有线电视网(CATV)也是一个可利用的网络。当然，在远程医疗发展历程中，利用有线电视网进行远程医疗的项目还不多，但有不少这方面的尝试，也有不小的进展。可能在不久的将来，人们在观看有线电视的同时，也能享受远程医疗带来的服务。

2. 光通信

光通信技术的发展促进了20世纪90年代通信网络爆炸性增长。光通信包括有线光通信和无线光通信两个重要分支。有线光通信即光纤通信，是以光纤为传输信道的通信方式。无线光通信是以光为载波，以自由空间或大气为传输信道的通信方式。

光通信已广泛应用于大容量、远距离、高速度、质量要求严格的场合。空间光通信是经济、高效、可行的。当然，光通信也有自身的不足之处。如通信光束的发散角很窄，需要更精确的捕获、对准和跟踪。如果光通信能摆脱自身的缺陷，那未来的空间通信一定是激光通信链路的世界。

远程医疗在实施过程中对通信带宽的需求不断增加，特别是视频会议、高质量医学影像的传输等需求，使得传统通信方式难以胜任。正如光通信的出现促进了20世纪90年代通信网络爆炸性增长一样，光通信应用同样使得远程医疗在20世纪末获得飞速发展。

3. 卫星通信

(1) 外交互式卫星通信系统原理及组成：外交互式卫星数据通信系统是基于非对称信道传输概念而研制生产的一种新型卫星数据传输系统。非对称信道方式指的是在传输过程中，接收数据和发送数据使用的是两个或更多信道，并且上行信道往往是双向低速的，而下行信道往往是单向高速的。

在卫星数据通信网中，用户发出的数据一般较小，要从网上接收的数据较多。如在远程医疗中，查询患者的资料时，发出的只有几十字节的申请信息，而需要接收上兆字节的数据(CT、B超等图像)。在电视会诊时，情况也基本如此。在通过外交互式卫星数据通信系统在Internet上进行WWW访问时，也是上行数据少，而下行的数据较多。

基于非对称信道传输概念，人们设计出外交互式卫星数据通信系统。整个系统由主站、小站、地面通信网、Internet网、高速接口、卫星转发器组成。主站由主站天线、主站天线功放、主站服务器、主站发送终端、主站发送卡、主站计算机网络及主站方的Internet高速接口组成。这里比较负责的主站硬件设备是主站天线和主站天线功放器，特别是功放器。另外，我国已建立许多双向主站，但这些双向主站的利用率比较低，如果外交互式卫星数据通信系统的主站利用已有双向主站的天线和天线功放器，则整个主站系统的费用将很低，而实际使用中也往往是这样使用的。

小站由小站天线、小站接收卡、小站室内单元、小站网络、小站微机及地面网接口组成。小站接收卡是插在小站室内单元中的，该室内单元进行信号的预处理，并可使用标准的 TCP/IP 协议进行 WWW 浏览。

地面网指的是各种地面线路的网络，如电话拨号、电话专线、微波、DDN、帧中继、ATM、ISDN、X.25、卫星专线、广域网。它们的特点是双向的，但速率较低，其中有的速率较高，但费用昂贵，一般用户消费不起。为保证上行线路畅通，这些线路可以互相备份，如使用 DDN 或电话专线，万一发生中断现象，还可以使用电话拨号保证上行线路畅通，赢得时间来修理电话专线或 DDN 专线。

卫星转发器带宽租用原则是传输 2M 速率至少租用 3M 带宽，一般租用 6M 带宽。因卫星上电源功率有限，如租用的转发器带宽刚够用，则地面小站天线尺寸必须较大。整个外交互式卫星数据通信系统采用标准 TCP/IP 协议和 Multicast(多路广播)协议，与 Internet 完全融合在一起。

(2) 多址连接：在同一个卫星的覆盖范围有若干个卫星地球站，从通信卫星到地球站以广播方式传送信号，为了识别这些信号并保证双方联系，必须采用多址连接，多址连接的方式有频分多址、时分多址、码分多址和空分多址。

(3) 现有的卫星通信系统。

①国际卫星通信系统：属于 100 个成员国和地区的国际通信卫星组织拥有并运营，供世界大多数国家使用。系统由 5 颗卫星组成，共有 26 个 C 波段转发器和 10 个 Ku 波段(14/11 GHz)转发器。每颗卫星提供 1.8 万条电话线和 4 路电视通道。

②VAST 系统：小口径天线终端系统。Intelsat 地球站的天线大、成本高，集中在人口稠密地区，而对于通信业务量较小的边远地区，需要小口径天线终端系统，这种天线终端系统具有口径小(1.2～2.4 m)、发射率低(1～3 W)、容量小、成本低等特点。

(三) 第三代远程医疗网络通信

现代远程医疗系统是结合移动通信和无线上网技术而发展起来的，是一种无线远程医疗和远程监护系统，它把移动通信和多媒体网络技术进行融合，是一套全新的移动健康护理信息系统。第三代移动通信系统已不局限于声音服务，而是提供更大的带宽以保证能大容量、快速地传输数据(以 3G-CDMA 标准为例，它可以实现在大范围快速移动的交通工具上有 144 kb/s 的传输速率，小范围缓慢移动物体或人体可获得 84 kb/s 的传输速率)。无线上网技术使得人们能在任何地方自由上网，互联网给远程医疗提供了信息传输环境。因此，互联网和第三代移动通信的结合，将改变现有的远程医疗模式，使患者能在任何地方、任何时候得到医生的帮助和救护，特别是在偏远地区和事故突发地以及战场上，更需要这种系统的支持。

1. 计算机网络和 Internet

计算机网络和 Internet 在一般情况下有四种应用：电子邮件、新闻、远程登录和文件传输。1989—1991 年诞生的 WWW(Word Wide Web)是 Internet 根本性的变化，它使得 Internet 不仅仅是学术界的工具，更是真正为千百万普通家庭和商业用户使用。

Internet 对远程医疗的推动作用是巨大的，在远程医学的早期阶段，人们对其相关知识了解和活动参与都是非常有限的，但是随着 Internet 在世界范围内爆炸性的发展，国际组织、国家机构、研究机构、民间组织甚至个人都积极参与其中。尤其是在数据共享方面发挥了巨大的作用。

2. 无线通信技术

无线通信技术是人们梦寐以求的技术，进行数据交换时就不必受时间和空间的限制，下面对目前流行的技术进行简单介绍。目前的无线通信技术有 GPRS、CDMA、WCDMA、CDMA2000EVDO、TD-SCDMA、LTE、蓝牙、RFID 无线射频、WIFI 等。其中覆盖面和通用性比较好的是 2G 的 GPRS，它可以根据当地客户的不同通信技术的要求进行定制开发。目前发展和应用比较成熟的移动通信技术是 3G 的 WCDMA、WCDMA、CDMA2000EVDO、TD-SCDMA 和 4G 的 LTE 技术，5G 技术正在测试阶段。

(1) GPRS：GPRS(多时隙通用分组无线业务)是一种很容易与 IP 接口的分组交换业务，其速率可达

9.6～14.4 kb/s,甚至能达到 115 kb/s,并且能够传送话音和数据。该技术是当前提高 Internet 接入速度的热门技术,而且还有可能被应用到广域网中。GPRS 又被认为是 GSM 第二阶段增强(GSMPhase2+)接入技术。GPRS 虽是 GSM 上的分组数据传输标准,但也可和 IS-136 标准结合使用。随着 Internet 的发展和蜂窝移动通信的普及,GSM 的发展有目共睹,因而 GPRS 技术的前景十分广阔。

GPRS 是 GSM 中一项新的承载业务,提高并简化了无线数据接入分组网络的方式,分组数据可直接在 GSM 基站和其他分组网之间传输,具有接入时间短、速率高的特点。由于 GPRS 是分组方式的,因此可以按字节数来计费,这些和传统的拨号接入按电路持续时间计费明显不同。同时,GPRS 网是 GSM 上的分组网,它实际上也是 Internet 的一个子网。在 GPRS 的支持下,GSM 可以提供:E-mail、网页浏览、增强的短消息业务、即时的无线图像传送、寻像业务、文本和住处共享、监视、Voice over Internet、广播业务。由于 GPRS 采用的是分组技术,与传统的无线电路业务在实施上有完全不同的特点。

GPRS 网络同时支持 IPv4 和 IPv6,是通向第三代移动通信网络的重要一步。GPRS 适合突发性 Internet/Intranet 业务,并能提供点到点的承载业务以及完成短消息业务的传送。预计在将来,GPRS 也能提供单点到多点的业务。更重要的是 GPRS 具有有限的 QoS 支持,因为它可以由相关参数来指定业务的继承性、可靠性、延时、流量。

(2) 3G:第三代移动通信技术,简称 3G(3rd-Generation),是指支持高速数据传输的蜂窝网络移动电话技术。3G 服务能够同时发送声音(通话)及信息(电子邮件、即时通信等)。3G 的代表特征是提供高速数据业务,速率一般在几百 kb/s 以上。3G 规范是由国际电信联盟(ITU)所制定的 IMT-2000 规范的最终发展结果。原先制定的 3G 远景,是能够以此规范达到全球通信系统的标准化。目前 3G 存在四种标准:UMTS、CDMA2000、TD-SCDMA、WiMAX。

3G 是能将无线通信与国际互联网等多媒体通信结合的新一代移动通信系统。能够处理图像、音乐、视讯形式,提供网页浏览、电话会议、电子商务信息服务。无线网络必须能够支持不同的数据传输速度,也就是说在室内、室外和行车的环境中能够分别支持至少 2 Mb/s、384 kb/s 以及 144 kb/s 的传输速度。由于采用了更高的频带和更先进的无线(空中接口)接入技术,3G 标准的流动通信网络通信质量较 2G、2.5G 网络有了很大提高,比如软切换技术使得旅途中高速运动的移动用户在驶出一个无线小区并进入另一个无线小区时不再出现掉话现象。而更高的频带范围和用户分级规则使得单位区域内的网络容量大大提高,同时通话允许量大大增加。

(3) 4G:2008 年 3 月,在国际电信联盟无线电通信部门(ITU-R)指定一组用于 4G 标准的要求,命名为 IMT-Advanced 规范,设置 4G 服务的峰值速度要求在高速移动的通信(如在火车和汽车上使用)达到 100 Mb/s,固定或低速移动的通信(如行人和定点上网的用户)达到 1 Gb/s。从技术标准的角度看,按照国际电信联盟(ITU)的定义,静态传输速率达到 1 Gb/s,高速移动状态下可以达到 100 Mb/s,就可以作为 4G 的技术之一。

目前,国际主要的 4G 标准主要有两个:一是由美国 Intel 所主导的 WiMAX(全球互通微波存取)标准,是目前传输距离最远的 4G 技术也是目前发展最快技术,在移动通信环境下可以让下行与上行最高速率各可达到 75 Mb/s 及 75 Mb/s;新一代的 IEEE 802.16m (WiMAX 2)可让行动接收下行与上行最高速率可达到 300 Mb/s,在静止定点接收可高达 1 Gb/s;二是 LTE Advanced 标准,是 LTE 的增强,完全向后兼容 LTE,通常通过在 LTE 上通过软件升级即可,升级过程类似于从 WCDMA 升级到 HSPA。峰值速率:下行 1 Gb/s,上行 500 Mb/s。

相对于前几代,4G 系统不支持传统的电路交换的电话业务,而是全互联网协议(IP)的通信,如 VoIP。IMT-Advanced 的 4G 标准有以下几种。

①LTE-Advanced(长期演进技术升级版):是 LTE 的升级演进,由 3GPP 主导制定,完全向后兼容 LTE,通常在 LTE 上通过软件升级即可,升级过程类似于从 W-CDMA 升级到 HSPA。峰值速率:下行 1 Gb/s,上行 500 Mb/s。LTE-Advanced 是第一批被国际电信联盟承认的 4G 标准,也是事实上的唯一主流 4G 标准。另有 TD-LTE 的升级演进 TD-LTE-Advanced(TD-LTE-A)。

②LTEFDD(频分双工长期演进技术):最早提出的 LTE 制式,目前该技术最成熟,全球应用最广泛,终端种类最多。峰值速率:下行 150 Mb/s,上行 40 Mb/s。

③LTETDD(时分双工长期演进技术):又称 TD-LTE,是 LTE 的另一个分支。峰值速率:下行 100 Mb/s,上行 50 Mb/s。由上海贝尔、诺基亚西门子通信、大唐电信、华为技术、中兴通信、中国移动、高通、ST-Ericsson 等业者共同开发。

④ Wireless MAN-Advanced(无线城域网升级版):又称 WiMAX-Advanced、WiMAX2,即 IEEE802.16m是 WiMAX 的升级演进,由 IEEE 所主导制定,下行与上行最高速率可达到 100 Mb/s,在静止定点接收可高达 1 Gb/s。Wireless MAN-Advanced 也是国际电信联盟承认的 4G 标准,不过随着 Intel 于 2010 年退出,WiMAX 技术也已经被运营商放弃,并开始将设备升级为 TD-LTE。

(4) 5G:第五代移动通信技术的简称,目前还没有一个具体标准。2013 年韩国三星报道成功研发第五代移动通信技术,手机在利用该技术后无线下载速度可以达到每秒 3.6 G。与 4G、3G、2G 不同的是,5G 并不是独立的、全新的无线接入技术,而是对现有无线接入技术(包括 2G、3G、4G 和 WiFi)的技术演进,以及一些新增的补充性无线接入技术集成后解决方案的总称。从某种程度上讲,5G 将是一个真正意义上的融合网络。以融合和统一的标准,提供人与人、人与物以及物与物之间高速、安全和自由地联通。

我国华为公司目前拥有 5G 系列标准的相当部分专利。5G 系统的研发将面向高性能移动通信的需求,包含体系架构、无线组网、无线传输、新型天线与射频以及新频谱开发与利用等关键技术。5G 系统的发展,大大缩短了患者到医院的距离。5G 时代的到来,将远程医疗推动到更深层次的发展状态,除了远程视频会诊、面向个人患者和家庭患者的远程会诊和保健系统,远程外科手术亦成为领域内研究热点,移动健康医疗也将成为后续发展趋势中不可或缺的部分。

(5) Wi-Fi:俗称无线宽带,全称 wireless fidelity。802.11b 有时也被错误地标为 Wi-Fi,实际上 Wi-Fi 是无线局域网联盟(WLANA)的一个商标,该商标仅保障使用该商标的商品互相之间可以合作,与标准本身没有关系。但是后来人们逐渐习惯用 Wi-Fi 来称呼 802.11b 协议。Wi-Fi 的最大优点就是传输速度较快,可以达到 11Mb/s,另外,它的有效距离也很长,同时也与已有的各种 802.11DSSS 设备兼容。笔记本电脑技术——迅驰技术就是基于该标准。IEEE802.11 第一个版本发表于 1997 年,其中定义了介质访问接入控制层和物理层。物理层定义了在 2.4 GHz 的 ISM 频段上的两种无线调频方式和一种红外线传输的方式,总数据传输速率设计为 2 Mb/s。两个设备之间的通信可以自由直接(adhoc)的方式进行,也可以在基站(BS)或者访问点(AP)的协调下进行。1999 年加上了两个补充版本:802.11a 定义了一个在 5 GHz ISM 频段上的数据传输速率可达 54 Mb/s 的物理层,802.11b 定义了一个在 2.4 GHz 的 ISM 频段上但数据传输速率高达 11 Mb/s 的物理层。2.4 GHz 的 ISM 频段为世界上绝大多数国家通用,因此 802.11b 得到了最为广泛的应用。

Wi-Fi 可分为六代。ISM 频段中的 2.4 GHz 频段被广泛使用,如微波炉、蓝牙,它们会干扰 Wi-Fi,令速度减慢,5 GHz 干扰则较小。双频路由器可同时使用 2.4 GHz 和 5 GHz,设备则只能使用某一个频段。

第一代 802.11,1997 年制定,只使用 2.4 GHz,最快为 2 Mb/s。

第二代 802.11b,只使用 2.4 GHz,最快为 11 Mb/s,正逐渐被淘汰。

第三代 802.11g/a,分别使用 2.4 GHz 和 5 GHz,最快为 54 Mb/s。

第四代 802.11n,可使用 2.4 GHz 或 5 GHz,20 MHz 和 40 MHz 信道宽度下最快分别为 72 Mb/s 和 150 Mb/s。

第五代 802.11ac,可使用 2.4 GHz、5 GHz。

第六代 802.11ax,可使用 2.4 GHz、5 GHz(未来可能纳入 6 GHz)。

(6) 蓝牙:蓝牙(bluetooth)技术,实际上是一种短距离无线电技术,利用蓝牙技术,不仅能够有效地简化掌上电脑、笔记本电脑和移动电话手机等移动通信终端设备之间的通信,也能够成功地简化以上这些设备与互联网之间的通信，从而使这些现代通信设备与互联网之间的数据传输变得更加迅速、高效，为无线通信拓宽道路。事实上，根据已订立的标准，蓝牙可以支持功能更强的长距离通信，用以构成无线局域网。每个蓝牙设备可同时维护 8 个连接。可以将每个设备配置为不断向附近的设备声明其存在以便创建连接。另外也可以对两个设备之间的连接进行密码保护，以防止被其他设备接收。蓝牙的标准是 IEEE802.15.1，蓝牙协议工作在无须许可的 ISM 频段的 2.45 GHz。最高速度可达 723.1 kb/s。为了避免干扰可能使用 2.45 GHz 的其他协议，蓝牙协议将该频段划分成 79 个频道，(带宽为 1 MHz)每秒的频道转换可达 1600 次。

二、多媒体通信系统

远程医疗中的信息学技术主要包括信息存储管理技术、信息显示技术和多媒体数据处理与传输技术。多媒体通信系统是信息学技术应用的具体体现，多媒体通信系统是利用数字视音频和通信网络进行多媒体通信的一种方式。多媒体通信系统实时性强、交互性好的特点，促进了远程教育、远程医疗等方面应用的实现。如今人们可以坐在医院的会议室、医疗现场，通过网络进行万里之外的医疗咨询、学术交流活动或远程会诊。

从技术角度来看，远程多媒体通信系统是建立在通信技术、计算机技术、多媒体技术等高新技术基础之上的应用系统，它在计算机的控制下，对多媒体信息(如声音、图像、图形、数据、文本等)进行采集、处理、表示、存储和传输。远程多媒体通信系统的实现，目前大多是采用公共电信网、互联网专线、虚拟专网，双向数字压缩的加密卫星、CATV、DSL、移动通信等作为信息传输手段的。

(一) 多媒体通信系统的组成

多媒体通信系统主要由终端设备、传输网络及多点控制单元(MCU)三部分组成。其中，终端设备和 MCU 是多媒体通信系统所特有的，而传输信道则是指目前现成的、适宜传输多媒体通信系统信号的各类通信信道。

1. 终端设备

多媒体通信系统所用的终端设备将视频、音频、数据控制等各种数字信号分别进行处理后组合成一路复合的数字码流，再转变为适合在传输网络中传输的帧格式送到信道中进行传输。终端设备主要包括以下几个部分。

(1) 视频输入/输出设备：视频输入设备包括摄像机、录像机、图文摄像机等。

视频输入设备将模拟视频信号通过视频输入口送入编码器进行数字化处理。通常视频输入设备至少需要三个。模拟视频信号经过终端设备的摄影输入口送入编码器进行数字化处理。视频输出设备包括监视器、投影机、电视机等。它们的功能是显示接收到的图像。

(2) 视频编解码器：视频编解码器是多媒体通信系统终端的核心设备，它能对各种制式的模拟视频音频信号进行数字化和压缩编码处理、将数字信号进行解码和转换成视频音频模拟信号，以便能在窄带数字信道中传送。

(3) 音频输入/输出设备：音频输入/输出设备包括话筒、扬声器、调音设备和回声抑制器。话筒和扬声器用于与会者的发言和收听远端会场的发言。调音设备用于调节本会场的话筒、扬声器的音色和音量，回声抑制器应用回波抑制原理将对端的回声信号抑制掉，保证发送的只有本端会场的发言。

(4) 音频编解码器：音频编解码器能将 50～3400 Hz(或 50～7000 Hz)的模拟话音信号数字化，以脉冲编码调制(pulse code modulation，PCM)、自适应差分脉冲编码调制(adaptive differential pulse code modulation，ADPCM)，或 LD-CELP 方式进行编码，编码后的数字音频信号的速率为 16 kb/s、48 kb/s、56 kb/s、64 kb/s 四种。另外，音频编码器还要增加适当的时延，解决由视频编码引起的唇音同步问题(口型动作与声音相比有一个延时)。

(5) 信息处理设备:信息处理设备包括电子白板、书写电话等。与会人员可以通过这些设备来讨论问题和实现数据共享等功能。

(6) 多路复用/分接设备:该设备将视频、音频、数据、信令等各种数字信号组合为64～1920 kb/s的数字码流,成为与用户网络接口相兼容的信号格式。该信号应符合ITU-TH.221建议的帧结构。

2. 传输网络

多媒体通信系统的传输介质可以采用光纤、电缆、微波及卫星等各种信道。在传输方式上可以在现有的多种网络上展开,例如ATM、DDN、ISDN、SDH数字通信网或者帧中继网络等。在新的多媒体通信系统标准(H.323)中,多媒体通信系统信号还可以在LAN、WAN、Internet的各种计算机网上传输。

3. 多点控制单元(MCU)

由于目前各种网络本身的控制功能还不能满足多媒体通信系统所要求的多点对多点的控制功能。因此,还需要一种设备来控制各个通信场所之间的信息传输与切换,这就是多点控制单元所要完成的功能。它就像电话网中的交换机一样,按用户的要求完成信息的转接。

多点控制单元支持在三个或者更多端点之间进行多媒体通信。在H.323多媒体通信中,一个MCU由多点控制器(MC)和多点处理器(MP)组成。MC处理所有终端之间的H.245协议,以确定共同的音频和视频处理能力。MC确定视音频流向,实现多点广播,从而对会议资源进行控制。MP处理媒体的混合以及处理声音数据、电视图像数据等。

在多点会议中,多点控制器(MC)将与每一个终端间的能力交换,以确定会议中的公共能力。在由一个终端离开一个会议时MC将修改它的能力集,并发送给与会的终端。MC为会议选定通信模式,并使得在会议中的各终端工作在共同选定的通信模式(SCM)中。在连接完成后,MC可以使用H.245信令来选择会议方式。MC可以存在于网关、终端或者MCU中。

多点处理器(MP)接收来自终端的音频、视频和数据码流,这些码流在MP中进行处理后送回终端。MP对视频的处理有两种方式:①视频切换,即根据主控制和声音大小来控制视频的切换;②视频复合,即将若干个站点的画面复合在一个画面上。

MP对音频的处理主要是混合,它可以是M个通道输入,经过处理获得N个通道输出。此外,MP音频处理还具有音量衰减功能,以抑制噪声,防止不必要站点的语音干扰会场。

由于H.323系统是基于分组交换模式的,从组织来看它不会存在星形的拓扑结构,而往往是以网状或者树状的拓扑结构形式存在,因而H.323会议系统的多点控制、管理和处理就不一定要集中处理。同样,MC和MP可以作为一个设备而存在,也可以作为一个功能块放在其他设备中。H.323会议的多点控制和管理工作方式可以分为下列三种。

(1) 集中方式的多点控制和管理:这种方式和传统的会议系统(如H.320系统)相同,即所有终端都通过点对点的方式(这里的点对点方式并非指物理连接,而是指逻辑连接)与MCU相连,或者与多个级联的MCU相连。MCU中的多点控制部分MC通过H.245来实现多点控制,MP来实现多点音频混合、多点视频切换或复合及多点数据传递控制等多点处理功能。

(2) 分布式多点控制和管理:这种工作方式是传统的会议系统(如H.320系统)所没有的。在这种管理方式中,系统没有MCU,也就是没有集中控制和集中管理的设备,MC和MP功能模块分别存在于系统的其他设备中。这种方式之所以能在基于分组的通信网(如IP网)中实现,其主要原因是网络中的通信是在逻辑信道进行而不是以物理信道为单位进行的。

(3) 混合方式的多点控制和管理:在这种方式下多点控制MC是以集中方式工作的。多点处理可以有音频式集中处理、视频式分散处理和视频式集中处理、音频式分散处理两种。

(二) 多媒体通信系统的分类

多媒体通信系统有多种分类方法。根据传输网络不同,多媒体通信系统可分为基于专网或DDN网、基于PSTN网和基于LAN/WAN网的多媒体通信系统;根据终端类型不同,多媒体通信系统可分为会议室型和桌面型多媒体通信系统。不同种类的多媒体通信系统有不同的特点，因此适合不同的场合。

1. 会议室型多媒体通信系统

会议室型的多媒体通信系统适用于规模较大的会议，它所提供的图像质量、音响效果都比较好，是目前较为普遍采用的一种多媒体通信系统方式。在一个固定的专用会议室安装摄像机、投影仪、编解码设备，会议室的灯光、音响系统也是经过专门设计的，以满足相应的条件。与会者在这种会议室中开会，可以获得很好的视频、音频效果。这种多媒体通信系统对传输信道速率要求比较高，以 2 Mb/s(E1 速率)以上为佳。

远程教育中双向、实时授课系统主要采用这种类型的多媒体通信系统，它使老师和学生通过语音、图像和文字进行实时的交流，如同在一间教室一样，可以取得良好的教学效果。

2. 桌面型多媒体通信系统

桌面型多媒体通信系统与会议室型多媒体通信系统相比要简单许多，它将多媒体通信系统与个人计算机融为一体，一般由一台个人计算机配备相应的软硬件(如摄像头、麦克风、用于编解码的硬件或软件)构成，在多个地点进行多方会议时还应设置一台多点控制设备对图像语声进行切换、控制。这样的系统适合多人的讨论、商谈，对图像质量要求不高。早期桌面型多媒体通信系统通常接在 ISDN 上，以 128 kb/s(2B+D)或更低的速率工作，提供 CIF 或 QCIF 格式的图像。与会者在办公室桌前或在家中就可以通过自己的终端设备或计算机参与电视会议，他们可以发表意见，观察对方的形象和有关信息，同时双方还可以共享应用程序，利用电子白板(软件)进行书面交流。桌面型多媒体通信系统造价低廉、使用方便、通信费用低，是未来多媒体通信系统发展的主要方向之一。

在远程教育应用中，老师答疑、同学讨论就可以采用这种方式的多媒体通信系统来实现。

第三节　远程医疗系统的组成与功能

远程医疗系统应是一个开放的分布式系统，应用现代信息通信技术(双向视听技术和流媒体技术)、数字技术和医学技术为远方患者提供医学服务，实现异地医务工作者的医学信息交流和探讨。远程医疗系统应具有远程诊断、信息服务、手术转播和远程教育等多种功能，可进行远距离视频、音频交互，实现多媒体医学资料(包括数据、文本、图片和声像资料)的传输、存储、查询及显示。

远程医疗系统根据具体医学服务应用集成相关系统设备。从技术角度上看，远程医疗系统由通信网络系统、计算机系统、多媒体信息系统等组成。通过远程医疗系统将人们通常所能感觉到的有形或无形的医学资料与健康信息，如影像、图像、图形、语音等，转变成能被计算机识别的数字传递到终端，并在终端重新恢复和显示出人们能够认识的信息原形。不同类型的远程医疗系统，其性能与应用效果差异明显，但远程医疗系统必须具备信息获取、信息传输、信息显示三大功能。

一、远程医疗系统的组成

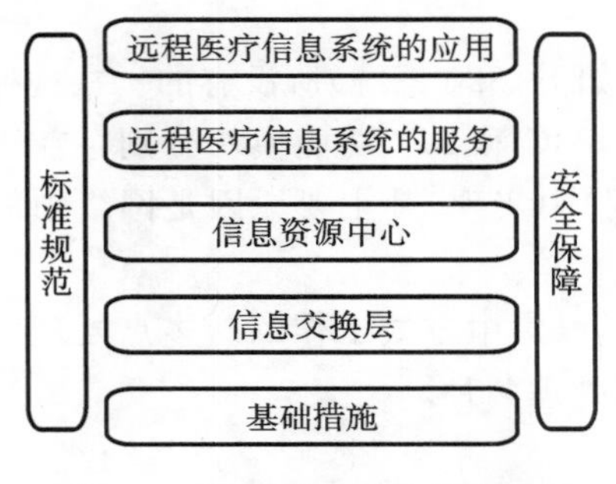

图 10-1　远程医疗系统总体框架

远程医疗系统总体框架主要包括远程医疗信息系统的应用、远程医疗信息系统的服务、信息资源中心、信息交换层、基础措施、标准规范、安全保障(图 10-1)。

远程医疗信息系统的技术架构主要包括应用层、服务层、资源层、交换层与接入层。

(一) 应用层

远程医疗信息系统应用层由远程医疗服务应用和远程医疗监管组成。通过统一的远程医疗服务门户访问，可实现远程会诊、远程影像诊断、远程病理诊断、远程心电诊断、远程监护、远程手术示教、远程医学教育等远程医疗服务，各应用可实现“即插即用”。通过远程医疗监管模块提供的功能，可实现各级远程医疗系统运营情况的分析、统计、决策等多种监管功能。

（二）服务层

远程医疗信息系统服务层所提供的服务包括注册服务、远程服务、存储服务和电子病历档案服务，通过远程医疗数据传输对象与远程医疗业务逻辑层直接进行交互，集中了系统的业务逻辑的处理。服务间的消息交换和消息传输贯穿各个服务层，服务间的消息交换要基于通用的交换标准和行业的交换标准。

（三）资源层

远程医疗信息系统资源层所提供资源包括结构化数据、非结构化（文档、音视频资料）数据、结构化文档数据、应用服务资源等。该系统主要用于支撑跨区域远程医疗工作开展的管理协调；支撑跨区域远程医疗工作开展的效能建设；辅助决策开展数据统计分析服务；为国家远程医疗监管与资源服务中心与各区域远程医疗监管与资源服务中心，以及各区域远程医疗监管与资源服务中心之间的互联互通提供信息服务。

（四）交换层与接入层

远程医疗信息系统交换层包括企业服务总线（ESB）、服务集成（SMP）、通用文件传输（GTP）、数据集成（ETL）等。信息交换层根据业务流程，通过数据接口或消息传递与其他信息系统进行数据交换，实现信息共享、数据上报等功能。远程医疗信息系统交换层主要用于满足临床信息跨医院、跨区域的信息交换和协同应用；用于医疗服务资源的注册、申请、授权、管理、监控，实现基于服务的信息资源共享交换；用于满足基于卫生医疗行业数据规范的业务信息采集，并对外部系统提供基于文件的数据交换服务；用于满足远程医疗数据仓库建设过程中的数据采集、加工、转换处理的数据集成要求；用于满足音视频信息的跨医院、跨区域交互，并按照平战结合要求，集成突发公共卫生事件应急指挥视频会议系统。远程医疗信息系统交换层解决了医院依靠区域远程医疗监管与资源服务中心开展远程医疗业务过程中的信息互联互通问题。

远程医疗信息系统接入层包括应急指挥系统和医疗卫生信息系统。远程医疗信息系统与应急指挥系统对接，利用视频站点连接医院网络，提供现场和救治过程音视频动态信息，实现突发事件应对中的信息共享与处置联动，既可使患者通过远程视频获得诊治，也可帮助医护人员随时向指挥中心汇报患者的最新情况，分析任何潜在的新疾病。医疗卫生信息系统主要包括电子病历系统、医院信息系统、检验信息系统、临床信息系统、心电诊断系统、影像诊断系统、病理诊断系统和其他医疗信息系统。通过远程医疗信息系统与医疗信息系统的对接，实现跨医院之间的信息共享、业务协同。远程医疗信息系统与区域卫生信息平台对接，提供远程医疗监管与业务服务实时信息，共享原有健康档案和电子病历信息，使区域卫生信息平台具有对远程医疗业务的综合管理功能。如果医疗机构已经建立了医院信息集成平台，将通过平台机制，实现与远程医疗信息系统的对接，减少数据接口数量，实现跨医院之间的信息共享、业务协同。

二、远程医疗系统的功能

远程医疗系统具有基本业务功能、扩展业务功能和系统管理功能。

（1）基本业务功能包括远程会诊、远程预约、远程双向转诊、远程影像诊断、远程心电诊断、远程医学教育6类。

（2）扩展业务功能包括远程重症监护、远程病理诊断、远程手术示教3类，有条件的医院可选择其中的部分或全部功能。

（3）系统管理功能包括权限管理、医疗卫生机构数据管理、科室数据管理、专家数据管理、病历数据采集与存储、随访管理、统计分析、财务管理、功能协作与数据交互。

（一）基本业务功能

（1）远程会诊：适用于邀请方向受邀方申请远程会诊，受邀方接受申请，开展远程会诊并出具诊断意见及报告的过程，其基本功能如下。①会诊预约：会诊申请单的填写、会诊申请提交与修改、专家库信息查询、电子资料组织与传送、会诊申请的查询等；②会诊管理：会诊流程管理、病历资料管理、会诊报告浏览、随访管理、会诊服务评价等；③会诊服务：病历资料浏览、音视频交互病情讨论、病历资料白板书写交互、会诊报告编写发布与修改、会诊报告模板管理等。

（2）远程预约：适用于邀请方完成预约挂号、预约检查等操作以及受邀方完成相关申请受理及信息反馈的过程，其基本功能如下。①预约安排：预约申请单的填写、排班表查询和号源选择、预约申请提交与修改、患者病历资料的提交、预约单的浏览和打印等。②预约管理：预约过程管理、预约过程提醒、预约记录查询、病历资料管理等。

（3）远程双向转诊：适用于各级医疗卫生服务机构对转入、转出患者的管理过程，其基本功能如下。①转诊申请：响应全科诊疗、其他服务组件或系统模块的转诊请求，向定点转诊机构提出转诊申请，具备转诊申请单填写、转诊申请的提交与修改、接诊机构查询、转诊申请的查询等功能。②转诊管理：分为送转管理和接诊管理，支持邀请方进行取消送转、打印转诊单、重新转出操作，支持受邀方进行接诊或拒绝接诊操作，具备转诊过程管理、病历资料管理、转诊过程提醒、转诊记录查询等功能。③患者信息反馈：患者的出院信息都可从受邀方的 HIS 中自动获取；根据转诊记录信息自动转回邀请方，或根据患者地址信息转回该患者被管辖的社区医疗卫生机构。④随访功能：包括随访记录和随访计划、随访记录查询和随访提醒等。

（4）远程影像诊断：适用于邀请方向受邀方申请远程影像诊断，受邀方接受申请，开展远程影像诊断并出具诊断意见及报告的过程，以及区域内多家医疗机构联网组成影像中心对影像的集中存储、集中诊断和管理的过程，其基本功能如下。①申请：具备申请单填写、申请的提交与修改、诊断机构查询、申请的查询等功能。②资料传送与接收：具备不同资料的传送与接收功能。③图像浏览、增强与分析：能够对原始图像进行浏览、对比度增强、边缘增强、病理特征提取、病理特征量化分析，能够进行计算机辅助诊断、基于图像特征的图像检索等。④质控与统计：影像质量统计、技师评片、集体评片、报告书写质量统计、技师的影像总体质量统计、诊断报告诊断质量统计等；诊断报告发布、浏览与查询。⑤病例学习：为医生提供一个学习的平台，特别是一些进修医生与实习生，可以对其关心的报告进行查询、浏览并进行对比学习与借阅。

（5）远程心电诊断：适用于邀请方向受邀方申请远程心电诊断，受邀方接受申请，开展远程心电诊断并出具诊断意见及报告的过程，以及院前 120 急救中心的心电检查需求，其基本功能如下。①申请与预约：接受患者的预约登记和检查登记，以及对患者检查信息的登记，申请单扫描和简单查询统计，并分发患者的检查报告。具备为患者分配预约时间、查询指定时间段内的预约、登记患者列表、纸质申请单的扫描和拍摄、与 HIS 无缝对接等功能。②分析诊断：专业心电医生根据心电设备采集的数据进行专业分析诊断。具备心电检查数据到达即时提醒、心电图分析、报告编写和打印、病历管理等功能。③报告浏览与分析：给临床医生提供浏览心电图报告及心电波形的工具。可将医生端浏览工作站嵌入门诊医生工作站、住院医生工作站和电子病历系统，支持医生端浏览工作站，可进行在线波形分析、处理、测量。

（6）远程医学教育：适用于医院、专家通过音视频和课件等方式为基层医生提供业务培训、教学、病案讨论以及技术支持，其基本功能如下。①教师管理：具备教师注册、信息查询及修改等功能。②学员管理：具备学员注册、信息查询及修改等功能。③课程管理：具备课程视频查询、视频点播、实时培训等功能。④课件管理：具备视频管理、课件管理、视频共享及课件同步等功能。⑤过程管理：具备课程学习计划制作、课程培训记录、学习进度查询等功能。⑥学分管理：具备申请学分、学分证打印等功能。

（二）扩展业务功能

（1）远程重症监护：适用于由邀请方向受邀方提出申请并提供重症患者临床资料，受邀方接受申请，开展远程重症监护并出具诊断意见及治疗指导意见的过程，其基本功能如下。①申请与预约、资料传送与接收、浏览与分析、质控与统计、报告发布及浏览、服务评价等过程管理功能。②实时采集传输生命体征参数功能，邀请方、受邀方、患者之间进行持续动态监护、诊断建议、治疗建议等医疗活动。③24 小时不间断的连续动态观察，向受邀方提供患者实时持续的监护数据，并对异常情况预警和警报作用。④生命体征参数的存储、管理等常规功能，包括数据记录、管理、查询、统计功能。⑤患者床边视频会议功能，便于专家与申请医生和患者远程互动式交流。⑥专家远程实时控制视频云台，对患者多角度观察和画面快速切换。

（2）远程病理诊断：适用于邀请方向受邀方申请远程病理诊断，受邀方接受申请，开展远程病理诊断并出具诊断意见及报告的过程，其基本功能如下。①申请与预约、服务评价等过程管理功能。②病理切片数字化扫描功能，病理切片转换成数字切片。③虚拟数字切片的放大、缩小、标记等后处理功能。④病理图文报告的书写、发布、保存以及记录查询等功能。⑤患者信息上传、报告下载等功能。⑥相关数据统计功能。

（3）远程手术示教：通过远程会诊技术和视频技术的应用，对临床诊断或者手术现场的手术示范画面影像进行全程实时记录和远程传输，使之用于远程手术教学，其基本功能如下。①申请与预约、服务评价等过程管理功能。②一个手术室可以支持多间远程教室同时观看手术过程的功能。③医学专家可以在远程医疗信息系统内任意点连接同一个手术室或连接多个手术室，进行手术指导和讨论的功能。④对手术影像和场景视频进行全程的实时记录功能。⑤对手术过程静态拍照和动态录像的功能。⑥对手术高质量音视频存储、回放和管理等功能。⑦手术实况音视频信息实时直播、刻录的功能。⑧手术室和医学专家实时交互的音视频通话的功能。⑨术野图像监看高清电视或 LED 电视。⑩术野摄像机远程微控功能。⑪术野摄像机和手术室内其他摄像机远程控制功能。

（三）系统管理功能

系统管理包括对基础数据和业务数据的管理，对各级医疗机构、医务人员以及患者信息资源进行统一管理，并与其他各个功能子系统对接，实现基础数据和业务数据的存储、交换、更新、共享以及备份等功能。

（1）权限管理：要求对各类医疗机构、科室、专家、患者等用户权限进行严格多级设置管理，其基本功能如下。①对不同用户的权限进行授权的分配功能。②对不同报告诊断与浏览等权限的分配功能。③具备对不同病历资料的书写、审核、修订及浏览等权限的分配功能。④所有密码应加密保存和传输。

（2）医疗卫生机构数据管理：建立远程医疗信息系统的医疗卫生机构信息库，其基本功能如下。①医疗卫生机构的注册功能。②医疗卫生机构的信息浏览功能。③对医疗卫生机构及其各类属性信息进行增、删、改的功能。

（3）科室数据管理：建立远程医疗信息系统的科室信息库，其基本功能如下。①科室的注册功能。②科室的信息浏览与多属性查询功能。③科室关联功能。④对科室及其各类属性信息进行增、删、改的管理功能。

（4）专家数据管理：建立远程医疗信息系统的专家信息库，其基本功能如下。①专家信息的采集、审核等的注册功能。②专家的信息列表浏览与多属性查询功能。③对远程医疗专家及其技术职务、学历、医学资质等各类属性信息进行增、删、改的功能。

（5）病历数据采集与存储：采集、存储患者病历信息，其基本功能如下。①模拟信号处理：患者的胶片及纸质病历、化验单、图文报告等通过扫描方式实现数字化；支持扫描文件的传输、存储和阅读，扫描文件符合国家和行业统一的信息标准格式，支持病历文本、数据资料的手工录入。②数字信号处理：支持借助 DICOM 网关从具有 DICOM3.0 接口的影像设备获取患者的影像资料，支持从 PACS 图文工作站导入 DICOM3.0 影像，支持与电子健康档案、电子病历、数据中心等系统间实现互联互通。③实时生命体征信号的处理：支持生命体征数据的实时采集与传输，实现对患者进行 24 小时不间断的连续、动态观察。④集中存储：所有接入医院的患者检查信息、检查申请单信息、相应的检查证据文本等能够集中存储到远程医疗信息系统，进行统一调阅、统一管理，实现远程医疗数据共享。

(6) 随访管理：根据远程医疗业务要求设定，定期进行随访以提高会诊质量，其基本功能如下。①随访类型、方式等管理功能。②随访按时间预先自动提醒功能。

(7) 统计分析：对远程医疗各项业务与管理信息进行报表统计和查询，其基本功能如下。①远程会诊申请、患者病历、专家信息、意见与随访记录的查询功能和会诊数量和专家工作量的统计功能，可按任意时间区间、单位、专家、各类业务进行综合或分类统计与查询。②远程预约情况以及响应其他服务组件、功能模块的查询统计功能。③远程双向转诊信息的查询、调阅、使用与送转接诊、上转下转、送转患者按类型和接诊患者按类型统计的功能，以及响应其他服务组件、功能模块要求的查询统计功能。④向各医疗机构和管理人员提供影像资料、患者病历、影像会诊情况的查询和统计功能。⑤向各医疗机构和管理人员提供心电资料、患者病历、心电会诊情况以及阳性率、检查费用、会诊工作量的查询和统计功能。⑥远程医学教育不同类型视频、视频名称模糊搜索以及个人培训视频记录的查询功能和视频类型、点播次数及系统课程的统计功能。⑦支持用户自定义查询与统计表设计。

(8) 财务管理：对远程医疗各项业务的财务情况进行管理，其基本功能如下。①收款通知与确认管理功能。②医院对账单管理功能。③专家费用支出签收单据管理功能。④根据不同省市级别设置收费标准功能。⑤费用结算清单管理功能，包括医院费用、申请医生费用、会诊专家费用等总计功能。⑥申请医生、专家费用和运营费用比例设置功能。⑦制作费用统计报表功能，包括省份、地级市、县区级和医院级别的总计功能。⑧制作收款和支付费用月、年度报表功能，包括省份、地级市、县区级和医院级别的年度总计功能。

(9) 功能协作与数据交互：实现远程医疗信息系统与其他相关系统的功能协作与数据交互，其基本功能如下。①与电子病历、HIS、区域卫生信息平台、视频会议系统等其他卫生业务信息系统协作完成患者病历资料、远程会诊结果、转诊预约、影像心电资料、视频调用浏览的相互查询、记录和使用等功能。②通过与医院 HIS、EMR、社区 EHR、视频会议系统、医保系统、区域卫生信息平台等系统的接口连接，实现相关业务数据交互。③数据格式符合国际标准以及国家标准。

第四节　远程医疗的应用

随着科技的高速发展，信息技术已经应用到人们生活的各个方面，对人们的生活和生产方式产生了巨大的影响，现代医疗保健的方式也发生了根本性的改变，远程医疗的应用也会改变人们的就医方式和医生的诊治方式。

一、远程会诊

远程会诊(teleconsultation)是指医疗机构之间利用计算机技术和通信技术等手段，实现跨地域医疗会诊。远程会诊可有效减少因地区差异、医疗卫生资源差异等造成的各地医疗水平不平衡，使边远地区的患者以负担得起的价格获得较高水平的医疗服务。目前，远程会诊技术热点在于如何突破传统的点对点的会诊模式来真正实现多点间的同步交互式医疗会诊模式，其中包括不同计算机操作平台间如何实现协同、协同工作的管理方式、功能要求、医学会诊的网络结构以及如何减少其对于通信带宽的要求等。

远程医疗会诊已覆盖许多临床医学学科，疑难病例，急危重症患者需协助诊治以及突发事件救治都可借助远程会诊。远程会诊通常包括以下几种。

(1) 紧急会诊：常用于急危重症患者诊治和突发事件救治，上级医院或医疗中心的医生通过远程会诊系统指导现场诊疗和救治。还可以通过移动远程会诊设备，如远程医疗会诊车、船舶和飞机等与医疗基地进行紧急会诊。

(2) 专家会诊：聘请医学专家对疑难病例进行诊疗咨询和指导。患者可以参与专家的选择，允许患者及其家属参与会诊，并通过会诊系统与专家进行交流。

(3) 联合会诊：对涉及多科的疑难病例，可安排多位异地专家进行联合会诊，其形式类似于多方的视频会议。

非紧急会诊的情况下，会诊前申请会诊一方应准备好患者的相关病历资料，提前通过网络传送给会诊专家，以提高会诊质量，缩短会诊时间。

二、远程影像

远程影像是远程医疗的主要服务类型，早期也称为远程放射学。美国放射学会对远程放射学(teleradiology)做了如下定义：远程放射学是通过从一个地方到另外一个地方的电子传送放射图像，及时分析放射图像，给出诊断意见，并对医生进行继续教育。远程影像（放射学）的目标是提高医疗资源缺乏地区的医疗水平，为偏远地区提供放射诊断咨询或医学影像解释等服务。

远程影像是一种非常理想的临床服务项目，其应用包括远程诊断、远程会诊和远程管理。

(1) 远程诊断。远程诊断是利用远程放射系统，将影像和文字等合成为形象化的多媒体文档。不仅能提高影像诊断的正确性，而且能提高放射诊断医生的业务水平，为放射科医生完成影像检查和诊断缩短诊断周转时间，提供了快捷、有效的服务途径。

(2) 远程会诊。远程会诊是利用远程影像系统，通过通信网络对疑难病例进行远程会诊，随时提供专业咨询或核片意见，充分利用医疗资源。提高基层或边远医院放射诊断质量，有效解决传统放射影像读片存在的问题，是一种合理、有效和经济的医疗服务手段。

(3) 远程管理。远程放射系统的实施，使临床医生能随时调阅患者的信息，增强了放射医生诊断报告的针对性，提高了解决专科疑难问题的能力，发挥了远程医疗的优势和效益，为医院及放射科的运营开支创造价值。

三、远程病理

远程病理(telepathology)是在远程医学基础上发展形成的一个远程医学分支。通过远程病理系统以电子方式进行静态图像或动态图像实时传输，并在远端计算机屏幕上进行显示，形成一个集医学研究、诊断、信息共享的多媒体网络系统。

远程病理系统分为静态系统和动态系统。静态系统只是实现病理图像的采集和存储，并通过远程网络传送给异地会诊专家。动态系统是在两个病理学实验室之间建立一条点对点的通信链路，实时发送和接收图像，能主动控制远端显微镜，移动观察切片，模拟病理医生习惯的操作方法。

远程病理的应用主要包括以下几点。

(1) 远程病理会诊：利用数字切片扫描系统，把患者的切片数字化，然后通过网络，将数字切片与相关病史上传到会诊平台，专家登录此平台，就可随时进行会诊。

(2) 术中冰冻切片诊断：术中冰冻切片是目前临床医生在术中确定肿瘤性质、减少临床误差、决定手术方案的一种准确和快速的诊断方法。在建立远程病理会诊网络基础上，任何与之联网的基层医院，都可由异地专家通过远程病理会诊网对术中冰冻切片进行会诊指导。

(3) 远程病理研究：利用网络对高清晰度彩色病理图像进行交换，建立虚拟载玻片，快速、无损传输，实现不用人工合成或者来自组织片段的高质量屏幕显示，全自动扫描和捕获，以及免疫组织化学、超微病理学、分子生物学技术在病理诊断的应用。

(4) 远程教学：应用数字切片网络管理系统建立数字切片库，建立诊断网络平台，通过 Internet 进行数字切片病理远程诊断咨询与交流。

四、远程手术

远程手术（telesurgery）是通过互联网技术、虚拟现实技术与机器人技术，对临床诊断或手术现场的画面影像进行全程实时记录和远程传输，对异地患者进行远程手术的治疗。目前，医疗外科机器人手术系统的主要研究技术热点为临床应用、微机器人、仿真、图形导航、虚拟临场、多媒体通信、遥操手术研究等。根据其应用的特点，现已发展的系统有医疗外科手术导航、机器人辅助操作、微创伤外科、虚拟临场手术系统、医疗外科机器人临床应用研究等五个方面。但远程外科应用的主要内容还只是远程会诊、远程手术观摩，远程实时手术尚处于研究阶段。

计算机、机器人、机械电子学和通信等技术的发展为医疗外科机器人手术和远程指导手术的发展提供了技术条件。目前医疗外科机器人手术和远程指导手术技术已成为远程手术的重要组成部分。

远程手术的应用主要包括以下几点。

(1) 实时远程手术教学：采用视频监控转播示教系统可以在手术室外通过大屏幕观摩手术过程，进行实时教学，既减少手术室内的交叉感染，又保障了手术室内无菌的要求，同时也扩大了手术示教的范围，促进医院手术示教视频通信资源的整合利用，为新医疗技术的推广、手术技术交流和医务人员的培养提供了方便。

(2) 实时专家远程会诊：通过在观摩会议室实时观看手术的高清画面，与现场医生一同对患者进行确诊，并进行手术指导；当现场手术较为复杂时，借助网络通过教学终端组成手术研讨，及时解决手术疑难问题。

(3) 实时虚拟现实：利用计算机来模拟手术环境，如手术计划制订、手术操作预习、手术示范教学、手术技能培训、手术操作引导和术后康复锻炼等。虚拟临床手术正是随着虚拟技术的发展而得以实现的，为医学手术又开辟了一条新的途径。

(4) 实时机器人手术定位系统：主要适用于脑及体内深部病变的诊断与治疗，目前已成功应用的项目如下：癫痫、精神病等脑功能性疾病的立体定向外科治疗，脑及体内深部病变活检、血肿及脓肿引流、异物摘除、肿瘤内注药、放疗及神经细胞移植等手术。机器人技术和远程手术给医生带来了极大帮助，特别是那些高难度的需要技巧的复杂手术。

五、远程护理

远程护理（telenursing）是利用远程通信技术、计算机多媒体技术以及信息技术来传输医学信息，进行诊断、治疗、护理和教学的一门应用学科。远程护理通过传输数据、文字、视频、音频和图像等形式，为远程服务对象提供医疗监护、护理指导、家庭保健等培训。远程护理的目的是提高家庭护理质量，降低患者开支，缩短住院周期。

远程护理系统包括远程医疗诊断、远程医疗护理和远程医学教育等多种功能，其主要应用有以下几个方面。

(1) 远程护理教学：包括实时视频式课堂教学与临床教学，其应用具有时空延展性、学习资源共享性、学习对象广泛性等优势。

(2) 护理指导与咨询：就某一论题或对某一患者提供指导与咨询。如针对老年人、孕妇、婴儿、慢性病患者、精神病患者的疑难问题及时提供临时性的护理指导和解答。

(3) 护理保健技术：护理保健技术是用于护理医疗的保健技术，包括护理专业人员护理术和临床检测工程技术，如对心电图、血压、血氧等生理参数，以及血、尿等生化指标的采集与监测技术等。

(4) 远程护理数据库的建立及信息的采集、存储、传输、查询：远程护理服务可以深入患者的社区、家庭或床前，为患者节省了护理成本，对促进疾病康复发挥了积极的作用。

六、远程监护

远程监护(telecare)是利用现代通信技术、计算机技术、电子技术、网络技术等对患者进行连续的、远距离的监测，患者的活动范围可以不受医院的限制，实现患者与医院间、医院与医院间的医学信息的远程传输和监控，运程会诊、医疗急救、远程医疗教育与交流等。远程监护常用于糖尿病和高血压患者。

远程监护系统由前端设备、图像处理和传输设备、网络客户端三个部分构成。远程监护系统通过系统中的图像处理和传输设备、网络视频服务器，利用音频信号、视频信号和报警信号，将信息传输到远程客户端，实现远程生命体征的参数检测。人体生命体征(体温、脉搏、呼吸和血压)的参数是机体内在活动的客观反映，是判断机体健康状态的基本依据和指标。因此，通过远程监护系统的数据传送和查询，使各级救护人员及时掌握危重伤病员病情变化，指导现场救治，辅助给出救治方案，有助于减少伤病员伤残率和病死率。

远程监护的应用范围包括以下方面。

(1) 为边远地区急救赢得抢救时间、减少患者痛苦、降低医疗费用，提高边远地区的救治水平。

(2) 患者监护：监测患者的血压、脉搏、呼吸、血氧饱和度、体温、血糖等指标。

(3) 灾区救护：充分利用远程监护系统所具有的实时性、便携性、安全性和通用性特点，克服救灾现场环境和条件的限制，实现重伤员的监护和安全后送。

七、远程家庭医疗保健

远程家庭医疗保健是家庭患者通过网络，把自助检测到的相关数据传输到保健中心，由保健中心医生进行分析和处理。患者可在家中进行网上预约，医生在约定时间通过网络进行实时诊断。远程家庭医疗保健特别适用于高传染性疾病患者和老年患者。远程家庭医疗保健系统具有操作简单、系统稳定、智能纠错功能强等特点，并具有良好的操作界面，便于使用者操作。

远程家庭医疗保健常用于以下方面。

(1) 对家庭患者，特别是对患有心脏病、高血压病和糖尿病等慢性疾病患者以及产妇、胎儿和新生儿的体征参数进行监护，有助于病情恶化的早期预报，并在病情突然恶化时向医疗中心报警以获得及时的救助。这是远程家庭医疗保健的重要应用之一。

(2) 我国老年群体数目庞大，且老年人最需要家庭医疗保健，通过家庭的日常监护和观察，医生可以及时了解老年人的身体状况，防止疾病发生，使老年人达到延年益寿的目的。

(3) 远程家庭医疗保健将医疗技术从医院延伸至家庭，不仅使医生能够在线实时观察和监护在家庭中的患者，还提供患者数据采集、处理和适合患者个体的智能化决策功能。

(4) 与以家庭为主的护理保健相结合是提高21世纪医疗保健水平的有效途径之一，而远程家庭医疗保健正是适用这种变化而产生的新方法。

八、远程教育

远程教育(distance education)也是远程医学的重要领域，它具有教学时空的延伸性、教育资源的共享性、教学手段的交互性、教学媒体的集成性和个性化教育的服务模式。远程教育是以互联网络和多媒体技术为主要媒介的现代远程教育，突破了学习空间与时间的局限，赋予了现代远程教育开放性的特点。现代远程教育不受地域的限制，提供异地同步教学，教学内容、教学方式和教育对象都是开放的。现代远程教育是以计算机技术、软件技术、现代网络通信技术为基础，数字化与网络化是现代远程教育的主要技术特征。远程教育应满足受教育者个性化学习的要求，给受教育者以更大的自主权。远程教育改变了传统的教学方式，受教育者可以根据自己选择的方式去学习，使被动接受变成主动学习，体现了自主教学的特点。远程教育实现了各种教育资源的优化和共享，打破了资源的地域属性特征，提高了教育资源的使用效率，降低了学习成本。

远程教育主要包括以下几方面。

(1) 远程医学教育：利用网络、视频会议系统等远程传输系统，实现具有图像、语音传输的、交互式的远程学历教育、继续教育和技术培训。

(2) 医学科普教育：针对大众的医学普及教育，提供丰富多彩的健康知识与信息、系列专题讲座、专家在线等服务。

(3) 社区医疗保健教育：利用远程网络开展社区医疗保健教育，主要包括养生保健、救护常识、常见病防治、美容知识和饮食疗法等内容。在此基础上，还可以开设“百姓信箱”，解答社区居民提出的问题，一方面能够向社区居民提供贴近生活的医学基本知识，另一方面还能够强化居民以预防为主的意识，从而达到养生保健、提高健康水平的目的。

(4) 远程教学资源管理：通过教学课件的分发、现场直播、录像直播、桌面直播等业务类型的认证、接收、回收、整理等，授课专家在接收到信息后可以实施解答。

第五节　远程医疗服务的管理

一、远程医疗机构管理

《远程医疗服务管理规范(试行)》中明文规定开展远程医疗服务的医疗机构应当按照以下要求开展工作。

(1) 制定并落实管理规章制度，执行国家发布或者认可的技术规范和操作规程，建立应急预案，保障医疗质量与安全。

(2) 设置专门的医疗质量安全管理部门或配备专职人员，负责远程医疗服务质量管理与控制工作，履行以下职责。

①对规章制度、技术规范、操作规程的落实情况进行检查；

②对医疗质量、器械和设备管理等方面进行检查；

③对重点环节和影响医疗质量与安全的高危因素进行监测、分析和反馈，提出预防与控制措施；

④对病历书写、资料保存进行指导和检查等。

(3) 医疗质量安全管理人员应当具备相关专业知识和工作经验。

(4) 与第三方机构合作发展远程医疗服务的，要通过协议明确各方权利、义务和法律责任，落实财务管理各项制度。

二、远程医疗人员管理

远程医疗服务中心至少需要四个方面的人才：复合型管理人员、著名的医学专家教授、医务服务人员和计算机应用人员。

(1) 医疗机构应制订并实施与远程医疗服务相关的医务人员培训计划，使其具备与自身工作相关的专业知识。为技术人员建立专业知识更新、专业技能维护和培训等相关制度和记录。远程医疗服务的核心是高水平医疗服务，远程医疗服务中心要选择高水平的医疗专家提供医疗服务。

(2) 选拔和使用知识复合型的管理人员，他们需了解计算机和通信相关技术，熟悉医疗业务工作，精通管理知识，这是提高远程医疗服务效益、效率的重要因素。

(3) 组建远程医疗医学服务团队，远程医疗服务的落脚点在于对远程端的患者实施诊治服务，这需要医护人员的操作才能完成。医务人员对患者进行远程医疗服务时应当遵守医疗护理常规和诊疗规范。

(4) 挑选计算机技术骨干。计算机信息技术对远程医疗服务质量起到决定性的支撑作用。远程医疗信息系统的稳定需要专业的计算机通信技术人才的维护和管理，特别是选好主管远程医疗系统的技术负责人，这对于远程医疗系统应用的成败关系甚大。

三、远程医疗质量管理

医疗质量是保证患者安全的关键所在，开展远程医疗服务的医疗机构应当按照以国家相应的政策法规开展医疗质量管理工作，确保远程医疗服务质量。应该按照远程医疗服务的特点做到以下几点。

(1) 按照国家发布或认可的诊疗技术规范和操作规程有关要求，建立并实施医疗质量管理体系，遵守相关技术规范和标准，实行患者实名制管理，持续改进医疗质量。

(2) 积极参与远程医疗服务质控中心组织的医疗质量管理与控制相关工作，接受卫生健康行政部门和质控中心的业务指导与监管。

(3) 医疗质量安全管理人员督促落实各项规章制度和日常管理工作，并对本机构远程医疗服务行为进行定期巡视。

(4) 信息技术专业人员做好远程医疗设备的日常维护，保证其正常运转。

(5) 受邀方参与远程医疗服务的医务人员应当具有应急处理能力。

(6) 提供医学检查检验等服务的远程医疗服务中心，应当配备具有相应资质的卫生专业技术人员，按照相应的规范开展工作。

(7) 建立良好的医患沟通机制，保障患者知情同意权，维护患者合法权益。

(8) 严格按照有关规定与要求，规范使用和管理医疗设备、医疗耗材、消毒药械和医疗用品等。

四、远程医疗的隐私保护和数据安全

参与远程医疗运行各方应当加强信息安全和患者隐私保护，防止违法传输、修改数据，防止数据丢失，建立数据安全管理规程，确保网络安全、操作安全、隐私安全。保护患者隐私和数据安全要从技术和管理两个方面出发。

从技术上看，首先可以从远程医疗的数据库访问权限上经行控制，对于敏感信息的访问经行控制，对不同的使用者和管理者制定不同的权限，这样避免非权限人员获得隐私数据。其次对患者数据进行加密，数据加密技术保证了只有数据的加密者也就是数据的所有者对自身健康数据有访问的权利。同时还可以在数据传输的过程中进行加密，确保数据即使丢失也不会造成泄露。最后要对数据进行备份。数据备份确保了数据的安全性，防止在中心服务器发生故障时，造成数据的丢失，避免对整个远程医疗系统造成巨大的损失。如果发生故障，还可以调用备份服务器，让系统正常运行。

从管理的角度上看，首先要制定严格的隐私保护和数据安全的规章制度，严格执行组织内的规章制度，对远程医疗活动中数据操作进行记录，保证责任落实到具体操作人员，对操作可以溯源。其次在远程医疗服务中，各方要遵守《中华人民共和国执业医师法》《医疗机构管理条例》《护士条例》等法律、法规，确保医疗质量安全，维护患者的合法权益，保护患者隐私。

章后案例

案例 1:远程医疗助力贫困县提升医疗服务能力——湖南新化县健康扶贫经验

长期以来,我国贫困县的医改面临着两大难点:一是经济基础薄弱,政府对于基层医疗的投入力度不足,缺乏经费保障;二是专业人才缺口大,基层医疗机构服务半径小、服务能力有限。湖南省新化县地处湘中偏西,是一个拥有 3636 平方公里面积、152 万人口的革命老区县和国家级贫困县。全县辖 3 个街道、25 个乡镇、2 个国有林场,共有 641 个行政村,山区乡镇居多,多数偏远乡村距离县城较远,各地区医院条件参差不齐,老百姓"看病难"的问题突出。

为了提升医疗保障水平、提高医疗服务能力,深入实施健康扶贫,湖南省人民政府办公厅根据《关于促进"互联网+医疗健康"发展的实施意见》提出明确要求,要建设省级远程医疗信息管理平台,建设远程医疗支撑与运营体系,提供远程心电、检验、影像、病理服务,到 2020 年,完成 51 个贫困县的 102 个县级医院和 789 个乡镇卫生院的远程诊室建设;实现远程医疗服务覆盖全省所有医疗联合体和县级医院,并逐步向基层医疗卫生机构延伸。明确了总体方向后,湖南省卫健委随即发布《关于印发 2018 年湖南省基层远程诊室建设工程实施方案的通知》,对推进远程医疗工作做出了统一部署,全省分三批次推进 51 个贫困县的远程诊室建设。

新化县是第二批贫困县远程诊室建设项目县,早前远程诊疗室与相关设备暂时没有延伸到村卫生室,尚未充分体现远程医疗的作用及优势,全县边远山区乡村的老百姓难以享受到远程医疗便利。

为了彻底完成健康扶贫攻坚任务,新化县政府安排副县长负责统筹规划,按照"先行试点、逐步铺开"的思路创建全县远程医疗工作机制,成立工作专班,制定了远程医疗费用减免方案,安排专项资金在县人民医院建设远程会诊中心、远程心电诊断中心、远程影像诊断中心,2019 年在全县建设了 29 个村级远程诊室,2020 年增设 4 个县级公立医院、3 个社区卫生服务中心、2 个国有林场卫生院和远程诊室,并为 9 家乡镇中心卫生院添置了远程影像诊断、远程心电诊断设备。到 2020 年底,全县最终形成了县、乡、村三级远程医疗一体化体系,并计划三年内覆盖至所有边远乡村行政村卫生室。

新化县建设的村级远程诊室可开展远程心电诊断、远程会诊、远程医学教育,既联通县人民医院远程会诊中心与远程心电诊断中心,又联通乡镇卫生院,还可联通省、市级医院。2020 年 6 月,新化县人民医院与 9 家乡镇中心卫生院开通了远程影像诊断,同年,上渡街道社区卫生服务中心的 CT 检查全部委托给省人民医院进行远程诊断,实现了"基层检查、上级诊断",提高了疑难病例的诊断准确率,免去了不必要的转诊以及各种重复检查的造成的负担。

截至 2020 年 8 月 5 日,新化县已为基层患者免费开展远程医疗 3116 例,其中开展疑难病例远程会诊 266 人次、远程心电诊断 2470 人次,远程影像诊断 380 人次,远程医学教育 50 场次。自从新化县开通远程诊疗服务以来,通过村级远程诊室筛查冠心病 106 例,诊断为心肌梗死 25 例;通过远程会诊,为患者提供规范化治疗,为急危重症患者开辟绿色转诊通道,对于经济困难的患者免除其远程心电诊断和疑难病例远程会诊的费用;通过远程会诊与远程医学教育,新化县的医护人员得以在上级医院指导下开展临床治疗,剖析具体病例,提高了临床诊治水平。新化县的这一系列改革措施,推动了优质医疗资源下沉,让当地群众"在家门口看上大专家",缓解了老百姓"看病难"的问题,节省了大量人力、财力与时间,给群众带来了实实在在的便利,推动健康扶贫工程取得决定性胜利,为全面打好脱贫攻坚收官之战奠定了坚实的健康基础。

远程医疗对于提高医疗服务可及性有着重要作用,也是我国全面提升县域医疗卫生服务能力、保障贫困人口享有基本医疗卫生服务的主要手段之一。根据国家卫健委的 2021 年数据显示,我国 832 个贫困县县医院实现了远程医疗网络"全覆盖",这将为我国落后地区的基层医疗卫生服务建设开启新篇章。

案例 2:北京大学首钢医院远程医联体建设

一、项目简介

北京大学首钢医院始建于 1949 年 10 月,是一所集医疗、教学、科研、预防保健为一体的三级综合医院。我国医疗资源分配不均衡的问题十分突出,又加上没有完善的分级诊疗制度,往往省级大医院人满为患而基层医院却是门可罗雀。为积极响应分级诊疗政策,促进优质医疗资源下沉,北京大学首钢医院开始思考医院发展的新思路。

2017 年底,北京大学首钢医院正式上线远程医疗平台,提供远程会诊、双向转诊、门诊转诊、院后随访等服务。其中,北京大学首钢医院远程会诊中心辅助服务项目可实现和社区卫生服务中心远程会诊互联互通。通过构建优势互补、结构合理、功能完善、资源和利益共享的卫生服务一体化合作模式,有效整合医疗卫生服务资源,促进卫生事业持续健康发展。

二、面临困难与解决方案

省远程医疗信息系统建设按照“总体规划、分步实施”的总体原则,在信息基础设施的建设中应按照计划分层次、分批次实施,系统设计必须考虑具备良好的可扩展性;同时本项目服务民生,以实用为主,一切建设以经济实用、适用为出发点。首期建设项目包含以下五个部分。

1. 基层首诊

鼓励并逐步规范常见病、多发病患者首先到基层医疗卫生机构就诊,对于超出基层医疗卫生机构功能定位和服务能力的疾病,由基层医疗卫生机构为患者提供转诊服务。

2. 转诊预约平台的搭建

转诊预约平台采用结构化、模块化的设计理念以适应不同时期业务需求,可支持检验检查预约、床位预约、费用管理等转诊辅助功能。同时,预约系统支持部署到基层医疗机构的门诊工作站,嵌入工作站上的 HIS 患者就诊界面内,医生在门诊工作站即可帮助患者进行预约,实现统一的用户入口和操作界面。通过开放的标准接口,与医疗机构现有的 HIS、电子病历、电子健康档案进行高效对接,实现患者的基本信息和就诊信息的共享。

转诊系统在实现转院功能之外,还向转诊机构提供患者信息的互动和反馈功能,有条件的地区还可实现与居民电子健康档案的连接,在为诊治医疗机构提供诊疗参考依据的同时实现跨地区转诊记录、就诊信息的归档。

还可利用转诊系统的出院信息(出院患者自动转回患者所在地的社区卫生服务中心)对患者开展第一时间院后服务(如门诊复诊、随访服务等),并能根据上级医疗机构的出院医嘱定期为患者提供复诊、随访服务,上级医院亦可调阅基层医院的随访和复诊信息,更好地为患者提供后期医疗服务。

3. 双向转诊、上下联动

根据患者病情的危重程度,提供不同等级医院间的上下转诊业务,主要包括社区卫生服务站、下级医院与上级医院之间的转诊。

以“首诊到社区,大病到医院、康复回社区”的政策和理念为导向,实现社区卫生服务站或下级医院与上级省市县医院之间的互转、医联体内的上下级医院之间的转诊,实现上级医院与下属协作、托管医院之间的转诊,包括上转及下转。

同时,引导不同级别、不同类别医疗机构建立目标明确、权责清晰的分工协作机制,以促进优质医疗资源下沉为重点,推动医疗资源合理配置和纵向流动。

4. 远程会诊

上级医院专家或多学科专家为患者进行病历分析、病情诊断。建立远程会诊平台,实现小病社区解决,疑难急重疾病通过远程会诊系统接受专家的服务,必要时再进行远程会诊,真正达到资源共享的目的。远程会诊流程更简便、患者信息更丰富,通过移动互联网及云存储等先进技术,专家医生可以突破原来局限于同一时间、同一地点的传统会诊方式,在不同终端设备上查看患者详细病情资料,极大地方便了医生与患者。

同时，该系统采用完善的多维度的数据统计，可直接加入院内报告或论文中，实施监控各级数据的健康度。

5. 开通随访管理功能

上线随访功能提供患者档案、随访记录、入院出院记录、检查检验信息、手术记录、医嘱用药、护理记录等各种电子病历。

随访的时间、随访的内容都由系统自动生成，并由系统自动提醒，使随访的工作流程更加规范化、制度化。随访结果由系统进行保存分类，对每个随访员工的工作评估更加科学化；通过智能化的随访管理和提醒，借助系统高效的沟通平台，大大降低工作强度，提高随访的工作效率。通过满意度调查、跟进关怀等主动与患者沟通，提高患者的满意度；通过提醒按医嘱用药、合理饮食、及时复诊等随访可以提高患者的诊疗和恢复效果，最终提高患者的忠诚度；通过对患者进行随访跟进，对不同患者的诊疗效果进行统计分析，可以对诊疗方案进行相应的调整，提高医院的整体诊疗水平。

本章关键词中英文对照

1. 远程医疗　telemedicine
2. 远程会诊　teleconsultation
3. 远程放射学　teleradiology
4. 远程病理学　telepathology
5. 远程手术　telesurgery
6. 远程护理　telenursing
7. 远程监护　telecare
8. 远程教育　distance education

思　考　题

1. 远程医疗的意义与内涵是什么？
2. 远程医疗的关键技术有哪些？
3. 简述远程医疗系统的功能。
4. 远程医疗的具体应用有哪些？目前应用比较广泛的是哪几种应用，谈谈你对这几种远程医疗应用的了解。
5. 远程医疗服务管理上应该注意哪几个方面？请详细论述。

（刘智勇）

第十一章　用户健康信息学与移动健康

用户健康信息学是卫生(医学)信息学的一个分支，其主要分析公众对健康信息的需求，研究公众获取健康信息的途径，并依此建立用户健康信息需求模型。本章首先介绍了用户健康信息学的概念、研究领域及目前主要的几类健康信息学工具，继而研究了与之相关的互联网医疗和移动健康相关内容，并对其未来所面临的挑战做进一步探讨。

第一节　用户健康信息学概述

一、用户健康信息学的概念

用户健康信息学(consumer health informatics，CHI)，在国外一般称为消费者健康信息学，是生物医学和健康信息学领域中快速发展的一个领域。循证医学的出现使人们更加认识到平衡卫生专业人员和非专业人员之间关系的重要性，互联网相关技术的发展让消费者可获得的交互式信息越来越多，同时也促进了消费者健康信息学的产生与发展。

卫生(医学)信息学在过去数十年的快速发展中，一直将焦点集中在以医务工作者、医疗保健管理者等专业人员为中心的研究上。随着大数据时代的到来和互联网信息技术的快速发展、渗透，医务工作者越来越认识到医疗消费者在医疗活动中的潜力，医学信息学的研究对象从医生等专业人士逐渐转向医疗消费者，医学信息化工作在经历疾病管理、辅助护理和自我护理等领域的信息化之后，迎来了以自助医疗、自助预防为基本内容的消费者健康信息学时代。消费者健康信息学的发展推动了医疗消费者积极搜寻健康信息的行为，医疗消费者可以通过各种渠道获得更多与健康相关的信息，使得医疗服务提供者与消费者之间的沟通方式也发生了根本性的变化。

1993 年，美国哈佛大学医学院汤姆·弗格森和他的同事在美国威斯康星州组织了一场名为“消费者健康信息学：让患者进入良性循环”的会议，并在其 1995 年的一篇论文《消费者健康信息学》中首次对消费者健康信息学进行了定义：消费者健康信息学旨在为医疗消费者建立接口的计算机和无线通信技术的研究、发展和应用。其中强调了信息学工具可以为医疗消费者赋权的潜力，也强调了信息学的实用性：不仅适用于处于医疗保健环境中的患者，也同样适用于所有希望保持健康、从事疾病预防和自我保健的健康消费者。

自弗格森对消费者健康信息学定义以来，一些个人和团体也纷纷对消费者健康信息学的定义进行了研究。巩特尔·艾森巴仕将消费者健康信息学定义为医学信息学的一个分支，分析消费者对健康信息的需求，研究消费者获取信息的方法，建立消费者的健康信息偏好模型，并将其整合到医疗信息系统中。巩特尔·艾森巴仕还指出消费者健康信息学是护理信息学、公共卫生、教育学、图书馆学、信息科学等多个学科的交叉，强调了消费者健康信息学的多学科性。巩特尔·艾森巴仕给出的消费者健康信息学的定义在其领域得到了普遍认可，并在一定程度上推动了 CHI 的发展。吉本斯等人在 2009 年将消费者健康信息学定义为无论是否有提供或使用个性化信息的卫生专业人员，任何旨在与消费者直接互动，并为消费者提供个性化健康服务，帮助患者更好地进行健康管理或医疗保健的电子工具、技术或电子应用程序。

华盛顿大学的博士 A. Amy 对消费者健康信息学的定义如下：①任何旨在与消费者互动的电子工具、技术或系统；②定制个性化的健康信息或医疗建议；③需要消费者与医疗保健专业人士共同完成；④疾病管理、生活方式管理、日常生活的跟踪观察、自我照顾和护理。

国内有学者通过对消费者健康信息学所涉及的技术、研究对象及目标和任务等内容的分析对其进行了定义：消费者健康信息学是一个研究如何运用信息与通信技术为公共卫生消费者满足其健康和医疗信息需求，帮助这些消费者搜寻、查询、检索健康和医疗信息，支持他们获取、接受、利用和评价搜寻到的信息，以解决日常生活中的健康问题以及疾病情境下的医疗决策问题的学科。

美国医学信息会强调 CHI 的定义应强调该领域的多学科性质，CHI 应关注的重点是以患者为中心的健康素养和消费者教育，通过使用基于互联网的策略和健康信息资源，实现让患者管理自身的健康。从全球范围来看，消费者健康信息学领域的研究人员和专业人士在 CHI 的定义上均存在自己的研究偏好，如强调信息技术，强调多学科性或强调个性化等，尚未形成一个全局的、综合的定义。而消费者健康信息学是一门不断发展的动态学科，现有的定义在可理解性、可读性和影响力等方面存在较多的可变性，还需要领域内的专业人士继续讨论，制定出可以形成共识的定义。

二、主要关注领域

（一）分析消费者健康信息需求

分析消费者的健康信息需求是用户健康信息学的基础性研究。消费者健康信息需求只有真实地反映出来，才能达到向患者提供健康信息和提高患者参与医疗保健能力的效果。目前国内外对消费者健康信息需求的研究主要包括需求的产生原因、需求内容、影响需求的因素三个方面。

健康信息需求的产生受客观环境和用户自身主观因素的影响。

（1）客观因素：包括科技的进步和社会的发展。

（2）主观因素：老龄化程度和青年人压力增加导致医疗服务需求的快速膨胀；健康信息需求的内容可以根据研究的不同情境和具体问题进行分类，与健康常识学习、病情信息查询相关的大致可认为属于健康知识获取，如网上问诊、门诊预约挂号的求医问药等。

国内外主要通过问卷调查、电话访谈等形式收集资料，进而利用统计学方法分析消费者健康信息需求；目前国内学者认为，影响健康信息需求的因素主要有包括性别、年龄、文化程度、婚姻状态在内的人口学特征，以及用户自身健康状况和健康认知能力几个主要方面。

（二）开发和评估支持消费者获取和使用健康信息的方法和应用

研发消费者对健康信息的获取途径和方式以及相关的消费者健康信息应用，向消费者提供健康信息、提高其参与医疗决策的能力是消费者健康信息学研究的主要领域。通过杂志、讲座、宣教、电视、互联网等可获取健康信息，其中互联网是目前发展最快的健康信息载体，也是获取健康信息的主要途径。消费者健康信息应用拓宽了消费者获取信息的渠道，随着互联网技术的进步和智能化设备的广泛应用，消费者健康信息相关的应用种类不断增多，为消费者提供了更加多样化、层次化的健康信息。

（三）用户健康信息行为的研究分析

信息行为（information behavior）是由个体需求和知识差异所引发的，与信息资源、信息渠道、信息使用、信息交流等相关的行为。受科技进步、社会发展以及老龄化程度加快等多种因素影响，消费者的医疗服务需求快速增长，对个人健康信息的关注度越来越高。用户健康信息行为主要表现为用户健康信息搜寻行为和用户健康信息检索行为。信息搜寻行为（information seeking behavior）可以被理解为信息用户针对特定信息需求而主动地向环境中各信息源搜寻、索取所需信息的行为，它的发生和终止可以视为一个连续完整的行为过程的终端，整个行为由一次或多次信息搜寻活动所组成。信息检索行为(information search behavior)是指用户与各类信息系统进行交互所进行的检索行为。用户健康信息行为的研究是用户健康信息学研究的重要组成部分，是用户健康信息需求体现在实践活动中的表现。

(四) 研究用户健康信息学对公众健康、医患关系和社会的影响

用户健康信息学是以消费者的视角进行研究的学科，当以消费者为主导的医疗服务体系发展到一定程度时，医务工作者可以参与并聆听患者对自己医疗决策中遇到的困难的意见，提高患者参与医疗决策的能力，逐步发展患者与医生的平等关系。但不同程度的患者参与、医生权威等方面对公共卫生、对社会的影响也是该学科需要关注的问题。

三、用户健康信息学的工具

随着老龄化问题的日益严重、慢性病患者的不断增加以及医疗成本的不断上升，传统的医疗保健体系已经无法满足高质量的医疗服务水平的要求。信息技术的发展和消费主义观念的产生促进了当代医疗保健环境的形成和医疗模式的转变，也推动了消费者健康信息学的产生和发展。消费者健康信息学更多关注的是消费者的需求，它以消费者为中心，主要目的是提供适合消费者使用的健康信息服务工具，使其能够拓宽获取健康知识的渠道，并能跟踪自身的健康状况，具备参与医疗决策过程的能力。

消费者健康信息学工具被定义为不依赖于卫生保健专业人员的，任何旨在与消费者直接互动，并提供或使用个性化信息，以帮助消费者更好地管理自身健康的电子工具、技术或应用程序(G. Eysenbach，2007)。消费者健康信息学工具为消费者提供了在实际健康治疗中有用的信息和健康服务，在提高患者健康自我管理方面有巨大的潜力。

随着信息技术的不断发展，基于计算机和手机的面向消费者的健康信息学工具层出不穷，常见的有以下几类。

(一) 消费者健康信息系统

20 世纪 90 年代，消费者健康信息学工具主要指消费者健康信息系统，该系统主要有两种基本创建方式。第一种是创建能够满足需求的健康信息系统。较早的消费者健康信息系统是 Gustafson 及其同事于 1989 年在威斯康星大学开发的综合健康增强支持系统(CHESS)。作为基于计算机的综合服务系统，CHESS 旨在帮助个人管理健康危机或医疗问题，并在几项相关研究中证明其在改善参与者的社会支持、健康参与、信息能力以及对医疗保健提供者的信心方面有显著的作用。第二种是改造现有向医生提供服务的医学信息系统。较为典型的例子是 1998 年 O. Bouhaddou 等人提出的基于 ILIAD 专家知识库的决策支持系统 HouseCall(家庭护理)系统。HouseCall(家庭护理)系统基于用户的症状和病史生成可能的诊断，为患者回答一些简单的问题，并能提醒患者注意潜在药物的相互作用或其他健康风险。这种系统虽不能取代医生，但对于患者而言增加了其对相关信息的了解，同时也改善了医患沟通的效果。

(二) 个人健康记录

个人健康记录(personal health record，PHR)是促进个人健康信息的追踪、管理和共享，以消费者为中心的工具。马克尔基金会将个人健康记录定义为一个允许个人访问、管理和共享其健康信息的电子工具。一般而言，有两种类型的个人健康记录：绑定的和独立的。绑定的个人健康记录适用于属于特定医疗保健系统或保险网络的消费者，而独立的个人健康档案可供任何选择注册和创建账户的消费者使用。

个人健康记录是从服务消费者的角度出发，由消费者自己决定内容和访问权限，并能提供特定论坛、网站、数据库的链接功能，使消费者迅速获取经过筛选的、更加个性化的健康信息，激励消费者的认知

活动。

（三）移动健康

移动健康（mobile health）是基于电子健康发展起来的，指使用移动通信设备来促进健康信息交互，以提供公共卫生、医疗保健等卫生服务，并支持临床决策。移动健康技术作为对传统医疗手段的补充，逐渐显现出其高便利和低成本的优势。首先，移动设备在一定程度上消除了空间障碍，使得用户可以从任何能够访问互联网的地方获得移动健康服务。其次，移动健康技术突破了空间限制，极大地节约了患者和医务人员的时间和交通成本。移动健康为工业化国家的健康信息服务带来了新的机遇。

虽然移动健康发展的势头迅猛，但随着与医疗保健相关的智能手机应用程序数量的增加，与之相关的有效性、安全性等问题也逐渐显露，世界各国都可能要应对可靠性和有效性测试以及整体监管的挑战。

（四）互联网医疗

随着人工智能、大数据等新技术的快速发展，加之老百姓不断增加的健康医疗需求，逐步发展出在线挂号、在线支付、在线咨询、线上诊疗、医药电商和诊后服务等一系列互联网医疗服务。于患者而言，线上全天候的优质医疗服务，改变了人们的就医方式，减少了患者到医院“苦等3小时，看诊8分钟”的不良就医感受，减少了舟车劳顿和费用，节约了时间和医疗成本，让医疗资源匮乏地区的老百姓能不出家门就看上名医，让医疗触“屏”可及。对医疗机构而言，互联网医疗优化了医疗服务流程，实现了优质医疗资源共享，助推远程会诊、远程影像、远程病理、远程诊断，促进分级诊疗、医联体建设等，在一定程度上，弥补我国医疗资源分布不均与日益增长的百姓健康需求间的矛盾，为政府减负，为百姓解难，提升医疗可及性。尤其在新冠肺炎疫情防控期间，互联网医院运用在线诊疗降低了线下医院交叉感染的风险。与此同时，互联网诊疗项目如医保支付、慢性病处方药在线销售的开展，意味着诊疗全流程在线化的实现（在线医疗、医保、医药实现闭环），互联网医疗发展进入了高速发展。

四、用户健康信息学的价值

用户健康信息学的理论架构和实践活动的研究对于信息时代的医疗事业发展有很大的学术价值和现实意义。

（一）用户健康信息学推动医患关系的改善

我国当下的医疗模式造就了家长式的医患关系，即医生发布命令，患者遵从治疗方案，医生处于绝对的权威地位。受各种社会因素的影响，家长式的医患关系已经无法适应现代医学的发展。患者以积极参与的姿态出现在医疗活动中，参与型的医患关系正在走向主流。患者可以通过各种类型社交媒体迅速了解他们被诊断的疾病症状，获取健康信息，患有相同疾病的患者之间还可以讨论目前可用的治疗方案、推荐相关领域的专家、讨论副作用和对策等。在这个过程中，患者积极参与治疗，克服了医患之间信息不对称问题，逐步发展与医生的平等关系。

（二）用户健康信息学鼓励个性化的健康传播

用户健康信息学鼓励以不向患者提供过多不必要的信息来正确解释有关健康信息的决策，鼓励个性化的健康传播。随着经济和科技的发展，人们的生活方式、膳食结构、工作方式和娱乐方式不断变化，慢性病和恶性肿瘤的发病率日益增长，复杂的诊断技术和治疗方案让患者的自我照护越来越难。而个性化的健康信息通过获取患者的个人信息，根据个人的特征及诊疗结果设计信息或转型策略进行健康促进，这被公认为是可实现人们期望的行为改变的干预措施。

（三）用户健康信息学是维护患者权利的保障

20 世纪 60 年代以美国为代表的西方发达国家兴起了呼吁尊重和维护消费者主权的消费者运动；1962 年 3 月 15 日美国总统肯尼迪提出消费者享有安全、了解、选择和意见被听取的权利，起初仅针对食品、药品制造商，后逐渐渗透到医疗卫生服务领域；1975 年美国医院协会提出：患者有权利从医生处获得有关其病情诊断、治疗的所有信息，医生也应当用患者可以理解的语言告知其病情相关的信息。消费者主权主义和患者权利意识的兴起促进消费者获取健康信息意识的萌发，因此用户健康信息学的研究为维护患者权利提供了强有力的保障。

第二节　互联网医疗健康与应用

一、互联网医疗健康概述

（一）互联网医疗健康的内涵

2011 年，在华盛顿举行的移动健康峰会上，美国卫生与公众服务部部长在主题发言时说："互联网健康是我们时代最大的技术突破，如果能付诸实践的话，能解决我国的大难题。"互联网医疗健康是以互联网为载体、以信息技术为手段包括通信（移动）技术、云计算、物联网、大数据等，与传统医疗健康服务深度融合而形成的一种新型医疗健康服务业态的总称。互联网医疗健康应用于医疗服务、公共卫生、药物管理、计划生育、医疗保障、综合管理、电子商务等医疗卫生各个领域，包括网络健康教育、医疗健康信息查询、在线疾病风险评估和疾病诊疗咨询、网上就诊预约、网上或远程医疗服务、线上医疗支付、互联网延伸医嘱与电子处方、诊疗报告查询、药品配送、在线健康监测、慢性病管理、康复指导、基因检测以及由云医院、网络医院等提供的多种形式的医疗健康相关服务。

互联网医疗健康代表了医疗健康领域新的发展方向，有利于解决我国医疗资源不平衡与人们日益增加的健康医疗需求之间的矛盾；有利于居民方便、及时、快捷地获得医疗、健康咨询、健康教育等服务；有利于基层首诊、双向转诊、急慢分治、上下联动的分级诊疗制度的形成，实现"小病在基层，大病到医院，康复回社区"的就医新格局；为居民实施自我健康管理和预防保健提供便捷的手段，是未来医疗服务发展的新模式、新业态，也必将带动医疗健康产业整个生态链的发展。

目前我国互联网医疗健康是推进实施健康中国战略，提高医疗卫生现代化管理水平，优化资源配置，创新服务模式，提高服务效率，降低服务成本，满足人民群众日益增长的医疗卫生健康需求的必经之路。为健全互联网医疗健康服务体系，我国正在大力发展互联网医疗服务、创新互联网公共卫生服务、优化互联网家庭医生签约服务、完善互联网药品供应保障服务、推进互联网医疗保障结算服务、加强互联网医学教育和科普服务、推进互联网人工智能应用服务。

（二）互联网医疗健康的应用

互联网医疗健康形成了医疗健康的新兴产业和新兴业态。互联网医疗健康涉及面广，与信息技术、服务模式、医药产品、商业投资、隐私安全、社会保障、政策体系等多个领域息息相关，通过改变管理方式、优化就医模式、改善就医体验、重构医患生态、提高服务效率、降低医疗费用，使居民享受安全、便利、优质的诊疗和健康管理服务，以互联网为载体的线上线下互动的新兴医疗健康服务，提高了资源利用效率，降低了服务消费成本，创新了政府服务模式，提升了政府科学决策能力和管理水平。未来，互联网医疗健康将渗透到医疗健康服务和医疗健康产业的各个环节，支持第三方机构构建医学影像、健康检查、检验报告、电子病历等医疗信息共享服务平台，鼓励医疗服务机构与互联网企业合作，商业模式也百花齐放。

互联网医疗健康行动的有效实施，要充分依托和发挥我国医疗健康信息化的基础设施和取得的成果，依托居民电子健康档案、电子病历和人口基础数据库，强化卫生信息标准研发和应用，加强国家和省级卫生综合管理平台以及区域（市、县）卫生信息平台建设，提升平台对各业务系统的综合集成功能，实现信息联通、交换和共享。要充分利用物联网、大数据等新兴信息技术，加强知识库建设，逐步向智慧健康和智慧医疗发展。高度重视互联网医疗健康的信息安全和隐私保护，对健康咨询和诊疗服务的提供者进行数字证书认证（CA 认证），规范互联网医疗健康的有序发展。加快建设基础资源信息数据库，有利于完善全员人口、电子健康档案、电子病历等数据库。

在推进互联网医疗健康的进程中，一方面要充分发挥互联网特别是移动互联网高效、便捷的优势，另一方面医学是自然科学、生命科学、人文科学，是融经验与实践为一体的学科，要遵循医学的特点和规律，遵守相关的法律法规，使互联网在与医疗健康的深度中，优化、提升、创新和发展医疗健康服务业，并在实践中不断完善相关法律法规，使互联网医疗深入、持续、健康地发展。为完善互联网医疗健康支撑体系，我国目前正在加快实现医疗健康信息互通共享，形成统一权威、互联互通的全民健康信息平台建设，逐步实现与国家数据共享交换平台的对接联通，强化人口、公共卫生、医疗服务、医疗保障、药品供应、综合管理等数据采集，畅通部门、区域、行业之间的数据共享通道，促进全民健康信息共享应用；同时，国家正在健全基于互联网、大数据技术的分级诊疗信息系统，推动各级各类医院逐步实现电子健康档案、电子病历、检验检查结果的共享，以及在不同层级医疗卫生机构间的授权使用。

二、互联网医疗健康的发展现状

（一）国外互联网医疗健康的发展现状

全球新一轮的互联网医疗健康发展热潮，主要由中美两国共同引领。为控制逐年递增的医疗费用，美国从 20 世纪 90 年代开始推动信息技术在整个医疗领域进行应用，并通过建立整体协调部门、制定专项发展计划、出台配套法律等措施来保障相关应用发展。尤其在《平价医疗法案》（ACA）颁布之后，以服务价值为导向的医疗付费模式成为主流，医保、商业保险、医疗机构、医生都迫切需要通过适当手段降低医疗费用，这也使得“互联网＋医疗”成为各方关注的重点领域。在应用方面，美国的“互联网＋医疗”已基本覆盖医疗服务各个环节，并已开展针对特定病种的远程诊断服务。除去针对边远地区开展的远程卒中医疗、远程重症医疗、远程传染科会诊和远程皮肤科会诊等远程医疗服务，还包括基于医患交流的服务、基于慢性病管理的服务、基于健康管理的服务、基于院后患者远程监测的服务、基于医生间的交流服务、基于医疗卫生机构之间的数据整合服务、基于药品销售的优化服务等服务。通过改善药物依赖性、矫正不良生活习惯以及减少非必要急诊等方式，已实现对医疗费用的有效控制。美国互联网医疗的快速发展得益于医生自由执业、商保体系发达，更得益于美国相对完善的法律法规体系。在服务行为监管方面，美国通过强化医生注册、确认医患身份等方式，确保开展“互联网＋医疗”服务医生的资质；在技术应用方面，美国参照医疗设备监管原则，将可穿戴设备与移动终端应用分为三个类别进行管理，尤其对涉及生命安全的设备和应用的监管最为严格；在用户数据安全与隐私保护方面，美国通过出台《健康保险携带和责任法案》《经济与临床健康信息技术法案》等专项法案，规定 18 类信息为隐私信息，界定医疗信息电子化的具体操作方式、使用方的责任与义务、信息所有人的权利等细节，并根据隐私泄露带来危害的程度制订相应的处罚与整改措施；在医疗保险报销方面，2016 年，美国有 29 个州制定了远程医疗法案，48 个州都制订了对应的远程医疗补助计划，为商业保险公司将远程医疗服务纳入报销提供了指导。

（二）国内互联网医疗健康的发展现状

党中央、国务院高度重视“互联网＋医疗健康”工作。习近平总书记指出，要推进“互联网＋教育”“互联网＋医疗”等，让百姓少跑腿、数据多跑路，不断提升公共服务均等化、普惠化、便捷化水平。

一是健全“互联网＋医疗健康”服务体系。从发展“互联网＋”医疗服务、创新“互联网＋”公共卫生服务、优化“互联网＋”家庭医生签约服务、完善“互联网＋”药品供应保障服务、推进“互联网＋”医保结算服务、加强“互联网＋”医学教育和科普服务、推进“互联网＋”人工智能应用服务七方面，推动互联网与医疗健康服务融合，涵盖医疗、医药、医保“三医联动”诸多方面。

二是完善“互联网＋医疗健康”支撑体系。从加快实现医疗健康信息互通共享、健全“互联网＋医疗健康”标准体系、提高医院管理和便民服务水平、提升医疗机构基础设施保障能力、及时制订完善相关配套政策五个方面，提出了有关具体举措。

三是加强行业监管和安全保障，对强化医疗质量监管和保障数据信息安全作出明确规定，保障“互联网＋医疗健康”规范有序发展。

具体做法如下。

一是“智慧”化解“看病烦”与“就医繁”。借助移动互联网等“互联网＋”应用，医院通过不断拓展医疗服务的时间、空间，提高医疗服务供给与需求的匹配度。以挂号难为例，很多医院不仅开发了自己的手机APP，还加入了卫生健康行政部门搭建的预约挂号平台，把医院号源放在一个号池里，患者通过手机、电脑等进行挂号。另外，患者可以在线完成包括候诊、缴费、报告查阅等多个环节，不用多跑路，大大节省了时间和精力。针对老百姓的实际需求，为患者提供在线常见病、慢性病处方，逐步实现患者在家复诊，使慢性病患者、老年患者可以在家护理、在家康复，极大地提升了老百姓的医疗服务获得感。新冠肺炎疫情防控期间，国家卫生健康委员会印发通知，要求各地医疗机构充分发挥“互联网＋医疗”的独特优势，规范互联网诊疗咨询服务，拓展线上医疗服务空间，引导患者有序就医，缓解疫情传播，各大医院积极响应，迅速开通互联网医院线上门诊，部分医院已实现常态化为发热患者、复诊患者提供门诊诊疗、药品配送、用药及护理咨询等相关服务。微信官方数据显示：近年来，我国有上千家医院支持微信挂号，其中有近百家医院提供微信全流程就诊服务，服务患者超过300万，节省超过600万小时的患者就医时间。

二是跨时空均衡配置医疗资源，将优质医疗资源送到老百姓家门口。通过“互联网＋医疗健康”的方式，从某种程度上可以使资源更加合理配置，利用“互联网＋”技术把优质医疗资源配置到一些偏远地区、中西部地区和农村地区，在一定程度上促进、改变资源不均衡的情况。例如，通过建立互联网医院，把大医院与基层医院、专科医院与全科医生连接起来，使老百姓在家门口就能及时享受优质的医疗服务。针对基层优质医疗资源不足的问题，通过搭建互联网信息平台，开展远程会诊及远程心电、远程影像诊断等服务，促进检查检验结果实时查阅、互认共享，促进优质医疗资源纵向流动，大幅提升基层医疗服务能力和效率。鼓励医疗联合体借助人工智能等技术，面向基层开展预约诊疗、双向转诊、远程医疗等服务，推动构建有序的分级诊疗格局，缓解老百姓“看病难”的问题。

三是重塑大健康管理模式，实现“我的健康我能管”。在“互联网＋”的助力下，健康管理正逐步迈向个性化、精确化。通过建立物联网数据采集平台，居民可通过智能手机、平板电脑、腕表等移动设备或相关应用，全面记录个人运动、生理数据。通过建立健康管理平台，依托网站、手机客户端等载体，家庭医生可随时与签约患者进行交流，为签约居民提供在线健康咨询、预约转诊、慢性病随访、延伸处方等服务，真正发挥家庭医生的健康“守门人”作用。借助“云大物移智”等先进技术，居民在家中就可通过网络完成健康咨询、寻找合适的医生，并在医生的辅助下更好地进行自我健康管理和康复。

三、互联网健康医疗的应用：服务模式的创新与发展

互联网医疗服务生态系统主要包括H(hospital，医院)、D(doctor，医生)、C(consumer，用户，这里指患者)、G(government，政府，主要指卫生健康委和人社医保)、B(business，企业，包括IT公司、健康管理公司、制药企业等)5个对象，主要服务模式如下。

（一）B2C

B2C 是企业对患者的服务模式，主要是指线上到线下（online to offline，O2O）服务模式。线上是虚拟医院，患者借助互联网平台可进行自诊、寻医问药、导诊挂号、支付、报告查询、院外康复和健康管理等。线下是指医疗机构实体，主要指医院、药店等医疗健康服务机构，可提供检查、检验、诊断、治疗、院内康复、药品供给等服务。通过 O2O 服务模式可实现门诊、住院、检查、体检预约服务和定制的健康咨询与管理。O2O 服务模式主要包括两种场景：一是线上到线下，用户在线上购买或预订服务，再到线下商户实地享受服务，目前这种类型比较多；二是线下到线上，用户通过线下实体店体验并选好商品，然后通过线上下单来购买商品。

（二）H2C

H2C 为医院对患者的信息服务系统，主要包括各种临床信息系统、健康管理系统和患者服务系统。①临床信息系统部分，如电子病历系统、PACS/RIS、LIS、合理用药系统等。②健康管理系统部分，如健康体检系统、疾病监测与预警系统、健康管理系统。③患者服务系统部分，采用包括门户网站、手机 APP、微信、短信、电话、自助机等服务渠道的服务系统，如预约服务（预约挂号、预约住院、预约检查）、院内服务（智能导诊、就诊提醒、诊间支付）、自助查询（检查报告、检验报告、清单查询、患者病历）、提醒服务（用药提醒、复诊提醒）、随访系统、居民健康卡、信息公开系统等。

（三）D2C

D2C 为医生对患者的信息服务系统，搭建医生与患者之间的桥梁。具体包括远程门诊系统、轻问诊及健康咨询 APP 系统等。从线下到线上，解决在线问诊风险，让互联网看诊不再仅仅局限于“轻问诊”层面。医生在与患者初次问诊过程中，判断患者病情程度，有针对性地选择需要持续关注的患者。单纯的线上沟通只能是医疗建议，无法真正意义上的看诊。

（四）B2H

B2H 为医院提供服务的各类系统，如物流配送系统、检验服务（区域检验中心）、病理服务（区域病理中心）、影像服务（区域影像中心）、会诊服务（远程会诊、MDT 服务）、物流配送、健康服务（健康咨询、健康监测、健康评估、健康指导、健康干预、慢性病管理、风险预测等）、数据服务（保险数据服务、药厂数据服务、科研数据服务等）、药品服务（电子处方、网上购药）等。

（五）H2H

H2H 为医院之间的信息交互系统，主要包括医联体、集团医院、分级医疗等医疗机构之间的远程医疗、协同医疗（协同检查/检验）、双向转诊、检查/检验结果互认等。该模式的进一步发展有赖于区域医疗健康平台和医院信息平台的逐步应用。

（六）H2G

H2G 为医院对政府主管部门的信息服务系统，包括各种统计报告系统，如医疗质量、院感、抗生素使用、医疗不良事件、药物不良反应、传染病报告、死因报告、医院基本情况和运营状况统计报告系统，居民健康卡系统，健康档案信息集成系统，医保接口系统等。该部分服务有赖于医院信息平台和区域医疗健康信息平台的发展。

（七）H2D

H2D 为医院对医生的信息服务系统，主要包括自动化办公系统、消息通信系统、人力资源管理系统、绩效评价与考核系统、教育培训系统、图书情报系统、医药知识管理系统、员工一卡通以及各种后勤服务系统（如食堂、停车管理）等。

（八）G2H、G2D

G2H、G2D为各类监管系统，如输血安全监管、手术安全监管、不良事件监管、大处方监管、抗菌药物监管、基本药物监管等系统。此外，还包括B2D（为医生提供临床和学术方面的支持系统和工具）、C2C（患者社区，如糖尿病网上交流社区）、C2H和C2D（手机APP、微信系统等，可用于投诉、建议，满意度评价等）、D2D（医生社区，为医生提供病例讨论、交流学习、科研合作的场所，对实现隐性知识的显性化具有意义）、H2B（医院对企业的信息服务系统，包括物资采购信息发布系统、招投标信息管理系统等）、D2H（医生对医院的信息服务系统，包括会诊管理信息系统、建议与投诉系统等）等服务模式。

四、对互联网健康医疗发展的思考与展望

"互联网＋医疗"作为新生事物仍处在发展的初期，不可避免地存在一些困难和问题，主要表现为以下几个方面。

（一）服务监管问题

服务监管体系主要围绕诊疗行为本身，包括资格认定和行为监管，即谁可以开展线上诊疗服务、线上诊疗服务需要可以针对哪些病症开展、需要遵循怎样的流程规范以及最终的医疗责任认定，即谁来做、做什么、怎么做和谁负责。目前我国法律法规、管理规范对这些都未进行明确规定。

1. 医生多点执业方面（谁来做）

目前，国家推行的医生多点执业确实在各地取得了相应的效果，并有效促进了医生资源的流动。但是，在现行医疗卫生制度之下，医生仍属于医院的"编制人"，多点执业的阻力比较大。伴随分级诊疗的逐步推进，医生跨区域行医、医疗资源的跨地区合理分配，亦是迫在眉睫需解决的问题。现有国家关于医生多点执业法律法规，在全国各省各地的执业办法各异，医生、多个执业医院、互联网企业所在地、患者可能属于全国不同的区域，其医疗行为究竟由哪个地区进行监管并没有明确的规定。

2. 线上诊疗行为的合法性及诊疗范围（做什么）

首先，我国对线上诊疗行为的合法性没有明确规定。《中华人民共和国执业医师法》明确要求医师实施医疗、预防、保健措施，签署有关医学证明文件，必须亲自诊查、调查，这种诊察活动包括了视、触、叩、听等。在虚拟医院中开展实施医疗、预防、保健措施在法律层面都需要进行明确。其次，允许开展线上诊疗的范围尚未界定。并非所有的医疗行为都可以通过互联网来解决。美国大部分州要求远程医疗主要针对常见病、多发病及慢性病等基础医疗服务，同时根据关于远程医疗的报销目录也同样可以看到其涉及的部分主要包括院后康复、健康随访、心理治疗、慢性病监护等项目。在这一方面我国并未出台相应的法律法规，而是以试点的方式在地方进行探索，目前各地互联网医院开展的网上诊疗服务多针对普通常见病、多发病、确诊为慢性病的患者，以及各类手术后、危重症经规范治疗后需康复医疗或定期复诊的患者。

3. 管理规范体系（怎么做）

我国互联网医院的管理主要是按照对线下、区域性、实体医院的管理要求和方式进行管理。目前，缺乏针对互联网医疗的管理规范体系，包括医患双方的身份确认、服务相关方诚信体系、服务质量管控与评价及线上诊疗服务操作流程（开展步骤、电子处方流转、病历保存、收费标准等方面）等。尤其针对开展线上诊疗服务的医疗卫生机构、医生等相关方，亟须出台网上咨询和诊疗标准规范、医生多点执业服务标准、医生网上执业流程规范等标准规范。

4. 事故责任认定方面（谁负责）

目前"互联网＋医疗"主要服务内容仅停留在就医流程优化和健康咨询范畴，由此导致的医患纠纷进

入法律程序的数量较少。随着“互联网＋医疗”服务的不断开展，由此也会出现医疗事故责任认定的问题。一旦发生医疗纠纷，则需要明确各参与者的责任边界，在“互联网＋医疗”环境中，一个诊疗行为牵涉至少4个主体：医生、医生的线下执业点（包括第一执业点及“互联网＋医疗”依托的执业点）、医生的线上服务平台和药品供应商，这四者之间的关系决定了责任的划分。目前我国还没有相应的法律法规对责任认定进行规定。

（二）技术保障问题

随着近十年来我国人口健康信息化发展迅速，尤其是卫生信息基础建设、卫生信息标准制定等方面都取得全面的发展。但随着智能穿戴设备、健康医疗移动应用等互联网医疗应用的快速发展，我国配套的技术保障体系也需要进一步提升，主要包括以下几个方面。

1. 信息标准方面

标准化是保障“互联网＋医疗”发展的基础。我国很早就意识到国家层面建设信息标准体系的重要性，并由国家、社会团体出台制定了各类医疗标准。但随着智能穿戴设备、健康医疗移动应用等互联网医疗应用的快速发展，目前已有的标准已经不能满足要求，需要从数据元、数据集、共享文档功能、信息存储与传输标准、数据交互规范等方面制定“互联网＋医疗”相关的信息标准。

2. 互联互通方面

医疗信息的互联互通是现阶段人口健康信息化建设的迫切需要，更是实现“互联网＋医疗”服务价值最大化的重要途径之一。当前，我国公立医院，尤其是大型三甲医院的医疗数据开放程度相对较低。患者数据在不同的医疗机构中无法实现无缝衔接，无法实现电子病历、医学影像、健康档案、检验报告等医疗信息互通共享。因此，亟须出台医院与第三方平台间信息交换标准、医疗信息交互规范，并通过落实相关标准，推进基于区域平台的信息互联互通与业务协同。

3. 产品质量方面

“互联网＋医疗”的兴起伴随着新技术及新型产品的开发，从产品类型上可以分为软件类产品和硬件类产品，前者主要指各类移动终端应用软件，以手机APP为主；后者主要指各类智能设备，包括小型家用检测设备和可穿戴设备。由于缺乏对互联网技术下的新型医疗相关软硬件产品的明确定义，使得针对相关产品的监管还有待完善。尤其是针对部分涉及诊疗服务的应用，相关监管的缺乏会影响对应医疗服务的科学性和严谨性，增加其发生责任事故的风险。

（三）保险支付问题

目前，“互联网＋医疗”服务依然未能纳入医保报销体系，虽然部分地区开展了试点，但国家层面出于医保费用控制的考虑依然没有将其纳入报销范畴。这主要源于以下两方面问题。

1. 服务定价方面

以远程医疗为例，目前我国远程医疗服务有两种定价办法，一种是B2B模式，此类模式主要针对偏远地区的疑难杂症、急症和大病，会诊的费用很高；另一种是B2B2C模式，此类服务价格尚未明晰，大部分应用采取线上、线下等价或稍微提价的方式。但是，在我国现行服务模式之下，医疗服务的价格无法通过会诊费用来体现，相比于线下服务，无论哪一种服务都无法在服务价格上取得优势，更加无法实现患者就医需求与机构应用需求的平衡。

2. 费用支付方面

我国医保目前整体运营压力较大，贸然将“互联网＋医疗”服务纳入医保报销范围，将加大医保运营压力。同时，我国医保还处于省级统筹状态，各地医保的保障范围、报销比例、技术接口差异较大。除此之外，我国城镇职工在保障和筹资上都与城镇居民、新农合相差较大，要合并统一保障程度，在全国范围内制定统一报销标准仍有很大挑战。

(四)信息安全问题

“互联网＋医疗”兴起之后,随着我国的医疗服务模式从院内向院外延伸,健康医疗信息的流通已成为必然。但是,我国目前尚未出台统一的关于隐私信息保护的法律法规,哪些信息属于隐私的范畴、哪些信息属于可公开的范畴都没有明确具体的界定,同时对于侵犯隐私的惩罚机制也没有具体的规定。在现有医疗服务模式下,医生与患者面对面进行交流、诊断,患者与医务人员之间进行接触,不存在第三方介入,患者个人信息公开程度不高,患者的个人隐私得到了较好的保护。而在医疗信息逐渐向互联网开放的过程中,医疗服务可能涉及第三方技术支持公司、网络运营商等新的参与主体,在信息安全保护制度和技术规范不完善的情况下,电子化的健康医疗数据和百姓个人隐私都面临重大的安全挑战。这也使得信息持有者出于安全考虑,无法进行数据共享。

(五)产业发展问题

虽然从行业投资规模角度看,互联网医疗投资规模的持续创新反映了医疗作为社会的刚性需求所承载的商业价值是巨大的。但是,受多方因素影响,能够与核心的诊疗业务进行深度融合的应用还比较少。多数应用的商业模式还处在探索阶段,尚无法实现完全独立运营并实现盈利。此外,由于行业仍处于发展初期,百姓、医生、医院、政府、企业等相关方的参与形式与分工责任也尚不明晰,相关方共同合作推进行业发展的合作机制还有待探索。

第三节 移动健康与移动健康 APP 的应用

一、移动健康概述

就全世界范围而言,移动健康包含的技术和输送信息的潜在能力不仅能提高个人的健康水平,还能摒弃医疗体制中的弱点,这项技术现在已经以各种应用程序的形式发展到了医疗领域,进入日常工作中。随着移动健康的发展,医疗卫生将会发生巨大变化,即医疗个性化,医生和患者共同参与,公众更加重视疾病预防,降低医疗成本等。这些变化将是全球性的,行业报告表明,移动健康具有巨大的潜在市场,发展势头强劲。

移动健康的出现已有十多年,其中与医疗相关的各种参数尚未形成标准,也没有被广泛接受的定义,然而其推动医疗改革的潜力,却已经得到了普遍认可,使医疗服务变得方便快捷、质优价廉。但是到底什么是移动健康?

移动健康(mobile health)是指通过使用移动通信技术(如 PDA、移动电话和卫星通信)来提供医疗服务,通常是基于 Android、iOS、WindowsPhone 等移动终端系统的医疗类应用。移动健康的内容主要包括监控、个人紧急援助服务(PERS)、远程医疗、可穿戴便携式移动医疗设备管理、移动医疗信息管理、人员(老年人、院内患者)定位服务、健康体征监测等。

移动健康是现代移动通信和互联网技术的发展而催生的,是充分利用移动互联网通信技术来提供体检、保健、疾病评估、医疗、康复等健康管理服务,可以被看作通过移动网络和智能移动终端来提供医疗和公共健康服务的实践。

移动健康的用户包括:医院、医药公司等医疗服务相关组织;医生、营养师、健身教练等服务机构及相关专业人员;求医问诊的患者和对医疗健康信息有需求的普通用户。移动健康主要体现在信息、服务、应用和设备四大方面。在这个产业链上,一端是医生、营养师、健身教练等服务机构及相关专业人员,另一端是有健康服务需求的用户,中间则云集了通过各种技术和手段为两端搭建桥梁的服务提供商,包括移动网络运营商、移动网络技术和设备供应商、移动终端制造商、IT公司(含软硬件供应商及系统集成商)金融投资人、保险公司、医疗机构、银行及支付公司、医药公司、医疗保健供应商、研究中心、政府及非政府组织和解决方案提供商等。

二、移动健康的典型应用

移动健康的典型应用包括以下方面。

(一)就医服务

利用移动终端为患者求医问药提供各类便捷服务,如预约挂号、手机支付、检验检查报告查阅、手机问诊、网上购药等,从而改善就医环境,优化就医体验,缓解“看病难、看病烦”的现状。

(二)健康信息

利用移动终端来搜集社区和临床健康有关的数据,通过移动终端(如手机之类)可以方便地录入、上传本社区的大众医疗健康数据,供授权的咨询和管理机构分析,提高人民健康福祉。

(三)健康教育

通过移动终端可以随时随地为患者/用户推送来自医护人员、研究人员以及与患者及用户相关的健康关爱和咨询信息。

(四)生命信息

根据不同的应用场景和用户需求(如慢性病的监控或生活方式的跟踪)实时对患者/用户的生命体征(如血压、血氧、心电、体重等)实行远程监控,对某些症状进行分析和诊断。

(五)远程医疗

通过移动终端对用户提供直接的远程医疗护理,包括必要的疾病预防、预测和干预服务等。

三、移动健康的意义

基于移动健康,可形成很多创新业务,建立可推广可复制的模式,在推动卫生事业发展、落实和实践国家医改政策、建立市场化生态环境、促进健康服务业发展上起到重要的作用。

在以患者为中心的移动端应用建设中,可打造面向患者、医生、医院、第三方机构等多部门的服务体系,打造线上线下一体化的医疗健康服务新模式,实现线上资源共享,线下服务支撑,促进医疗服务“小处方”和社会健康服务“大处方”的深度融合,为居民营造健康产业生态圈,推进医疗、医保、医药三医联动和产业升级。

(一)有利于推动医患互动,缓解医患矛盾

面向患者,提供给患者在院内就医过程中的信息服务,包含告知院内新闻和消息以及医院基本情况、检验检查报告、就诊流程进展、就诊排队情况、费用支付、处方药外购、就诊评估、交互性的预约挂号以及医患交互等内容。提升患者在诊前、诊中、诊后的感受度和便捷性,改善医院的就医环境。

(二)有利于提高全民健康自我管理的能力

面向公众,提供在院外享受的各类健康服务,特别是对特定人群(慢性病患者、老年患者、康复患者、

孕产妇、家庭病床患者等)的个性化健康管理。依托社区、养老、养生、康复护理、健康管理等机构,为居民提供慢性病管理、疾病监测、居家养老、健康养生、高端健康、术后护理、大病护理等增值服务,提升患者参与规范化健康管理的意识,建立以患者为中心的个性化健康管理新模式。

(三)有利于推动医医互动、跨院协同,助力医改深化

应对分级诊疗、医生多点执业、远程医疗等卫生改革的发展趋势,将服务提供方中的各级公立医院、体检机构、民营医院、区域会诊中心、区域检验中心、区域影像中心、区域心电中心、药房等以服务接续的方式连接起来,无形之中构建了无边界的“医疗联合体”,以线上资源整合共享、线下服务提供的模式,围绕患者需求实现跨机构服务,达到各类资源联动运营的效应。使优质医疗资源得以充分使用并产生辐射效应,使患者能享受到同质化的医疗卫生服务。

我国面临着人口老龄化、大型城市流动人口日益增长的挑战,在移动健康服务产业方面有着巨大的市场容量,通过移动健康创新服务,有利于在地区形成基础雄厚、链接广泛、分工协作的智慧健康产业体系,并向高科技、高附加值和全产业链方向发展,以健康服务产业的带动,促进地区经济的发展。

四、移动健康 APP 及其应用

大家普遍认为,优秀的移动健康应用程序将帮助消费者在健康行为、医疗选择上作出恰当的决定。一款大受欢迎的移动健康应用程序 iTriage 已经有了极高的下载量,消费者用它来研究症状和预约医生。该应用程序功能强大,可用于建立医疗提供者和患者之间的联系,并最终让患者作出明智的选择。然而,并不是所有的应用程序都是成功的。消费者、供应商都在持续寻找优秀的应用程序,市场也有客观标准来淘汰不理想的应用程序。事实上,除了购买或下载,使用率仍然是最广泛的使用评价。

一般而言,应用程序是具备网络功能的应用程序。手机应用程序或移动应用程序是一种应用于智能手机、平板电脑和其他移动设备的移动技术软件应用程序。这些应用程序通常都可以通过应用程序销售平台获得,由移动操作系统供应商维护。一旦下载了应用程序,便可单独在移动设备上使用,也可以与赞助的网站合作或与第三方网络交流,如卫生保健供应商。

利用应用程序和连接应用程序的移动设备进行医疗活动意味着消费者和医生两大群体的医疗方式将产生巨大变化,这也可能引发新一轮的应用程序研发浪潮。诊断设备过去被掌控在医生手里,现在消费者也可以获得,这些诊断设备包括心脏监控器、血压监控器等。为了让消费者获得更多的医疗保健,移动技术在努力争取消费者,让消费者负责过去被忽视的保健。然而,在美国许多设备必须得到美国食品药品监督管理局的验证许可,因而延长了进入市场的时间,增加了研发成本。

糖尿病是世界范围内非常常见的慢性病,在青少年中也出现了不断增长的趋势。该病造成了严重的经济负担,降低劳动力,不断挑战美国的医疗体系。根据美国糖尿病学会(ADA)的统计,糖尿病诊断的总费用从 2007 年的 1740 亿美元上升到 2012 年的 2450 亿美元,5 年间增加了 41%。

利用互联网思维,让患者和高危人群形成糖尿病长期管理的行为习惯,以医院体检数据、临床数据为基础,建立糖尿病个性化管理基线,通过持续跟踪互动,实现以患者为中心的个体化糖尿病健康管理。

我国上海市某医院作为上海市糖尿病临床中心的医疗服务网络核心,利用互联网、物联网监测终端,通过多层级服务传递网络、权威知识传递网络、糖尿病病情和患者行为监测网络,促进医患信息逐步对称。实现线上线下资源的整合,全方位整合患者信息,实现糖尿病患者院前、院后的健康管理服务,提供线上线下整合的连续性健康服务。在此基础上,研究糖尿病服务质量保证的标准体系,借鉴国内外糖尿病服务质量标准,基于糖尿病健康网,建立了统一、客观、科学的临床质量管理规范及服务流程标准化规范,将循证医学的成果应用于服务流程及质量控制中。

我们可以从聚焦单个慢性病(糖尿病为主)的管理再到整个慢性病管理,以糖尿病管理的相关业务模式、产品成果和运营方式为基础,通过病种试点、应用示范的方法逐步向其他慢性病管理进行扩展,如高

血压、脑卒中、帕金森病、呼吸系统疾病等，这些慢性病都具有类似的管理路径和方法，通过使用移动健康应用程序的方式能取得较好的效果。

第四节 用户健康信息学面临的挑战和方向

一、移动健康面临的挑战

我国移动健康需要解决的问题主要有以下几个方面。

(一) 体制机制和政策风险

许多移动健康领域创始人大都会有这样的两个困惑：一个是技术问题；另一个是法律问题。从法律层面上看，我国现在对于使用医疗病历类型的数据还没有特别成熟的法案。此外，信息管理几年前相当冷清，医院不愿意投资，近几年竞争却非常激烈。移动健康在我国要想长足发展，就需要制度上的保障。

定位不准，把医院当作企业。某些地方政府依然把民众的健康权、居住权、受教育权作为拉动经济的手段，对弱势群体的关怀不够。

国家正在抓紧制定和实施有利于推动移动健康产业的相关政策，但还存在政策空白或不明确的地方。医保支付政策和规则对于跨院协同类服务的分账和清算、跨院控费等都不明确，影响了分级诊疗、跨院服务的推行，对移动健康产业的发展产生不良影响。

移动健康领域法律监管存在空白，用户在医疗 APP 上获得的处方没有明确的法律保障，一旦出现误诊等问题，用户维权困难。为了打破网上信息流转的技术障碍，必须确认处方是医院给患者提供的服务，而不是医生掌握的秘密，这将会影响医院的利益。因此要在法律上确认电子处方和纸质处方的平等地位，推广电子处方的使用。

统一的信息传送标准尚未建立，如电子检验单、电子处方的标准化等，影响了跨院甚至是地区间的信息互联互通、O2O 服务及第三方服务介入的开展。

远程医疗大规模应用尚存在阻碍因素，一是信息不足导致误诊，二是放开网络处方可能导致药物非法买卖问题。如何调动基层医生的积极性，提供真正的“以患者为中心”的诊疗服务，需要在优化服务和绩效考核等方面制定合理的薪酬管理制度。对提供远程诊断、问诊或咨询服务的医生的资质研判仍有外部阻力，如果网络医生的单位能出具证明是最好的，但目前医生还是“单位人”，要想通过互联网由“单位人”转变为“社会人”，实施多点执业，院方的阻力会比较大。如果纯属医生个人行为，则会带来对医生执业资格水平和真实性的研判问题。

(二) 医疗资源分配不均

目前，“看病难、看病贵”依然是老百姓不满意的社会问题之一。主要原因是优质医疗资源的不足和医疗资源配置的区域间和城乡间布局不平衡。大型综合公立医院患者拥堵，而社区卫生服务机构和乡镇医疗卫生机构就诊人数稀少，分级诊疗制度有待于建立。

移动医疗是移动互联网技术应用于医疗领域的简称。而目前医疗健康 APP 应用模式只是把网站信息放到手机客户端，实现网站移动化而已，离真正的移动医疗还有很长的距离。移动医疗的本质应该是医疗内容本身，而目前更多的是渠道方式的移动。移动健康领域可以利用这些移动传感、语音识别、无线传输等先进技术来提高医疗效率、均等化医疗资源，解决一些医疗本身的问题，从而产生经济效益和社会效益。

目前移动健康还处于起步阶段，面临着很多问题，比如医疗资源分配不均，现有医疗体制还存在一些弊端，想要实现医疗健康行业统一的互联互通，让医疗健康统一移动起来，还需要很多努力。

（三）移动医疗技术与信息安全

移动医疗还有很长的路要走，前方仍有诸多挑战，比如人才缺乏、信息安全问题、行业监管问题等。移动化在医疗健康领域确属热门，但缺乏医疗与健康的界定。这个界限是必须的，比如，影像科用终端设备看片子，达到医学图像显示标准的就是医疗行业产品，达不到要求就不属于医疗行业产品，像平板电脑就不能达到医学标准，算不上医疗行业产品，只能属于健康类产品范畴。关于移动健康与移动医疗的界定标准如下：首先，移动医疗产品必须是工业化的，不能是消费产品；其次，移动终端信息安全问题多，网络信息安全、个人隐私都需要注重保护，需要相关标准。目前，我国在医疗信息安全方面缺乏具体规范；电子签名还有待完善，比如如何实施，如何保障是谁操作的，都有待解决。

（四）产业链与市场

移动健康产业链条上的用户、医生、医疗机构、药企、设备厂商及政府机构等环节，究竟哪一个才是移动健康的真正“买单者”？从医院到医生的环节是中断的，前端的用户非常需要后端的数据和服务支持，那么这个突破点又在什么地方？

来自普华永道的一份报告认为，我国拥有已达 9 亿人的世界上最大的手机用户群，也正处于通过政策改革和政府大规模投入以提升医疗保健体系的过程中。这两股力量的相互碰撞为移动健康的成长创造了肥沃的土壤，并以此满足人们多种多样的医疗需求。虽然我国目前在移动健康领域还存在诸多问题，但是这丝毫无法掩盖移动健康十万亿元市场“金矿”所绽放的光芒。无论是用户、医生，还是医疗机构、药企、政府机构，大家都对移动健康带来的各种便利与收益充满期待。

无论是面向大众还是面向医疗机构，是方便医生还是服务患者，是关注健康管理还是专注医学本身，是娱乐性、趣味性强的电子消费产品还是相对严肃的物联网终端，都在移动健康产业链条的不同方向上积极努力着。然而，目前移动健康这个产业链条却并不完整和成熟。

当前的移动健康产业有一个特点：越往后端，没有模式，有人付费；越往前端，有模式，却没人付费。实际上，整个服务链条是断的。整个移动互联网领域需要完成的就是了解自己、了解别人、解决问题和提高效率。

对于移动健康领域而言，“了解自己”是要了解自己的身体状况、所得的病症和药品使用情况；“了解别人”就是要了解医院、医生和诊疗项目；“解决问题”就是要解决挂号就医、预警监测、慢性病康复的问题；“提高效率”就是要改进医院流程，加强对患者的教育，争取实现社区分级就诊，使就医数据可采、诊断结果可查。

目前移动健康的应用需求非常广泛，但并没有清晰的产品。各种可穿戴设备、手环等可以提供精准数据，但都不够完善，产业链尚不够完整。移动健康通常包括四个部分：做产品；做社交网，记录和分享；教育，培养健康的生活模式；游戏，有竞争，有对抗。我国还处于产业链初期的布局和探索阶段。

个人用户“买单”之路还很长。目前，让个人用户一年花几千元去买一套健康管理终端，用来测血压、测心电图还是比较困难的。因此，个人用户需求的探索和整合之路还很长。到目前为止，政府及医疗机构为移动健康产品“买单”的项目比较多。对于个人用户，似乎还没有找到合适的刚需产品，这也是健康物联网公司遇到的共同问题。

很多人认为运动手环等产品对于中国人来说并不是刚需。当然，目前移动健康领域并没有形成一个成熟的商业模式，甚至对用户是谁、用户需要什么都没有一个清晰正确的定位，这都需要交由时间和市场去检验。总之，决定移动健康产业链条最终走向的因素是技术的提升速度和政策的开放力度。

二、用户健康信息学面临的挑战

(一)与提供者相关的障碍

尽管国际上趋向于转向消费者和医疗提供方共同决策的模式,但发达国家和发展中国家的许多消费者仍然赞成专制式、家长式、非对称的“消费者-提供者”这一“经典”的互动模式。一方面,作为知识主要提供者的医疗服务方往往会出现主动阻碍消费者获取信息的行为,因为医疗服务方不但是消费者数据的唯一持有者,还是消费者获取健康和医疗保健决策所需的其他类型信息的中继;另一方面,虽然符合“知情选择”决策模型的供应商会向消费者提供他们认为有助决策的信息,但专业人员又不直接参与决策。共享决策的方式改变了这两点不足,其将消费者和服务方作为决策过程的积极参与者,双方积极交换信息并作为合作伙伴。

然而,即便服务提供者希望从专制或知情模式转变为共享模式,但由于沟通技巧不足、缺乏时间或经济支持,许多服务主体仍然无法做到这一点。这甚至可以解释为什么许多服务提供者不认为消费者可以从互联网中受益。一项来自美国的调查数据十分惊人:只有39%的专业人士将互联网视为消费者宝贵的健康信息来源。这与消费者对网络教育的评价形成鲜明对比:70%的消费者在互联网上检索健康信息,同意“互联网能够帮助我在生活中做出更好的选择”。

(二)与消费者相关的障碍

虽然消费者往往能被动地接受大众媒体中的健康信息,但其积极进行有针对性的信息检索的可能性却十分有限。不仅对医学知识的洞察和访问能力有限,消费者往往还无法访问自己的医疗记录。

迄今为止,专业人士一直致力于将所有类型的信息都整合到与消费者的个人互动中。因此,他们会向消费者提供有关其状况的详细信息,并提供有关可用选项的相关外部信息。然而,越来越多的消费者选择绕过传统的专业信息过滤器和唯一的信息提供者,转而直接获得外部信息和个人健康记录(图11-1)。由于互联网在形成大健康和医疗保健领域的强大力量,这一模式可能会得以迅猛发展。虽然这一变化已经面临来自提供商团体的阻力,但许多专业人士仍担心消费者可能会误解信息、得不到他们需要的信息(图11-1的交叉点),还会受到一些不相关和低质量的信息的干扰。

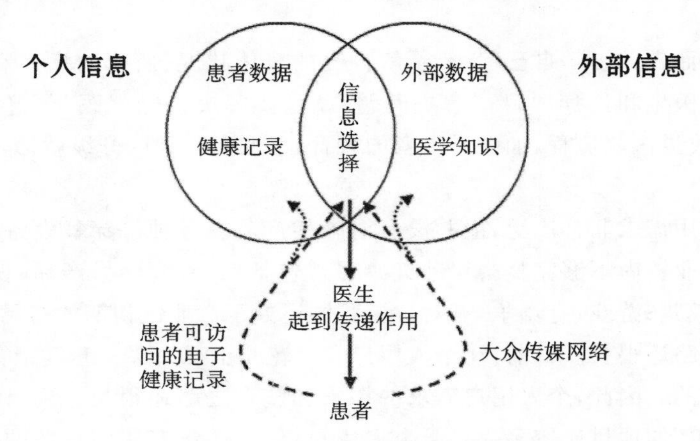

图11-1 医疗保健决策两类信息

同时,低健康素养也常常会损害消费者对健康信息的理解,并限制其处理健康问题的能力,这一现象在老年人群体中尤其普遍。健康素养不足的消费者会存在一系列复杂的沟通困难问题,这最终可能导致其健康状况不佳情况的发生。已经有报告证实了被判定为“功能性文盲”的个体(美国和加拿大成年人口中有30%至50%)的健康状况相对较差,并且他们的住院风险有所增加。此外,虽然已经制作有大量的消费者教育材料，但其需求的阅读水平高于估计的美国公众平均阅读水平，因此，这些教育材料也可能无法达到预期的效果。

换句话说，对于最需要某些信息的人来说，获取高质量的有关信息可能会特别困难。目前，健康素养较低的人很难从消费者健康信息学和网络医学的迅猛发展中受益，因为他们几乎无法获得或理解这些技术。我们可以设想一个续发事件，低健康素养导致健康状况不佳，健康状况不佳导致了低收入，低收入又限制了现代信息技术的获取。因此，远程医疗和利用互联网进行健康教育存在的一个基本问题就是，那些可预防、可治疗的健康问题风险最高的人群往往最需要信息，但又最不可能妥善利用这些技术。

（三）有限的互联网访问权限

即便互联网能够提供高质量的信息资源，但无论消费者识字水平如何，其需要克服的主要障碍是访问上的障碍。

过去，卫生专业人员需要应对信息过载，消费者需要应对信息不足。如今，消费者有很多机会通过大众媒体，特别是互联网获取大量信息。

在医学史上，消费者第一次可以平等地获得医学知识。例如，通过直接访问国家医学图书馆数据库进行的 Medline 检索数量从 1996 年的 700 万增加到 1997 年的 1.2 亿（当时开放了免费公共访问），新增的访问量主要归功于“非专业人士”。有人认为，在线健康信息需求背后的推动力是传统渠道中广泛存在的信息短缺现象。因为英国的健康信息咨询平均时间仅为 7 分钟（美国为 12 分钟），所以专业人士通常无法满足消费者的信息需求。与此同时，在大多数专业人士不了解、或难以凭借现代技术获取信息、或只是没有足够时间熟悉互联网时，世界各地的消费者都在借助互联网以获取相关信息。

这种新的“逆向”信息不对称造成了新的冲突——消费者会主动寻找最新的研究成果，这一事实冲击了医生发出命令、消费者服从的传统，这让一些医生感到紧张。如果消费者在互联网上发现专业人士没有掌握的信息，又与他们的建议相矛盾，那么卫生专业人员可能会与消费者产生冲突。

通过无限制地访问互联网来获取信息也会产生其他潜在问题。在互联网上寻找所需信息通常很耗时；消费者经常会遇到由海量可用信息引起的混乱和焦虑，这些信息组织不良且质量和相关性参差不齐；另外，现在还缺少能有效控制信息质量的机制，来确保提供给消费者的信息的准确性、通用性或完整性。在准备信息和访问信息时，各个方面都需要进行质量控制。

三、用户健康信息学和移动医疗健康的发展方向

（一）建立医疗能力

消费者利益主义是一种社会运动，起源于 20 世纪 60 年代，其特点是保障消费者在获取信息的基础上获得一定的权利，医疗消费者的概念始于 20 世纪 80 至 90 年代。构建基于 CHI 的医疗环境，最重要的就是确保高科技必须对患者友好。就发达国家而言，死亡的主要原因已从急性病转变为慢性病，使人们逐渐重视自身的健康和改变自己的生活方式。因此，CHI 发展所面临的一个任务就是要增强医疗消费者适应医疗环境变化的能力。在家长式的互动模式下，患者只能扮演被动的角色；而患者亲自参与制订医疗检查和治疗计划则可以获得更加良好的预后。在这项研究中，“患者”被定义为与特定医学专家建立伙伴关系的公众成员，其和医生之间关系的主要特征是拥有共同的目标、承担制订计划和实施医疗方案的责任。医疗保健层面也需要医疗消费者的参与。因为当报销计划变为预付形式时，只有更加重视预防和健康促进，才能控制显著增加的国民医疗费用。此外，医疗消费者支付能力的提高，可以有助于缓解健康不平等问题。健康是关乎个人生活质量的重要问题，其对于患有罕见和无法治愈疾病的个人来说更是珍贵。由于社会结构中的不平等问题无法解决，信息通信技术的应用被认为是缓解健康不平等、减少预期寿命差异的重要手段。然而，虽然人们通过互联网能够普遍地获取卫生保健信息，但在使用这些信息

的程度和能力方面仍会存在由社会经济所导致的差异，这种差异通过经验证据已经得到证实，即健康状况不佳的群体在获取和使用信息方面的能力也较差。因此，学者们将这种现象概念化为沟通不平等。沟通不平等意味着存在于信息通信技术环境中的卫生保健信息对患者和公民来说可能是一场新的危机，但也可能是一个机遇。要想将危机转化为机遇，具有CHI沟通能力的个人或医疗消费者的崛起是十分必要的。

CHI是一种促进消费者参与自身健康和医疗管理的技术，其关键在于赋权。赋权是一种社会过程，在这个过程中，个人可以通过控制自己的生活来获取需要的东西，动员、促进和加强所需的社会资源来解决问题，这种能力是在特定情况或特定群体中通过重新分配权力产生的。就医疗保健信息方面来说，医患沟通和知识共享便是赋权的一个很好的例子。定义赋权的要素包括信息、可访问性、选择权和主张权。赋权个人可以访问相关信息资源并干预其使用，与其他个人建立团队，进一步在公共卫生领域创建集体赋权。因此，赋权是权力的集合，使个人或组织能够以最优方式行动，以实现其共同的目标。在疾病和健康方面，自我保健管理是必不可少的，医疗服务提供者的积极合作和卫生保健信息传输系统的积极响应能使其最大限度地发挥作用。也就是说，医疗消费者在进行医疗管理或在CHI环境中参与医疗服务时，应当能够得到不同方式的援助；医疗消费者在获取和理解自己的医疗记录和做出相关的医疗决定方面，应当可以寻求到广泛的建议。在借助互联网和社交媒体建立关系的过程中，获得赋权的医疗消费者逐渐走到了一起，他们在这里可以讨论一些与健康相关的问题。有组织的医疗消费者声称，他们必须表达自己的声音，以便获取符合他们需要的健康信息，并进一步提高这些信息的质量和可靠性。在反复经历这一过程后，CHI得到了改善。事实上，CHI的作用已经在经验上得以证实，例如通过综合健康促进支持系统可以支持与治疗有关的决策。该系统为存在复杂健康问题的患者提供了必要的信息，并有效地提供了社会支持。近年来，卫生保健信息系统已被引入各地社区，并被用来提高获取信息和解决社区卫生问题的能力。

总的来说，CHI促进了患者的信息获取，并赋予个人参与医疗保健管理的权力。过去认为，向患者提供医疗记录可能会导致医疗事故的发生，患者仅仅被视作是治疗对象。然而，持续有报告表明，与患者共享医疗记录可以提高治疗的效果。例如，当糖尿病患者参与安排控制自己的饮食、血糖水平、运动程度和医疗记录时，他们的医疗依从性和预后都得到了改善。消费者健康资讯不仅仅局限于加强患者的资讯可及性，CHI还鼓励患者积极使用信息以增强他们参与治疗的能力，允许患者与医疗服务提供者共同进行医疗决策，双方共同承担治疗责任，这就为患者积极配合治疗创造了动力和吸引力。

（二）个性化的移动医疗健康传播

随着技术的不断发展，近年来出现了个性化的移动医疗健康传播方式，它通过获取个人信息来提出与健康记录内容相适应的问题，并以一种与所获得的信息相适应的方式提供视听反馈。这种定制化的方法是一种根据用户的个人特征而设计的信息或转化策略。这种方法是十分独特的，因为公共卫生正是以人口或社区为对象，从而进行健康促进和疾病预防工作。然而，为了实现改变个体健康行为的目的，基于市场细分原则的目标导向方法可能比基于人群的方法效果更好。正如双路径模型所解释的那样，习惯的形成和变化是由核心通路的认知决定发生的，其是经过长时间的思考形成的，比外围通路有更多的经验。因此，CHI为患者提供个性化的信息，并鼓励不向患者提供过多不必要的信息，从而能够使得引导患者采取合适的行为改变的可能性增加。

定制的通信系统已被广泛用于向需要重症监护的慢性病患者和治疗后的癌症患者提供信息，对于实现人们期望的行为改变来说，这种干预措施被公认为是十分有效的。例如，该系统对戒烟、运动、改善饮食、预防性筛查和体重管理都有一定的效果。此外，国外近几年还实施了加强患者决策能力的项目，并提供了针对特定疾病的个性化健康信息。这些项目以多种方式与健康教育领域的行为科学理论相结合，以强化它们的应用效果，并在一定程度上促进了生物信息学的兴起。我们要在行为预测综合模型的指导下，鼓励医疗消费者查看他们的医疗记录，使用定制的通信系统来保持其健康信念和态度并鼓励相关行为。

随着智能手机等移动设备的不断普及，移动互联网的覆盖人群越来越庞大，医疗健康作为我们生活中不可或缺的因素也随着移动互联的热潮蓬勃发展。创业者们的眼光是犀利的，面对有前景的市场，各种竞争和挑战也非常激烈。对于健康管理公司而言，如何建立可持续发展的商业模式，仍然是一个棘手的问题。虽然消费者表达了强烈的为自己的健康支付的意愿，但目前市场上大部分健康应用程序都是免费的，因此未来的发展应通过增加增值服务，寻找将其产品和服务商业化的途径。

章后案例

案例1:CHESS的研究和开发

一、应用背景

本案例回顾了美国威斯康星大学卫生系统研究与分析中心对于综合健康促进支持系统(CHESS)的研究与开发。消费者健康信息系统(CHIS)主要包括面向患者的交互式计算机程序，其可以为消费者的健康问题提供信息、决策、行为改变和情感支持，其中的许多系统还可以跟踪患者的状态和顾虑。随着计算机与提供者共享患者信息，CHIS可能会增长。

CHIS能够在电话、平板电脑、互联网设备、个人电脑和公共信息亭上运行。最初，CHIS是一个独立的系统。到20世纪80年代，这些独立系统开始添加调制解调器，允许用户和专家间相互通信。当到了互联网能够快速传输信息的时代，许多CHIS都迁移到互联网上并以之为载体。但是，还是有人继续采用独立格式，因为他们需要比互联网更快的速度和处理能力。

二、主要做法

目前正在研究CHESS对决策、行为改变和生活质量的影响。CHIS服务的范围从简单的应用程序(如单个文章或讨论组)到提供旨在促进行为改变的服务，包括信息、通信、分析、个性化网页和基于计算机的设计。越来越多评估此类系统在决策支持中的影响和教育角色的研究已经有了许多重要的发现。例如，已经发现相对于临床医生，通过CHIS能够获得更诚实的信息，并且将其提供给临床医生后，该信息可以显著改善患者的护理情况。此外，许多研究发现抑郁症患者更喜欢同计算机而非人类访谈。

CHESS于1989年首次开发，已在多项研究中进行过测试，现已完成基于互联网的测试。CHESS计划涉及数百名患者和家属的需求评估调查，患者通过家庭计算机访问CHESS，提供CHESS的组织向没有个人电脑的患者提供计算机，该计划通过用户来测试临床专家创建的内容的相关性和可读性。

CHESS更专注危及生命的疾病，例如最近诊断出癌症、艾滋病或冠状动脉疾病的患者，这样的人群更有动力获取信息和支持。为了更好地理解CHESS，我们将其与典型的互联网访问进行对比。

(1) 互联网是一个巨大但未集中的不同质量的疾病信息库。CHESS是一个由威斯康星大学拥有的非商业系统，其内容和演示由临床医生和患者进行开发和更新。CHESS研究联盟成员包括威斯康星大学、Dana Farber癌症研究所、Fletcher Allen医疗保健中心、Hartford医院、Harvard Pilgrim医疗保健中心、Evanston-Northwestern卫生系统、St. Paul's医院(BC)，成员为其内容、设计和测试做出贡献。

(2) 互联网通过涉及许多人的聊天小组提供支持，但其中的一些人可能是伪装者，而CHESS通过限制讨论和较严格的纳入批准使得人们能在便利的环境下访问。

(3) 互联网的界面在不同的程序之间存在很大差异，这可能会导致麻烦。CHESS则提供了一个易于使用的界面，可以让用户访问自己界面内的重要资料以及其他网站中的特定页面，无需浏览每个网站。

(4) CHESS最重要的优势可能是其封闭性、有指导的信息和支持选择范围，它的良好的集成性，能使其中所有内容都指向其他内容，而不是靠继续的搜索和发现。

三、实施效果

当用户登录CHESS时，首先输入代码名称和密码以证明他们是合法用户。其次，用户从主菜单(图11-2)中选择一个主题或关键词以进入感兴趣的板块。下面使用前列腺癌模块作为示例来描述服务。

信息服务，主要包括对400个常见前列腺癌问题的简要回答。即时图书馆将用户链接到200多篇从

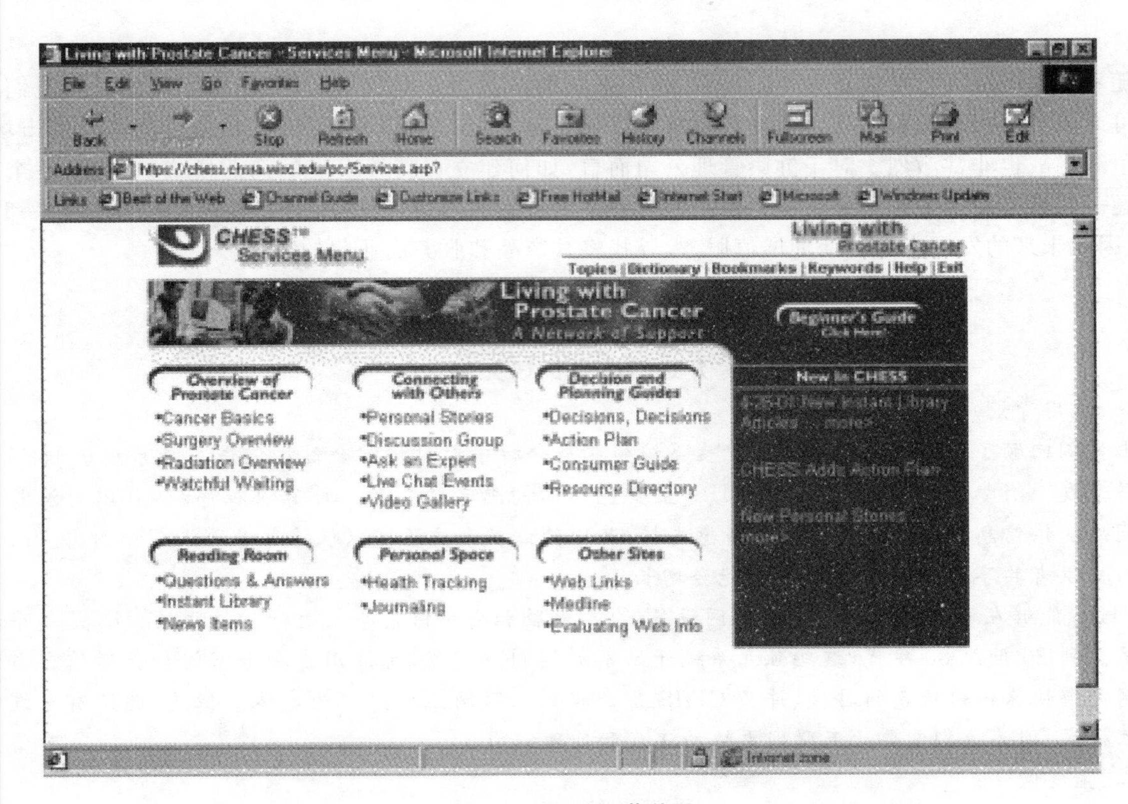

图 11-2 CHESS 菜单图

科学和大众媒体中提取的完整文章。消费者指南描述了 150 项服务，帮助用户学习接收服务的方式，并学会识别优秀的服务提供者和做一位理智的消费者。WebLinks 能将用户连接到其他与前列腺癌相关的高质量网站。资源目录描述了本地和国家服务以及它们的联系方式。

通信服务，主要提供信息和情感支持。患者和家属使用限 50 人的公告板式讨论组来分享信息、获得专业便利和支持。询问专家，患者可以对 NCI 的区域癌症信息服务专家提出问题并得到保密回复，并在 Open Expert 中得到个性化响应。

日记提供了一个私密的场所，用户可以在定时、受控的环境中撰写关于前列腺癌的最深刻的想法和感受。个人故事展示了人们应对前列腺癌的经历，专业作家通过与患者和家人面谈来准备故事，以明确我们通过需求评估研究所确定的优先事项是否合理。视频库显示前列腺癌患者及其家属对于他们如何应对疾病和治疗的描述，视频还用于其他服务（例如概述和决策）以作为文本和图形的补充。

Analysis Services 可帮助用户思考关键问题。系统从用户处收集这些数据，进行处理并提供反馈，CHESS 侧重于评估对前列腺癌患者重要的具体问题（如抑郁症）。Health Tracking 每两周收集一次用户健康状况数据，并显示一段时间内变化的图表，CHESS 使用该信息来指导人们获得与其情况相关的材料，该信息有助于用户做出重要的治疗决策，或者使用决策分析来了解选项的价值和后果。尽管技术上是可行的，但 CHESS 目前并不与临床医生分享此信息。行动计划采用决策理论模型构建，用来评估和改进其行为改变策略。目前已经开发并正在测试用于解决抑郁症的认知行为疗法计划。

四、思考与启示

衡量 CHIS 的使用是一个复杂的过程。点击次数表示用户进入网站的频率，但不能表明用户在网站上花了多长时间以及他们在那里做了什么，因为意外登录并立即离开的人不能等同于在该网站上花费数小时的人。虽然可以测量用户在程序（或服务）中花费的分钟数以表示其使用强度，但是有些人可以在几秒钟内正确使用服务，但其他人可能需要几分钟。此外，这项措施十分复杂，因为我们不知道一个人在使用该网站时是在会议还是吃午餐，如何使用服务是很重要的评价标准。一个人花 45 分钟在实时聊天小组讨论其对疾病的恐惧是会获得一些益处，但用户有更多获得不同益处的方式，例如回顾关于疼痛的常见问题、阅读有关疼痛的文章、写一篇关于疼痛的感受、在讨论组中讨论疼痛的来处。测量延迟也很重要。但由于互联网和调制解调器存在的延迟，可能会使用户停止使用它。根据目前的结论，得到服务不足的人与得到周到服务的人使用 CHIS 的效果是不同的。

案例 2：浙一互联网医院

一、应用背景

在移动互联网、云计算、大数据、物联网等新技术推动下，“互联网＋医疗”时代正在兴起。互联网医院是“互联网＋医疗”衍生的新业态，是远程医疗与传统实体医院的延伸，以实体医院医疗资源为基础，以互联网技术为依托，为患者提供一系列从线上到线下、前端到后端的“闭环式”医疗服务，让患者更便捷地获得实体医疗机构的医疗服务，同时优化匹配现有的医疗卫生资源。根据《“健康中国 2030”规划纲要》和《国务院关于积极推进“互联网＋”行动的指导意见》（国发〔2015〕40 号），2018 年 4 月 25 日，经国务院同意，就促进“互联网＋医疗健康”发展提出发展“互联网＋”医疗服务，鼓励医疗机构应用互联网等信息技术拓展医疗服务空间和内容，构建覆盖诊前、诊中、诊后的线上线下一体化医疗服务模式。

二、主要做法

（一）远程会诊

远程会诊即通过视频、电子邮件、网站、信件、电话、传真等现代化通信工具，利用应用程序实现基层医院与上级医院专家“面对面”会诊，共同为患者完成病历分析、病情诊断，以及拟定进一步治疗方案的新型诊疗模式。远程会诊是极其方便、诊断极其可靠的新型就诊方式，有力地促进了传统治疗方式的改革和进步，为医疗走向区域扩大化、服务国际化提供了坚实的基础和有利的条件。远程会诊使医生在无须患者亲临的情况下，对患者的病情作出全面的、仔细的思考、总结和分析，从而作出正确的诊断并制订科学、合理的治疗方案，既提高了诊断准确率，又节省了患者的就诊时间，从而免除了患者长途奔波、挂号排队的劳碌之苦。

（二）远程门诊

《卫生计生委关于推进医疗机构远程医疗服务的意见》（国卫医发〔2014〕51 号）首次提出了远程门诊的概念。基层医疗机构患者可通过网络实现市医院的就地挂号，选择科室专家进行远程看病，有效缓解了门诊压力，让患者享受便捷、平价、高效的医疗服务。医生通过远程视频系统，与患者进行面对面交流，为患者提供线上门诊服务，是浙一互联网医院最基础的功能，包括实时专科门诊、专家预约门诊、在线医生自由排班。

（三）线上开具处方及药物配送

医生通过视频问诊对患者完成诊疗后，可在线开具药物处方，由药师完成审核，患者可选择在线下门诊付款取药或药物配送。

（四）预约检查及住院

浙一互联网医院依托线下实体医院，区别于其他只提供咨询服务的网络交流平台，浙一互联网医院通过互联网开具检查单，由工作人员预约时间并短信通知患者，患者按时来院根据流程完成检查即可。

（五）检验单开具及结果咨询

浙一互联网医院与线下实体医院打造了闭合环节，使患者的就诊有连续性，只要在该院就诊、检查或住院，患者的影像、检验结果、门诊及住院病历医生均能查询。

（六）慢性病管理及健康教育

浙一互联网医院借助新兴的数字医疗技术产品，为患者提供在线常见病、慢性病处方，逐步实现患者在家复诊，获得相同的疾病管理指导，甚至可以获得个性化医疗服务，患者的自我管理能力、治疗依从性以及生活质量均得到改善。

（七）专科护士门诊

浙一互联网医院开设护士专科门诊，是“互联网＋护理服务”的有益探索。“互联网＋护理服务”主要指在本机构注册的护士，依托互联网等信息技术，为出院患者或罹患疾病且行动不便的特殊人群提供的护理服务。

三、实施效果

浙一互联网医院是医疗创新模式的探索者，是全国首个三甲医院线上院区，作为知名的三甲公立医院，具有较高的公信力。浙一互联网医院依托"互联网＋云计算"技术，发挥省市医疗机构集聚的优势，实现省级医院与县市级医院的便捷转诊，提升基层医疗服务能力。浙一互联网医院主要提供慢性病管理中心、网络诊间、护理医院等八大医疗服务体系（图 11-3）。在患者端，患者可以发起居家问诊申请、咨询，与垂直专科专家面对面交流，并记录个人电子档案；在医生端，医生可以发起、接收影像资料库，多端专家交流合作得出会诊结果，并且为医生提供教学培训。

慢性病管理中心
·网络门诊
·术后康复与监测
·患者自我学习和教育
·医疗机构远程协作
网络诊间
·专科门诊
·预约挂号
·支付挂号费
·查看医生诊断
护理医院
·在线咨询
·专科护理
·远程会诊
·护理教学
老年健康管理中心
·远程会诊、授课
·医疗保健群
·双向转诊
·院后随访
·综合服务
·网络答疑
国际病理会诊中心
·患者居家申请
·病理科切片数字化
·浙一、国际专家交流
·病理会诊结果
国际影像中心
·患者居家申请
·工作人员初审
·浙一、国际专家交流
·影像会诊结果
处方审核和药物治疗管理中心
·区域处方（医嘱）审核
·医保控费监测和支付审核
·药物治疗管理（MTM）
个人档案
·个人资料
·门诊记录
·处方记录
·检查记录
·检验记录
·住院记录

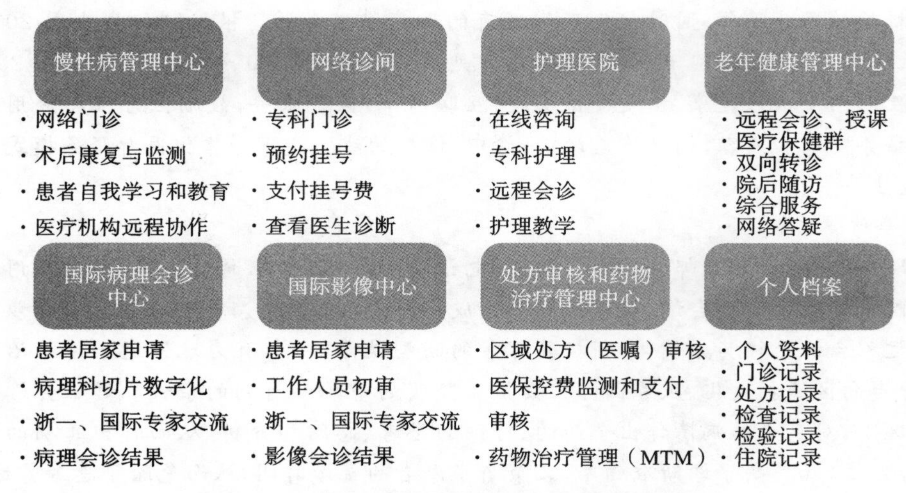

图 11-3　浙一互联网医院八大医疗服务体系

浙一互联网医院是改善医疗服务行动计划、"最多跑一次"改革的实践者。浙一互联网医院以患者为中心、以实体医院为依托、以医疗为主导，着眼于慢性病、常见病患者的复诊，实现了手机挂号、线上门诊、预约检查、预定床位、线上审方、药物配送到家的功能；定期随访、建立健康云档案满足线上线下互联互通。让患者真正实现足不出户看医生，从而不断提升人民群众的就医体验感、健康获得感和生活幸福感。线下实体医院的资源（包括专家、设备等）支持线上院区，同时，作为一个开放的平台，与连锁药店、协作医院等相互连接，解决医疗资源配置不合理的问题，发挥分级诊疗的作用，最终达到优化医疗资源配置、提升医疗效率、改善患者就医体验、不断改进医疗服务、实现医患良性互动的目的，促进社会持续健康发展，践行"最多跑一次"理念，让信息多跑路，让患者少跑路。

浙一互联网医院是中国"互联网＋医疗健康"发展的推广者。创新型的就医模式也受到了社会各界的广泛关注。自上线以来吸引了国内外近 500 家医疗机构及政府部门的参观交流，浙一互联网医院的运行模式及建设理念得到了极大的肯定，浙一互联网医院已然成为"互联网＋医疗健康"产业的范本。

浙一互联网医院是国家推行医联体建设和发展的响应者。该院积极响应国务院办公厅关于推进医疗联合体建设的指导意见，大力发展面向基层、边远和欠发达地区的远程协作网，以院内专家为核心的远程医疗服务模式极大提升了基层医疗机构的服务能力，通过省-县-乡-村四级远程医疗服务平台，开展浙一互联网医院的医疗服务，目前，互联网医院已与省内外 206 家市县级医院、322 个社区服务中心、64 家药店等进行远程协作，助力分级诊疗，提升基层医疗服务能力。让老百姓在家就能享受到浙一互联网医院的优质医疗服务。

四、启示与思考

目前，许多地区的"互联网＋医疗"初步实现了患者、医疗机构及医生、政府多方共赢，呈现出广阔发展前景，但是"互联网＋医疗"的发展也存在着严重制约因素，我们应着重从如下方面深入发展。

推进共建共享的信息平台建设。①要统一信息平台标准体系，充分利用互联网企业技术，以行政部门管控为主，而不能任由企业开发利用大数据，要确保数据安全。②要推进信息互联互通，既推进各级医疗机构之间互联互通，又推进卫生健康、医保等部门的互联互通，为推进三医联动提供数据支撑。随着医保控费压力的增强，医保经办机构可接入信息平台，从而加强医保支付监管，实现网上即时结算。同时推进民政、公安等部门与医疗卫生信息平台共享共通。

强化“互联网＋医疗”法律监管。①要完善相关法律法规。鉴于部分“互联网＋医疗”以健康咨询的名义从事诊疗活动，建议清晰界定健康咨询与医疗诊治的区别。明确医疗机构（医生）、患者、互联网企业等相互之间的法律责任。②要加强市场监管，加大执法力度。要避免游医在网上进行医疗欺诈。加强信息安全监管，避免诊疗记录、病理资料等信息泄露，维护患者隐私权。

本章关键词中英文对照

1. 用户健康信息学　consumer health informatics, CHI
2. 信息行为　information behavior
3. 信息搜寻行为　information seeking behavior
4. 信息检索行为　information search behavior
5. 个人健康记录　personal health record, PHR
6. 移动健康　mobile health

思　考　题

1. 用户健康信息学的概念以及主要关注领域是什么？
2. 用户健康信息学的工具主要包括哪些？
3. 简述互联网医疗健康应用现状及其采用的具体做法。
4. 互联网医疗服务生态系统主要包括哪几个对象？主要的服务模式有哪些？
5. 移动健康的典型应用主要包括哪些方面？促进移动健康的发展的意义是什么？
6. 简述用户健康信息学面临的挑战和方向。

（刘智勇　向菲）

第十二章　卫生信息技术应用评价

卫生信息技术对于卫生系统不同层面的影响与作用日趋重要。信息技术可以提高效率、降低成本、改善质量、改进卫生服务。彼得·德鲁克曾经说过:“无法度量就无法管理。”这说明评价是有效管理的关键。与一般的资源相比,信息技术开发应用具有高风险性、长期性以及隐性成本和隐形收益比重大的特点,对其实施评价的难度很大。因此,数十年来,信息技术应用价值评价始终是管理领域的热点和难点问题,也是卫生领域难点所在。卫生信息技术的不断变化与发展使得卫生系统内各类组织机构的管理与运行环境不断变化,导致卫生信息技术开发与应用的风险增大,同时信息技术应用的内部价值也呈现多样性和多视角性,无形价值和战略价值增加,且难以量化。这些因素都使得卫生信息技术的评价呈现出复杂性。从目前国内外信息技术价值评价的研究现状来看,可以概括为基于质量视角、基于经济视角、基于用户体验视角、基于技术视角和基于管理控制视角的评价范式。本章系统总结了医疗卫生环境下信息技术应用评价的相关问题。

第一节　卫生信息技术应用评价的发展历程

一、基本概念

多数人都把“评价”一词理解为测量或对一次有组织、有目的的活动的描述。评价通常都是为了回答某些问题或者帮助做出某些决策进行的。根据评价对象和决策重要程度的不同,评价的形式千差万别。

卫生(医学)信息学研究的是医疗健康信息的收集、处理和通信,为完成这些工作,需要构建包括计算机软硬件和网络及数据库为主的信息资源系统。信息资源系统包含数据的采集、存储和检索系统(如临床工作站和数据库),能检索特定患者的数据,还含有医学知识的汇总、存储和推理系统(如医学知识收集工具、知识库、决策支持系统和智能教学系统)。因此,卫生信息技术应用评价范围很广。

美国国立卫生研究院将技术评估的定义为:对用于医疗保健的医学技术的各种属性——如安全、功效、可行性、使用说明、成本和成本效益以及有意或无意的社会、经济和伦理后果——的任何审查和报告程序。

医疗卫生技术的定义通常很宽泛,包含医疗保健专业人员在向个人提供医疗服务过程中所使用的技术、药品、设备和程序,以及提供此服务的政策与制度。

二、评估评价的重要性

传统医疗行业中对信息技术应用的评价通常是医院或医疗机构在项目招标采购时才会进行,主要目的是进行产品选型,确定采购金额。这在国内是最基本也是最重要的一种形式,也是对评估评价工作狭义的理解。从广义上来说,对信息技术的评估评价除了对系统软件、信息技术本身进行评估评价外,还可以对项目实施成果、应用效果、投资回报等多方面、多角度进行评估评价,对信息技术进行评估评价更多的应当作为一种有效管理手段来对技术应用情况、产品供应商和最终用户进行管理。

过去缺乏对信息技术的评估评价，特别是投资价值的评估，无论是在国内还是在国外，对信息技术投入都存在疑义，因此即便有资金可以投资信息技术的时候也很容易被挪为他用。随着诸多政策文件的发布，特别是将深入应用信息技术明确作为医疗卫生体制改革的支柱之一，大家对信息技术的态度则逐步走向了另外一个极端，仿佛只要在信息技术方面有了投入就会有无限期望的回报。无论是乐观的还是悲观的态度，都是建立在缺乏评估评价数据的基础上。尽管大多数时候，在采用一种信息技术或系统时都会进行某种形式的评估评价，但很多情况下所依据的标准或者方法并不规范，医院管理层又往往是医疗专业人员，缺乏对信息技术专业内容的了解，对信息技术或系统的判断有时候仅仅依据某些人或某个人的想法，在这种情况下，往往能言善辩的人或者权威者会影响整个评估评价结果。

因此，对于医院的IT管理者来说，不仅要有合适的评估评价方法进行招标采购，更需要说明信息技术上的投资在经济上是合理的并能带来收益，而且也必须要有具体的评估评价方法来证明其价值是可验证的。此外，随着卫生信息化的深入，在各类医疗卫生机构中开展的信息技术项目也会越来越多，而资源(时间、资金、人员)总是有限的，如何对不同的IT项目进行评估并分清其优先级别以决定资源的投入方式方法也是很重要的。信息系统是高风险项目，利用评估评价方法来进行风险评估，可以避免不必要的经济损失。另外，对信息技术进行评估评价的活动本身也是一种经验学习过程，医院管理层可以借此了解在信息技术上的投入资源是否处于良性运作状态，并有机会了解如何更好地运用信息技术，以及在运行过程中，通过评估评价结果得知将来如何改进和调整决策以促进发展。

三、对信息技术应用评价的认识

(一) 评价的内容

信息技术应用评价从内容上来说可以分为两个方向：技术方向和管理方向。

技术方向的评价主要是针对信息技术的软件质量特性，诸如软件功能的完成度、可靠性、性能等。1968年，Rubey和Hartwick首次就软件的属性提出软件质量的度量方法。1976年，Bochm等人提出了定量地评价软件质量的概念，并给出了60个质量度量公式，首次提出了软件质量度量的层次式模型。1978年，Waiters和McCall提出了软件质量要素、评价准则、度量的三层次式软件质量度量模型：高层为质量要素，从11个方面对软件质量提出要求；中层为软件属性，用作评价准则；低层为软件属性的度量，可定量或半定量地描述软件具体质量。1985年，ISO也提出了三层次式质量度量模型，即高、中、低层分别为软件质量评价准则、实际评价准则和度量评价准则，与Mccall的模型基本相似。这些研究逐步发展成为软件质量度量(software quality metric，SQM)技术。我国上海软件中心根据ISO/TC97/SC7的建议，同时参考了Bochm模型和McCall模型，并结合我国实际情况，制订了SSC(shanghai software center)软件度量模型及度量方法，从功能性、可靠性、易用性、效率、可维护性、可移植性6个方面描述了软件质量特性。这种基于技术方向的分层分级的指标体系在国内影响较为广泛。

管理方向的评价主要针对信息技术的商业价值，诸如成本收益分析等。在信息技术的商业价值存在于哪些方面、影响程度有多大、重要性如何等问题上一直存在两种不同的观点：一方认为信息系统的投资收益明显，非常重要；另一方则认为信息技术的投资收益过低。争论一直没有停止过，也正是这些争论的存在才促进了各种评价方法的涌现。

(二) 评价的阶段

信息技术应用评价可以分为以下三个阶段。

第一阶段强调技术特性，例如信息系统对查询请求的响应时间或成像系统的分辨率。

第二个阶段强调器械、信息系统、诊断或治疗方法的功效或有效性。信息系统的临床试验通常都归为这一类，正如临床干预的随机试验一样。试验通常使用过程度量，如医生对计算机生成的提示的遵守程度或对治疗做出反应的检验参数变化，而不是对患者有重要意义的终点（死亡率、发病率和开销）。第二阶段评价的另一个例子是确定诊断性检验的灵敏度和特异性的研究。

第三阶段直接通过健康与经济方面的成果来评价有效性，因此这些评价是最全面的技术评估。基于计算机的乳腺癌筛查提示系统的第三阶段评价将分析乳腺癌的死亡率或发病率而非医生对指导原则的遵守程度。一般而言，第三阶段评价还会对此系统的成本进行评价。当成果很罕见或要延迟很久才可见（如乳腺癌的发生率）时，那么第三阶段评价执行起来就可能比第二阶段评价难得多，因此在医学信息学中，第三阶段的评价不常见。第三阶段评价在评估干预的成果时还可以考虑患者偏好的重要性。

1. 第一阶段评价：技术特征

在第一阶段评价中，所要评价内容的选择依赖于评价的目的。可能的选择包括临床信息资源的设计和开发流程的评价，或资源结构（如硬件、输入和输出设备、用户界面、内部数据、知识结构、处理器、算法或推理方法）的评价。设计和开发流程的评价可评价资源的软件工程。这种评价对评价资源如何与其他系统或平台集成可能很重要。研究资源结构的理由在于一个假设，即如果资源包含了设计合理的组件，并以合适的构架连接在一起，那么系统就更可能以正确的方式运行。

2. 第二阶段评价：临床功效

第二阶段评价从操作参数的评价转移到信息资源功能的评价。这些评价变得日益常见。第二阶段评价的例子有计算机辅助的给药定量研究、预防性医疗提示系统、计算机辅助的常见医学问题的质量保证计划。这些第二阶段评价大部分评价的是信息资源对医疗过程的影响。临床医生是否开出了正确的药量？患者是否接种了流感疫苗？在过程度量与健康成果有密切关联的情形中（如给心脏病发作的患者应用的血栓溶解疗法就与死亡率的下降密切关联），过程度量的使用不会对有效性造成不利影响，还能增进研究的可行性。但是，多种干预与预期的健康和经济成果的联系都不明确，在这些情形下，第二阶段评价就不足以为系统的实施提供足够的论证。

3. 第三阶段评价：综合的临床有效性、经济和社会效益

医疗保健成本的提高迫使政策制定者、临床医生和开发人员对健康干预是否对所需的经济投资有足够价值进行评估。因此，仅证明功效通常是不够的。技术的支持者还必须确立其成本效益。第三阶段包含了这些更为复杂的评价。这些评价的特点是对健康和经济成果进行全面评估。评价综合成果的研究将比只评价确定成果的研究更有用。

第三阶段评价成果度量的选择依赖于研究的目的及度量成果的成本和可行性。常用的选择有挽救的生命数、挽救的生命年、挽救的质量修正年（QALY）、预防的癌症数、预防的病例数。例如，计算机对高血压治疗所生成的方案的第三阶段评价可测量患者血压的变化，患者的治疗由该方案决定。评价还能评估实施方案的成本及计算机生成的后续方案的实施成本效益。对于感染了人类免疫缺陷病毒（HIV）的患者的计算机治疗，对其指导原则的评价是指评价该指导原则对机会主义感染的住院率所产生的影响，研究发现，在这些原则的指导下，医疗服务提供者能对患者的状况（如异常的检验结果）做出更快速的反应，但这种快速的反应却并不能改变住院率。这个研究凸显了要证明医疗流程中有益的改变能改善健康效果是很困难的。其实，几乎没有研究能证明信息资源能改善健康效果。这些研究可能无法证明其优点，其原因包括样本量不足、难以评价成果度量的用途、随访量不足、研究设计的其他缺陷或干预无效。

总之，已将技术评估的要求进行了扩展，使之包含了健康、经济和社会的综合效益。第三阶段评价在医学信息学中是一个特别的挑战。尽管来自系统综述的证据表明，当过程度量与患者的治疗成果良好相关时，过程度量的使用对于第三阶段评价可能合适，但此时研究人员需要规划能将全面的健康和经济的综合效益明确包含进来的研究。

四、医疗行业中信息技术应用的商业价值表现

对于信息技术的管理价值历史上就一直存在着争论。正是这些争论的研究促使人们逐步深入了解

信息技术的管理价值并对评估的方法和工具进行不断修正。

公认的信息技术存在的价值有两个方面：一方面是有形收益，指可以直接改善公司绩效，影响企业净利润的收益，如降低成本、提高效率等。这方面的收益往往容易识别并进行量化。另一方面是无形收益，指不能直接、显著地提高企业经营绩效，也不能在公司账目中体现出来，不影响企业净利润的收益。这些收益很难用货币方式精确表示其实际价值，而只能通过调查问卷等评估工具进行量化，在国内通常也被称为社会效益。经过多年的研究，一般认为对信息技术的投资回报通常并不能立竿见影地体现，而是会存在5～7年的滞后期。随着信息技术对工作和生活的渗透，信息技术应用的价值可以分为三个阶段，在每一阶段IT价值的体现都不一样。

第一阶段是替代劳务阶段。这一阶段的投资主要是替代手工计算，主要局限于个体应用，IT价值的主要体现表现在所需劳动力的减少和工作效率的提升上。在最初的应用中，基本采用传统的成本效益分析方法就可以满足评估要求。这一阶段主要应用的评价方法是投入产出比分析和成本收益分析。

第二阶段是提升生产力阶段。随着新技术的应用，硬件资源按“摩尔定律”不断更新，成本大幅度降低，出现大规模的IT投资和PC机的广泛应用，信息技术开始逐步影响到管理层决策和企业的其他方面。在这一阶段，信息系统对整个企业的作用开始存在一定的不可见性，即信息系统的无形收益有所表现。这一阶段出现了战略评价、竞争业绩评价等新的评价方法。

第三阶段是提升产品及服务质量阶段。随着信息技术对业务流程的深入影响，无形收益的表现日益重要。主要以用户满意度等问卷调查方法进行评价。

诸多研究资料表明：在医疗行业这样的技术密集型和资本密集型兼有的组织中，服务质量是收益的主要组成部分，这些收益包括避免不良事件（如用药错误）的发生、治疗规范改进以及护理连续性提高所带来的收益。Doug Johnston，Eric Pan和Blackford Middleton（2003）认为：对于一个给定的系统或者应用，很难给出明确的答案证实有哪些收益。但是，这些学者认为应当从三个方面衡量医疗信息技术投资的价值，即财务、临床及组织。

（1）财务价值：主要表现在所需行政人员、临床医护人员数量减少及其他相关资源的需求降低成本，改良的费用管理和更快的账目结算带来的收入增加，以及通过改进作业流程、缩短住院时间和增强事务处理能力获得生产力的提升。

（2）临床价值：主要是通过医疗服务的改进来实现，体现为更忠实于临床协议及临床决策。临床决策支持降低了医药事故，从而降低了发病率及死亡率，并加速治愈时间。

（3）组织价值：主要是由于医学信息获取的改进、结果等待时间减少、主动的护理和临床疗效的良好感触等使得利益相关群体满意度提高，减少治疗不当引发的风险，使组织更符合政府以及授权机构的标准。

Barry P. Chaiken（2003）也认为：虽然可以通过量化的经济模型计算在临床系统上的无形收益，但在临床系统上的投资回报（ROI）更多的是出于医疗机构的战略考虑，即确保医疗质量和患者安全。

第二节　卫生信息技术应用评价方法

对信息技术的评估评价被认为是一个世界性难题，在以服务为主的医疗行业更是如此，几乎所有的研究结论都存在不一致的地方，这也表明对于信息技术的应用不存在一种合适的和通用的评估评价方法。

一、多种评价方法

House（1980）把评价方法分为八种。前四种方法源自客观主义的定位；后四种方法为主观主义的定位。尽管在真实世界中开展的多数评价研究都可明确地划归到这些方法中，但这些类别却并不是相互排斥的。某些研究可能显示出多种方法的特性，因而不能明确归类。

（一）基于比较的方法

基于比较的方法采用实验和准实验，所研究的信息资源与对照条件（“安慰剂”即对照资源）相比。该种比较基于有限的几个结果变量，在所有组中都会对它们进行评估；用随机化、对照和统计推论来证明信息资源是所观察到差异的根源。基于比较的研究实例有 McDonald 的关于医生提示的工作和在斯坦福有关基于规则的系统；Hunt 及其合作者(1998)评述的医学决策支持系统的 98 项对照实验就属于基于比较的方法；Turing 试验可视为基于比较评价的一个具体模型。

（二）基于目标的方法

基于目标的方法寻求确定资源是否符合设计者的目标。在理想情况下，这种目标有详细的陈述，因此制定测量它们的实现程度的程序时几乎没有含糊之处。这些研究只在某种意义上是可比拟的，即通过与所述目标的关系来审视所观察的资源性能。人们关心的是资源的性能是否达到预期，而不是资源是否在性能上超过它所替换的东西。目标作为这些研究的基准，一般在资源开发的早期就已有表述。这种方法很适合新资源的实验室测试，还可用于测试已安装的资源。在一个给急诊室医生提供建议的资源实例中，设计者可能会将系统能在患者第一次出现的 15 分钟内给出建议作为其目标，测量给出建议的时间，并与这个目标进行比较，这样的评价研究就属于基于目标的方法。

（三）决策辅助的方法

在决策辅助的方法中，评价寻求解决那些对开发和管理人员很重要的问题，让他们能做出有关资源未来的决策。这些重要的问题由决策者提出，尽管进行评价的人可能会帮助决策者拟定这些通过研究能回答的问题。基于所提出的问题选取适当的数据采集方法。这些研究一般在进行过程中才确定其重点。在资源开发早期进行的研究其结果会用于制定进一步开发的线路，进而又产生出新的问题需要进一步研究。例如，对计算机建议的备选，方案的系统研究，在给出建议的资源尚处于开发阶段就可以开展研究。

（四）无目标的方法

在前述的三种方法中，都是由信息资源的一组目标或具体的问题（开发人员陈述的问题或对资源成型有重要作用的问题）来引导评价的。任何此类研究都会被这些显而易见的目标所分化，从而可能对预期的效果比非预期的效果要更敏感。在无目标的方法中，刻意地对进行评价的人隐瞒信息资源的预期效果，收集能让他们确定资源产生效果的所有证据，不管这种方法是预期的或是非预期的好的结果。这种方法很少在实践中使用，但对于设计评价的人很有用，可以提醒他们信息资源能产生多种影响。

（五）准法定方法

准法定方法是通过建立虚拟的试验或其他正式的对抗程序来评判一个资源的评价方法。资源的拥护者与反对者提供证据证词，并以类似标准法庭程序的方式接受审问和提出审问。然后见证这一程序的陪审团根据陈述来决定资源的价值。如同辩论一样，问题可由雄辩的说服力定夺，也能由扮演事实的说辞的说服力定夺。这种技术很少有正式应用于医学信息学的，但它在其他医学领域用于辅助困难的决策，如镰状细胞病的治疗。

（六）专业评审法

对于专业评审法，众所周知的形式是现场访问。这是一种采用由经验丰富的同行组成一个小组，花几天时间在资源安装的环境中进行的评审方法。通常由一组与项目类型相关的指导原则来指导现场访问，这组指导原则能让评审员对任何特定访问的实施进行多种控制，是足够通用的。评审员通常可随意与他们想交谈的人说话，并可随意问一些他们认为很重要的事情，他们还可以要求查看一些文件。现场访问期间，可能出现出乎预料的问题。现场的访问者一般会探讨预期的问题和指导原则中明确陈述的问题，以及在访问中出现的问题。通常在现场或在访问结束后很快会草拟一份报告作为结论。

（七）应答-阐释性方法

应答-阐释性方法找寻资源用户以及资源运行的临床环境中其他重要人员的观点。其目标是理解或阐明，而非判断。采用的方法基本上来源于人种学。研究人员让自己沉浸在资源运行的环境中。这类研究的设计不是严格预定好的，随着研究人员积累经验的增多而动态改进。研究小组开始设计了最小的定向研究问题集；随着时间的推进，接受更深入研究的深层次问题会不断发展。医学信息学的文献中有许多研究实例均采用此方法。

本节介绍的评价方法针对的是一个补充的问题。用什么方法来确定具体的问题？作为这些研究实际工作的一部分，用什么方法来采集数据？尽管说每种评价方法可适用于所有研究类型可能有些极端，但客观主义和主观主义方法同时都被采用的情形肯定还是可能的。例如，在两种极端情况下，需求验证型研究和临床效果研究既能为主观主义方法又能为客观主义方法提供机会。

二、信息技术应用评价方法的分类

尽管评估评价方法学上的创新层出不穷，但从根本上来说，所有评估评价可以归纳为两种最基础的测量方法：一是基于实际测算指标的计算，最典型的是财务指标的测算；二是通过排序、评级或评分方法测量，如用户满意度评价。这两种方法是构成其他测量方法的基础，因此信息技术应用的评估评价在某种程度上都可用合适的方法进行量化。

需要注意的是，具体使用什么方法、如何进行评估评价仍旧会存在诸多困难，无论选择哪种方法都有其优点和局限性，但无论在何种情况下，尽管选用了合适的方法，都会带来某些组织上和政治上影响，有时候可能面对同一组数据时，不同的评估评价人员也可能得出完全不同的甚至对立的分析结论，从这一点上来说，对信息技术的评估评价更像是一门艺术，因此期望准确、客观且毫无偏见地进行信息技术应用评价几乎无法实现。我们只能谨慎地按照评估评价的目的选择合适的方法，才能尽可能地得出正确的观点和结论。

评价信息技术主要有如下五类方法。

（1）基于软件工程的软件质量评估方法。

（2）基于经济效益的传统财务方法。

（3）基于软件功能和性能的应用效果评估方法。

（4）基于战略管理或价值链的战略适应性评估方法。

（5）基于流程重组或管理变革的管理收益评估方法。

本节主要就医疗行业的 IT 从业人员、医院管理者进行医院信息技术管理有较大参考价值的评估评价方法进行介绍，并对其优缺点进行探讨，以便充分了解不同方法的优缺点。第一类方法在信息技术行业研究较为深入，工具方法相对成熟，在软件开发行业应用比较广泛，但对医疗行业本身借鉴和参考价值不大，故不做详细介绍，对这部分内容有兴趣的同学可以参考相关专业的文献。

（一）基于经济效益的传统财务评价方法

此类方法主要关注信息技术的货币价值，货币价值研究的目的是寻求在相同支出下能够获得更高 IT 服务水平的方法。货币价值研究常用于确定最佳方案和实现成本节约。

成本置换法和成本规避法是此类方法中使用广泛的两种传统方法，通常用于传统的数据处理环境。

例如使用计算机替代人工等环境。这类方法是考量投资成本并将其与系统所节约成本相比较的方法，是一种事前分析方法。这种分析方法适用于多年期的成本收益分析。但对信息技术投资的有效期到底是多久存在很大的争议。现在一般认为3～5年的时间是IT系统可使用的期限，对于大型项目则需要设定更长的期限。如果此信息技术或系统不是用于降低成本，而是基于战略目的或者管理收益进行价值创造的，就不能采用此类方法进行评估评价。

基于财务或管理收益的评估指标主要有投资收益率（return on investment，ROI）、净现值（net present value，NPV）、内部收益率（internal rate of return，IRR）、投资回收期（investment payback period）。如果投资数额很小，就没有必要进行财务分析或者成本收益分析。在重视对信息技术进行效益评估的同时，也应当记住财务分析方法仅是所有评估方法中的一种。下面对各项指标进行介绍。

1. 投资收益率

投资收益率又称投资利润率，是指投资收益（税后）占投资成本的比率。计算公式如下。

$$投资收益率=投资收益/投资成本\times 100\%$$

投资收益率的优点是能反映投资中心的综合盈利能力，且由于剔除了因投资额不同而导致的利润差异的不可比因素，因而具有横向可比性，有利于判断各项投资经营业绩的优劣。此外，投资收益率可以作为选择投资机会的依据，有利于优化资源配置。投资收益率的另一个优点是计算公式最为简单，便于理解和计算。投资收益率的缺点是没有考虑资金时间价值因素，不能正确反映建设期长短及投资方式不同和回收额的有无对项目的影响，分子、分母计算口径的可比性较差，无法直接利用净现金流量信息。只有投资收益率指标大于或等于无风险投资收益率的投资项目才具有财务可行性。

这一评价指标的不足之处是缺乏全局观念。当一个投资项目的投资收益率低于某投资中心的投资收益率而高于整个企业的投资收益率时，虽然企业希望接受这个投资项目，但该投资中心可能拒绝它；当一个投资项目的投资收益率高于该投资中心的投资收益率而低于整个企业的投资收益率时，该投资中心可能只考虑自己的利益而接受它，而不顾企业整体利益是否受到损害。

2. 净现值

净现值是投资所产生的未来现金流的折现值与项目投资成本之间的差值，是反映项目投资获利能力的指标。该方法利用净现金效益量的总现值与净现金投资量算出净现值，然后根据净现值的大小来评价投资方案。净现值为正值，投资方案是可以接受的；净现值是负值，从理论上来讲，投资方案是不可接受的。净现值越大，投资方案越好。净现值法是一种比较简便的投资方案评价方法。净现值的计算公式如下。

$$净现值=未来报酬总现值-建设投资总额$$

$$NPV=\sum_{t=1}^{n}\frac{C_t}{(1+r)^t}-C_0$$

式中：NPV——净现值；

C_0——初始投资额；

C_t——t年现金流量；

r——贴现率；

n——投资项目的寿命周期。

净现值法具有广泛的适用性，其优点主要是对现金流量进行合理折现，考虑了货币时间价值，增强了投资经济性的评价。有些方法在处理现金流量时往往忽略货币的时间价值，如回收期法、会计收益率法。

净现值法的优点：考虑了全过程的净现金流量，体现了流动性与收益性的统一，其他资本预算方法往往会忽略某特定时期之后的现金流量，如回收期法；考虑了投资风险，风险大则采用高折现率，风险小则采用低折现率；与利润相比，使用现金流量，公司可以直接使用项目所获得的现金流量。

净现值法的缺点：计算较麻烦，难掌握；净现金流量的测量和折现率较难确定；不能从动态角度直接反映投资项目的实际收益水平；项目投资额不等时，无法准确判断方案的优劣。

3. 内部收益率

内部收益率又称财务内部收益率、内部报酬率、内含报酬率。所谓内部收益率，就是资金流入现值总额与资金流出现值总额相等、净现值等于零时的折现率。如果不使用电子计算机，内部收益率要用若干个折现率进行试算，直至找到净现值等于零或接近于零的那个折现率。

简单来说，内部收益率就是使企业投资净现值为零的那个贴现率。它的基本原理是试图找出一个数值概括出企业投资的特性。内部收益率本身不受资本市场利息率的影响，完全取决于企业的现金流量，反映了企业内部所固有的特性。

内部收益率法的计算简单地说是在计算净现值的基础上，根据使得净现值接近于零的相邻正负两个净现值的折现率，用线性插值法来求得内部收益率。

内部收益率法的优点是能够把项目寿命期内的收益与其投资总额联系起来，指出这个项目的收益率，便于将它与行业基准投资收益率进行对比，确定这个项目是否值得建设。如果使用借款进行建设，在借款条件(主要是利率)还不很明确时，内部收益率法可以避开借款条件，先求得内部收益率，作为可以接受借款利率的高限。但内部收益率表现的是比率，不是绝对值，一个内部收益率较低的方案，可能由于其规模较大而有较大的净现值，因而更值得建设。

所以在各个方案选比时，必须将内部收益率与净现值结合起来考虑。

4. 投资回收期

投资回收期就是使累计的经济效益等于最初的投资费用所需的时间。标准投资回收期是国家根据行业或部门的技术经济特点规定的平均先进的投资回收期。投资回收期可分为静态投资回收期和动态投资回收期。

(1) 静态投资回收期：在不考虑资金时间价值的条件下，以项目的净收益回收其全部投资所需要的时间。投资回收期可以自项目建设开始年算起，也可以自项目投产年开始算起，但应予注明。

(2) 动态投资回收期(dynamic investment payback period)：把投资项目各年的净现金流量按基准收益率折成现值之后，再来推算投资回收期，这就是它与静态投资回收期的根本区别。动态投资回收期就是净现金流量累计现值等于零时的年份。

投资回收期指标容易理解，计算也比较简便；项目投资回收期在一定程度上显示了资本的周转速度。显然，资本周转速度越快，回收期越短，风险越小，盈利越多。这对于那些技术上更新迅速的项目或是资金相当短缺的项目，或是未来的情况很难预测而投资者又特别关心资金补偿的项目进行分析是特别有用的。

不足的是，投资回收期没有全面地考虑投资方案在整个计算期内的现金流量，即忽略以后发生投资回收期的所有好处，对总收入不做考虑。只考虑回收之前的效果，不能反映投资回收之后的情况，即无法准确衡量方案在整个计算期内的经济效果。

上述评估评价方法均是从财务角度来进行分析，但某些项目从财务角度来分析是不合理，投资收益率较低或者净现值为负值，但从实际操作层面来说，该项投资与医院的战略性决策有关，比如说为了支持其他的项目，开发新的市场和产品，寻找更多的机会获得更大的利润等，在这种时候需要采用第四类基于战略管理或价值链评估评价方法。

此外，对于信息技术的投资并不是一蹴而就的，从建设使用到最终淘汰更换都存在更多隐形费用的支出。根据调查和行业评估师的评估，典型使用寿命的 IT 项目，支持成本至少是原先购买价格的400%。因此在计算 IT 投资成本时，需要考虑总体拥有成本(total cost of ownership，TCO)。总体拥有成本的核心思想是在一定时间范围内所拥有的包括置业成本和每年总成本在内的总体成本。

还有部分技术项目并不能够提供直接或间接的收益而是用于防范小概率的系统事故。例如双机热备、数据备份方案、远程容灾等。对于这类技术评估可采用风险价值(VaR)分析。风险价值是指在某个方案中如果出现不利情况(如系统崩溃、网络中断)下会损失的最大金额。VaR 与 TCO 之间成反比关系，如果 TCO 过低，一味降低投入，将会导致 VaR 过高。两者的关联关系导致不能肆无忌惮地尝试各种降低 TCO 的方法。例如为了降低门诊系统的 TCO,忽略技术环节的应急措施和准备,当门诊系统故障不能进行有效结算时,将会导致医院的业务混乱。因此需要按照 VaR 衡量 TCO 来进行正确的决策。

(二)基于软件功能和性能的应用效果评价方法

此类评价方法主要有两大类,一类是基于功能列表采用评分方法进行评价,这也是在招标采购过程中最为常见也最为常用的一类方法。通常是基于用户所需系统的功能列表,依据功能的重要性,设定权重,采用专家集中评议打分的方式,以综合得分进行排序。计分方法主要如下。

1. 等级法

事先制订具体衡量指标,并对每项指标设立分值,用来评价被评估系统,最后将各项得分累加,得分高者为优。

2. 因素比较法

因素比较法也称为要素比较法。这种方法将被评对象分成若干因素或要求,把每个要素方面的评分又分成几个等级,例如:好、中、差;优、良、中、及格、差;很满意、满意、较满意、可接受、不满意。一般来说,人们对三级评分容易产生聚中趋势,容易评中,选择五级评分比较科学。

3. 评分法

(1) 百分法:将整个工作定为 100 分,在评价中根据发现问题做相应的分数扣除,也称为负值法。

(2) 赋值记分法:对评价因素记分(不是定级),最后根据得分评价优劣,也称为正值法。

(3) 加权平均法:在打分的基础上,对不同的评价因素赋以不同的权重系数,然后计算最后的综合得分。这种方法能够体现不同因素的不同重要性,又便于评价者打分。

另外一类是基于应用效果进行评估。基于应用效果的测量有两种观点。一种是目标导向论,主要关注 IT 的应用结果,这种方法一般是确定系统的目标任务,然后再测定相关标准以确定是否达到或者实现系统目标。另一种是系统资源论,主要关注系统的流程和功能,这种方法主要基于用户满意度、系统利用率以及服务质量等指标来衡量。这类评估的主要操作方法有德尔菲法、问卷调查法;评价指标有用户信息满意度、应用效果评价,利用率评价。

4. 德尔菲法

德尔菲法是一种主观、定性的方法,最初产生于科技领域,后来逐渐被应用于任何领域的预测,如军事预测、人口预测、医疗保健预测、经营和需求预测、教育预测等,还用来评价、决策、管理、沟通和规划工作,也广泛应用于各种评价指标体系的建立和具体指标的确定过程。

德尔菲法依据系统的程序,采用匿名发表意见的方式,即专家之间不得互相讨论,不发生横向联系,只能与调查人员发生关系,透过多轮次调查专家对问卷所提问题的看法,经过反复征询、归纳、修改,最后汇总成专家基本一致的看法,作为预测的结果。这种方法具有广泛的代表性,较为可靠。

德尔菲法具有如下典型特征。

(1) 资源利用的充分性。吸收专家参与预测,充分利用专家的经验和学识。

(2) 最终结论的可靠性。采用匿名或背靠背的方式,能使每一位专家独立自由地做出自己的判断,不会受到其他繁杂因素的影响。

(3) 最终结论的统一性。通过几轮反馈过程,使专家的意见逐渐趋同。

以上这些特点使德尔菲法成为一种最为有效的判断预测法,在诸多判断预测、评估评测以及决策手段中脱颖而出。其与常见的召集专家开会、通过集体讨论、得出预测意见的专家会议法既有联系又有区别。德尔菲法能发挥专家会议法的优点,即能充分发挥各位专家的作用,集思广益,准确性高;又能把各位专家意见的分歧点表达出来,取各家之长,避各家之短。同时,也能避免专家会议法的缺点:权威人士的意见影响他人的意见;有些专家因顾虑情面不愿发表与他人不同的意见;出于自尊心而不愿意修改自己原来不全面的意见。德尔菲法使大家发表的意见较快收敛,参加者也易接受结论,具有一定的客观性。

德尔菲法的主要缺点:①寻找合适的专家有一定困难;②由于全部通过调查人员进行操作,因此对调查人员的专业能力也有较高要求，否则很容易对专家意见的理解产生偏差；③操作过程比较复杂，花费时间较长。

5. 问卷调查法

问卷调查法是调查者运用统一设计的问卷向被选取的调查对象了解情况或征询意见的调查方法。问卷调查法是以书面提出问题的方式搜集资料的一种研究方法，研究者将所要研究的问题编制成问题表格，以邮寄、当面作答或者追踪访问的方式回答，从而了解被试者对某一现象或问题的看法和意见，所以又称问题表格法。问卷调查法的运用关键在于编制问卷，选择被试者和结果分析。问卷调查法常常被用作用户信息满意度的调查方法。

用户信息满意度（user information satisfaction，UIS）关注的是信息系统的整体功能而不是个体的某个功能，是一种测量系统效果的整体性方法，是包括软件的适用性、易操作性、可靠性、软件的维护和服务质量等内容的综合反映。用于用户满意度测量的模型大多是基于公司和消费者行为理论。这意味着我们需要接受信息系统的建设目标是满足内部和外部用户的需求这一前提。在大样本量统计的基础上，用户满意度可以反映软件的实施效果，尤其直接反映维护和服务质量，同时可以间接反映程序质量。大样本量用户的使用意见是评价大系统好坏的重要途径。用户信息满意度的评估评价工具及模型有很多，在这里仅选择 Miller-Doyle 法模型进行介绍。

Miller-Doyle 法是由米勒和多伊尔于 1987 年提出。该方法是用问卷调查方法来测量用户对信息系统整体性能的主观感受，问卷包括 A～E 五个部分。

A 部分包括衡量信息系统的各个方面重要程度的 34 个问题，以确保信息系统的有效性及其成功运行的可能性，把用户态度分为不同的七个等级，即 1 级最不重要到 7 级最关键。B 部分包含关于信息系统需求前景的四个问题。C 部分包括与 A 部分相同的 34 个问题，但此时需要被试者根据内部系统的实际表现来回答，同样也将用户评价分为从 1 级非常差到 7 级优秀的七个级别。D 部分的 4 个问题与公司开发新系统的实际表现有关。E 部分的 4 个问题采用了某些统计数据，另外还有一个问题是关于公司信息系统总体表现的评价，分为从 1 级彻底失败到 7 级非常成功七级。

各部分问题的侧重点有所不同，A 部分和 B 部分中的重要性评价侧重于对业务需求的评价，而 C 部分和 D 部分侧重于对信息系统处理能力的评价。对性能评价的因子分析可以揭示用户满意度的七个层面。

（1）现有系统的性能。

（2）与战略制订过程联系的紧密程度。

（3）用户参与活动的数量和质量。

（4）对新系统需求的满足程度。

（5）对终端需求的满足程度。

（6）信息系统员工素质。

（7）服务可靠性。

系统的重要性及其性能表现之间的相关程度可以用这些等级的相关系数的平方或不同等级之间的差值来衡量。米勒和多伊尔推荐用相关系数作为信息系统是否成功的衡量标准。对系统的重要性及其性能表现评分可以由信息系统专家和系统用户完成。这会产生六种相关系数。具体内容如表 12-1 所示。

表 12-1 相关程度测量

相关程度	信息系统专家意见		用户意见		相关系数平方值的含义
	性能	重要性	性能	重要性	
1	X	X			信息系统员满意度
2	X		X		对影响业务的重要因素达成一致

续表

相关程度	信息系统专家意见		用户意见		相关系数平方值的含义
	性能	重要性	性能	重要性	
3	X			X	信息系统的处理能力得到用户的高度赞扬
4		X	X		信息系统员认识到并可以满足组织需要
5		X		X	对信息系统的运行性能有一致的看法
6			X	X	用户满意度

这些项目的平均重要性评分和平均性能评分之间的相关系数为评价信息系统功能的总体效果提供了一个快速、可靠的方法。如果是高度正相关，则说明对系统有统一的看法。一般来说，如果信息系统应用很成功，则会表现很高的平方相关系统。如表中的1、3、6评估结果。

用以上方法可以快速、有效并准确地评估信息系统功能，并指出那些急需改进的地方。从这个意义上来说，这是问卷调查法看起来比传统的成本收益等经济类分析方法更具优势的地方。这个方法可以用来评估信息系统七个关键方面的功能是否有效。另外，对各个项目的调查反馈的分析也对评估会有帮助。

（三）基于战略管理或价值链的战略适应性评价方法

基于战略管理或价值链的战略适应性评价方法的理论是基于迈克尔·波特附加价值链和竞争战略理论。这类评价方法不仅适用于医院的内部行为，而且也适用于整个行业的行为。一个完整的价值链评估过程是对医院和行业的行为都要进行评估。这种方法在评价医院内各信息系统集成、改进各流程和各活动之间的相互关系，特别是针对区域卫生信息化建设时更为有效。

此类评价方法主要理论基础介绍如下。

1. 五力模型

波特认为决定企业获利能力的首要因素是产业吸引力。企业在拟定竞争战略时，必须要深入了解决定产业吸引力的竞争法则。竞争法则可以用五种竞争力来具体分析，如图12-1所示。

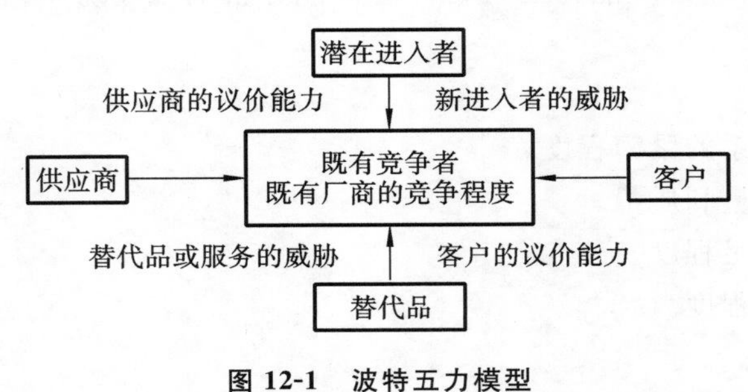

图12-1 波特五力模型

这五种竞争力包括新进入者的威胁、客户的议价能力、替代品或服务的威胁、供应商的议价能力及既有竞争者。

这五种竞争力能够决定产业的获利能力，会影响产品的价格、成本与必要的投资，也决定了产业结构。企业如果要想拥有长期的获利能力，就必须先了解所处的产业结构，并塑造对企业有利的产业结构。

该模型更多的是一种理论思考工具，而非可以实际操作的战略工具。

2. 三大一般性战略

竞争战略的第二个中心问题，即企业在产业中的相对位置。竞争位置会决定企业的获利能力是高出还是低于产业的平均水平。即使在产业结构不佳，平均获利水平差的产业中，竞争位置较好的企业，仍能获得较高的投资回报。

每个企业都会有许多优点或缺点，任何的优点或缺点都会对相对成本优势和相对差异化产生作用。

成本优势和差异化都是企业比竞争对手更擅长应用五种竞争力的结果。将这两种基本的竞争优势与企业相应的活动相结合，就可导出让企业获得较好竞争位置的三种一般性战略：总成本领先战略、差异化战略及专一化战略。

竞争优势是所有战略的核心，企业要获得竞争优势就必须作出选择，必须决定希望在哪个范畴取得优势。全面出击的想法既无战略特色，也会导致低于水准的表现，它意味着企业毫无竞争优势可言。

价值链就是一套分析优势来源的基本工具。它可将企业的各种活动以价值传递的方式分解开来，借以了解企业的成本特性，以及现有与潜在的差异化来源。企业的各种活动既是独立的，也是互相连接的。

企业应该根据竞争优势的来源，并透过了解组织结构与价值链、价值链内部的连接，以及它与供应商或营销渠道间的连接关系，制订一套适当的协调形式，根据价值链需要设计组织结构，有助于形成企业创造并保持竞争优势的能力。公司的价值链进一步可与上游的供应商、与下游的买主的价值链相连，构成一个产业的价值链。

此类评价方法主要有平衡计分卡、关键成功因素分析（CSF），以及结合两者的 DIKAR（data、information、knowledge、action、results）模型，此外还有综合多因素的多重目标多重标准评估方法。此类方法也可属于评分评级类的方法论。

此类评价方法进行一年一度的评估非常有效，医院或者区域组织可以据此来掌握信息系统的发展历程，并与整体的组织战略进行匹配。但此类评价方法最大的缺陷是很难让不具有企业管理知识或背景的医院管理层认可，而且想要利用这些评价方法，医院本身需要有价值链管理或者战略管理的基础。

（四）基于管理变革的管理收益评价方法

管理收益，也称为管理回报率（return on management，ROM）。管理回报率是指释放的生产性组织能量占投入的管理时间与精力的比值，它反映着公司的经营战略是否完成，是评价公司最稀缺资源（如经理人员的时间与精力）使用效果的比率，与其他的绩效比率（如净资产回报率、总资产回报率以及销售回报率等）不同，管理回报率并不是一个准确的、固定的数值，而是一个大致的估计。用公式表示如下。

管理附加价值＝管理收益/管理成本

计算管理价值的方法如下。公司收入定义为采购货款、相关税款和业务附加值组成。业务附加值包括利益相关者附加值、运营成本、管理成本、管理附加值。计算过程用的是穷举法。首先，减去采购货款和相应税款得到业务附加值。然后从业务附加值中减去运营成本，即所有的直接成本和经常性支出，这样就只剩下管理成本和管理附加值了，最后减去管理成本就得到管理附加值。

三、信息技术应用评价的思维模式

前面内容可能让读者觉得信息技术应用评价很困难。如果此领域的学者在如何进行此类信息技术应用评价研究方面有着较大的分歧，那么对于新手而言，又该如何开展呢？为了解决这一难题，在本章的结尾我们提出了关于信息技术应用评价的思维模式，这种思维模式的不同要素在不同程度上适用于各种研究类型和方法。

（1）为利益相关方的关键问题而设计研究：信息技术应用评价不同于主流观点中的研究，因为这种研究的意义源于客户的需要，而非学科的未解决问题。如果评价能给一门学科带来具有普遍价值的新知识，那也只是偶得的副产品。

（2）收集对决策有用的数据：理论上说信息技术应用评价所研究的问题没有终点，研究可收集的数据也难以穷尽。因此收集哪些数据应该由需要做出的决策来决定，以有助于为决策提供有价值的参考信息。

（3）寻找预期和未预期的效果：不论何时将新的信息资源引入某个环境中，都可能有许多后果，其中只有一部分与资源所声明的目的有关。在一项完整的评价中，预期和未预期的效果都要寻找并记录，研究应观察足够长时间以使这些效果都能显现出来。

(4) 在系统开发时、安装后都应进行研究:当资源处于开发阶段时,进行的研究所得到的决策就是形成性评估决策。它们在资源实施前就能对其产生影响。终结性决策是在其预期的环境中、系统安装之后所做的决策,它明确此环境下系统性能的好坏。安装的系统在其环境中经常要许多年才能稳定下来。在做出终结性决策之前,可能需要经过相当长的时间。

(5) 在实验室和现场进行研究:信息系统在实验室和在现场出现的问题是完全不同的。在开发人员的实验室中进行的"体外"研究,以及在真实的临床或教育环境中进行的"体内"研究,是评价的两个重要方面。

(6) 超越开发人员的观察点:信息系统的开发人员往往难以设身处地地想问题,对于系统的性能和实用性,他们通常没有超然和客观的倾向。进行评价的人应将接近终端用户视作自己工作的一部分。

(7) 将环境考虑进去:任何进行评价研究的人在某种程度上都必须是个生态学家。信息系统的功能必须被看作是系统本身、系统的一组用户及社会的、机构的和文化的语境之间的一种相互作用。一个新的系统是否能有效运行,取决于它与系统设计者描述的操作功能的符合程度(在实验室中测得),同样还取决于它与其所在环境的适合程度。

(8) 让关键问题随时间而显现:评价研究是动态的。研究设计可能在项目计划中会有陈述,但它通常只是一个起点。在研究开始时,重要且精准的问题几乎都是未知的。在现实世界中,评价设计即使采用了客观主义方法,当重要的问题进入焦点时也应留有改进的余地。

(9) 方法上要有包容性和选择性:最好能围绕研究的问题,综合运用多种研究方法、研究设计和数据收集方法,而不给研究预先设定方法或手段。某些问题最好用无结构化访谈和观察中获得的定性数据来回答,而某些问题则最好用结构化的调查问卷、患者调查评价表和用户行为日志中收集的定量数据来回答。

最后,不存在有绝对完美无缺的研究。本节介绍了研究设计和执行的各种方法,这些方法能减少偏倚、增加可信度,但每个研究的结果可能仍然会受到质疑。研究只要能做到有引导性、能明确问题或阐明实事就够了。

第三节　卫生信息技术应用评价的方案

如果仅是某项基于实际数值测量的科研类评价,可以仅依靠案头研究,以及简单的数据收集和访谈就可以实现。但如果是基于组织某种目标进行的评价,则不管是实际数据测量还是评分评级,都需要建立一种评价的组织方法。这样做的目的主要有两个:一是必须让所有参与者建立对此次评价的重视;二是评价采用的方法和结论要达成一致,使得所有参与者能够理解并认可本次评价的方法和结论。

对于信息技术的评价,由于类型和目的不同,其评价步骤和方法也不尽相同,但我们还是可以遵循一定规律来进行评价方案的设计。进行评价的核心问题是何时进行评价,由谁进行评价以及如何进行评价,哪些方面需要进行评价和哪些方法适用于本次评价。我们建议通过如下过程来确定上述问题。

(一) 第一步:确定评价目的

当医疗机构决定进行信息技术应用评价时,此项行动无论规模大小,都会产生一定的人力物力成本,如果没有明确的评价目的,很可能收效甚微,甚至完全被浪费。即便是一个较长时间(一般指 1 年以上的)的跟踪性评价项目也应当设定阶段性目的,并定期提供评价报告。对于招标采购来说,其评价目的是非常明确的,但很多时候明确评价目的也不是一件容易的事情。评价目的可能会被管理层明确阐述,但大多可能是暗示性的,因为对某项内容进行评价时,其评价行为和评价结果总是会或多或少地牵涉不同个人和集团的利益问题,导致评价工作始终无法避免各种因素的影响。而如果在评价过程中,被怀疑存在暗箱操作的话,则评价结果必然会受到利益受损的个人或集团的质疑、抵制,甚至攻击,最终导致评价工作的失败。如何保证评价的客观公正是一个非常现实和棘手的问题。即便有意识地想要保持公正客观，但如前所述，文化观点和理念的不一致，也可能会导致面对同一组数据，不同的评价人员得出的评价结论截然相反。

在一些情况下可以依据信息系统的投资建设目标来基本确定评估目标，并依此来选择合适的评价方法。信息系统投资建设目标与评估评价方法如表 12-2 所示。

表 12-2　信息系统投资建设目标与评估评价方法

投资建设目标	投资类型	评价方法
	医院或组织生存不可避免的投资	持续/间断的业务考核
提高效率	重要/核心投资	成本收益分析
提高收益	关键/核心投资	业务分析
提高竞争力	战略/声望投资	战略分析
加强基础设施	不可避免/研发/构建的投资	综合性，广泛的评估方法

有时候，不是对信息系统或信息技术应用而是要对信息部门进行评估时，就很难采用本方法来进行分析，这时仔细进行分辨评价发起人的需求是非常重要的。

（二）第二步：选择评价方法、指标和标准

关键要素选择表如表 12-3 所示。

表 12-3　关键要素选择表

选择 10 个最相关的指标要素，并选择√			
战略价值		运营价值	
行业前景		行政管理改善	
内部价值链	√	符合法律规定	
行业价值链	√		
主动出击策略		投资价值	
防守应对策略		投资回收期	√
		净现值	
关键价值		内部收益率	√
费用控制	√	投资收益率	√
资产减少			
设备利用		风险评估	
战略价值		运营价值	
业务增长	√	新技术	√
提高生产率	√	新应用	√
减少浪费		应用范围	
		市场收益	

任何一个指标的选择意味着对某个知识体系的选择。例如选择了财务指标，就意味着在评价团队中需要有能够理解这些财务指标的人来参与评价，或者选择的专家中需要具有相关知识背景或能力。实际上，选择评估指标的时候如果可能都需要建立一套咨询系统，以便于为业务流程或 IT 系统提供相关背景知识，特别是招标采购类的评价更是如此。

在确定上述内容后，我们可以采用工作表方式来辅助选择评估指标。

(三) 第三步:确定评价方案

应当形成规范的评价方案及简要说明,明确方案的优缺点。此外,在方案中,需要明确评价所需的数据范围、样本量大小、可信区间、精确度。如果采用评分评级法则需要确定单项指标的权重,也可以采用工作表的方式来进行权重确定。

(四) 第四步:进行数据采集和验证,参照评价标准进行评价

这一步骤是评价工作的关键步骤。不准确的或不恰当的数据采集最好的情况只是妨碍评价,最坏的情况则是导致评价工作完全无效。经过上述步骤确定的评价指标,可以大体分为两类:主观性指标和客观性指标。在一些评价项目中,可能会仅有主观指标,如德尔菲法,可能会仅存在客观指标,如基于财务和绩效进行的评估。在大部分项目中两类指标会同时存在。

对于客观评价指标,需要记录数据采集流程,并且确定下述问题。

(1) 采集的方法。

(2) 采集的频率。

(3) 执行采集的人员。

(4) 分析人员的数据转化。

(5) 数据保存期限。

在评价过程中应当为数据的采集、分析和报告建立管理流程,并确保以下几点:①评价项目被整合在IT业务流程中;②在数据采集所付出的努力和成本上,评价项目负担相对可以承受;③评价项目是有效运行的,并及时向组织的其他部门通告。

对于主观指标,必须小心设计调查问卷,确保设计最适当的问题以最适当的频率提问,使用最好的方法来获得准确的反馈。调查问卷的设计时间一般最好控制在5~10分钟,并要注意格式和反馈的准确性。

在数据调查和采集过程中最常见的问题如下。

(1) 没有按照规定的频率进行重复调查。

(2) 无法解释调查目的。

(3) 调查过程太长,太麻烦或者过于复杂。

(4) 无法向利益相关者汇报调查结果。

(5) 无法利用科学的统计方法进行调查。

(五) 第五步:分析评价数据,完成评价报告

完成数据采集和评价后,需要对采集的数据以及评价结果进行分析,并生成最终的评价报告。在进行分析前,应当由专人进行数据的核实和验证,确保在分析过程中没有发生主要错误,例如数据录入错误、样本量不足等,并分析确定本次评价所需的有价值的关键性数据。

有很多数据分类汇总方法,基本和有效的分析方法包括差异分析和趋势分析。对于一次性项目,通常使用差异分析法,检查当前评价和目标指标之间的绝对差异,依据确定目标来分析每个评价指标的高低;如果是长期性的评价项目,则一般会同时使用趋势分析法,根据以往的调查数据来识别这些指标是如何随时间变化的。

其他的分析方法还包括回归分析法、因素分析法和敏感分析法。采用更多的分析方法可以获得更多的分析结果,包括深入了解因果关系、指标之间的相互影响、问题之间的差异等,但这也需要分析人员具有更多统计、量化分析方面的知识。

在分析完成后,生成的评价报告应当及时与利益相关干系人进行交流,依据干系人的反馈对报告内容进行修正,最终达成一致,才能向所有相关团体发布,包括但不限于IT指导委员会(如果医院有的话)、

IT 部门内部员工、医院高层领导、相关科室领导、协助评价的用户。

协助评价的用户往往会被忽略，被认为对决策没有影响。实际上评价结果的反馈能够使得参与用户获得被尊重感和认同感，并能够更深入地理解评价的目标和指标，这在需要持续性评价的项目（如 IT 绩效管理）中有非常重要的促进作用。

此外，在书写报告时最重要的一点是，任何一次评价过程，其最终结果是为信息系统、业务流程、IT 投资或者 IT 绩效提供相关决策指导，换言之就是评价过程也是一个业务咨询过程。

要注意评价本身是社会内在机制的一部分，单纯地进行技术评价比较是没有意义的。要对某一信息技术或系统进行评价，这个问题必须放在确切的背景中。例如“最好的医院管理系统”这样的对比是无法找到有意义的答案的，只能是针对某个或某类特定的医院，根据其具体的功能要求、既往的信息化情况、资金预算和自身的信息专业技术水平来确定最好的系统。

在这个时代，医疗行业 IT 从业者不仅要面对质疑者，更需要面对有过高期望的支持者。正因为如此，我们更需要有共同遵循的、规范的评估程序和评估方法，可以据此达成一致，共同做出最适合医院、公共卫生机构、区域卫生信息化等不同层面的决策。

第四节　医疗行业中信息技术应用评价的实践

国内最为广泛的信息技术应用评价需求来自准备进行信息技术或信息系统采购的医疗单位和机构。在实际中，当一家医院在面对众多可选的信息化技术厂家和产品时，哪个最适合自己的医院，也会是一个很困难的选择问题。究其原因，一是国内外缺乏能够脱颖而出的厂家和产品；二是国内缺乏有效的方法和手段来进行信息技术应用评价，即便有也仅是单个医院招标采购时进行，缺乏基于第三方的独立评价机构长期的跟踪评价，导致行业相关数据缺失。

一、国外医疗行业信息技术应用评价实践

国外有专门的市场研究公司和行业协会进行市场调查和研究，诸如 Gartner，KLAS 等 IT 行业或者医疗信息技术行业的专业市场研究公司，此外还有 HIMSS 等行业协会，每年都会发布大量的调查报告，对行业技术发展以及公司进行评价，为医疗机构提供参考。

这些市场调查公司对信息技术应用评价基本都是采用问卷调查法进行数据采集。

KLAS 是专门对从事医疗信息技术的厂商与专业服务机构的经营情况进行监督与报告的研究与分析公司。KLAS 利用三个步骤来采集原始数据。第一步，KLAS 采集系列的产品/厂商的评估，这些评估是由该主题涉及的软件与医疗器械经营领域和专业医疗服务经营领域的医疗提供机构进行的。第二步，KLAS 与完成调查问题的 IT 业执行官和部门主管进行深入、秘密的会谈，以采集更具价值的信息，如产品的优缺点情况与将来的发展方向。第三步，立即将采集来的资料呈报给机构内部的审计员，以保证资料的完整性与准确性，并为资料提供机构严格保密。在审计期间，每组数据均由 KLAS 的执行官和至少两名其他人员进行检查。

Gartner 除了通常的市场调查服务外，还有很强的趋势研究能力，时常会从市场的发展趋势中提出相应的研究理论或发展规律来进行信息技术应用评价。如技术成熟度模型、临床系统的五代发展模型等均是其发布的研究成果，并被广泛接受并采用。Gartner 1995 年起开始利用技术成熟度模型，2003 年起开始针对医疗保健提供 hype cycle 报告。

成熟度的概念应用广泛，如软件能力成熟度、系统工程成熟度、项目管理成熟度、供应链管理成熟度和工作能力成熟度等。企业与组织信息化能力成熟度指按照信息化水平对企业实行等级分类，并以此评判企业在信息化各方面的成熟特征及优劣程度，具体是指对实行信息化的组织，用一个或几个关键指标

对其信息化的各个相关环节进行定量评估，将其信息化的过程实行等级分类，明确描述各级特征。企业信息技术成熟度是对企业信息化水平和实施情况的综合评价。

Gartner 将一个企业与组织的信息技术成熟度分为等级 1(Fire Fighting)、等级 2(Reactive)、等级 3(Proactive)、等级 4(Service)、等级 5(Value)五个等级。一般来说，为了正确评估一个企业与组织的信息技术成熟度，评估内容的完整性是成功与否的关键。通常信息技术评估的内容主要包括以下方面：信息系统软、硬件与网络基础设施建设；组织间应用软件的基础建设；信息安全的基础建设；服务与支持的基础建设；组织与专业技术的基础建设等。在此基础上，企业进一步发展自己的评估方法，根据评估所得出的结果，可以自动地指出企业与组织目前在各个基础建设方面的成熟度，并协助企业与组织根据其经营目标找出信息技术及建设需要改善之处。

HIMSS 从 1990 年开始，每年进行全美国范围内的医疗机构信息化建设情况问卷调查，并形成行业调查报告。调查内容主要包括信息技术的优先级、信息技术的促进和阻碍作用、信息技术的应用、信息技术的安全性、技术的采用、互联网与内部网的使用、地区信息协作、信息技术的管理、信息技术的预算及员工的情况等，形成了包括 IT 优先领域与 IT 阻碍因素等 11 个项目、22 个维度、172 个指标的评价指标体系。这项调查已经成为诸多行业企业、医院、政府进行决策的重要参考资料。

类似的，美国医院协会于 2005 年与 2007 年分别对美国医院使用信息技术的情况进行了 2 次调查。其目的在于了解医院当时的 IT 使用状况，包括电子病历及其他与 IT 技术、IT 系统相关的资金状况、阻碍因素及临床信息共享情况等，其评价指标体系涉及 13 个项目和 56 个具体指标。

当然，这类市场调查报告也存在可信度如何判断的问题。国外同类产品的不同评比很多，结果也有很大区别，一般厂家都会选择对自己产品有利的评比结果进行宣传。在一些调查中也会通过提供对资料的可信度进行鉴定的标记，例如在 KLAS 的一些报告中会标记。

(1) 带有星号(*)的资料代表取样范围很小，仅可用于跟踪目的。带星号厂商产品或服务的经营数据会发生大幅变化，直至更大范围的取样工作进行之后。其误差容限可能很大，读者应当考虑到 KLAS 报告的经营情况评估中存在的目前及将来可能发生的变化(误差容限)。

(2) 核对符号(1～3)代表统计可信度的程度。核对符号越大，可信度越高、变化越小，参与一种产品或服务报告的机构越多，可信度也会随之增加。

(3) 不带任何标记的数字表示已完成调查的数量和为调查数据库提供数据的单个机构的数量。

2010 年 7 月美国奥巴马政府为了推动医疗行业的信息化在美国的发展，提出了“有价值的应用”(meaningful use)的要求，重点提出了 27 条医疗信息化评估标准，不同的医疗机构如果在 2011 年能够满足这些评估条件要求，就可以向联邦政府申请资金进行补助，而在 2015 年不能达到要求的则可能会面临惩罚。这些评估标准包含 15 个核心目标、10 个第 1 阶段附加目标、2 个可选目标。这些评价标准都采用简单明了的要求。其核心目标第 1 条的要求如下。

目标：使用 CPOE 下达医嘱；

标准：超过 30%的患者至少有一次医嘱记录通过 CPOE 下达。

除了这些行业公司和政府的经常性评价外，也有诸多针对医疗行业信息技术应用和投资的研究。Vincent Ribire 等人在《Hospital Information Systems Quality：A Customer Satisfaction Assessment Tool》中将用户满意度评估方式应用于对 HIS 系统的评估。普华永道公司 2007 年的《The Economics of IT&Hospital Performance》报告采用 IT 资本指数对医院每床位投入进行了研究，认为在 IT 投资达到某一临界点后，随着 IT 投资的增加，可以降低医院每床位的运营费用。

二、国内医疗行业信息技术应用评价的应用和研究发展情况

(一) 国内医疗行业信息技术应用评价应用发展情况

2002 年卫生部发布了《医院信息系统基本功能规范》，并开展了 HIS 的评审工作，目的是规范国内

HIS市场和产品，指导国内医院正确规划、选择、建设HIS，以提高我国医院信息化的水平。2017年卫计委发布《医院信息化建设应用技术指引》，以规范二级以上医院信息化建设。

中国医院协会信息专业委员会(CHIMA)从2006年开始，每年组织对国内医疗行业信息技术发展进行调查并发布调查报告，此调查是目前国内医疗行业信息技术方面较为全面的调查。随着临床信息系统的逐步推广，也有提出针对临床信息系统满意度评价的指标体系。随着区域卫生信息化的深入，由于各地区经济水平和技术水平的不均衡，需要对不同地区不同医院的信息技术发展进行评估评价，以供区域医疗协同决策。

电子病历作为信息技术和网络技术在医疗领域结合后的必然产物，其临床应用能够极大地提高医院的工作效率和医疗质量。我国自2009年起，就陆续出台了许多关于电子病历的规范，如《电子病历基本架构与数据标准(试行)》《电子病历系统功能规范》等，2011年发布的《电子病历系统功能应用水平分级评价方法及标准(试行)》将医疗机构电子病历应用情况由低至高划分为0级至7级八个等级，成为我国的电子病历行业发展的重要里程碑。2018中华医院信息网络大会更是在原有最高级7级的基础上，增加了难度更高的8级，为医疗机构电子病历的应用提出了更高的要求。2011版与2018版两个版本的电子病历分级情况见表12-4。

表12-4　电子病历系统功能应用水平分级(2011版与2018版对比)

2011版		2018版	
等级	内容	等级	内容
0级	未形成电子病历系统	0级	未形成电子病历系统
1级	部门内初步数据采集	1级	独立医疗信息系统建立
2级	部门内数据交换	2级	医疗信息部门内部交换
3级	部门间数据交换，初级医疗决策支持	3级	部门间数据交换
4级	全院信息共享，中级医疗决策支持	4级	全院信息共享，初级医疗决策支持
5级	统一数据管理，各部门系统数据集成	5级	统一数据管理，中级医疗决策支持
6级	全流程医疗数据闭环管理，高级医疗决策支持	6级	全流程医疗数据闭环管理，高级医疗决策支持
7级	完整电子病历系统，区域医疗信息共享	7级	医疗安全质量管控，区域医疗信息共享
		8级	健康信息整合，医疗安全质量持续提升

2018中华医院信息网络大会数据显示，现阶段，我国电子病历覆盖二级及以上医疗机构近6000家，其中二级医院4088家，占全国同类医院的52%；三级医院1755家，占全国同类医院的80%。三级医院平均应用水平从1.58级增长到2.11级，二级医院平均应用水平从0.67级增长到0.83级，电子病历整体应用发展情况较好。

2018年发布的《关于进一步推进以电子病历为核心的医疗机构信息化建设工作的通知》(以下简称《通知》)中明确了到2020年，三级医院要实现电子病历信息化诊疗服务环节全覆盖，实现院内各诊疗环节信息互联互通，达到医院信息互联互通标准化成熟度测评4级水平。

国家医疗健康信息互联互通标准化成熟度测评(以下简称互联互通测评)是由国家卫生健康委统计信息中心开展的，目的是加强并持续推进卫生信息标准的制定与实施，提高跨机构、跨地域健康诊疗信息交互共享和医疗服务协同水平和信息惠民成效。其测试内容包括数据资源标准化建设情况、互联互通标准化建设情况、基础设施建设情况、互联互通应用效果四方面；测试方法包括实验室测试与项目应用评价两个阶段。

医院信息互联互通测评的项目应用评价分为七个等级，由低到高依次为一级、二级、三级、四级乙等、四级甲等、五级乙等、五级甲等，每个等级的要求由低到高逐级覆盖累加，即较高等级包含较低等级的全部要求(图 12-2)。

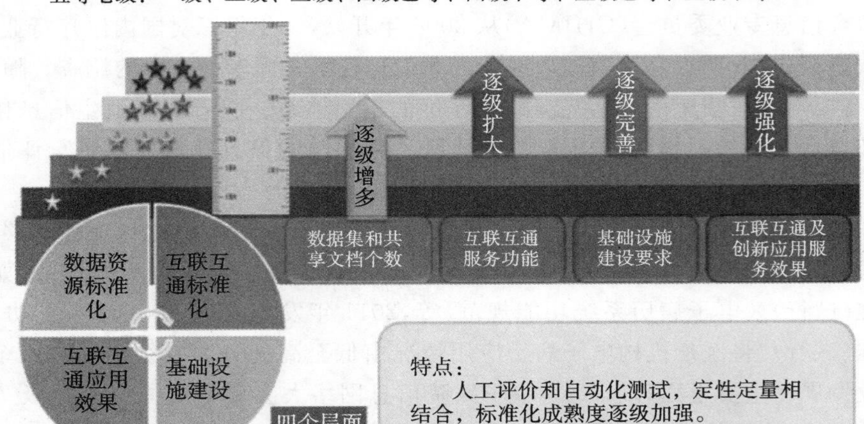

图 12-2　国家医疗健康信息互联互通标准化成熟度测评分级情况

(二) 国内医疗行业信息技术应用评价研究发展情况

随着国内医疗信息化水平的提升，对医疗信息化的应用也逐步获得重视，评价的重要性也逐渐凸显。国内部分省市甚至在三级医院评审的基础上提出了信息化建设的评审内容，并提出"现代化医院"的评价标准。评价研究的方法由原先较为简单的投资回报开始扩展到管理效益的评估评价，此外也有学者开始研究基于用户满意度的方法对临床信息系统的应用情况进行评估。

国内有学者提出"医院信息系统应用成熟度指数"的概念，其核心内容是将评估分为以下两大部分进行：第一部分是基础，针对医院的医疗和管理过程中的每一个基本的业务，对信息系统的应用情况进行量化的评分；第二部分是医院层面的综合评价，选择能够反映医院医疗和管理工作的关键业务，综合这些业务部门的信息系统应用评分，得到整体的信息系统应用成熟度指数。

对单个基本业务中信息系统的应用水平评分，可从以下两方面评价医院信息系统在某个业务中的应用水平。一方面是应用的深度，定义为业务层信息系统应用深度等级(operational application grade, OAG)，划分为六个级别，用 0 级至 5 级表示：0 级为最低，为完全手工处理信息；5 级最高，为完全使用信息系统进行处理且具有智能化辅助决策的能力。另一方面是应用的范围。考查信息系统在某项业务中应用的全面性，以信息系统处理的信息占该项业务信息中总信息的比例系数(application rate, AR)来表示。如果一个信息系统能够在医院全面应用，则系统能够达到的应用等级就是整个医院该项业务的应用评分，如果只有部分在医院应用，则相应的评分将降低。例如对于护士的医嘱处理，如果有一半的病区采用计算机自动处理医嘱、而另一半病区仍用手工处理医嘱，则 AR 为自动处理医嘱的病区数/总病区数，得到的 AR 值为 0.5。

信息系统应用的评分就是在综合上述应用深度级别和应用范围的基础上确定，这个应用水平评分为 AQP(application quality point)。可用公式表示

$$\mathrm{AQP}=\mathrm{OAG}\times\mathrm{AR}$$

AQP 得分越高，信息系统在该项业务中的应用就越好。通过上述方法得到各业务系统的评分，将具有共性的、对医疗和管理影响大的业务工作作为关键业务，将关键业务中信息系统应用评分求和，获得医院信息系统应用成熟度指数(maturity index on system application, MISA)，可用公式表示为

$$\mathrm{MISA}=\sum \text{关键业务 AQP}$$

依据此方法既可以对某一项信息系统应用情况也可以针对医院整体信息技术应用情况进行评估，并可以采用同一标准对不同医院之间的信息化水平进行比较。

从国内外的发展可以看到，对于信息技术的评估评价的发展变化即由单纯的面向信息技术的质量评估逐步转向信息技术投资价值评估，由对技术本身的评价逐步转向对技术使用者的评价，由单方面的招标采购评估逐步转向全方位的多角度的评估评价，由对单个医院单个项目的评价转向对整个区域整体水平的评价。Ammenwerth 等人对 1982—2002 年 PubMed 中收录的卫生领域信息技术评估研究的文献分析结果表明：卫生信息技术评估研究的相关文献资料数量在逐年上升，同时关于实验室研究和技术评估的文献数量有下降趋势，而关于信息技术与医疗服务质量提高和患者治疗效果的研究正逐步增多。

在医疗行业中，无论信息技术应用得多么先进多么广泛，在工作中都无法脱离最重要的影响因素——人，患者在治疗过程中与人（包括医生、护士、技师、医疗管理人员、医院或医疗机构决策领导）沟通，忍受着生理上的痛苦，此时需要心理上的慰藉。无论信息技术多么先进，如果不能成为实用的功能，不能转化为有效的生产力就没有任何存在的价值，而这些价值是由使用者的接受程度和对患者的影响来决定，接受的群体人数越多，其产生的协调价值就越大。

三、医疗行业信息技术应用评价的问题

前两节介绍了众多评估评价方法及评价方案的开展过程，但在服务性行业，特别是医疗行业这样技术、劳动力、资本都密集的行业，要进行应用评价仍有很多困难需要克服。

(1) 无论怎么进行应用评价，评价过程中很多主观、客观因素均可造成一定的误差，如评价的目的和意义不明确、评价项目选择不当、评价程序不严格，以及评价人没有很好地把握评价质量等。常见误差如下。

①宽厚误差：质量指标过低，评价者掌握指标过松，造成普遍分数过高。

②苛严误差：质量指标过高，评价者掌握指标过严，造成普遍分数过低。

③近期误差：评价者对近期工作印象深刻，以近期记忆来代替被评估的整个过程，造成标准掌握和评价不统一。

④偏见误差：评价者与被评价者之间感情的好坏会无形中影响评价打分，选择和培训评价者十分重要。

此外，特别是对基于用户满意度等指标进行评价时，用户意见很容易掺杂非技术因素和感情色彩，个人利益、个体使用素质也影响对系统的评价。一种表现是故意贬低信息技术应用产生的价值。例如应用部门的员工害怕使用计算机提高了工作效率以后，有可能让部分员工下岗，在统计使用计算机工作的平均效率时，故意拖延时间，致使统计结果显示手工处理和计算机处理的平均效率十分接近，没有显著性差异。另一种表现是过高地评估信息系统所产生的价值。特别是在用户需要某项信息技术应用支持时，或受到信息技术应用的鼓舞时，会盲目地认为应用信息技术就会解决所有技术的和管理的问题。这种情况下，信息技术应用评价者反而需更加谨慎和客观。

(2) 医疗行业本身的复杂性。Lynn H. Vogel 认为医疗行业的信息技术投资回报较其他行业更加难以确认的原因主要有以下两方面。

一方面是 IT 投资所创造的资产与其他行业存在差异。在大部分行业中 IT 投资的目的是创造组织机构能够从中受益的新资产，同时阻止他人获得该项资产。而医疗行业则不同。如医疗机构采集的临床数据在法律上不属于该机构本身。当临床数据的采集、存储及使用成为医疗行业信息技术投资的重心时，这种“缺乏控制”就成为评估投资价值需要考虑的一个复杂因素。

另一方面是卫生行业与其他行业相比有两个不同的属性差异。第一个特征是价值链的复杂性。从公司角度来看，决定生产何种产品或决定提供何种服务的人，实际管理生产或提供服务的人，以及对产品或服务进行营销的人通常在同一组织结构下开展工作。而医疗行业的主要各部门，如医疗设备及维护人员、医生、支付方（医保部门）则是相互独立，共同为患者服务。第二个特征是在医疗行业，卫生保健款项支付交易中存在其他行业所没有的第三方支付组织（医保机构）。在其他行业中，没有客户能够接受高质

量服务但却仅需支付小部分服务费用(通过分担或扣除付款)。这两个特征导致的结果是许多情况下医疗行业进行信息技术投资所产生的服务及产品质量改进的价值并不属于投资机构,虽然信息技术投资能够改进产品或服务的质量,但其产生的价值却不属于投入机构(如医院),而是属于患者(在许多情况下患者只支付少量的服务费用),或者属于付款机构(患者住院时间缩短或疾病减少从而使其支付款项减少)。

四、卫生信息技术应用评价的挑战:人工智能应用评价问题

信息化是支撑医药卫生体制改革、建设健康中国的重要途径。伴随卫生信息化和健康医疗大数据的迅速发展,人工智能(artificial intelligence,AI)技术成为卫生信息化应用发展的新趋势,推动着大数据的深度应用。

(一)医疗人工智能应用现状

目前,人工智能在医疗健康领域已得到了初步的应用,主要集中在辅助影像和病理诊断、辅助护理、辅助随访、基层医生助手、医院智能管理及辅助健康管理等方面。

1. 辅助影像和病理诊断

医学影像及病理切片作为结构化数据,是 AI 应用的绝佳场所。2015 年起举办的 CAMELYON16 挑战赛,比较 AI 和病理医生在检测乳腺癌患者淋巴结转移病理切片中转移灶的潜力,结果显示 AI 在诊断模拟中的表现优于病理医生。目前,人工智能辅助影像和病理诊断在我国发展迅速,2006 年国内首家独立临床病理诊断专业机构——上海复旦临床病理诊断中心成立。该机构启用数字病理远程会诊平台,免去患者来回奔波。2015 年沸腾医疗有限公司以“E 诊断医学影像服务平台”为核心,通过“E 诊断”医学影像技术专业输出及专业精准的远程医学影像诊疗合作,实现了远程医学影像信息交互的目标。

2. 辅助护理

我国台湾地区医院应用 AI 产生护理诊断,AI 建议的诊断与护士建议的诊断一致性百分比高达 87%。国外 AI 已普遍运用于人们的日常生活护理中,日本研究机构 Riken 开发的机器人 Robear,能将患者从床上抬起,帮助行动不便的患者行走、站立等;应用 AI 开发的机器人能为老年患者及瘫痪患者提供喂饭、日常照护等服务。澳大利亚养老院用机器人做护工,通过给机器人输入程序,使其可以与老年患者一对一交流,消减老年患者的苦闷。AI 在护理领域的应用,极大地减轻了护理人员负担,为患者提供了温暖且有力的服务,为应对老龄化提供了有力帮助。

3. 辅助随访

随访是医院常规工作的重要组成部分,然而目前的医院人力无法满足所有患者的随访需求。AI 的发展打破了长期随访在时间和空间上的限制。2017 年,海宁市中心医院首次应用 AI 智能随访助手,采用声纹预测思维算法,语言识别准确率高达 97.5%。2018 年,上海交通大学医学院附属仁济医院东院日间手术病房正式上线 AI 随访助手,随访助手可以根据问题模板模拟医生进行电话随访,主要询问患者出院后是否发生呕吐、疼痛、发热、伤口渗血、感染等不良情况。随访助手的上线不仅大大提高了随访效率,还确保了随访信息采集的全覆盖及准确性。同时,随访助手可以根据不同的手术种类,制订个性化随访计划,通过终端自动拨打患者电话,模拟人声与患者进行术后随访沟通,有效采集患者的信息。随访结束后,医务人员能清楚地了解每位患者的术后情况。

4. 基层医生助手

基层医院在实现“健康中国”战略中有着举足轻重的作用,但目前其服务能力难以满足广大群众的基本需求。AI 通过学习海量的专家经验和医学知识,建立深度神经网络,并在临床中不断完善,协助基层医生给群众提供高质量的服务。2017 年,科大讯飞和清华大学联合研发的“智医助理”以超过合格线 96 分的成绩成为全球第一个通过国家执业医师资格考试综合笔试测评的 AI 机器人,“智医助理”可以辅助

基层医生提升诊疗质量和效率。2017 年 9 月，在安徽省旌德县首次开展的全科医生机器人辅助基层医疗试点深受基层群众欢迎。

5. 医院智能管理

人工智能技术在医院的应用，能提高医院为患者提供正确治疗方案的精准性，减少了患者的不必要支出，并且能合理地为患者安排治疗计划。澳门仁伯爵综合医院应用 AI 技术，在电子处方系统内设置安全警示，确保用药规范，并防止滥用抗生素等药物。美国 IBM 公司应用机器学习方法，自动读取患者电子病历相关信息，得出辅助诊断信息，实现医疗辅助诊断。

6. 辅助健康管理

传统的健康管理技术在信息的获取、处理和应用上相对落后，将 AI 应用于健康管理，通过对健康数据实时采集、分析和处理，评估疾病风险，给出个性化、精准化的基本管理方案和后续治疗方案，能有效降低患者疾病发病率和患病率。健康管理机构可以通过手机 APP 或智能可穿戴设备，检测用户的血压、血糖、心率等指标，进行慢性病管理。国外 Welltok 公司利用“CaféWell 健康优化平台”，管理用户健康，包括压力管理、营养控制以及糖尿病护理等，并在用户保持健康生活习惯时给予奖励。同时，为用户提供更灵活、全方位的健康促进方案，包括阶段性临床护理、长期保持最佳健康状态等多个方面。

（二）医疗人工智能应用评价存在的问题及挑战

伴随新一代人工智能发展，人工智能在医疗领域的应用备受青睐，在疾病诊疗、健康管理、药物研发、精准医学等方面作用凸显，并在均衡医疗资源配置、降低医疗成本、提高医疗效率等方面发挥着重要的作用。特别是在我国欠发达地区，人工智能的应用可以弥补其医疗资源不足的短板，提高医疗服务的公平性，助力分级诊疗的建设。未来，人工智能还是建立整合型医疗服务体系的重要支撑，借助信息化手段构建优质高效的整合型医疗服务体系。然而，由于医学领域存在一定的特殊性和复杂性，人工智能在数据、算法、计算和应用各个环节都产生了一定的应用问题。

因而在人工智能在医疗领域的应用评价上，我们不仅仅需要考虑避免或减少一般评价可能存在的各类误差影响；更应综合考虑医疗领域的特殊性、复杂性与人工智能技术应用本身的不成熟之处，如数据质量、行业标准、法律法规、伦理问题等人工智能在医学领域落地亟须解决的问题。

1. 数据质量基础有待加强

数据质量对于人工智能在计算和学习能力的提升上具有至关重要的作用，是机器能否准确、高效学习的关键。将病历、影像、检验报告里的非结构化数据转化成机器可以识别的结构化数据，用于机器学习和算法的实现，是医学人工智能发展的基础。此外，人工智能的实现不仅对数据质量本身有要求，数据的获取也是其中的一个难点。由于当前缺乏合理的数据共享和数据流通的机制，医疗数据的权属模糊制约着数据共享，数据隐私保护和数据安全问题也值得考虑。

2. 规范标准和法律法规相对滞后

当前法律对于医疗人工智能的监管还处于空白阶段，作为医疗人工智能的基础，医疗大数据目前还没有健全的法律来规范，对数据的归属权及使用权、医疗数据的隐私标准、数据安全性、责任规范以及法律能否包容创新的错误等问题都没有明确的法律指示。

3. 缺乏应用的评价标准

目前对于人工智能在医学领域应用尚未制定质量标准、准入体系、评估体系和保障体系，无法对人工智能进入临床的数据、算法进行验证和评价，也无法对安全性、效果进行评价，相应的方案体系和标准缺乏，这为医学人工智能产品投入市场造成一定阻碍。

相信在科学客观评价人工智能技术应用的成效，清晰认识人工智能技术在医疗领域应用存在的不足并施以相应的对策的基础上，人工智能技术必将能更好地为人类造福。

章后案例

临床电子医嘱对医疗质量的影响与投资效益评估

一、引言

医院临床信息化建设是一项艰巨且长期的任务，临床信息采集以及软件实施需要大量资金投入。通过临床信息系统应用，确实能够提升医院医疗质量，提高临床工作效率，临床信息化建设的首要问题是如何评价系统投资成本以及收益效果。

药物不良反应(adverse drug events，ADEs)是医疗事故的主要原因之一，通过计算机软件监控，绝大多数 ADEs 可以预防，这也是临床电子医嘱(computerized provider order entry，CPOE)应用的目的之一。具体实践中，有许多障碍影响 CPOE 的实施，最主要是投入成本和实施过程中带来的流程改变。一些研究表明，CPOE 应用能改进医疗质量，降低医疗成本。但到底在何种具体程度上确保了医疗质量，节省了多少医疗成本，不同医疗环境仍存在很大的不确定性。为此，我国东部某市××人民医院(以下简称"×医院")开展 CPOE 应用实施探索，研究 CPOE 系统实施对医疗质量影响和投入成本回收周期。

二、CPOE 项目实施

医疗信息技术应用能在保证医疗质量的同时降低医疗成本，2005 年以来，×医院重点关注临床医疗的前景技术，分析其价值，加速临床信息化应用实施进度。目前为止，该院已经应用于临床的信息系统有住院临床电子医嘱(CPOE)、结构化电子病历(EMR)、电子检查申请集中预约、临床路径电子化、区域协同电子健康档案以及门诊电子处方等，这些系统的实施大幅度改进了医疗质量，降低了医疗成本，效益明显。其中 CPOE 的实施，为保障患者医疗安全、降低医疗成本提供了信息工具，到目前为止，全院 42 个病区全面应用了 CPOE 和临床路径软件。CPOE 实施过程中主要的障碍如下：首先是系统巨大的实施成本，包括软件开发、安装、培训以及数据采集维护成本；其次是新技术带来的医疗和临床工作流程的改变；再次是医院临床信息系统各个专业系统缺乏统一标准，系统相互操作实现困难也影响了 CPOE 的使用效率。

CPOE 实施的过程实际上是医院临床信息设施和 IT 技术管理重组的过程，涉及医生、护士、临床组织架构及领导的重新调整。为解决这一问题，该院通过 CPOE 对医疗质量的影响分析，研究 CPOE 应用的成本效益和投资回收周期，建立临床医疗信息化对质量影响的基线，并建立投资费用投资回收分析模型。

三、CPOE 对医疗质量的影响

有效的 CPOE 应用是防止临床差错、减少昂贵药品和重复性检验检查的关键设施之一。×医院以医院临床路径电子化、电子医嘱以及临床决策支持(clinical decision support，CDS)应用为基础，从 ADEs 事件的预防、预防贵重药品的不适当使用、防止医疗差错、临床干预与管理措施的及时性以及减少重复检查检验五个方面分析 CPOE 实施直接导致临床医疗质量改进效果。

这些研究对目前我国医院临床信息化建设具有典型普遍意义。研究背景对以下问题进行数据统计分析：

(1) ADEs 发生的比率；

(2) 贵重药品的不适当使用情况；

(3) 药物剂量错误导致的患者损害情况；

(4) 手工书写医嘱导致的静脉输液药物配制差错；

(5) 不合理的重复检查检验情况。

ADEs 事件是药物反应引起的患者伤害事件。可预防的 ADEs 往往是人为失误引起的，根据医院出院患者临床历史数据抽查分析，医院可预防的 ADEs 发生率十分惊人，占全体患者的 8%左右，由其引起的医疗纠纷事件通过 CPOE 完全可以避免。

贵重药品的不适当使用是医院医疗成本居高不下的原因之一，通过电子医嘱及临床路径标准化治疗方案应用，可以极大地限制昂贵药品的使用比率，降低全社会的医疗成本，缓解目前的“看病贵”问题。×医院对患者药品使用情况进行分析，通过 HIS 2010 年 1—3 月的数据分析，与历史同期医生手工医嘱的药品使用情况对比表明，仅昂贵药品使用大约节省成本 15.4 万元，每年约节约 60 万元，在医保预付制条件下，CPOE 为医院提供了增加收入的空间。

药品剂量错误引起的患者伤害容易在内科患者中出现，通过电子化临床知识库应用，可以对疾病处方药品剂量以及频次等进行提醒警告，极大地减少了药品副作用对患者的伤害，据×医院统计，CPOE 至少减少剂量差错 9%。通过药物不良事件预防和药品剂量提醒，可以避免绝大多数因药品使用而引起的医疗差错。防止静脉配置药品差错可通过 CPOE 软件与计算机静脉药物配伍禁忌系统实现，这样避免了手工医嘱带来的弊端。

不合理的重复性检查检验约占整个检查的 20%，×医院分析发现，医院临床重复检查检验与医技检查不足同时存在，有些必需的检查遗漏导致鉴别诊断错误，而重复检查导致成本增加，通过 CPOE 实施可以减少重复检查 24%，大大节省了医疗成本。

CPOE 与 CDS 的结合，能够极大地改进临床医疗质量，提升患者满意度。国内外研究表明，通过计算机监控软件的应用，可以预防 28%～85%的临床医疗差错。×医院临床路径和电子医嘱应用说明，CPOE 不仅提升了医疗质量，而且也为医疗成本控制和收入增加提供了极大空间，目前在公立医院改革的形势下，实施和应用 CPOE 具有特别意义。

四、CPOE 的投资回报

财务因素是医院 CPOE 实施主要考虑的问题之一，CPOE 实施的成本包括一次性建设投入、运行维护成本、人员培训以及数据采集成本等，评估这些投入的回报周期对 CPOE 建设具有重要作用。一般来讲，CPOE 实施的资金回报主要来源于医院避免不良药物事件所产生的影响、医疗质量提升给医院带来的经济效益及避免不必要的医疗差错赔偿等。×医院从 CPOE 预防不良事件与不必要的赔偿、CPOE 对医疗成本控制与节约、CPOE 的一次性投资与运维费用、CPOE 资金收益的计算、CPOE 的投资回报周期 5 个主要方面来建立 CPOE 的投资回报模型。

每年都有许多患者因 ADEs（包括用药剂量错误）而延迟出院，据统计，因 ADEs 延迟出院的患者出院延迟了 4.6 天。不适当使用贵重药品，导致了医院医疗成本的增加，重复检查检验也是医疗费用居高不下的原因之一。据×医院统计，第 1 年 CPOE 实施的直接收益为 58 万元，第 2 年为 191 万元，第 3—5 年每年收益为 268.5 万元。实施 CPOE 投入的一次性成本（软硬件）为 208 万元，以后每年运维费（包括培训）43.5 万元，详见表 12-5、图 12-3。

表 12-5　×医院 CPOE 实施的投资回报分析　　单位：万元

项目	一次性投入	第 1 年	第 2 年	第 3 年	第 4 年	第 5 年
投入成本	208	43.5	43.5	43.5	43.5	43.5
累计成本	208	251.5	295	338.5	382	425.5
直接收益		58	191	268.5	268.5	268.5
累计收益		58	249	517.5	786	1054.5

综合分析 CPOE 实施的成本及应用实施后的收益趋势图，CPOE 的成本包括一次性资金投入、软件功能增加的费用及每年的运维费用等。如图 12-3 所示，CPOE 应用实施的全部资金投入约 26 个月就得到回收，以后每年的收益远远超过信息化的运维投入。医院 CPOE 的全面实施应用结合 CDS 应用，在为医院带来经济效益的同时，也能为医院带来社会效益，具有巨大的附加价值。

五、CPOE 项目评价

经过全体临床人员协同努力，×医院 CPOE 的应用初步达到了预期效果，全院 42 个病区应用了

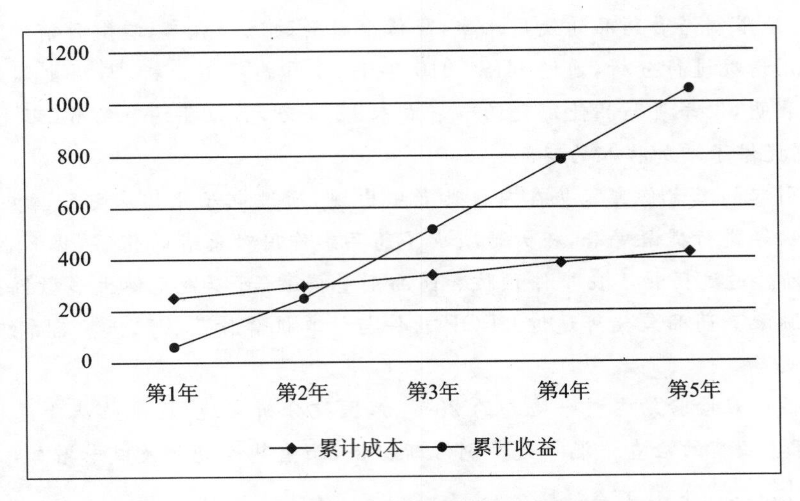

图 12-3 ×医院 CPOE 实施成本与收益示意图(万元)

CPOE。通过 CPOE 实施全面提升了患者医疗质量,通过临床决策支持系统初步应用,CPOE 的潜力得到挖掘发挥,为临床医疗和成本控制提供了管理工具。在临床医疗方面,没有 CPOE 应用,许多药品不良事件并未在病历文档中记录,而通过 CPOE 可以避免造成患者精神和身体伤害的事件发生。在费用投资方面,×医院研究发现,医院 ADEs 导致患者伤残赔付以及重复检查检验花费的成本很大,保守估计通过 CPOE 应用可以至少降低 10.4%的 ADEs 事件,同时 CPOE 提高了临床工作效率,24～26 个月可以收回 CPOE 实施和培训投资成本。

总之,CPOE 实施为医院和患者创造了双赢机会,通过减少药品不良反应事件,改进医疗质量,降低医疗成本,更加符合医疗卫生政策,同时实施 CPOE 也能在医疗质量和财务收益方面带来更多的好处。CPOE 应用是循证医疗临床路径应用的基础,通过 CPOE 软件和 CDS 的实施,能使医院在临床电子病历应用和患者安全保障方面更有竞争力,使医院成为地区或国家医疗信息化建设的领跑者。

本章关键词中英文对照

1. 软件质量度量 software quality metric,SQM
2. 投资收益率 return on investment,ROI
3. 净现值 net present value,NPV
4. 内部收益率 internal rate of return,IRR
5. 动态投资回收期 dynamic investment payback period
6. 用户信息满意度 user information satisfaction,UIS
7. 管理回报率 return on management,ROM
8. 有价值的应用 meaningful use
9. 业务层信息系统应用深度等级 operational application grade,OAG
10. 医院信息系统应用成熟度指数 maturity index on system application,MISA
11. 药物不良反应 adverse drug events,ADEs
12. 临床电子医嘱 computerized provider order entry,CPOE
13. 人工智能 artificial intelligence,AI

思 考 题

1. 假设你所在的医疗机构需要进行信息系统建设,你必须在以下两者间进行选择:投资开发一个新系统或者对原有资源进行整合升级。你会如何选择?你如何证明这个决策是合理的?

2. 你是否认为，对相同行为或成果的独立且无偏倚的多个观察应对该成果的质量意见一致？请解释你的答案。

3. 应如何减少医疗行业信息技术应用评价过程中可能存在的偏差？

4. 我国有哪些医疗信息化应用水平与能力评价的体系与标准？试进行比较分析。

（刘智勇　杨国平）

第十三章　卫生信息学的政策与法律法规

依法开展卫生信息化建设是加快推进我国卫生信息化建设的基本原则和基本要求。然而，我国卫生信息化从无到有、从简单到复杂、从局部到区域的快速发展也伴随着诸多问题和挑战，如电子医疗文书的法律效力和司法取证问题，患者隐私保护问题，以及如何防范信息泄漏、防篡改等技术问题。当前卫生信息化实践与卫生信息立法滞后的矛盾十分突出，这种局面在一定程度上制约了卫生信息化向纵深发展。因此，本章将围绕当前卫生信息化过程中面临的法律和监管问题及相关政策法规展开介绍。

卫生信息政策(health information policy)是指由卫生行政管理部门在国家总的方针政策和信息政策的指引下，结合卫生信息工作领域的需求和工作特点而制定和执行的一类指导卫生信息工作的文件，其实质是相关政策在卫生信息领域的应用和拓展。卫生信息政策按政策目标可划分为卫生信息产业政策、卫生信息规制政策。卫生信息产业政策的主要目标是建立和引导卫生信息产品和服务的行业发展，包含所有规范卫生信息产业的行业准则及促进行业发展的方针政策等。卫生信息规制政策的主要目标是对卫生信息化领域进行持续和专门化的监管与控制。卫生信息法律法规则是指国家机关所制定的涉及卫生信息领域的法律条文及规范性文件等。

第一节　当前卫生信息化过程中面临的法律和监管问题

卫生信息化作为医改的重要内容，从单系统、单条线、单部门逐渐向跨地区、跨部门、跨行业的医疗卫生资源共享和医疗卫生健康信息共享转变，这实际上促进了医疗卫生模式的创新。医疗卫生模式的创新不仅包括技术上的创新，更重要的是医疗体制、运行机制和服务模式的创新。随着卫生信息化应用范围的逐渐扩大，面临的问题也越来越多，特别是在法律和监管方面存在着以下问题。

(一) 缺少明确电子病历法律效力的相关法律

目前，在各项与电子病历相关的法律法规中，并没有一部是完全针对电子病历的法律效力来制定的，缺少明确其法律效力的法律条款。如《医疗事故处理条例》只对纸质病历的法律证据作用进行了规定，未涉及电子病历的相关内容。《电子病历基本规范(试行)》(2017 年 4 月 1 日，《电子病历应用管理规范(试行)》施行，《电子病历基本规范(试行)》同时废止)主要规范电子病历临床使用，而对其法律地位和效力并未做出明确规定。国家虽于 2004 年颁布了《中华人民共和国电子签名法》，但在电子病历数字签名方面还没有明确的规定。相关法律规定的缺失致使电子签名没有实际的法律效力，得不到法律保护，医务人员无法落实于实际操作中。对此，全国各地区、医院采取了不同方法，有的严格依照现有法规制度办理，坚持不用计算机承担上述工作，结果影响了信息化发展进程；有的为了既不违法又能应用计算机技术，采取计算机录入和手写处方同时进行的办法，不仅费时费力，还遭到医务人员强烈反对；还有的置现行法规制度不顾，完全采用数字签名的办法，虽然结果信息化进程很快，应用效果也很好，但出现医疗纠纷时得不到法律保护。目前多数医院采取的是两者兼顾的方法，即在医院内部采用电子签名，对外发出的文书则打印后手写签名，电子病历则在患者出院后打印一份签名后归档。

(二) 电子健康档案的隐私及安全保护尚无法律依据

目前国内对医疗卫生行业电子健康档案隐私和安全保护方面还没有相关立法，使得电子健康档案在数据采集、传输、储存及利用方面都存在一定的问题。在数据采集阶段，居民应享有知情权、建档授权和拒绝信息采集权。而有些地方建立电子健康档案是工作指标，对于居民知情同意不够重视，居民对自己电子健康档案信息出现泄露也不知情，即使发现信息泄露，也难以通过有效的法律渠道维护自己的权益。医务人员在为居民提供医疗保健服务时，查阅相关电子健康档案信息也应受相应的权限限制。目前在我国电子健康档案、电子病历相关数据标准规范中，没有对信息内容进行隐私级别区分，大部分电子健康档案、电子病历信息系统也没有明确划分医务人员的使用权限。造成了医务人员可随意查看居民电子健康档案的现状。隐私信息分级、信息系统权限划分和调阅档案的授权不完善，都造成了隐私泄露的风险。在数据传输方面，数据安全传输标准还存在不足，需要继续完善。在数据存储方面，由于资金、技术条件等限制，难免对数据安全和软件稳定性重视不够。公司开发软件，普遍重视功能和应用，相对忽视数据安全方面，存在数据库中信息未进行加密处理、防病毒防黑客攻击的能力不高等问题。在数据利用方面，也缺乏相应的法律及规范。

（三）远程医疗行为尚无法律规范

远程医疗是随着网络信息技术和数字医学设备的飞速发展而形成的新型医疗模式，包括远程会诊、远程医学教育、远程检查、远程监测、远程诊断、远程治疗等内容。其中，远程会诊与远程医学教育已有十多年的历史，而远程检查、远程监测等则是近年兴起的医疗行为，很多涉及法律认可和规范缺失的问题，如通过网络和数字视频进行的远程检查、监测、诊断和治疗行为就尚无法律认可。面对远程医疗带来的一系列新问题，仅靠传统医疗的管理制度已然难以解决，我国虽已制定了一些规范标准，但仍有较多问题未深入涉及，远程医疗执业许可制度的不完善、远程医疗操作规范的不清晰、电子环境加大了医疗纠纷处理的难度使得远程医疗活动中各方的责任很难认定。在远程医疗执业许可制度方面，远程医疗设备评估、医务人员资质、医疗机构资质都不明确。在远程医疗操作流程方面，相关操作流程、收费制度等也不完善。在远程医疗后果处理方面，电子资料的证据认定、各方法律责任的承担还没有明确的法律规定。这些问题必然会影响远程医疗的发展。

（四）健康医疗大数据权利界定、安全保障等方面法律匮乏

当前我国健康医疗大数据行业无论是术语、构架还是存储、处理、应用等，都尚未形成一种标准规范，导致相关主体在采集、加工、使用健康医疗大数据过程中陷入混乱，在数据安全管理方面存在很多漏洞。“互联网＋”在以计算和数据改变了人们的生产和生活方式、为人们提供便利的同时，共享的个人信息被不当采集、恶意使用、篡改的风险也随之增大。健康数据越来越多地在传统医疗机构之外被采集，与第三方共享，用于研究和商业活动。就患者个人隐私保护的立法格局而言，我国仍以较低位阶的法律法规为主，尚未统一建立高位阶成文法，且其中与医疗健康相关的规范规定内容更是过于原则化，效力层级低，适用范围有限，使得医疗实践中对患者医疗数据的保护缺乏实际操作性。

第二节　我国电子病历相关法律法规及政策保障概况

一、我国电子病历发展历程

20 世纪 90 年代起，我国开始致力于电子病历的探索与研究。1994 年，卫生部在第八届全国医药信息学大会上提出：希望到 20 世纪末，我国将有若干家医院能够真正实现完整的电子病历系统。2002 年，卫生部在《全国卫生信息化发展规划纲要 2003—2010 年》中首次提出：三级医院在全面应用管理信息系统的基础上，要创造条件，重点加强临床信息系统的建设应用，如电子病历、数字化医学影像、医生和护士

工作站等应用。2005年4月1日,《中华人民共和国电子签名法》开始实施,为电子病历推广应用的可行性奠定了法律基础。医院对电子病历认可度和应用率逐年上升。2009年,《中共中央 国务院关于深化医药卫生体制改革的意见》和《国务院关于印发医药卫生体制改革近期重点实施方案(2009—2011年)的通知》发布,进一步明确了政府主导的卫生信息化发展战略,大力推进我国电子病历的发展,加大政府对电子病历的投入。其后,国家出台了《电子病历基本架构与数据标准(试行)》《电子病历系统功能规范(试行)》《电子病历应用管理规范(试行)》《电子病历系统功能应用水平分级评价方法及标准(试行)》等一系列规范性文件,形成了良好的电子病历发展氛围。

二、电子病历的安全需求及安全保障技术

(一)电子病历安全风险及安全需求

病历信息是医院重要的信息资源,涉及患者的隐私,虽然电子病历给医院及患者带来便利,但是其潜在的安全漏洞也为患者带来隐私泄露的风险。在电子病历的信息采集、存储、传输及应用几个阶段,均可能面临一定的安全风险。

1. 信息采集阶段

系统登录者身份验证被盗用、破解或者用户的操作失误等都可能会导致电子病历信息丢失或泄露。此外,由于电子病历的信息需要在临床信息系统(CIS)的终端进行录入,而且录入的信息要确实反映患者的真实情况。因此,确保录入信息的真实性非常重要,要求每位信息的录入或修改人员对自己的操作行为高度负责,即其行为不可抵赖。

2. 信息存储阶段

电子病历信息多数是以明文方式保存在后台数据库服务器上,而后台数据库服务器对于某些人是透明的,由于目前医院CIS没有完善的机制,无法保证电子病历信息的正确、完整及安全。

3. 信息传输阶段

由于信息依赖网络实现传输,电子病历安全主要是以网络安全为基础,互联网安全风险不容小觑。此外,还有局域网安全风险,由于局域网上的CIS终端与服务器间的信息传输安全往往被忽视,信息有可能被窃取并篡改,也使电子病历信息的真实性受到质疑。

4. 信息应用阶段

管理制度不健全、操作权限不明确、责任界定不明晰、操作人员法治意识淡薄等因素使电子病历在应用中存在诸多风险,可能会导致患者基本信息及诊疗信息泄露,患者的隐私权遭受侵犯。此外,由于电子病历对实时性的要求很高,时间的准确性对于电子病历的安全评价也至关重要。

(二)电子病历安全保障技术——电子签名技术

目前,保证数据电文真实性的技术方案有很多,比较通用且被法律认可的是电子签名技术。电子签名技术提供了身份认证的功能,主要具有技术性强、形式多样、安全需求高等特点,完善的电子签名技术具备签字方不能抵赖、他人不能伪造、可验证真伪等优势,并与手写签名具有同等的法律效力。因此,采用电子签名能够在一定程度上提高电子病历的机密性、安全性、真实性、有效性、完整性、修改留痕性及访问可控性。通过电子签名技术,不仅能够提高电子病历的安全性,也能使其真实性得到保障,从而提高电子病历的法律效力。

三、我国电子病历法治建设现状

在电子病历推广应用过程中,《中华人民共和国电子签名法》《电子认证服务管理办法》为电子病历、

电子签名实施的基本法律依据。《中华人民共和国电子签名法》确立了电子签名的法律效力，并对不适用电子签名的文书加以明确；规定了可靠电子签名应具备的条件，提出当事人约定使用电子签名、数据电文的文书，并规定不得仅因为其采用电子签名、数据电文的形式而否定其法律效力。此外，明确了电子签名的认证服务机构的资质要求、业务规则及法律责任。《电子认证服务管理办法》在《中华人民共和国电子签名法》的基础上，进一步明确了电子认证服务机构的申办条件及行政许可流程；电子认证服务的要求及其暂停或终止的条件；电子签名认证证书的提供方及持有人的权利义务，工业和信息化部对电子认证服务的监管职责及具体罚则等。

此外，在电子病历应用管理方面，国家出台了《电子病历系统功能规范(试行)》《电子病历应用管理规范(试行)》《电子病历系统功能应用水平分级评价方法及标准(试行)》等规范性文件，对电子病历的应用管理进行规定。在卫生系统电子认证方面，国家依据《中华人民共和国电子签名法》和《电子认证服务管理办法》出台了《卫生系统电子认证服务管理办法(试行)》，结合卫生系统业务特点，从卫生系统电子认证服务机构的管理、电子认证服务机构的服务要求、数字证书的应用管理等方面进行具体规定，规范我国卫生系统电子认证服务管理方、使用方和提供方的行为。我国现有电子病历相关立法、规范概览见表13-1。

表13-1 我国现有电子病历相关立法、规范概览表

<table>
<tr><th>相关法律、法规</th><th>执行时间</th><th>相关条款</th><th>相关问题</th></tr>
<tr><td rowspan="2">《医疗事故处理条例》</td><td rowspan="2">2002年</td><td>第8条、第9条</td><td>医疗机构病历保管要求</td></tr>
<tr><td>第10条</td><td>患者复印病历要求</td></tr>
<tr><td>《处方管理办法》</td><td>2007年</td><td>第28条</td><td>医师利用计算机开具、传递普通处方时，应当同时打印出纸质处方</td></tr>
<tr><td rowspan="4">《病历书写基本规范》</td><td rowspan="4">2010年</td><td rowspan="4">第7条、第8条、第31条、第33条</td><td>病历修改要求</td></tr>
<tr><td>病历多处签名要求</td></tr>
<tr><td>病历修改后签名要求</td></tr>
<tr><td>打印病历签名要求</td></tr>
<tr><td rowspan="4">《医疗机构病历管理规定》</td><td rowspan="4">2014年</td><td>第4条</td><td>电子病历效力</td></tr>
<tr><td>第10条、第11条、第29条</td><td>病历保管要求</td></tr>
<tr><td>第16条至第20条、第22条</td><td>病历借阅与复制要求</td></tr>
<tr><td>第24条至第27条</td><td>病历封存与启封要求</td></tr>
<tr><td rowspan="4">《电子病历应用管理规范(试行)》</td><td rowspan="4">2017年</td><td>第6条至第11条</td><td>电子病历的基本要求</td></tr>
<tr><td>第13条、第17条至第19条</td><td>患者电子病历应赋予唯一患者身份标识，应当设置归档状态，医疗机构保存时间不少于规定年限</td></tr>
<tr><td>第20条至第22条</td><td>电子病历查阅权限设置及电子病历复制服务提供</td></tr>
<tr><td>第23条至第25条</td><td>电子病历的封存要求</td></tr>
<tr><td rowspan="2">《最高人民法院关于民事诉讼证据的若干规定》</td><td rowspan="2">2002年(2019年修正)</td><td>第4条</td><td>举证责任倒置</td></tr>
<tr><td>第70条</td><td>证据证明力</td></tr>
</table>

续表

相关法律、法规	执行时间	相关条款	相关问题
《中华人民共和国电子签名法》	2005年（2015年、2019年修正）	第3条	知情同意问题，“约定使用”的电子签名才具有合法效力
		第4条至第6条	满足法律法规规定的数据电文原件形式要求及文件保存要求
		第8条	电子病历作为证据的真实性
		第13条、第14条	可靠的电子签名与手写签名或者盖章具有同等的法律效力以及电子签名具有法律效力的条件
		第16条至第24条	电子病历电子签名提供认证服务的条件、服务规则
		第27条至第33条	电子签名相关法律责任
《电子认证服务管理办法》	2009年（2015年修订）	第5条至第14条	电子认证服务机构的条件
		第15条至第22条	电子认证服务要求
		第28条至第31条	电子签名认证证书要求

四、我国电子病历法治建设及运行机制存在的主要问题

电子病历的立法不仅涉及电子签名相关法律法规，也涉及卫生行业诸多法律法规，还涉及《中华人民共和国民事诉讼法》《中华人民共和国刑事诉讼法》《中华人民共和国行政许可法》等法律。卫生部门的规章和规范性文件效力等级低，难以与有关法律相衔接。由于电子病历电子签名的管理权限不仅在卫生部门，还牵涉工业和信息化部及其他部门，管理制度不够健全，监管机制有待建立，使电子病历的发展受到一定的阻碍。

（一）电子病历法律地位尚不明确

2012年3月14日，第十一届全国人民代表大会第五次会议通过修改《中华人民共和国刑事诉讼法》的决定，明确了电子数据的证据形式，在原有的物证、书证、证人证言等传统证据基础上，增加了“电子数据”这一新的证据种类。但是在民事诉讼法及卫生行业相关法律法规中尚未明确电子证据作为独立证据的效力，电子病历尚未实现与纸质病历的“功能等同”。2010年，卫生部颁布的《病历书写基本规范》中提出电子病历基本规范由卫生部另行制定。《电子病历基本规范（试行）》也仅针对医疗机构电子病历的建立、使用、保存和管理提出相关规定，但均未明确电子病历的法律地位。

《病历书写基本规范》第4条规定病历书写应当使用蓝黑墨水、碳素墨水，需复写的病历资料可以使用蓝色或黑色油水的圆珠笔，计算机打印的病历应当符合病历保存的要求。第8条规定了病历应当按照规定的内容书写，并由相应医务人员签名。这些条款针对纸质病历的签名提出了具体要求，但是对电子病历的电子签名没有明确规定，也使电子病历电子签名的法律效力受到质疑。

此外，电子病历及电子签名约定使用存在漏洞，《中华人民共和国电子签名法》第3条规定民事活动中的合同或者其他文件、单证等文书，当事人可以约定使用或者不使用电子签名、数据电文。由于电子病历相关方为患者及医护人员，也就是说，要使用电子病历及电子签名，医患双方须达成协议约定使用，且一旦约定，电子病历及电子签名具有法律效力，未约定者，则不具有法律效力。由于我国卫生行业相关法

律法规尚未规定医疗机构与患者之间在使用电子病历及电子签名前要进行约定，因此，如果没有任何法律约束和相关政策的制约，一旦医患双方未约定使用，电子病历及电子签名则不具有法律效力，这也使电子病历合法化受到一定的阻碍。

（二）电子病历责任认定不够明晰

电子病历应用实践过程中最突出的问题就是责任追究的问题。由于电子病历的责任主体不仅涉及电子病历电子签名人本身，还涉及电子认证服务提供方、医疗机构、电子病历电子签名法定管理人员。在明确职责权限的基础上，加强对不同责任主体的监管至关重要。然而，在实践中，由于各方应当承担的责任不够明晰，责任认定不够明确，监督管理难以落到实处。由于没有法律法规明确规定，对电子病历电子签名的认证服务提供方、电子签名人、监管方及其他当事人的民事责任、刑事责任、行政责任也难以区分。

（三）电子病历证据效力尚需提高

在电子病历应用实践中，要对电子病历数字签名在生成、存储、传输、应用过程中的可靠性及完整性等多方面进行认定。由于对于电子病历作为电子证据的证明力进行认定比较复杂，如果证据效力的认定缺乏公信力，其法律效力也将受到质疑。如果电子病历的真实性、关联性或其合法性受到质疑，使其不能作为证据在医疗诉讼中被采信，医疗机构就没有了使用电子病历的驱动力，因此，提高电子病历的证据效力也至关重要。

（四）电子病历电子签名技术规范有待完善

可靠的电子签名技术可使电子病历的机密性、真实性、有效性、访问可控性等安会需求得到保障，因而电子签名技术需要完善的技术规范加以保障，解决其在实践应用中的技术障碍，这就使得电子病历电子签名的技术规范也至关重要。《基于电子病历的医院信息平台建设技术解决方案（1.0 版）》《电子病历系统功能应用水平分级评价方法及标准（试行）》等规范性文件，对电子病历认证及签名等内容提出了基本规范及分级标准，但在电子病历电子签名方面的针对性和适用性还有待加强，因此需要进一步完善电子病历电子签名的技术规范，提高电子病历电子签名的技术可操作性。

（五）电子病历电子签名管理制度不够健全

虽然相关法律法规对医疗机构建立电子病历所需的基本条件进行了规定，但尚缺乏医疗机构使用电子签名的明确规定和准则。电子病历电子签名 CA 认证服务管理制度尚不完善，电子病历电子签名操作权限管理有待加强。医疗机构相关人员在使用电子病历电子签名时仍然有可能存在一定的随意性，如果医疗机构缺乏严格的电子病历电子签名的权限设定及操作时限控制管理，将造成电子病历电子签名使用混乱。这也影响了医疗机构向电子认证服务提供方提供真实、有效的相关信息的责任落实。

（六）电子病历监管工作机制有待建立

在电子病历电子签名的监督管理方面，尚未建立医疗机构内部制度监管与第三方外部技术监管相结合的监督管理体系。在医疗机构内部，上级卫生行政主管部门对医疗机构电子病历实施监管的要求较少。发达国家上级卫生行政主管部门对施行电子病历电子签名的医疗机构实行监督管理及备案制度，注重内部监督与过程控制，值得我国借鉴。此外，在健全完善内部监督的同时，也应当进一步完善第三方外部监督管理制度，对医疗机构实施电子病历电子签名的技术手段等方面进行技术监管，从而确保电子病历电子签名的规范使用。

第三节 我国电子健康档案隐私保护相关法律法规与政策保障概况

一、我国电子健康档案发展历程

2007 年 2 月、国际组织 HL7 宣布《电子病历系统功能（ANSI/HL7 EHR）》获得美国国家标准学会（ANSI）正式批准，成为世界上第一个关于 EHR 的国家标准。我国借鉴西方先进经验，积极开展了国家 EHR 的标准和框架研究。2003 年底卫生部信息化工作领导小组先后启动了医院基本数据集标准、公共卫生信息系统基本数据集标准体系、国家卫生信息标准基础框架等项目，2005 年又启动电子健康档案和社区卫生信息技术标准化研究，研究和解决我国不同层次、不同业务领域的卫生信息标准化问题。2009 年 3 月 18 日，国务院发布的《医药卫生体制改革近期重点实施方案（2009—2011 年）》规定：促进基本公共卫生服务逐步均等化，从 2009 年开始，逐步在全国统一建立居民健康档案，并实施规范管理。这是贯彻落实《中共中央 国务院关于深化医药卫生体制改革的意见》，加快卫生信息标准化建设、建设服务型政府、促进实现卫生事业健康发展的重要手段和技术支撑。

2009 年 5 月 15 日，卫生部组织制定了《健康档案基本架构与数据标准（试行）》，这是我国首次发布居民健康档案的基本架构与数据标准，推进了居民健康档案标准化和规范化建设工作，标志着我国在卫生信息化标准建设方面取得重大突破。

2011 年 4 月 25 日，卫生部发布了《国家基本公共卫生服务规范（2011 年版）》，对健康档案提出了真实性、科学性、完整性、连续性和可用性的要求。根据服务规范内容的要求。为保证建立国家统一标准的城乡居民电子健康档案，对《健康档案基本架构与数据标准（试行）》进行修订，2011 年 8 月正式颁发了《城乡居民健康档案基本数据集》（WS 365—2011），标准于 2012 年 2 月开始正式生效。这是我国卫生系统第一个强制执行的部颁数据集标准。该标准为完成医改目标、建立全国统一标准的电子健康档案奠定了基础。

二、保护电子健康档案信息隐私权的必要性

在卫生信息化发展过程中，对电子健康档案的隐私保护至关重要。在提供健康档案服务过程中，保护隐私权的意义不仅仅在于维护当事人的合法权益，更有利于发挥健康档案的社会价值。

（一）电子健康档案数据隐私权易受侵犯

为充分利用有限的卫生资源，提高卫生服务质量，医疗机构采用先进的信息技术手段，为居民建立了电子健康档案和电子病历。在优化流程，缓解“看病难、看病贵”等顽疾的同时，在电子健康档案采集、存储、传输、应用、管理过程中，居民的隐私很容易受到侵犯，表现为：①健康信息采集中的侵权。如医疗机构未经当事人同意就为居民建立居民电子健康档案；建档目的、用途、安全保障缺乏事前告知，且收集的信息可能片面、错误，与当事人真实情况不符。②健康信息存储传输中的侵权。如信息系统缺乏足够的安全保障，电子健康档案信息在存储或传输阶段被窃取或破坏。③健康信息应用中的侵权。例如：使用非授权的记录；对相关信息使用超出原定目的，擅自公布、宣扬当事人的健康信息隐私；将以卫生保健为目的采集的电子健康档案充作商业用途；居民无法查阅自己的健康档案信息，也不知道自己健康档案信息被谁使用等。④健康信息管理中的侵权。例如：工作人员擅自在网上公布、宣扬当事人的健康信息隐私；更新不及时，错误信息不更正，使健康信息主体受到不必要的伤害；因相关法律法规不健全，即使发现

个人隐私被泄露，也无法查究并得到补偿等，这些情况都使权利人受到程度不同的隐私侵害。

目前世界各地在卫生信息化高度发展的同时，都存在不同程度的电子健康档案隐私侵权的现象。英国《每日邮报》也曾报道，隶属于英国国家医疗服务体系(NHS)的医疗机构中，约有14万非医务人员有机会查看患者敏感的患病资料，这些人包括搬运工、清洁工、勤杂工等，隐私保护的缺失令人震惊。

（二）电子健康档案信息具有特殊性

电子健康档案中的隐私信息是指其中有关个人利益或专属个人特征的，且权利人不愿为他人知晓的私人信息。在电子健康档案中涉及个人隐私的信息主要有以下几个方面：①个人基本信息，如姓名、年龄、证件号码、电话号码、住址、民族、信仰等。②个人社会关系信息，如婚姻、家庭、工作等信息等。③个人健康信息，如身体健康情况、疾病记录等。④个人病案资料，检验检查记录、影像记录、用药记录、病体照片等。

其特殊性表现如下：①人身专属性。健康档案中记录、储存的信息与特定的个人不可分割，其记录的是一个人成长过程中所有健康卫生信息。②敏感性。健康档案中的信息包括既往病史、生理状况等，特别是涉及传染病、艾滋病、精神疾病等特殊疾病极具敏感性。③安全保密性。健康档案中的信息具有个人标志，隐私性强，一旦泄露将对个人生活与发展造成巨大影响，需要加强保密。

三、我国电子健康档案隐私保护相关法律法规与政策保障概况

在国家一系列政策的推动下，我国各地电子健康档案、电子病历建设发展迅速，然而在建设过程中，相关法律法规与政策保障仍存在一定的不足，尤其是在隐私保护方面，若不尽快解决，势必会成为影响我国卫生信息化发展的重大隐患。

我国相关立法滞后且缺乏系统性。隐私权仅隶属于名誉权，获得间接保护，未上升为一项独立具体的人格权。虽然我国涉及个人信息保护的法律法规很多，如《中华人民共和国宪法》《中华人民共和国合同法》《中华人民共和国居民身份证法》《中华人民共和国民事诉讼法》《中华人民共和国刑事诉讼法》《中华人民共和国行政诉讼法》《互联网电子邮件服务管理办法》《中国互联网协会短信息服务规范（试行）》《计算机信息网络国际联网安全保护管理办法》等都提高了对个人信息保护的内容，但未明确提出对电子健康档案隐私的保护。

在卫生相关的行政法规中，明确提到了对患者隐私权的保护，如《护士条例》《艾滋病防治条例》等。在部分卫生部门制定的标准规范中，如《基于健康档案的区域卫生信息平台建设指南（试行）》《卫生部关于规范城乡居民健康档案管理的指导意见》中，均明确提出了保护个人健康隐私的要求。

四、我国电子健康档案法律保护方面存在的主要问题

当前我国立法体系中，《中华人民共和国宪法》《中华人民共和国刑法》《中华人民共和国刑事诉讼法》《中华人民共和国执业医师法》及有关民法的司法解释中均对隐私的保护进行了规定。如《中华人民共和国宪法》明确了公民的人格尊严不受侵犯、住宅不受侵犯、通信秘密受法律保护；如《中华人民共和国刑法》规定非法搜查他人身体、住宅或者非法侵入他人住宅的，处三年以下有期徒刑或者拘役；如《中华人民共和国刑事诉讼法》规定有关国家秘密或者个人隐私的案件，不公开审理。

针对公民个人信息隐私保护和电子健康档案隐私保护具体规定不够详细，表现在以下方面。①个人健康记录隐私侵害很难界定。②对于患者个人信息隐私的保护条款较少，且主要针对医务人员。《中华人民共和国执业医师法》第22条规定：医师应当关心、爱护、尊重患者，保护患者隐私。第37条规定：医师在职业活动中，泄露患者隐私，造成严重后果的，由县级以上人民政府卫生行政部门给予警告或者责令暂停六个月以上一年以下执业活动；情节严重的，吊销其执业证书；构成犯罪的依法追究刑事责任。《护

士条例》第18条规定：护士应当尊重、关心、爱护患者，保护患者的隐私。这种隐私的保护只是概括、宣言式的，缺少具体、可操作的规定，并不能有效地起到保护个人信息资料隐私的作用。③其他相关问题。例如，没有侵犯隐私罪等明确的刑罚标准，司法救助困难，自我维权缺乏依据等。由此可见，对于电子健康档案中个人信息隐私的保护很难寻找到相关的法律依据。

在我国"十三五"卫生信息化建设推进过程中，各种个人信息资料正在被广泛地采集和使用，特别是以个人健康信息为主要内容的电子健康档案、电子病历正在不断建立，并提出了相关信息区域集中的具体工作要求。相对于原有系统中电子健康记录(含电子病历和电子健康档案)仅包含单一医疗机构服务范围内的人群信息，区域卫生信息平台中大量的电子健康档案隐私安全面临更大的挑战。这使得居民电子健康档案和电子病历的隐私保护尤为关键。加强居民电子健康档案和电子病历隐私保护，完善现有法律法规保障，在居民电子健康档案和电子病历的建立和应用过程中，有效保障居民隐私权利，提高居民对卫生信息化的信心，对推进我国卫生信息化发展、实现新医改的目标必将起到关键性作用。与此相反，缺乏相关的法律法规和政策保障，居民的隐私权利无法得到保障，必将直接影响居民电子健康档案和电子病历的建设成效。

第四节　我国远程医疗相关法律法规与政策保障概况

一、我国远程医疗发展历程

我国远程医疗的探索始于20世纪80年代，发展于20世纪90年代。1986年，广州远洋航运公司对本公司远洋货轮船员急症患者进行电报跨海会诊，被认为是我国最早的远程医学活动。1988年，解放军总医院通过卫星与德国一家医院进行了神经外科远程病例讨论，这是国内对于远程医疗的首例报道。1995年，山东姑娘杨晓霞和北京女大学生的两例远程会诊成功案例使中国更多人认识了远程医疗。

20世纪90年代后期，我国远程医疗逐步走向实际应用。原卫生部、中国医学基金会和中国人民解放军总后勤部卫生部先后启动了金卫工程、中国医学基金会互联网络和"军卫二号"工程(远程医疗网)。一些著名的医学院校、医院都成立了远程会诊中心，全国上百家医院相继开展了各种形式的远程医疗工作，目前已为各地疑难急重症患者实施可视实时专家会诊、传输共享诊疗数据、进行病理形态学诊断等。

21世纪初，远程手术进入我国。2001年8月，我国首次成功利用机器人进行远程脑外科手术。医用机器人在中国人民解放军海军总医院的手术室成功地为患者实施了脑外科手术，而对机器人发出命令的专家却远离现场，在千米之外的另一座大楼指挥手术的每一个步骤。2003年9月，中国人民解放军海军总医院神经外科中心与沈阳医学院附属中心医院联合完成了一例远程遥控机器人立体定向神经外科手术，这是世界首例远程遥控机器人进行的立体定向神经外科手术，也是我国第一例由具有完全知识产权的机器人参与的外科手术。2009年1月，北京二炮总医院(现更名为中国人民解放军火箭军总医院)运用达芬奇机器人为患者实施了全国首例肝部肿瘤、胆囊和直肠癌切除手术。这些都标志着我国远程医疗技术的发展跨入了一个崭新的阶段。

最近几年，远程医疗得到国家的高度重视。2009年，新医改方案提出了积极发展面向农村及边远地区的远程医疗的要求。2010年，卫生部制定了《2010年远程会诊系统建设项目管理方案》和相应的技术方案，并投入大量资金支持面向中西部的远程医疗项目建设，在《卫生信息化建设指导意见与初步发展规划(2011—2015)》提出的卫生信息化发展的重点任务中，也明确要求进一步丰富和完善远程医疗系统，开展多种形式的远程医疗服务。我国远程医疗事业迎来了新的发展机遇，然而相应的管理制度却处于被动的适应状态，难以满足远程医疗发展的需要。2010年在天津举办的达沃斯世界经济论坛和厦门举办的中国卫生信息技术交流大会上，与会专家认为，在卫生信息化、远程医疗发展过程中，相关的技术问题已逐步得到解决，而与之相应的监督管理、法律法规、技术规范的建立和完善已经成为制约其发展的关键因素，呼吁尽早完善相应的规章制度。2014 年，卫计委研究制定了《远程医疗信息系统建设技术指南》，总结了远程医疗信息系统的建设发展历程和经验教训，针对我国远程医疗信息系统建设的需求和发展要求，阐述了远程医疗信息系统建设的原则、目标和主要任务，提出了国家级和省级远程医疗服务与资源监管中心以及各远程医疗服务站点的基本功能、技术架构和建设标准，以及远程医疗信息系统与各级区域卫生信息平台的相互关系，并对项目建设管理和运营维护工作提出了建议。

二、我国远程医疗相关法律法规

（一）远程医疗管理规范

我国各省市卫生厅相继制定了远程医疗相关管理规范，如《福建省远程医疗会诊管理暂行规定》《云南省远程可视医疗服务管理暂行办法》《江苏省远程医疗会诊建设管理规范（试行）（征求意见稿）》《山西省卫生和计划生育委员会远程医疗服务管理规定》《宁夏远程医疗分级服务管理办法（试行）》等。在国家层面，卫健委下发的管理规范包括以下几个方面。

(1)《卫生部关于加强远程医疗会诊管理的通知》：1999 年卫生部颁布《卫生部关于加强远程医疗会诊管理的通知》，该通知对开展远程会诊的医疗机构及医疗卫生专业技术人员的资质、患者知情同意及会诊医师与申请会诊医师之间的关系做了简要的规定。该通知现已失效。

(2)《互联网医疗保健信息服务管理办法》：2009 年卫生部颁布的《互联网医疗保健信息服务管理办法》指出：开展远程医疗会诊咨询、视频医学教育等互联网信息服务的，按照卫生部相关规定执行。该办法现已失效。

(3)《国家卫生和计划生育委员会关于推进医疗机构远程医疗服务的意见》：该意见于 2014 年颁布，内容涵盖了远程医疗机构名称以及患者隐私权的内容，对远程医疗的服务内容加以规范，从统筹协调、服务内容、服务流程、监督管理四个方面对远程医疗中的一些问题做出规定。

（二）远程医疗技术规范

2002 年卫生部下发了《医院信息系统基本功能规范》，第二十四章“远程医疗咨询系统接口功能规范”中指出：医院信息系统与远程医疗咨询系统本地端的接口程序主要任务是保证远程医疗咨询系统所需的信息能及时、迅速地从医院信息系统中直接产生并读取，最大限度地避免信息的二次录入，使对方医院能够调阅到原始的没有因各种处理带来误差的真实数据与信息。同时，指出该接口的运行要求是必须保证传输中保存的资料的安全性、可靠性，并且必须做到及时准确地信息交换、满足临床诊断的要求。2010 年，卫生部制定了《远程会诊系统建设项目技术方案》，明确了远程医疗会诊的原则和体系架构。2016 年，卫计委发布了《远程医疗信息系统基本功能规范》。规范中对远程医疗中涉及的相关术语做出界定，对远程医疗信息系统应具备的功能及其安全性、可操作性、可扩展性等方面做出了规定。

（三）我国现有相关立法概览

目前为止，我国在远程医疗方面虽然还没有具体的立法。但相继出台了一些相关规范性文件（表 13-2）。

表 13-2　我国远程医疗相关规范性文件概览表

文件名称	时间	相关条款	主要内容
《卫生部关于加强远程医疗会诊管理的通知》	1999 年（现已失效）	全部	远程会诊医疗机构资格、医生资格、知情同意、双方医疗机构关系

续表

文件名称	时间	相关条款	主要内容
《医院信息系统基本功能规范》	2002 年	第二十四章	远程医疗咨询系统接口功能规范
《互联网医疗保健信息服务管理办法》	2009 年（现已失效）	第 2 条	开展远程医疗会诊咨询、视频医学教育等互联网信息服务的，按照卫生部相关规定执行
《远程会诊系统建设项目技术方案》	2010 年	全部	远程医疗会诊的原则和体系架构
《国家卫生和计划生育委员会关于推进医疗机构远程医疗服务的意见》	2014 年	全部	远程医疗机构名称及患者隐私权、远程医疗服务内容
《远程医疗信息系统基本功能规范》	2016 年	全部	远程医疗相关术语界定、远程医疗信息系统功能构成要求及总体要求

三、我国远程医疗责任认定涉及的主要问题

远程医疗作为医疗服务的一种，应当遵循已有的医疗法律法规，包括《中华人民共和国执业医师法》《医疗机构管理条例》《护士条例》《医疗技术临床应用管理办法》，一旦出现医疗事故，按照《医疗事故处理条例》等认定医患双方的法律责任及责任程度大小。但是远程医疗又不同于传统医疗服务模式，其特殊性主要表现在以下方面：①打破了面对面建立医患关系的方式；②医疗主体涉及当地与远程端双方；③必须借助网络和计算机设备的支持。系统的可靠性，资料操作、传输过程中的信息衰减丢失，当地机构提供的资料、数据的准确度，远程医疗仪器设备的局限性，受邀专家水平的参差等都会影响治疗的结果，甚至会导致误诊的发生。对于因远程医疗而导致的医疗事故，调查处理的难度相对更大，仅靠传统医疗的管理制度已难以处理，远程医疗在我国尚未普及，因此目前由远程医疗事故导致的医患纠纷，进入法律程序的数量较少，但这并不能说明远程医疗造成的医疗事故率低。随着远程医疗服务的不断开展，由此带来的医疗事故责任认定问题将逐渐突显。

我国虽已制定了一些规范标准，但仍有较多问题未深入涉及。如远程医疗执业许可制度的不完善、远程医疗操作规范的不清晰、电子环境加大了医疗纠纷处理的难度，使远程医疗活动中各方责任难以认定，直接导致了医生对使用这项服务的畏惧心理，严重阻碍了远程医疗在我国的发展。

（一）远程医疗执业许可制度尚不完善

构建科学合理的远程医疗执业许可制度，能够保护远程医疗活动中当事人的合法权益。《远程医疗服务管理办法（试行）（征求意见稿）》第三十二条规定：对于未经核准擅自开展远程医疗服务的医疗机构，卫生行政部门应当责令其停止远程医疗服务，并依据《医疗机构管理条例》有关规定处理；造成严重后果的，依法追究医疗机构主要负责人和责任人员责任。该办法虽指出申请开展远程医疗服务的医疗机构必须具备符合远程医疗服务项目要求的主要专业技术人员及与其相适应的设备，但对于具体的评判标准（包括对医疗机构资格、医务人员资格和医疗设备条件的准入）没有明确的说明。

（二）远程医疗操作规范不明晰

为保证远程医疗工作的有序开展，应结合远程医疗工作实际需求，进一步完善远程医疗工作流程、远程医疗病历资料管理、远程医疗收费标准等方面的要求。远程医疗操作规范包括获得批准的远程医疗活

动应怎样进行，突发情况应怎样处理，并明确各方职权和责任，规范组织运转和个人行为。远程医疗操作规范是认定医疗责任的重要依据。因此建立一套完整有效、可操作的远程医疗操作规范，对于提高远程医疗工作效率、保证远程医疗服务质量、防止医疗事故发生起着十分重要的作用。目前我国对远程医疗操作规范没有明确规定，《远程医疗服务管理办法（试行）（征求意见稿）》仅对远程医疗开展步骤、病历保存、设备维护等方面提出了简要规定。

（三）远程医疗不良后果难处理

远程医疗扩展了医学应用的范围，同时也将产生新的医疗纠纷。现阶段我国已有的相关法律法规主要是为传统模式下医疗纠纷提供法律保障，而对于在电子化、信息化环境下发生的医疗纠纷处理不完全适用。例如，作为司法机关认定责任的重要依据，远程医疗中使用的电子资料尤其是电子病历仍缺乏法律效力，其有效性仍未得到广泛认可。此外，为规范远程医疗服务行为制定的《卫生部关于加强远程医疗会诊管理的通知》对远程医疗活动中当地与远程端医疗机构的法律关系作了限定性规定，这种划分在一定程度上显得过于简单，对于各相关方的法律责任界定不明确。针对远程医疗不良后果的认定与处理过程中存在的诸多问题，需建立完善的法律法规和相关政策，保障各方权益。

第五节　健康医疗大数据相关法律法规及政策保障概况

一、健康医疗大数据的价值及相关政策法律概况

健康医疗大数据是一种高附加值的信息资产，虽然个体健康医疗数据对于医疗技术革新的价值有限，但通过对海量、来源分散、格式多样的数据进行采集、存储、深度学习和开发，可以从中发现新知识、创造新价值、提升新能力，从而进一步反哺健康医疗服务产业。健康医疗大数据作为国家重要的基础性战略资源，其应用发展将推动健康医疗模式的革命性变化，有利于扩大医疗资源供给、管控医疗成本、提升医疗服务运行效率和质量，满足多样化、多层次健康需求，有利于培育新的业态和经济增长点，带来巨大的商业机会和创业空间。积极发展应用健康医疗大数据已成为世界各国的重要共识，一些发达国家将其作为国家重大战略并付诸行动。最近几年，健康医疗大数据的发展应用蓬勃兴起，为解决人民群众对多样化健康需求日益增长和医疗卫生优质资源供给不足的矛盾提供了新手段。因此，健康医疗大数据的发展关乎国计民生，具有重大的战略性意义。

目前，国家已陆续出台关于扶持医疗大数据发展的相关政策，初步做好顶层设计并构建出医疗大数据发展的宏伟蓝图。2014 年国家制定“46312”工程，即建设国家级、省级、地级市、县级 4 级卫生信息平台，依托电子健康档案和电子病历，支撑公共卫生、医疗服务、医疗保障、药品管理、计划生育、综合管理 6 项业务应用，构建电子监控档案数据库、电子病历数据库、全员人口个案数据库 3 个数据库，建立一个安全的卫生网络，加强卫生标准体系和安全体系建设。2015 年，在第十二届全国人民代表大会上李克强总理提出制定“互联网＋”行动计划，“互联网＋医疗行业”进一步推动互联网与传统医疗行业的融合。2015 年 8 月，国务院颁布了《促进大数据发展行动纲要》，对大数据工作进行了系统的部署，它强调要不断推进大数据在各个领域的应用和发展，该纲要还明确提出公共服务大数据工程，其中就包含健康医疗大数据。2016 年 6 月，国务院办公厅印发的《关于促进和规范健康医疗大数据应用发展的指导意见》中指出，将推动健康医疗大数据资源共享开放。2016 年 10 月，为推进和规范健康医疗大数据的应用发展，福建省、江苏省及福州市、厦门市、南京市、常州市被确定为健康医疗大数据中心与产业园建设国家试点工程第一批试点省市。2016 年 10 月，中共中央、国务院印发了《“健康中国 2030”规划纲要》，其中特别提到加强健康医疗大数据应用体系建设，推进基于区域人口健康信息平台的医疗健康大数据开放共享、深度挖掘和广

泛应用。

2018 年 4 月,《国务院办公厅关于促进"互联网+医疗健康"发展的意见》中明确提出,要研究制定健康医疗大数据确权、开放、流通、交易和产权保护的法规,严格执行信息安全和健康医疗数据保密规定,建立完善个人隐私信息保护制度,严格管理患者信息、用户资料、基因数据等,"互联网+医疗健康"服务产生的数据应当全程留痕,可查询、可追溯,满足行业监管需求,对非法买卖、泄露信息行为依法依规予以惩处。2018 年 7 月,卫健委为加强健康医疗大数据服务管理,促进"互联网+医疗健康"发展,充分发挥健康医疗大数据作为国家重要基础性战略资源的作用,根据相关法律法规,研究制定并发布了《国家健康医疗大数据标准、安全和服务管理办法(试行)》。

二、健康医疗大数据领域存在的法律问题

目前的法律体系尚不能很好地解释和界定健康医疗数据的权属问题,特别是医疗数据的所有权,导致实践中存在健康医疗数据的所有权利到底属于患者个人还是医院的争议。有观点认为,医院和患者均参与到医疗数据的形成,因此理论上健康医疗数据是属于大家的;还有观点认为,医疗数据的所有权在于患者个人、控制权在于医院、管理权在于政府,第三方机构需借助政府支持和医院配合方能对其进行商业化开发和利用。健康医疗数据权属的模糊性,一方面掣肘了健康医疗数据的授权使用,另一方面也给患者的个人信息权保护提出难题并埋下了隐患。健康医疗数据开放共享在增加数据价值的同时,也增加了数据面临的风险,由于哪些健康医疗信息属于隐私并不明确,且授权和审批机制缺失,患者隐私存在泄露风险,数据持有者不敢也不愿意在承担风险的前提下进行开放共享。

健康医疗大数据作为一种信息资产,在现行的法律框架下,如果医疗机构或经授权的第三方机构对数据进行了合法处理从而使其具有了智力成果或经济价值属性,那么该数据可以在知识产权或商业秘密的框架下予以保护;对于医疗机构和移动医疗运营商采集的与个人医疗健康相关的原始信息和数据,主要还是属于个人信息和隐私的范畴,可从人身权维度进行保护。

章后案例

2017 年 2 月 21 日,国家卫生计生委正式印发《"十三五"全国人口健康信息化发展规划》(以下简称《规划》)。

《规划》提出,2017 年,覆盖公共卫生、计划生育、医疗服务、医疗保障、药品供应、健康服务、大数据挖掘、科技创新等全业务应用系统的人口健康信息和健康医疗大数据应用服务体系初具规模。到 2020 年,基本建成统一权威、互联互通的人口健康信息平台,实现与人口、法人、空间地理等基础数据资源跨部门、跨区域共享;基本建成健康医疗大数据国家中心及区域中心,100 个区域临床医学数据示范中心,基本实现城乡居民拥有规范化的电子健康档案和功能完备的健康卡;加快推进健康危害因素监测信息系统和重点慢性病监测信息系统建设,传染病动态监测信息系统医疗机构覆盖率达到 95%。

《规划》提出,要积极拓宽资金筹措渠道,争取财政资金投入保障,重点保障基础建设和系统运维经费投入,探索政府财政和社会资本等多种方式的投融资机制,形成人口健康信息化建设和健康医疗大数据应用发展的长效保障机制。

《规划》共分为 5 个部分:第一部分是规划背景;第二部分是总体要求;第三部分是主要任务;第四部分是重点工程;第五部分是保障措施。

本章关键词中英文对照

1. 卫生信息政策 health information policy
2. 健康医疗大数据 big data on health care

思　考　题

1. 卫生信息政策有何作用？
2. 如何评价我国卫生信息法律法规？

（刘智勇）

参考文献

[1] 钟义信. 信息科学原理[M]. 5 版. 北京:北京邮电大学出版社,2013.
[2] 李小华. 医院信息化技术与应用[M]. 北京:人民卫生出版社,2014.
[3] 卢朝霞. 健康医疗大数据理论与实践[M]. 北京:电子工业出版社,2017.
[4] 陈敏,周彬,肖兴政. 现代卫生信息技术与应用[M]. 北京:人民卫生出版社,2015.
[5] 代涛. 健康医疗大数据发展应用的思考[J]. 医学信息学杂志,2016,37(2):2-8.
[6] 罗旭,刘友江. 医疗大数据研究现状及其临床应用[J]. 医学信息学杂志,2015,36(5):10-14.
[7] 崔春舜,徐畅,高东平. 国际健康大数据研究计划发展及启示[J]. 医学信息学杂志,2019,40(12):8-12.
[8] 互联网医疗系统与应用国家工程实验室. 无线医疗白皮书[R/OL]. (2018-01-13)[2019-06-01] https://www.huawei.com/cn/industry-insights/technology/wireless-medical-white-paper
[9] 罗爱静. 卫生信息管理学[M]. 4 版. 北京:人民卫生出版社,2017.
[10] 李小华. 医疗卫生信息标准化技术与应用[M]. 北京:人民卫生出版社,2017.
[11] 陈安民. 现代医院核心管理[M]. 北京:人民卫生出版社,2015.
[12] 金新政. 卫生信息系统[M]. 2 版. 北京:人民卫生出版社,2014.
[13] 傅征,任连仲. 医院信息系统建设与应用[M]. 北京:人民军医出版社,2002.
[14] 宁义,翟新海. 小汤山非典医院信息系统建设 10 周年回顾[J]. 中国卫生信息管理杂志,2013,10(3):254-257.
[15] 刘晓强,华永良,薛成兵. 我国医院信息化发展历程浅析[J]. 中国卫生信息管理杂志,2016,13(2):142-151.
[16] 傅海. 此平台与彼平台的辨析[J]. 中国信息界(e 医疗),2015,12:86-87.
[17] 沈韬. 中国医院信息化建设进展[J]. 中国数字医学,2017,12(7):37-43.
[18] 李力,马敬东,李辉. 医院信息化人才队伍现状及培养路径思考[J]. 中国卫生信息管理杂志,2014,11(6):619-623.
[19] 李萍. 云计算与大数据时代医院信息化的三个转变[J]. 中国医院管理,2013,33(12):80-81.
[20] 李力,王延昭,田坚,等. 门诊医生工作站助力医院服务水平提升[J]. 中国卫生质量管理,2012,19(4):14-16.
[21] 李力,李辉,彭芳,等. 门诊信息化建设核心内容与应用价值研究[J]. 中国数字医学,2015,10(7):101-103.
[22] 周莉莉,姚刚,任宇飞,等. 基于医院核心财务的医院资源规划业务管理分析[J]. 中国医院管理,2017,37(1):68-70.
[23] 任宇飞,张晓祥,李金,等. 基于移动技术的医疗质量环节控制研究[J]. 中国数字医学,2015,12(1):20-24.
[24] 李力. 医院信息资源的信息检索服务探讨[J]. 医学与社会. 2011,24(1):38-40.
[25] 张晓祥,汪火明,李金,等. 面向集团医院的信息化规划研究——以同济医院为例[J]. 中国卫生信息管理杂志,2014,11(5):492-496.
[26] 薛以锋,陈一君,马锡坤,等. 基于云计算的医疗卫生信息系统的研究与应用[J]. 中国数字医学,